# HERNIES
# INTERNES RÉTRO-PÉRITONÉALES

OU HERNIES FORMÉES

## DANS LES FOSSETTES NORMALES DU PÉRITOINE

HERNIES DUODÉNALES — HERNIES PÉRICÆCALES — HERNIE INTERSIGMOÏDE

HERNIE A TRAVERS L'HIATUS DE WINSLOW

PAR


**T. JONNESCO**

ANCIEN INTERNE LAURÉAT DES HOPITAUX DE PARIS
(MÉDAILLE D'ARGENT DE CHIRURGIE, 1889)
AIDE D'ANATOMIE DE LA FACULTÉ


Avec 74 figures dans le texte.




PARIS

G. STEINHEIL, ÉDITEUR

2, RUE CASIMIR-DELAVIGNE, 2

1890

# HERNIES INTERNES RÉTRO-PÉRITONÉALES

OU HERNIES FORMÉES

## DANS LES FOSSETTES NORMALES DU PÉRITOINE

HERNIES DUODÉNALES — HERNIES PÉRICÆCALES

HERNIE INTERSIGMOIDE — HERNIE A TRAVERS L'HIATUS DE WINSLOW

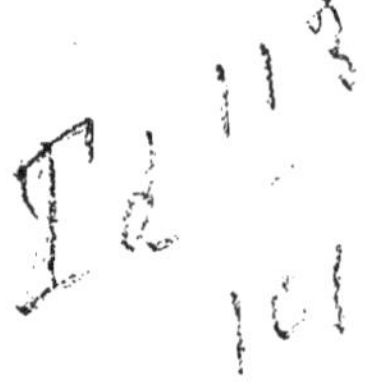

IMPRIMERIE LEMALE ET Cie, HAVRE

# HERNIES

# INTERNES RÉTRO-PÉRITONÉALES

OU HERNIES FORMÉES



## DANS LES FOSSETTES NORMALES DU PÉRITOINE

HERNIES DUODÉNALES — HERNIES PÉRICÆCALES — HERNIE INTERSIGMOÏDE
HERNIE A TRAVERS L'HIATUS DE WINSLOW

PAR

T. JONNESCO

Ancien Interne lauréat des Hôpitaux
(Médaille d'argent de chirurgie, 1889)
Aide d'Anatomie de la Faculté

PARIS

G. STEINHEIL, ÉDITEUR

2, RUE CASIMIR-DELAVIGNE, 2

1890

A M. LE PROFESSEUR VERNEUIL

Hommage de son élève dévoué

T. JONNESCO

## INTRODUCTION ET DÉFINITION

Depuis deux ans nous nous sommes attaché à l'étude du péritoine. Nous avons déjà publié une partie de nos recherches (1). Elles ont porté surtout sur la disposition du péritoine autour des divers segments du tube digestif : estomac, duodénum, cæcum et S iliaque.

Autour de ces organes, ou au niveau de la racine de leurs mésos, on trouve des culs-de-sac péritonéaux, formant ici une vaste fosse (arrière-cavité des épiploons), là une fossette plus ou moins large et profonde (fossettes duodénales, cæcales, intersigmoïde).

Ces fossettes péritonéales s'enfoncent, pour la plupart du moins, entre le péritoine pariétal et la paroi abdominale postérieure, dans le tissu cellulaire rétro-péritonéal. Elles sont situées toutes derrière la grande cavité péritonéale et communiquent avec cette dernière, par un orifice plus ou moins large.

La cavité abdominale se trouve semée de ces diverticules péritonéaux, qui forment ainsi autant de petits sacs, tout formés, tout préparés pour devenir, après avoir accepté une ou plusieurs anses intestinales dans leur cavité, de véritables sacs herniaires.

L'intestin, en s'engageant dans une de ces fossettes, refoulera ses parois, s'en coiffera, l'agrandira plus ou moins, et une véritable hernie interne sera constituée.

Cette hernie ainsi produite, comme la fossette qui en est le siège, se développera dans le tissu cellulaire rétro-péritonéal, décollera le péritoine pariétal et se logera entre celui-ci et la paroi abdominale postérieure : comme la fossette, la hernie sera donc *rétro-péritonéale*.

Nous voyons ainsi combien est important le rôle pathologique de ces fossettes péritonéales. Normales et assez constantes, étudiées dans des travaux assez nombreux, surtout à l'étranger, ces fossettes sont complètement passées sous silence dans nos traités classiques d'anatomie. Il était donc naturel, que les hernies qui s'y produisent passent inaperçues ou fussent mal interprétées.

Étudier plus complètement qu'on ne l'a fait jusqu'ici ces fossettes ; rassembler tous les faits de hernies rétro-péritonéales, souvent décrites comme des anomalies, enfin baser sur eux une description complète de ces hernies, telle a été la tâche que nous nous sommes donnée. Aucun travail d'ensemble n'ayant été fait sur cette question, ni en France, ni à l'étranger, nous

(1) *Bull. Soc. Anat.*, 1889, et *Progrès médical*, 1889.

comprenons toutes les difficultés que nous aurons à surmonter. Y arriverons-nous ? Nous n'osons le prétendre.

Quelle que soit la fossette dans laquelle elles se produisent, ces hernies méritent toutes, sans exception, le nom de hernies internes rétro-péritonéales. Toutes se présentent en effet avec les caractères primordiaux suivants :

a) Sont *munies* d'un véritable *sac péritonéal*;
b) *Siègent* dans la *cavité abdominale* ;
c) Se *développent* dans le *tissu cellulaire rétro-péritonéal*;
d) Sont *formées* dans une *fossette péritonéale préexistante normale*.

C'est ce dernier caractère qui nous permettra de créer, parmi les hernies rétro-péritonéales, les *variétés* suivantes, basées sur le siège de la fossette qui leur a donné naissance :

1. — *Hernie à travers l'hiatus de* Winslow, siégeant dans l'arrière-cavité des épiploons.
2. — *Hernies duodénales*, développées dans les fossettes de la région duodénale.
3. — *Hernies péricæcales*, développées dans les fossettes péricæcales.
4. — *Hernie intersigmoïde*, développée dans la fossette intersigmoïde.

Décrites comme des *anomalies* congénitales ou acquises du *péritoine*, avant Treitz, c'est cet auteur qui, dans un travail remarquable, chercha à rendre aux cas épars publiés avant lui, leur véritable signification. En introduisant dans la science le terme de *hernie rétro-péritonéale* il désigna ainsi les seules hernies se produisant dans une fossette de la région duodénale, *fossette duodéno-jéjunale*. Dans un appendice, Treitz consacra quelques pages à deux autres fossettes : l'une, de la région cæcale, *fosse subcæcale*; l'autre, du mésentère de l'S iliaque, *fossette intersigmoïde*. Il assimila à la précédente, les hernies qui peuvent se produire dans ces fossettes, mais leur refusa le nom de hernies rétro-péritonéales. Pourquoi ? Il ne le dit pas. Treitz distingue donc *trois variétés de hernies internes*, ayant pour siège des fossettes péritonéales préexistantes. Ce sont :

1° La *hernie rétro-péritonéale* : dans la fossette duodéno-jéjunale ;
2° La *hernie sub-cæcale*, d'après le nom de la fossette qui en est le siège ;
3° La *hernie intersigmoïde*.

Quant aux hernies se produisant dans l'*arrière-cavité des épiploons*, Treitz leur refuse la qualité de hernies internes. Voici ce qu'il dit à ce sujet dans une note (p. 103) : « Je ne regarde même pas comme hernie interne la pénétration de l'intestin dans le trou de Winslow, et il est possible d'en donner des raisons sérieuses, car dans ce cas, l'intestin se glisse simplement dans une fente ouverte et il n'y a pas là, formation d'un sac herniaire particulier. »

Inutile de dire combien ce raisonnement est inacceptable. Gruber nous fait remarquer qu'on devrait, en raisonnant comme Treitz, exclure du cadre des hernies externes celles qui se produisent dans un canal péritonéo-vaginal resté perméable. Dans un cas, comme dans l'autre, il existe en effet un canal ouvert et un sac préformé. Or, il n'est venu à l'idée de personne une pareille exclusion.

Rokitansky, du reste, s'éleva, en 1859, contre cette exclusion. Il fit entrer parmi les hernies rétro-péritonéales la hernie dans l'arrière-cavité des épiploons.

Gruber (1861) insiste à son tour sur l'assimilation complète qu'on doit faire entre les quatre variétés de hernies, les trois décrites par Treitz et la quatrième adoptée par Rokitansky. « Treitz a eu tort de réserver le terme de hernie rétro-péritonéale, à la seule hernie se produisant dans la fossette duodéno-jéjunale. » « Toutes ces hernies, ajoute Gruber (p. 221), se trouvent en arrière de la paroi postérieure du grand sac péritonéal, plus ou moins dans le tissu cellulaire rétro-péritonéal ; aussi sont-elles, toutes les quatre, des hernies rétro-péritonéales. »

Actuellement l'accord est parfait, les auteurs désignent sous le nom de hernies rétro-péritonéales, les quatre variétés que nous avons admises, et qu'on désigne par le nom de la fossette dans laquelle la hernie s'est produite.

C'est grâce aux progrès accomplis dans l'étude de l'anatomie du péritoine, que de nombreux cas, laissés dans l'oubli, sous la rubrique d'anomalie ou de disposition bizarre, ont pu être expliqués scientifiquement et acquérir ainsi leur véritable caractère pathologique. C'est ainsi que dans les quatre grandes variétés que nous avons adoptées, l'anatomie nous forcera à créer des sous-variétés, et cela non pour la simple satisfaction de donner une importance pathologique à une de ces petites fossettes péritonéales qui n'en mériterait pas ; il y a là un intérêt clinique, thérapeutique surtout. En effet, tel rapport vasculaire important et constant pour une fossette et par conséquent pour la hernie qui s'y produira, suffira, dans quelques cas, pour empêcher immédiatement toute intervention sanglante, et enlever tout espoir de guérison.

Ce que nous venons de dire, laisse donc supposer qu'on aura assez souvent l'occasion d'intervenir dans des cas de hernies de ce genre. Si la plupart des faits publiés, n'ont été que des trouvailles d'amphithéâtre, il n'est pas moins vrai, qu'à côté de ces cas, d'un intérêt purement anatomo-pathologique, nous en possédons d'autres, de véritables observations cliniques. Sans parler des hernies internes étranglées, dont nous citerons toute une série d'observations des plus concluantes, la science possède aujourd'hui des cas de hernies internes rétro-péritonéales non étranglées, dont les troubles fonctionnels ou physiques, ont permis de poser le diagnostic pendant la vie. Très intéressantes pour l'anatomo-pathologiste, ces hernies présentent un intérêt non moins justifié pour le clinicien.

Plus d'une fois on aurait pu faire cesser, certains troubles abdominaux mal définis, si on avait pensé à la possibilité d'une de ces hernies, les exemples ne manquent pas.

A côté des quatre variétés qui font l'objet de cette étude, il existe d'autres hernies internes et même rétro-péritonéales ; aussi faut-il légitimer notre choix. C'est ce que nous allons faire en quelques lignes.

Nous ne parlons pas, bien entendu, des hernies obturatrices, périnéales, etc., qu'on a à tort désignées quelquefois comme des hernies internes. Nous laissons de côté aussi la hernie diaphragmatique. Cette dernière appartient en effet au cadre des anomalies, et dans tous les cas, elle ne remplit pas les conditions qui caractérisent les véritables hernies rétro-péritonéales.

Mais, ces réserves faites, il reste tout un groupe de hernies internes dont l'élimination demande une explication plus étendue. Les hernies intra-iliaques (Quesnoy, Diettrich, Lucke, Hanau, etc.), les hernies antévésicales (Leneveu, Hernu, Arnaud), enfin les hernies rétro-pubiennes ou intra-pelviennes (Cooper, Forster, Sanson, Streubel, Parise) sont des véritables *hernies*, car elles possèdent un sac péritonéal ; elles sont, de plus, internes et même rétro-péritonéales ; pourtant elles diffèrent essentiellement des quatre variétés que nous avons admises plus haut. Ces hernies que Klebs a réunies sous le nom de *hernies rétro-péritonéales antérieures* (?) peuvent être considérées (sauf quelques rares exceptions, que nous indiquerons plus loin, et mal interprétées par leurs auteurs), les unes, comme le résultat de la réduction en masse d'une hernie primitivement externe, les autres, comme ayant pris naissance dans une fossette péritonéale accidentelle, non préexistante et par conséquent anormale. Nous tenons pourtant à faire remarquer combien Gosselin avait exagéré l'importance de ces hernies réduites en masse. Il y fit entrer en effet les hernies primitivement développées dans l'abdomen, les plus certaines, comme : la rétro-cæcale de Rieux, et la hernie du ligament large de Carteron et Saussier.

Nous dirons donc, que parmi les hernies internes, il y en a tout un groupe qui ne méritent ce nom qu'à cause de leur situation, mais dont la genèse, toute particulière, les élimine du cadre de celles qui se développent dans des fossettes préexistantes, normales du péritoine.

Il n'y a qu'une seule hernie rétro-péritonéale que nous laissons, injustement, de côté : c'est la hernie dans le ligament large. Sa rareté d'une part (1 seul cas certain), sa genèse peu connue, de l'autre, légitiment notre silence à son égard.

*En somme*, nous venons de définir la hernie interne rétro-péritonéale. Nous avons montré quelles sont les variétés que les auteurs en ont séparées. Nous avons précisé les quatre variétés que nous adoptons, et étudierons exclusivement. Nous venons enfin d'examiner un certain nombre de hernies, dont les apparences, mais les apparences seules, pouvaient les assimiler aux véritables hernies internes rétro-péritonéales. Ces dernières se distinguent en effet par leur formation dans une fossette péritonéale préexistante, normale du péritoine, et par l'évolution de leur sac dans le tissu cellulaire rétro-péritonéal.

Avant d'entrer dans l'étude de ces hernies, nous allons dire quel est le plan que nous allons suivre. Le voici :

Dans une *première partie* nous ferons leur *histoire critique* et, comme il n'existe aucun travail d'ensemble sur ce sujet, comme aucun auteur n'a envisagé à la fois toutes ces hernies, nous séparerons notre historique en autant de chapitres qu'il y a de variétés.

Dans une *deuxième partie*, nous étudierons *l'anatomie pathologique* de toutes les variétés, mais en consacrant des *chapitres* spéciaux à chacune d'elles. Nous diviserons chacun de ces chapitres en *trois sections*, dans une *première*, nous décrirons *l'anatomie de la région* siège de la hernie; dans une *deuxième*, *l'anatomie pathologique*; enfin la *troisième* sera consacrée à la *physiologie pathologique.*

Dans la *troisième partie* nous en ferons l'étude clinique : l'*étiologie*, les *symptômes*, le *diagnostic* et la *thérapeutique*.

---

# HERNIES INTERNES RÉTRO-PÉRITONÉALES

OU HERNIES FORMÉES

## DANS LES FOSSETTES NORMALES DU PÉRITOINE

Hernies duodénales. — Hernies péricæcales.
Hernie intersigmoïde. — Hernie à travers l'hiatus de Winslow.

# PREMIÈRE PARTIE

## HISTORIQUE

Nous devrions, peut-être, faire l'histoire des hernies rétro-péritonéales sans tenir compte de leurs diverses variétés. La chose n'est pas possible sans embrouiller complètement cette partie de notre travail, la bibliographie ne nous fournissant que des faits épars ou des travaux sur chacune des variétés. Pour la clarté du sujet, nous grouperons les faits ayant trait à chaque variété, dans un chapitre à part.

Nous commençons donc par les hernies duodénales, et nous passerons ensuite successivement en revue l'histoire des hernies péricæcales, intersigmoïde, et à travers l'hiatus de Winslow.

## CHAPITRE PREMIER

### HERNIES DUODÉNALES

Synonymie : H. rétro-péritonéale (Treitz), H. mésocolique et H. mésentérique (A. Cooper), H. mésogastrique interne (W. Gruber), H. rétro-péritonéale postérieure, H. intermésentérique, intermésocolique, H. duodéno jéjunale (Leichtenstern), H. duodénales (Jonnesco).

L'histoire de ces hernies a passé par *deux phases* successives. Dans une *première période*, les cas épars furent attribués, les uns à des anomalies, congénitales ou acquises, du péritoine, d'autres furent qualifiées de hernies internes, mais sans que personne se doutât de leur véritable signification. Cette période commence vers la *fin du siècle dernier* pour finir en 1857. A cette époque parut le mémorable travail de Treitz, qui inaugura la *deuxième période, période véritablement scientifique*. Treitz créa cette variété de hernies et expliqua son mode de production. A côté des exemples indiscutables, personnels ou déjà publiés avant lui, Treitz ajouta des cas pour le moins discutables. Nous mettrons sous les yeux du lecteur tous les cas in extenso, nous lui permettrons ainsi de mieux comprendre pourquoi nous refusons, à un certain nombre d'entre eux, la qualité de hernies duodénales, malgré l'avis de Treitz.

Nous allons donc analyser un à un tous les cas publiés avant Treitz, connus ou inconnus de cet auteur. C'est ce qui caractérise la :

### PREMIÈRE PÉRIODE DE L'HISTOIRE DE CES HERNIES, DE 1776 A 1857

Neubauer (1) publia en 1776, sous le nom de « *Rarisimi peritonæi conceptaculi* » un cas, que Treitz qualifie, avec raison, « d'éclatant » (p. 42). On n'a qu'à jeter un coup d'œil sur les deux planches qui accompagnent sa description, pour se convaincre bien vite, que le dessin au moins, ne laisse rien à désirer. C'est là un cas typique de hernie duodénale. L'auteur le regarda, bien entendu, comme *vice de formation du péritoine*. L'ignorance, presque absolue à cette époque, de l'existence des fossettes péritonéales ne permettait pas de donner à ce fait une signification précise. Ainsi voyons-nous le célèbre embryologiste de l'époque, Meckel (2), essayer de l'expliquer par l'évolution embryonnaire du tube intestinal. Voici ce qu'il dit à ce propos, page 470 de son ouvrage d'anatomie pathologique :

« Où je ne suis pas dans l'erreur, c'est quand je considère la cause de cette anomalie dans les dispositions primitives du mésentère du côlon descendant, qui, comme je m'en suis assuré par de nombreuses recherches, est très long et naît immédiatement de la colonne vertébrale pour diminuer successivement. Dans ce cas ce méso a gardé sa grandeur originelle et a formé par cette raison un sac. » Nous ne nous arrêterons pas sur cette explication qui tombe aujourd'hui devant les faits, car il s'agit en effet dans ce cas d'une hernie duodénale à son plus haut degré de développement. Formée aux dépens d'une fossette de la région duodénale, la hernie est entourée par la couronne des côlons, et s'est développée aux dépens des mésocôlons transverse et descendant. Une seule erreur dans la description de Neubauer ; elle a été relevée et corrigée par Treitz : autour de l'orifice du sac, Neubauer décrit un arc vasculaire, artério-veineux, formé par les vaisseaux *mésentériques supérieurs*. Treitz démontra dans la suite, que ce sont la veine *mésentérique inférieure* et l'*artère colique gauche* qui devaient former cet arc, comme dans presque toutes les hernies de ce genre.

(1) NEUBAUER. Descriptio anatomica rarissimi peritonæi conceptaculi tenuia intestina a reliquis abdominis visceribus seclusa tenentis. *Opera anatomica collecta*. Editionem curavit Georgius Conradus Hinderer, Francofurti et Lipsiae, 1786.

(2) MECKEL. *Handb. der pathol. Anat.* Leipzig, 1816, B. II, s. 470.

Trois ans plus tard (1779), Bordenave (1) communiqua à l'Académie royale des sciences, un cas « d'*étranglement de l'intestin produit par l'épiploon devenu adhérent au-dessus d'une poche contre nature, formée dans l'intérieur du bas-ventre* ». Il existait une poche péritonéale contenant de l'intestin et dont l'orifice avait produit l'étranglement, voilà ce qui est certain. Mais est-on en droit pour cela, de répéter avec Blumenbach (2) que « c'est là une formation anormale originelle, représentant en petit ce qu'était en grand le cas extraordinaire et unique en son genre, que nous a laissé Neubauer » et en faire une hernie duodénale ? Nous n'osons le dire. Treitz lui-même hésite : « La description anatomique de ce cas, dit-il, page 84, est trop peu exacte pour établir et affirmer un diagnostic certain ». Cette appréciation est aussi la nôtre. Ce cas est en effet pour nous une hernie rétro-péritonéale, mais, est-elle duodénale ? Rien ne le prouve.

Si le cas précédent est douteux, que dire de celui dont parle Alexander Monro Junior (1803) (3). Peut-on affirmer que « *l'orifice anormal dans le mésentère, à travers lequel une portion de l'iléon s'était herniée et était étranglée* », signifie hernie duodénale étranglée ? Certainement non. Il est regrettable que la planche qui reproduit ce cas manque dans l'ouvrage de la bibliothèque ; elle aurait pu, peut-être, légitimer le choix de Treitz. Dans une note, le même auteur parle d'un exemple de hernie à travers le méso-côlon. Mais, pas plus que pour le cas précédent, nous ne pouvons voir là une hernie rétro-péritonéale.

Le célèbre herniologiste Astley Cooper (4) publia, en 1807, les premiers cas regardés par leur auteur comme des véritables « *hernies* », et non comme des anomalies plus ou moins inexplicables. Mal interprétés ces deux cas méritent une discussion serrée, vu l'autorité de celui qui les a décrits et commentés. Dans le premier cas le sac serait formé, d'après Cooper, par les deux feuillets du mésentère de l'intestin grêle, d'où le nom de *hernie mésentérique* qu'il lui donna. L'intestin grêle, d'après lui, avait pénétré par un trou d'une des lames du mésentère et s'est ainsi logé dans ce dernier. Voici comment Cooper explique, page 393, la formation de cette hernie : « Les deux feuillets de ce repli membraneux (le mésentère) sont unis ensemble par un tissu cellulaire très peu résistant. Si par suite d'une violence extérieure, d'un coup sur l'abdomen par exemple, un de ses feuillets vient à se rompre, l'autre restant intact, l'intestin sera poussé à travers l'ouverture et formera (du moins d'après l'idée que je me fais de cette maladie) une véritable hernie, puisqu'il aura éprouvé un déplacement hors de la cavité qui lui est propre. »

« Cette variété de hernie peut encore être la conséquence d'un vice de

(1) BORDENAVE. *Mémoires de l'Académie royale des sciences* (MDCCLXXXII), année 1779, p. 314.

(2) *Medic. Bibliothek* von J. F. BLUMENBACH. Göttingen, 1783, B. I, p. 635.

(3) ALEXANDER MONRO JUNIOR. *Observation on crural hernia to which is prefixed a general Account of the other varieties of hernia*. Edinburgh, 1803, p. 12.

(4) Hernie mésentérique et hernie mésocolique. *Œuvres chirurgicales complètes* de sir ASTLEY COOPER, traduites de l'anglais, avec des notes, par E. CHASSAIGNAC et G. RICHELOT; Paris, 1837, p. 399 et 400.

conformation congénitale, par suite duquel existe, dans l'un de ces deux feuillets, une ouverture ou une lacune anormale. »

Plus loin, Cooper penche à admettre plutôt la deuxième condition, le vice de conformation congénitale, vu l'aspect normal des parties.

J'ai voulu reproduire ces quelques lignes pour bien démontrer combien l'explication de Cooper est peu admissible : cette déchirure d'une seule lame du mésentère et l'engagement de l'intestin à travers elle, est plutôt une vue de l'esprit qu'un fait démontré. Mais ce n'est pas tout. En examinant avec attention la planche qui accompagne cette observation (voir 4e cas) on est vite fixé sur la valeur de cette explication. Admettons en effet, pour un instant, que la hernie est mésentérique, comme le veut l'auteur. Alors, comme le fait remarquer judicieusement Treitz (p. 50), l'intestin grêle devrait se trouver en avant des feuillets écartés du mésentère, c'est-à-dire du sac herniaire ; or rien de semblable n'existe dans ce cas. Du reste on n'a qu'à comparer sa planche avec celle d'un cas typique de hernie duodénale très développée comme celle du 5e cas de Treitz (23e cas), ou celle de Neubauer (1er cas), pour voir bien vite, qu'il s'agit d'une véritable *hernie duodénale* à son plus haut degré de développement.

Cooper fut plus heureux en appelant son deuxième cas : « *hernie mésocolique* », car, au moins, si ce nom n'indique pas où et comment la hernie s'est développée, il précise bien son siège actuel. C'est en effet une hernie duodénale volumineuse logée entre les deux feuillets du mésocôlon descendant.

Treitz, en comparant ce cas à deux des siens (22e et 25e cas), chercha à prouver leur parfaite analogie. La disposition du sac herniaire et de son orifice ; l'arc artériel, formé par une branche de l'artère mésentérique inférieure (artère colique gauche d'après Treitz), qui borde ce dernier, montrent bien qu'il s'agit d'une hernie duodénale.

Du reste la planche qui l'accompagne (voir 5e cas), quoi qu'en dise Treitz, est assez démonstrative dans ce sens.

Pye-Smith (1) y voit une hernie intersigmoïde, parce que le côlon descendant est situé derrière le sac herniaire. Pourtant si cet auteur s'était donné la peine de lire les réflexions de Treitz à ce sujet, il n'aurait pas commis une pareille erreur. Voici en effet ce que dit Treitz (p. 54) : « Le fait que dans ce cas le sac herniaire soit descendu jusqu'à l'anse en S, sans avoir déplacé le côlon descendant, résulte de ce que le feuillet interne seul du mésocôlon descendant s'est dilaté et a été employé au revêtement antérieur du sac herniaire ; tandis que l'externe est resté intact et a maintenu le gros intestin dans sa situation normale. » Cela est si clair que tout commentaire nous paraît inutile.

En 1827, Cruveilhier (2) présenta à la Société anatomique « *un sac séreux particulier qui renfermait dans son intérieur la plus grande partie de l'intestin grêle* » ; il compare cette « anomalie » du péritoine au cas de Neu-

(1) PYE-SMITH. On retro-peritoneal Hernia. *A Guy's hospital Reports*. Third Series, vol. XVI, 1871.

(2) J. CRUVEILHIER. *Bull. de la Société anatomique*, 2e année, mai 1827, p. 34, et *Traité d'anatomie descriptive*, tome II, 5e édition, 1874-76, page 549, note.

bauer. Il est regrettable que l'illustre anatomiste n'ait pas laissé une description plus complète. Mais, étant donné le rapprochement qu'il fait avec le cas de Neubauer, nous pouvons lui accorder la même signification, et le considérer comme un exemple de *hernie duodénale*. Ce cas avait échappé à Treitz ; Gruber en revanche le signale.

Hesselbach (1) (1829) parle d'un étranglement interne « *par un ligament rond et fort tendu du côté gauche de l'intestin grêle et passant par-dessus l'iléon, vers le côlon ascendant où il se fixait* ». Dans ce ligament Treitz (p. 90) voit le pli duodéno-jéjunal, qui limite la fossette de même nom, et il range ce cas parmi les hernies duodénales étranglées. Gruber (2) s'élève (p. 245) timidement contre cette qualification en faisant remarquer que l'auteur ne parle pas de sac herniaire. Nous n'avons pas besoin de longues explications, pour légitimer l'exclusion absolue de ce cas. La lecture de l'observation convaincra tout le monde, je l'espère, de l'impossibilité de comprendre un pareil fait parmi les véritables hernies duodénales, à moins d'en créer de toutes pièces.

Hauff (3) (1832) publie sous le titre de « *défaut de formation rare et constriction de l'iléon* » un cas d'étranglement interne sans faire mention d'un sac herniaire. Treitz (p. 81) en y ajoutant des choses qui manquent dans la description de Hauff, en interprétant tout autrement que le fait ce dernier certaines dispositions de l'autopsie, arrive à identifier ce cas à son septième. Treitz défend admirablement les cas les plus ingrats. Après avoir lu l'observation et la reconstruction de Treitz, nous avouons qu'elle nous paraît par trop forcée. Aussi aimons-nous mieux, comme l'a déjà fait Gruber (p. 246), laisser ce fait dans l'obscurité dont il n'aurait pas dû sortir, que lui accorder une signification que la trop mauvaise description ne permet pas de lui donner.

Dans tous les travaux publiés sur les hernies duodénales, on trouve cette indication « *cas de Rokitansky* ». Or voici tout ce que cet auteur (4) dit à ce propos (p. 165) : « Un sac séreux très délicat, tendu autour de l'intestin grêle, trouve son explication dans un développement originel anormal du péritoine ». Et voilà sur quoi on se base pour parler des cas de Rokitansky (Treitz, p. 47 ; Krauss, thèse 84, p. 7).

Treitz n'a pas été toujours heureux dans son choix ; nous venons de le démontrer par cette série de cas, plus que douteux. En revanche, on peut lui reprocher d'en avoir ignoré, et des plus indiscutables.

Tel est le cas que C. Soverini (5) de Bologne, publia en 1846, sous le titre

(1) A. K. HESSELBACH. *Lehre v. den Eingeweidebrüchen*. Würzburg, 1829, B. I, s. 22.

(2) Ueber die Hernia interna mesogastrica, mit 3 abbildungen von WENZEL GRUBER, in *Petersburg. Med. Zeitschrift*, I, 1861, p. 247. (Cas de hernie interne mésogastrique, 1857-1861.)

(3) *Jahrbücher der in und ausläudichen gesammten medicin herausgegeben* von Carl CHRISTIAN SCHMIDT, Jahrgang 1839. B. XXIII, p. 184, *Beitrage zur patholog. Anatomie* von Dr HAUFF in Besigheim.

(4) ROKITANSKY. *Handbuch der pathol. Anatomie*, Wien, 1842, B. III p. 165.

(5) *Novicommentarii academiæ scientiarum instituti Bononiensis*. Tom. VIII. Bononiae, 184[illegible], 4°, p. 299-316. Tab. XXVI-XXIX. Lu le 7 mai 1844 dans la séance de l'Académie des Sciences de l'Institut de Bologne. La préparation a été présentée, conservée dans l'alcool ; elle a été

de « *Descriptio anatomica cujusdam sacci peritonei abnormis jejunum et ileum a reliquis abdominis visceribus sejunctum continentis* ». N'ayant pu malheureusement nous procurer son travail, nous avons été forcé de nous contenter d'un résumé, excellent du reste, qu'en donne Gruber (p. 229). Ici, aucune discussion n'est nécessaire, il s'agit en effet d'un des plus beaux cas de hernie duodénale à son plus haut degré de développement, en tout comparable au cas de Neubauer, au premier cas de Cooper, ou au cinquième de Treitz.

Lautner (1) publie sous le titre de « *Situation vicieuse congénitale de l'intestin grêle chez un enfant de 1 mois 1/2* » une « anomalie du péritoine » qui consisterait, d'après lui, en un sac situé entre les deux feuillets du mésentère et contenant une partie du jéjunum et de l'iléon. Très insuffisamment décrit, ce fait est naturellement discuté, reconstitué et enfin admis par Treitz, comme une hernie duodénale. Quoique peu favorable en général à ces reconstitutions d'observations par trop incomplètes, nous sommes pourtant assez disposé à accepter l'appréciation de Treitz. Ce sac formé par le mésentère revient trop souvent dans les observations publiées pendant toute cette période obscure ; en nous rappelant le premier cas de Cooper, nous nous demandons, si celui-ci n'est pas, en petit bien entendu, l'analogue de son aîné. Mais c'est là une simple supposition, et tout ce que nous pouvons admettre, c'est qu'il s'agit ici d'un cas probable, mais non pas certain. Gruber (p. 232) se contente d'exprimer sa pensée par un point d'interrogation dont il fait suivre ce cas. D'autres, comme Krauss (p. 5), l'admettent sans même le discuter et probablement sans l'avoir jamais lu. Si nous acceptons ce cas parmi les hernies duodénales, c'est dans une variété spéciale, non encore décrite par les auteurs et que nous édifierons d'après deux cas inédits. Ce n'est donc pas là un cas en tout comparable à ceux publiés par Treitz. Landzert a, comme nous, tâché d'expliquer ce cas ; disons immédiatement que son explication n'est pas absolument identique à la nôtre.

Le premier fait incontestable de hernie duodénale étranglée est l'un des deux cas qu'un médecin italien, Pietro Biagini (2), de Pistoja, publia en 1847, sous le nom de « *Deux nouveaux cas d'étranglement intestinal interne, avec quelques remarques sur l'opportunité de l'entérotomie* ». Certes, sa description anatomique laisse un peu à désirer, mais il ne faut pas perdre de vue qu'à ce moment, les hernies rétro-péritonéales étaient encore regardées comme des curiosités, dont l'intérêt paraissait minime. D'accord avec Treitz et Gruber, nous voyons là une *hernie duodénale*. Le sac serait formé d'après l'auteur, par le grand épiploon qui adhérait à l'intestin. Il est plus

séchée plus tard et mise au Musée anatomo-pathologique du grand Liceum de Bologne. (Voir le dessin à la description du 9e cas.)

(1) *Zeitschr. der K. K. Gesellschaft der Aerzte zu Wien.* I. Jahrg. Bd. II. S. 162. (Communication sur les résultats de l'Institut anat. pathol. de l'hôpital de Vienne.)

(2) Zwei neue Fälle von innerer Darmeiklemmung, nebst einigen Bernerkungen über die Zweckmässig.Keit der Enterotomie von Dr PIETRO BIAGINI, in Pistoja (*Gaz. Toscana* 5,1847) *Carl Christian Schmidts Jahrbücher der in und aüsländichen gesammten méd. Jahrg.*, 1848. B. LVIII, p. 61.

probable, qu'il s'agissait d'une adhérence inflammatoire de l'épiploon à la paroi antérieure du sac véritable qu'il recouvrait.

A quarante ans de distance nous voyons réapparaître la hernie mésocolique de Cooper; c'est un de ses compatriotes, Th. B. Peacock (1) qui publia, en 1849, 2 cas de hernies internes, dont une étranglée, et qu'il appela « *mésocoliques* ». Ignorées de Treitz et mentionnées par Gruber (2) dans une courte note, en 1862, ce sont des hernies duodénales des plus nettes. Dans la première, le sac siégeait en partie dans l'épaisseur du mésocôlon transverse, en partie dans le mésocôlon descendant. Nous relevons une légère contradiction dans la description de la situation du côlon descendant. L'auteur nous dit d'abord que celui-ci était soulevé par la tumeur, qui le débordait à droite et à gauche. Quelques lignes plus loin il est dit, que ce même côlon limitait à gauche le sac. N'ayant pu nous procurer les planches qui accompagnent cette description, nous ne pouvons décider à quel endroit l'auteur a raison. Ce n'est là qu'un petit détail qui n'ôte rien à l'intérêt de ce cas, très bien décrit du reste, sauf en ce qui concerne les vaisseaux qui devaient border l'orifice du sac; ils sont passés sous silence.

Rien ne manque dans la description de sa deuxième observation. C'est une hernie duodénale située dans l'épaisseur du mésocôlon descendant. Le sac, son orifice bordé par une des artères mésocoliques (certainement l'artère colique gauche), sont bien décrits. Le côlon descendant se trouve ici refoulé à droite et en avant du sac herniaire, c'est juste le contraire de la position qu'il avait dans le deuxième cas de Cooper. Dans celui-ci, c'est le feuillet interne du mésocôlon qui avait été employé pour la formation du sac; dans le cas de Peacock, ce dernier est formé aux dépens du feuillet externe du même méso, dont le feuillet interne, resté intact, fixe le côlon ascendant dans la position qu'il occupe à droite du sac. Je ne puis m'empêcher de reproduire ici les lignes que consacre Peacock à l'explication du processus de formation de ces deux hernies : « Pour bien comprendre le mécanisme de cette forme de hernies, dit-il, il faut se rappeler qu'au niveau du point où l'intestin grêle passe sous l'artère mésentérique supérieure et prend le nom de jéjunum, il reçoit un feuillet du péritoine, dérivé du feuillet le plus postérieur des deux, qui se réfléchissent d'arrière en avant après avoir formé l'épiploon, lequel feuillet constitue le feuillet inférieur du mésocôlon. Si donc dans ce point le péritoine manque en quelque sorte, près de la colonne vertébrale, de manière à laisser une ouverture dans le feuillet antérieur du mésocôlon, il finit par se constituer un véritable sac herniaire. En effet l'intestin est sorti de sa cavité naturelle et se trouve contenu dans un sac formé par le péritoine. La question vraiment importante est celle de savoir *comment se forme cette ouverture dans le feuillet antérieur du mésocôlon* ». Si Peacock avait connu l'importance des fossettes duodénales, qui siègent, à l'endroit même qu'il précise avec une exactitude parfaite

(1) Th. B. Peacock. Sur la hernie mésocolique comme cause de l'étranglement intestinal. *London journal of medecine*, oct. 1849, et *Arch. gén. de méd.*, 1850, 4e série, t. XXII, p. 210.

(2) Prof. Wenzel Gruber. Zur Geschichte hernia interna mesogastrica. *Saint Petersburg med. Zeitschrift*. Bd III, p. 300.

comme étant le lieu d'origine de la hernie, il aurait trouvé la réponse bien vite. Malheureusement à cette époque, ces fossettes étaient toujours négligées, presque abandonnées. Avec beaucoup de bon sens, l'auteur n'accepte qu'à regret l'explication que son devancier Cooper avait invoquée à propos de ces cas. Peacock ne se prononce pas en effet, sur la cause qui a produit cette « *ouverture du péritoine* », qui ne sera dans dix ans qu'une fossette normale et presque constante.

En somme nous avons là *deux* exemples de *hernie duodénale* à un haut degré de développement.

A une séance de la Société anatomique, en 1849, Deville (1) communiqua un fait, qu'on rattacha dans la suite aux hernies duodénales : « l'*intestin grêle*, au lieu d'être renfermé dans la cavité péritonéale, était *logé* dans l'*écartement des deux feuillets du mésocôlon transverse* ». Il faut avouer que comme description c'est bien peu.

A propos de ce fait Barth (2) « cite un cas dans lequel le *paquet intestinal* semblait *enveloppé d'un sac séreux* ». On ne manqua pas d'en faire une hernie duodénale (Gruber, 1862 ; Krauss, thèse, p. 6). Inutile de dire que nous ne pouvons y souscrire et que nous le ferons entrer dans les cas pour le moins douteux.

Dans le cours de nos recherches bibliographiques, nous trouvâmes, dans les mêmes bulletins de 1851, une autre communication de Deville (3), qu'il intitule à tort d'après nous « *Disposition anormale du péritoine*, consistant surtout dans la présence de tout *l'intestin grêle*, avec son mésentère, *dans l'arrière-cavité des épiploons* ». « *Cas semblable à celui déjà communiqué* », il s'agit du cas précédent. Or un des deux, ou le premier est mal qualifié ou c'est le second qui n'est pas justement apprécié. Dans le 1er cas il s'agissait d'un engagement de l'intestin grèle entre les deux feuillets du mésocòlon transverse ; dans celui-ci l'intestin grêle siégerait dans l'arrière-cavité des épiploons, et les deux cas sont identiques! Pour nous l'identité existe, mais à l'encontre de Deville, nous regardons les deux cas comme des *hernies duodénales*. Si son premier cas péchait par le manque de détails, dans celui-ci Deville voulant être complet, arrive à en embrouiller pas mal la description.

Nous sommes convaincu qu'il s'agit dans ce cas d'une hernie duodénale développée dans les mésocôlons transverse et descendant, dont les feuillets, supérieur du premier et externe du second, ont contribué surtout à la formation du sac ; la situation des côlons, transverse et descendant, au-devant de ce dernier plaide en ce sens. Quant à son orifice, que Deville place à la racine du mésocôlon transverse, au niveau de la 4e vertèbre lombaire, et qu'il assimile à l'hiatus de Winslow, il représente certainement le bord de l'orifice de la fossette. Dans les deux feuillets péritonéaux que cet orifice tra-

(1) *Bull. Soc. Anat.* Paris, 24e année, 1849, B. 4, p. 122, no 10.
(2) *Bull. Soc. Anat.* Paris, 24e année, 1849, B. 4, p. 122, no 10.
(3) *Bull Soc. Anat.* Paris, 26e année, 1851, p. 15. Disposition anormale du péritoine, consistant surtout dans la présence de tout l'intestin grêle avec son mésentère dans l'arrière-cavité des épiploons : cas semblable à celui déjà communiqué, mais incomplet.

verse et que Deville considère comme les deux feuillets du mésocôlon, nous voyons tout simplement les deux lames séreuses qui forment toujours la paroi antérieure du sac herniaire dans les hernies duodénales. Deville nous dit que cet orifice faisait communiquer la grande cavité péritonéale avec l'arrière-cavité des épiploons; or, il ne faut voir dans cette cavité comme nous l'avons dit, que le sac herniaire dont l'orifice ou collet laisse sortir un seul tube intestinal, la fin de l'iléon. Enfin l'artère mésentérique, d'après l'auteur, logée dans la base du mésocôlon gauche, fournissait les artères coliques gauches. Comme l'orifice du sac se trouvait à la base du mésocôlon, il est probable que cette artère ou une des coliques gauches, bordait le collet du sac comme dans toute les hernies de ce genre.

Il n'y a qu'un seul point qui paraît en discordance avec notre opinion. Il est dit en effet que l'arrière-cavité communiquait avec la grande cavité péritonéale par l'hiatus de Winslow absolument libre et par l'ouverture du mésocôlon par laquelle passait la fin de l'iléon. Si cette communication existait, le sac herniaire serait ou incomplet, ou formé par l'arrière-cavité des épiploons. C'est le premier fait qui nous paraît vraisemblable; et, la communication que Deville a constatée, a dû être créée à la suite des manipulations malheureuses qui avaient endommagé par places la pièce anatomique. En somme nous croyons devoir enrichir l'histoire de cette hernie, de ce fait malgré ces contradictions.

Treitz (p. 74) rapporte une observation de Bryk (1) de Krakau (1854) comme exemple de hernie duodénale étranglée. L'appréciation de Bryk, d'après lequel le sac qui contient tout l'intestin grêle, serait formé par le mésentère, n'a bien entendu aucune valeur; nous avons déjà dit que la plupart des auteurs ont ainsi qualifié des cas de hernies duodénales des plus nettes. Malgré sa description des plus sommaires, nous admettons volontiers, avec Treitz, qu'il s'agit là d'une *hernie* rétro-péritonéale et même *duodénale étranglée.*

« Sans conteste, nous dit Treitz (p. 91), le cas le plus intéressant de hernie rétro-péritonéale étranglée a été trouvé, en août 1853, à Norwood et décrit par Ridge et Hilton (2). » Ce serait là un fait des plus nets. Malheureusement il n'en est rien. Jusque-là Treitz s'était contenté de compléter quelquefois par trop, les descriptions anatomiques insuffisantes de ses devanciers; nous avons démontré jusqu'où il avait poussé cette ardeur. Dans ce cas, l'autopsie n'ayant pas été faite, Treitz s'empare de quelques détails relevés pendant l'opération, pour bâtir son argumentation. Or, voici ce que dit Hilton à ce sujet : « On constate qu'à l'endroit où le jéjunum est comparativement libre de la colonne vertébrale, et est uni au duodénum, une portion de celui-ci (jéjunum) était passée vers le côté droit de l'abdomen

(1) TREITZ. Hernia retroperitonealis. *Beitrag zur geschichte innerer Hernien.* Prag., 1857, p. 74.

(2) Joseph RIDGE. Case of strangulation of the jejunum releaved by gastrotomy, with observations on the diagnosis and treatement of intestinal obstructions within the abdomen. Read before the Hunterian Society, January, 18th. 1854. Reprinted from the *Association Medical Journal.*

par un *trou anormal du mésentère* et s'y était étranglée. Par suite, en exerçant sur cette portion de l'intestin des tractions vers le côté gauche, on la sortit de cette position et l'amena au dehors ; elle était longue de 6 à 8 cent., foncée, injectée de sang, mais non gangrenée. On pouvait pénétrer facilement avec le doigt dans le *trou* par lequel était entré l'intestin. » Quelle est la signification de ce trou ? Pour Treitz (p. 97) pas de doute, c'est l'orifice du sac d'une petite hernie duodénale. Pour Gruber (1) ce serait celui d'un sac mésentérique formé aux dépens d'une invagination péritonéale anormale qu'il a vue, une fois, sur le feuillet gauche du mésentère, près de son insertion.

Quelle est celle des deux opinions que nous devons adopter ? S'il fallait à tout prix en prendre une, c'est encore la première que nous adopterions. Du moment qu'il s'agit de faire des suppositions, c'est encore la moins invraisemblable qu'il faut adopter. Or, ce n'est pas parce que Gruber a vu une fois cette invagination anormale que nous allons lui accorder une importance toute gratuite. Treitz au contraire loge la hernie dans une poche presque constante et souvent siège de hernie ; de plus, le siège indiqué par Hilton, il faut l'avouer, correspond bien à celui de la fossette. Hilton ne parle pas du sac qui a pu très bien lui échapper, dans une opération faite à la hâte et non réglée. Donc il y a bien des raisons d'accepter plutôt l'opinion de Treitz que celle de Gruber. Mais enfin est-il permis de qualifier cette observation, de cas incontestable de hernie rétro-péritonéale ? Nous serons plus réservé que ne l'ont été Treitz et ses successeurs. Pye-Smith (2) est allé même plus loin, en cherchant à tirer de ce seul fait, des signes permettant de diagnostiquer l'étranglement des hernies duodénales !

Admissible à la rigueur, ce cas restera, pour nous, un des plus douteux.

Est-ce d'une hernie rétro-péritonéale que parle Barbette (3) quand il nous dit : « Experentia me docuit peritoneum etiam in parte posteriori versus dorsum posse disrumpi et ibi herniam efficere » ; Treitz (p. 55) l'affirme. Parce que Morgagni (4) fait remarquer à ce propos, qu'il ne faudrait pas comprendre d'après cela, une hernie ischiatique, faut-il en conclure immédiatement que Barbette a décrit des cas de hernie duodénale, comme l'ont fait certains auteurs (par exemple Krauss, thèse, p. 7) ? Nous ne le croyons pas.

Parmi les auteurs ayant vu de ces hernies, Treitz (p. 89) et après lui Gruber (p. 245) citent Albers (5). Sous le nom de « *Chordapsus intestini tenuis* », Albers décrit les cas dans lesquels « une portion du jéjunum est emprisonnée dans un endroit du mésentère. Ce dernier paraît déchiré immédiatement sur la colonne vertébrale, mais de telle façon qu'il s'y produit un orifice en cul-de-sac, il s'y introduit une petite portion de l'intestin grêle, ce qui amène un rétrécissement et défaut de perméabilité de l'intestin ». Cet orifice et ce cul-de-sac péritonéal siégeant près de la colonne vertébrale, pourraient bien être, en effet, une fossette duodénale agrandie.

(1) *Loc. cit.*, 1861, page 246.
(2) *Loc. cit.*
(3) Paul Barbette. *Chirurgia*, c. VIII, p. 1.
(4) Morgagni. *De sedibus et causis morborum.* Epist. XLIII, art. 14.
(5) Albers. *Atlas der patholog. Anatomie.* Mit Erläuterungen. IV, Abth. S. 249.

Mais, cette simple supposition ne permet pas de parler « *des cas d'Albers* » (comme le fait par exemple Krauss, thèse, p. 7).

Le cas d'invagination accompagné de hernie interne publié par Hughes (1), en 1856, et dans lequel, un sac situé entre le côlon et l'estomac, et dont l'orifice siégeait au-dessous du côlon transverse, renfermait la moitié de l'intestin grêle, pourrait bien être regardé comme une hernie duodénale. Gruber ( p. 247) a eu raison de l'y rattacher. Le doute est cependant permis, vu la description par trop succincte.

Pour montrer combien tous ces cas que nous venons de passer en revue, étaient peu connus et surtout mal interprétés jusqu'au livre de Treitz, nous allons donner l'appréciation de Engel (2) (1857) sur le rôle des fossettes péritonéales dans la production des hernies internes. Dans un excellent travail sur la situation de l'intestin, Engel est amené incidemment à parler des fossettes duodénales. « *La fossette duodénale*, dit-il (p. 706), présente une situation tellement oblique, qu'une portion d'intestin située au voisinage pourrait facilement comprimer les parois de cette fossette, mais difficilement les écarter. » Et plus loin, il ajoute : « d'ailleurs la littérature anatomique ne nous donne aucun cas de ce genre (de hernies) ». C'est clair, voilà un auteur qui connaît ses fossettes, mais il ignore complètement leur rôle, et, qui plus est, affirme que la littérature ne contient aucune hernie produite dans ces fossettes.

Cette citation clôt bien cette longue période obscure de l'histoire de la hernie duodénale. Elle sert de trait d'union entre les deux périodes de l'histoire de ces hernies.

Après l'obscurité parfaite, une lueur apparaît. Pour la première fois un auteur essaie de voir quel serait le rôle de ces culs-de-sac péritonéaux laissés de côté, ignorés pendant longtemps. Mais cet effort reste infructueux. Pourtant nous voyons là comme un appel adressé à ceux qui, mieux inspirés, pouvaient enfin montrer leur véritable signification. Cet appel ne resta pas longtemps sans réponse. La même année, une lumière éclatante se fit, et sur les fossettes, et sur les hernies qui s'y forment. Il est vraiment saisissant de voir comment tout à coup, comme par enchantement, pour ainsi dire, nous allons passer de l'obscurité la plus complète à la lumière la plus vive. C'est d'un seul coup que vont cesser toutes ces suppositions, tous ces tâtonnements, toutes ces discussions purement théoriques, pour faire place à des discussions véritablement scientifiques, basées non plus sur des hypothèses, mais sur des faits, sur des preuves certaines. C'est instantanément enfin qu'un ensemble de faits vont être enlevés aux anomalies et rendus à la pathologie. Toute cette transformation fut opérée par un anatomiste qui avait déjà plus d'un titre pour passer à la postérité. Le célèbre professeur de Prague, Treitz, alla un peu loin ; désirant voir s'accroître la famille qu'il venait de créer, il adopta un peu trop. A côté de ses observations magistra-

(1) *A. Guy's Hospital Rep.* Sér. III, vol. II, 1856.

(2) ENGEL. Einige Bemerkungen über Lageverhältnisse der Baucheingeweide im Gesunden, zustande. *Wiener medizinische Wochenschrift*, 1857, nos 30, 32, 33, 35, 37, 39, 41, pages 553, 585, 601, 641, 673, 705, 737.

lement étudiées et indestructibles il voulut en accueillir d'autres, qui n'avaient pas toutes le même caractère indiscutable. Notre tâche était donc bien tracée; il fallait laisser debout, incontestables, tous les cas qui le méritaient, mais être sans pitié pour ceux, que Treitz ou d'autres y avaient ajoutés sans preuves suffisantes.

Voilà pourquoi nous nous sommes tant étendu sur l'examen des différents cas de hernies publiés pendant cette première période, si longue. Enfin nous y avons ajouté les cas méconnus avant nos recherches.

Nous aurions pu être plus bref, mais alors il eût fallu renvoyer à chaque instant le lecteur à l'observation dont nous parlions. Nous avons préféré, par quelques citations, lui épargner, en partie au moins, cette besogne.

Cette tâche accomplie, nous allons en donner les résultats. Nous classerons les cas publiés jusqu'en 1857 en trois groupes : cas certains, cas douteux, cas inacceptables.

I. — *Cas certains :* 1 de Neubauer, 2 de Cooper, 1 de Cruveilhier, 1 de Soverini, 1 de Biagini, 2 de Peacock, 2 de Deville, 1 de Bryk.

II. — *Cas douteux :* 1 de Bordenave, 1 de Lautner, 1 de Barth, 1 de Ridge et Hilton, 1 de Hughes.

III. — *Cas inacceptables* : 2 de Monro Junior, 1 d'Hesselbach, 1 de Hauff.

Enfin il est possible que Rokitansky, Albers et Barbette aient vu de ces hernies, mais rien ne le prouve.

## DEUXIÈME PÉRIODE, DEPUIS 1857 JUSQU'A CE JOUR

Cette deuxième partie de l'historique aura un tout autre caractère que la première.

D'abord Treitz (1) crée la hernie duodénale et lui donne une base anatomique solide. Quant à ses successeurs, les uns se contentent d'appuyer l'œuvre de Treitz par de nouveaux cas, pour la plupart bien étudiés ; d'autres vont plus loin et essaient de la compléter ou de la modifier, au triple point de vue anatomique, étiologique et clinique. Tous les cas publiés à partir de cette époque (sauf quelques rares exceptions), sont nettement décrits comme des hernies duodénales, leur critique serait inutile. Quant aux travaux qui complètent ou modifient la description, donnée par Treitz, de cette hernie, ils méritent plus qu'une citation, ils doivent être discutés.

En quoi consiste l'œuvre de Treitz? C'est ce que nous tâcherons de préciser dans les lignes suivantes :

Après avoir étudié en détail une fossette péritonéale de la région duodénale (2), qu'il appela fossette duodéno-jéjunale, Treitz, dans un *deuxième chapitre*, traite de l'étiologie de la hernie qu'il appelle « *hernie rétro-péritonéale* ». Il tâche de démontrer qu'il s'agit là non pas de hernies congénitales dues à un vice de conformation, mais bien au contraire de *hernies acquises*, dont il précise le mode de production. Il montre comment

(1) W. Treitz. Hernia retroperitonealis. *Ein Beitrag zur geschichte innerer Hernien.* Prag., 1857.

(2) Voir l'anatomie de la région duodénale.

l'intestin contenu ordinairement dans la fossette, plongeant de plus en plus dans cette dernière, attire à lui d'autres portions intestinales et finalement transforme la fossette ordinaire en un sac herniaire. Il insiste sur le rapport de l'orifice de la fossette avec l'*arc vasculaire* formé par l'artère colique gauche et la veine mésentérique inférieure; c'est au-dessous de cet arc, entre lui et la paroi abdominale postérieure que la hernie va se développer; c'est donc cet arc qui va *border l'orifice du sac herniaire* constitué. Après avoir précisé les conditions qui favorisent la production de la hernie ou celles qui la déterminent, conditions sur lesquelles nous reviendrons longuement ailleurs, Treitz passe au *troisième chapitre* pour y étudier la *morphologie* de la hernie. Dans huit observations successives, Treitz nous montre cette hernie à tous les degrés de développement, depuis la petite fossette, contenant à peine 5 cent. de jéjunum, jusqu'à la hernie la plus complète, formée par tout l'intestin grêle. Avec ses 8 cas, Treitz arrive à poser toutes les bases de l'anatomie et physiologie pathologiques de ces hernies. Il montre quels sont les feuillets péritonéaux que la hernie utilisera dans son développement, suivant les cas, et il explique ainsi les diverses formes qu'on peut rencontrer. Ce chapitre est certainement, avec le précédent, celui qui mérite le plus d'attention : car ce qui était le plus important pour établir l'existence de ces hernies, leur genèse et leur façon d'être, se trouve tracé de main de maître dans ces deux chapitres entièrement personnels.

Dans le chapitre suivant, Treitz fait l'*historique* de sa hernie ; il cherche dans la science les cas qu'il pourrait adopter à côté des siens : il discute ainsi tour à tour les cas de Neubauer, Lautner, Rokitansky, Cooper et Barbette. Nous avons donné notre appréciation sur ce choix, nous avons dit aussi que Treitz en a ignoré et des meilleurs ; nous devons pourtant être juste et faire remarquer que l'auteur prévoit l'insuffisance de ses recherches. Frappé en effet par la rareté des cas publiés avant lui, surtout comparativement au nombre relativement grand (8) qu'il a observé dans une période assez courte (1847-1854), « je suis tenté de croire, dit-il (p. 56), que plus d'une de ces préparations a été rejetée, vu les difficultés que présentait son explication ». Il est possible que quelques observations n'aient pas vu le jour, mais nous en avons mentionné quelques-unes qui avaient échappé à cet auteur.

Après avoir établi l'origine et l'existence de sa hernie, Treitz dans un chapitre intitulé « *pathologie de la hernie rétro-péritonéale* », cherche quels pouvaient bien en être les symptômes et si ces symptômes permettent d'en faire le diagnostic, sur le vivant. Vu le manque d'observations concluantes, Treitz cherche à les remplacer par des déductions tirées des rapports des organes. On conçoit facilement où peut entraîner un semblable raisonnement, mais on ne voit pas les déductions pratiques qui peuvent en sortir. Disons que Treitz, avec son imagination féconde, est arrivé à trouver tout un ensemble de symptômes qui ne laisserait rien à désirer si malheureusement il n'était pas le fait de simples déductions. C'est ainsi qu'à propos d'un de ses cas (le 8e), trouvé sur un sujet ayant subi de nombreux traumatismes crâniens, plus que suffisants pour légitimer les troubles cérébraux dont il souffrait, Treitz arrive à la conclusion, pour le moins surprenante, qu'il pouvait y avoir une relation de cause à effet, entre cette hernie constatée par hasard à l'autopsie et ces troubles cérébraux. Il laisse de côté, bien entendu, les traumatismes crâniens. Cet exemple suffira pour démontrer combien on peut aller loin quand au lieu de laisser parler les faits on se hasarde dans des suppositions plus ou moins théoriques. Inutile de dire que ce chapitre n'a pas, tant s'en faut, la valeur scientifique du précédent, et pour cause, vu le manque, jusqu'alors, d'observations cliniques sérieuses. Après avoir étudié les complications de ces hernies (péritonite, etc.), Treitz se demande si elles sont susceptibles d'*étranglement*. C'est pour démontrer ce fait qu'il cite tour à tour, à défaut d'observations personnelles, les cas de Bryk, Biagini, Hauff, Bordenave, Albers, Hesselbach, Monro junior, Ridge et Hilton. Nous avons suffisamment insisté sur ces cas, dont la plupart ne méritaient certainement pas de figurer dans ce travail.

L'auteur, lui-même, voit la faiblesse des preuves apportées, au point de vue clinique bien entendu, car en terminant il nous dit (p. 98) : « Quelles indications les cas décrits nous fournissent-ils pour le diagnostic de cette maladie ? Malgré mon désir, je ne puis apporter des faits certains sur cette question, et le praticien ne se contente pas de présomptions et d'hypothèses. Au point où en est la question aujourd'hui, le diagnostic de la hernie rétro-péritonéale n'est pas possible ». Enfin il termine par quelques conclusions (13) concernant surtout la hernie étranglée. (Nous examinerons, en temps et lieu, le reste de l'ouvrage qui traite, soit de l'anatomie des fossettes péritonéales, soit des hernies rétro-péritonéales, autres que la hernie duodénale.)

Cette analyse succincte de l'œuvre de Treitz, était indispensable pour pouvoir juger de ce que ses successeurs ont pu y ajouter ou en quoi ils l'ont modifié. Nous allons résumer sous forme de propositions les principaux faits qui résultent de son étude. Treitz admet :

1° Que la hernie rétro-péritonéale (mot employé dans le sens restreint et signifiant hernie duodénale) est *toujours* formée aux dépens d'une fossette de la région duodénale, qu'il appelle duodéno-jéjunale ;

2° Que cette hernie est *toujours acquise*, jamais congénitale ;

3° Que l'orifice herniaire est *toujours bordé* par *l'arc vasculaire* dont nous avons parlé plus haut ;

4° Que cette hernie est *susceptible d'étranglement*, contrairement à ce qu'avait dit Cooper.

Chacune de ces propositions trouva dans la suite des contradicteurs. Le but de notre historique étant surtout de montrer les étapes que cette question a faites avant d'arriver là où elle est aujourd'hui, nous nous arrêterons sur chacune des opinions émises, en glissant, bien entendu, sur les travaux qui ne font qu'appuyer, par une ou plusieurs observations, l'œuvre de Treitz, sans chercher à la discuter.

C'est un de ces compatriotes, le professeur Lambl, de Prague, qui publia les premiers cas sous le nom nouvellement introduit dans la science par

Treitz. D'abord dans une relation de ses voyages (1859) Lambl (1) parle de 2 cas de hernie rétro-péritonéale : un premier cas dont il vit les pièces au musé de Bologne (cas de Soverini), et un deuxième (cas de Brugnoli) dont les préparations se trouvaient au musée d'Alexandrie.

En 1860 (2) le même auteur publie 6 cas personnels accompagnés d'une belle planche ; sauf la description des pièces, bien faites pour la plupart, il n'y a rien de nouveau. Ces cas ayant été trouvés à l'autopsie, sur des enfants, l'auteur n'a pu avoir de renseignements cliniques.

En 1861, paraissent deux travaux, d'inégale importance, mais d'un réel intérêt. Le premier en date est celui de Klob (3). Il s'agit d'un cas qui donna lieu ultérieurement à de longues discussions sur lesquelles nous reviendrons, cas dans lequel la hernie siégeait à droite de la colonne vertébrale, au lieu d'être placée à gauche, disposition habituelle et seule décrite par Treitz. Comme dans ce cas c'est le mésocôlon ascendant qui a fourni le péritoine nécessaire à la formation du sac, Klob se croit en droit d'admettre *deux variétés de hernie* rétro-péritonéale (duodénale) : *droite* (son cas unique), et *gauche* (disposition ordinaire). Devant revenir ailleurs sur cette observation et en discuter longuement la portée, nous nous contenterons ici de cette courte mention.

Nous avons eu souvent l'occasion de parler du travail de Gruber (4) paru la même année, sur la « *hernie mésogastrique* ». C'est ainsi qu'il désigne la hernie duodénale à cause du nom *retroeversio mesogastrica* qu'il donne à la fossette duodéno-jéjunale de Treitz et aussi, à cause du développement de cette hernie, à la partie moyenne de la région mésogastrique. Gruber, après avoir cité et critiqué quelques-uns des cas publiés avant lui, en décrit 3 personnels (cas 35, 36, 37). Nous laissons de côté deux d'entre eux (les 36e et 37e cas), qui ne présentent rien de particulier, mais nous devons nous arrêter sur le troisième (35e cas) qui fut le point de départ d'une lutte engagée contre l'œuvre de Treitz et qui trouva ultérieurement dans Landzert un ardent défenseur. Il s'agit d'une petite hernie de ce genre, en arrière de laquelle Gruber trouva la fossette mésogastrique normale, non habitée. Gruber se demanda où et comment cette hernie s'était développée, du moment que la fossette ne paraissait pas en avor été le siège. Embarrassé, n'osant pas encore contredire Treitz, l'auteur ne peut décider « si le sac herniaire s'est formé aux dépens de la retroeversio mesogastrica ou aux dépens du péritoine situé entre celle-ci et l'arc vasculaire, cependant la première opinion est plus vraisemblable » (p. 249). Plus loin, il ajoute : « Si l'on admet que le sac herniaire s'est formé aux dépens de la fossette mésogastrique dilatée, il

(1) Reisebericht 1856 von Dr Lambl, Italien. *Vierteljahrschrift für die praktische Heilkunde*, Sechszehnter Jahrgang, 1859. Erster Band. Prag.

(2) *Einige Beobachtungen von Hernia retro-péritonealis, aus den Beobachtungen und Erfahrungen Epidem.* Und *Klin. Studien* 1, 2. 1860-1868, aus dem Franz. Josef Kinder Spitale in Prag. theil. *Beobachtungen aus dem gebiete der pathologischen anatomie und histologie* von Dr Lambl, Prag., 1860, p. 159 (article 5).

(3) Julius Klob. Ueber Hernie retroperitonealis. *Vochenblatt der Zeitschrift der K. K. Gesellschaft der Aertze in Vien*, n° 24, 7e année, 12 juin 1861, p. 189.

(4) *Loc. cit.*, 1861.

fallait qu'il existât deux fossettes glissées l'une dans l'autre, dont l'invaginée (fossette trouvée intacte) était respectée, tandis que l'invaginante était dilatée peu à peu en sac herniaire par l'intestin qui y pénétrait. Si l'on admet que le sac herniaire se forme aux dépens du péritoine situé entre la fossette trouvée intacte et l'arc vasculaire, cette supposition n'a rien d'impossible, car on sait qu'exceptionnellement l'arc vasculaire peut entourer la fossette à une grande distance de celle-ci. Que l'on admette l'une ou l'autre hypothèse, il reste toujours dans le *sac herniaire* le *sac accessoire* avec les caractères de la fossette mésogastrique, et par suite la possibilité de la pénétration de l'intestin dans cette dernière et la formation d'une *hernie à double sac* ».

Nous avons tenu à reproduire ces quelques lignes, car elles contiennent le germe d'une grave atteinte portée à l'opinion de Treitz, d'après lequel ces hernies se forment toujours dans la fossette duodéno-jéjunale.

Gruber n'émettait là qu'une simple hypothèse, mais qui ne tarda pas à se transformer, pour lui, en une certitude. En effet, un an plus tard (1), dans un deuxième travail, Gruber, sans nier la possibilité et même la fréquence des hernies ayant pour lieu d'origine la fossette duodéno-jéjunale de Treitz, admet sans réserve l'existence de hernies de la région duodénale (mésogastrique) qui naissent en dehors de la fossette, en laissant celle-ci intacte. Deux nouvelles observations, pareilles à la précédente, lui servent de preuves pour cette nouvelle genèse des hernies duodénales. Mais laissons Gruber exposer lui-même sa théorie : « Treitz, dit-il (p. 161), parmi les conditions pour la production de cette hernie, en considère surtout deux : 1° existence de la fossette duodéno-jéjunale (notre retroeversio mesogastrica) et d'un pli duodéno-jéjunal semi-lunaire ; 2° le trajet de la veine mésentérique inférieure dans le repli. De plus, Treitz admet aussi, que le sac herniaire de cette hernie est formé aux dépens de la retroeversio mésogastrique. Je partageais également cette opinion, mais déjà un cas, que j'ai décrit et figuré, me donna des doutes sur la justesse de cette opinion que j'ai abandonnée complètement après avoir vu deux nouveaux cas. Me basant sur ces trois observations, je dois affirmer, que le sac herniaire d'une hernie interne mésogastrique peut se former, non seulement aux dépens de la retroeversio mesogastrica, mais aussi, quand cette retroeversio est normale, aux dépens de la portion de la paroi du sac péritonéal, située entre la fossette, en dedans, et l'arc vasculaire formé par la veine mésentérique inférieure et l'artère colique gauche supérieure, en dehors ».

« Dans le cas d'absence de la retroeversio, le sac peut être produit aux dépens du péritoine de la paroi abdominale postérieure qui recouvre la lumière de l'anneau vasculaire formé, par l'aorte abdominale et le tronc de l'artère mésentérique inférieure, en dedans, par la veine mésentérique inférieure et l'artère colique gauche supérieure, en dehors. »

Si l'opinion de Treitz reste toujours debout, si la hernie rétro-péritonéale a pour origine, le plus souvent, la fossette duodéno-jéjunale, il n'est-

(1) W. GRUBER. Zür hernia interna Mesogastrica. *St-Petersburger medicinische Zeitschrift*, 1862, B. II, p. 161.

pas moins vrai qu'à côté de la hernie de Treitz, il faudrait, si Gruber avait raison, en créer une deuxième ayant pour origine l'espace péritonéal précisé par le professeur de St-Pétersbourg. En somme, on devrait admettre une *hernie de Gruber* à côté de celle de Treitz.

Cette nouvelle conception des hernies duodénales fut tour à tour repoussée et admise comme nous le verrons dans un instant.

En 1863, paraissent deux nouveaux travaux sur cette question ; l'un est dû à Gruber (1) : c'est la description d'un nouveau cas de hernie de Treitz ; l'autre est dû à Breisky (2) qui donne la description et le dessin d'un cas personnel. N'ayant pu malheureusement nous procurer ni l'un ni l'autre de ces travaux, nous sommes forcé d'admettre les cas sans discussion, et de nous contenter de cette simple mention.

Trois autres travaux paraissent presque en même temps en 1868.

Waldeyer (3), alors professeur à Breslau, dans un mémoire sur « *la hernie rétro-péritonéale et les fossettes péritonéales* », apporte une nouvelle pierre à l'édifice de Treitz, un cas personnel bien étudié, mais c'est tout.

Un auteur anglais, John Chiene (4), ignorant les travaux de Treitz et de Gruber, décrit sous le nom de « *hernie intrapéritonéale* », un cas des plus nets et des mieux observés de hernie duodénale. A ce propos l'auteur, qui ne connaissait que la littérature de son pays, cite les cas de Peacock, Cooper et Monro, et il cherche à en faire une classification qui montre bien combien il les avait mal compris, et ce qu'il aurait gagné à connaître ce qui avait été écrit onze ans auparavant. Nous donnons sa classification plutôt comme une curiosité. « Dans un premier cas, nous dit l'auteur, la hernie intrapéritonéale, malformation congénitale ou disposition qui se produit peu après la naissance et dont la cause immédiate est une *faiblesse congénitale du péritoine*, formant le mésocôlon et le mésentère : ces cas ne donnent pas la mort par étranglement, exemple : le 1er cas de Peacock et le mien. Dans un deuxième cas, à la suite d'une malformation congénitale ou rupture d'une couche du péritoine il se forme un orifice à travers lequel l'*intestin* sort de la cavité péritonéale et *contracte des rapports avec la face externe du péritoine* : ce sont des hernies *extra-péritonéales* : cas de Cooper, et 2e cas de Peacock. »

Ou je me trompe ou Chiene prétend que la hernie de Cooper et celle de Peacock sont dépourvues de sac. Si cela est, j'avais raison de dire que cet auteur n'a compris ni la description, ni les planches de Cooper et de Peacock.

Que veut dire enfin cette faiblesse congénitale du péritoine cause de

(1) W. GRUBER. Uebereinen Fall nicht incarcerirter, aber mit Incarceration des Ileum durch das Omentum komplicirter Hernia. int. mesogast *Oesterr. Zeitsch. fur prakt. Heilkunde* Jahr. IX. Wien, 1863, n° 18.

(2) BREISKY. A. Casopis lekaru ceskych 1862, 17. *medic. Jahrb.* Wien, 1863. H. I, Fach berichte. S. 63, 64, mit Holzschnitt (Hernia retroperitonealis Treitz bei einer 47 gährigen Fraubeobachtet).

(3) WALDEYER. *Hernia retroperitonealis nebst Bemerkungen zur Anatomie des Peritoneum*, Breslau, 1868. F. W. Jungfsr, p. 3.

(4) Anatomical description of a case of intra-peritoneal Hernia, by JOHN CHIENE. *Journal of Anatomy and Physiology*, 1868, vol. II, p. 218.

hernie? L'auteur seul peut-être pourrait nous renseigner. Laissons de côté toutes ces erreurs, son observation reste un exemple des plus éclatants de *hernie duodénale*, et nous l'y rattacherons sans hésiter (ne tenant aucun compte, bien entendu, de la qualification de son auteur).

Le troisième travail paru en 1868, appartient au professeur Gruber (1). Après avoir décrit 3 nouveaux cas de hernie duodénale, dont 2 douteux quant à leur genèse et le 3e siégeant dans la fossette mésogastrique, Gruber nous montre un fait, resté jusqu'ici unique, de hernie développée dans une fossette siégeant à droite de la colonne vertébrale. Dans ce cas il y avait aussi : un mésentère commun pour les intestins grêle et gros, ce qui expliquait le siège à droite de la fossette mésogastrique et de la hernie qui s'y trouvait. A part la hernie interne, le sujet était porteur d'une volumineuse hernie scrotale. Nous voyons donc qu'à côté des *hernies duodénales ordinaires* et siégeant à *gauche* de la colonne vertébrale, siège normal des fossettes duodénales, on devrait, d'après ce cas de Gruber, et peut-être celui de Klob, dont nous avons déjà parlé, admettre des *hernies duodénales droites*. Un élève de Treitz, Eppinger (2), s'éleva contre cette nouvelle classification des hernies duodénales en droites et gauches. Nous y reviendrons dans un instant.

Sous le nom de « *Rarissimum peritonei receptaculum* » A. Gontier (3), externe des hôpitaux, publia en 1869, dans « l'*Union médicale* », une « anomalie analogue au cas de Neubauer ». Malgré la description des plus sommaires et l'avis de l'auteur qui croit « qu'au moment du développement une anse intestinale s'est introduite dans l'hiatus de Winslow, et, entraînant à sa suite tout l'intestin grêle, a dilaté l'arrière-cavité des épiploons », Gontier se trouvait en présence d'une hernie duodénale, dont il n'a pas su tirer tout le profit. Ce cas n'est cité par aucun auteur.

Avant d'aller plus loin dans l'histoire critique de ces hernies, nous allons nous arrêter un instant et jeter un coup d'œil en arrière pour bien préciser où en était la question à cette époque. Cette pause est nécessaire, indispensable même pour bien comprendre la discussion qui va suivre.

Ce qui précède nous montre qu'à côté de la hernie développée dans une fossette duodénale, la *hernie de Treitz*, Gruber en édifia une autre occupant la même région, ayant la même signification clinique, mais différant absolument au point de vue de la genèse. Indépendante de la fossette préexistante, la *hernie de Gruber* se développerait aux dépens du péritoine recouvrant l'aire de l'arc vasculaire que nous avons précisée. Voilà donc la première proposition de Treitz profondément modifiée. Ce n'est pas

(1) WENZEL GRUBER. Nachträge zu den Bildungshemmungen der mesenterien und zu der Hernia interna mesogastrica überhaupt, und abhandhlung eines Falles mit einem mesenterium commune für den Dünn. Dickdarm, einer betrachtlichen Hernia interna mesogastrica dextra und einer enorm grossen Hernia scrotalis dextra besonders (Hierzu Tafel). *Virchow's Archiv. für pathologische Anatomie und Physiologie und für Klinische Medicin*, B. 44. Berlin, 1868, p. 227.

(2) EPPINGER. Hernia retroperitonealis, *Vierteljahrschrift für die praktische Heilkunde*, 1870. Jahrgang 27. B. I. Prag., p. 127.

(3) Hôpital Beaujon, service de M. Moutard-Martin (*Union médicale*, III série, t. VIII; 1869, p. 199).

tout. La deuxième ne tarda pas à subir le même sort : Klob d'abord, Gruber ensuite, décrivirent chacun un cas de *hernie* siégeant à *droite* et dont l'orifice du sac n'avait aucun rapport, même médiat avec l'arc vasculaire artério-veineux.

Gruber avait-il raison de modifier ainsi l'œuvre de Treitz ? Pour pouvoir répéter des choses avancées par un observateur de la taille de l'illustre anatomiste de St-Pétersbourg, il fallait apporter des preuves certaines, tirées soit du raisonnement, soit des faits.

Eppinger (1), prosecteur à Prague et disciple de Treitz, assuma cette lourde tâche et parfois avec succès. Dans un bon travail, paru en 1870, sur lequel nous aurons à revenir plus d'une fois, Eppinger, après avoir décrit 3 cas personnels de hernie rétro-péritonéale (cas 49, 50, 51), s'attache surtout à remettre sur pied l'œuvre de Treitz. Deux des propositions de cet auteur venaient d'être contestées ; Eppinger va détruire un à un les arguments que Gruber avait invoqués pour légitimer sa hernie, à côté de celle de Treitz. Il s'attache d'abord à démontrer que la *hernie duodénale droite* dont le collet du sac n'aurait aucun rapport, même médiat, avec l'arc vasculaire, n'a pas la signification que lui donne Gruber, car les deux faits sur lesquels se base ce dernier méritent une toute autre interprétation. Le cas de Klob est rempli d'erreurs et Eppinger en relève les plus importantes : l'orifice d'entrée du sac herniaire regardait, d'après l'auteur, à gauche et en arrière ; or, comment l'orifice qui était situé à droite du sac regardait-il à gauche et en arrière ? Il devait nécessairement regarder à droite, comme dans toutes les hernies de ce genre. Dans le bord de l'orifice se trouvait, d'après Klob, *l'artère iléocolique* ; encore une erreur qu'Eppinger relève : cette artère, en effet, court entre la dernière anse de l'iléon et le côlon ascendant ; pour qu'elle pu se trouver dans le bord de l'orifice du sac et par conséquent de l'orifice de la fossette qui en a été le point de départ, cette dernière devait se trouver près du cæcum et alors comment le duodénum a-t-il pu y pénétrer ? Cette artère devait être tout simplement la *colique gauche*. Du reste l'existence de l'arc vasculaire dans le bord de l'orifice du sac serait indispensable, d'après Eppinger, pour affermir l'anneau herniaire et empêcher l'aplatissement du pli duodéno-jéjunal sous la pression de l'intestin. Enfin, quant au siège du sac herniaire à droite de la cavité abdominale il est dû tout simplement à des conditions toutes mécaniques et d'ordre secondaire, qui favorisent le développement de la hernie duodénale plutôt dans un sens que dans un autre, sans que pour cela on qualifie immédiatement ce cas de hernie spéciale, différente de la classique de Treitz. En un mot : « les nombreuses contradictions, l'inexactitude anatomique et l'appréciation inexacte de ce cas lui enlèvent sa spécialisation ». En somme ce fait n'est qu'une *hernie rétro-péritonéale complète de Treitz.*

Nous venons de donner les arguments d'Eppinger, mais, bien entendu, nous lui en laissons toute la responsabilité, car pour nous le cas de Klob ne ressemble pas, tant s'en faut, à ceux de Treitz.

(1) *Loc. cit.*, p. 145 et suiv.

C'est une *hernie duodénale*, cela est certain, mais une variété *spéciale* de cette hernie, variété que nous décrirons le premier, d'après nos observations personnelles et à laquelle nous avons déjà rattaché le cas de Lautner.

Si la réfutation du cas de Klob a été aisée, celle du fait de Gruber est autrement difficile. Nous ne pouvons, vu sa longueur, reproduire ici l'argumentation d'Eppinger, de plus on la suivrait difficilement si on n'avait pas au préalable lu le cas de Gruber in extenso, vu sa complication. Aussi nous engageons vivement le lecteur à se reporter à la description du 47e cas de hernie duodénale, où nous reproduisons l'observation de Gruber avec les planches qui l'accompagnent, et y lire en même temps la réfutation d'Eppinger dont nous la faisons suivre. Nous dirons seulement que là où Gruber voit un sac de hernie interne mésogastrique formé aux dépens de la fossette de même nom située anormalement à droite de la colonne vertébrale. Eppinger ne trouve qu'un sac produit par les déplacements et adhérences consécutives, que les différents mésocôlons ont subis par le fait des tractions exercées sur eux par l'intestin hernié dans le scrotum. Ainsi ces mésocôlons, par suite de leur disposition anormale et les adhérences secondaires ont pu tromper Gruber qui a pris ce tablier péritonéal qui recouvrait l'intestin grêle pour un véritable sac herniaire. Mais, encore une fois, il faut lire l'argumentation serrée d'Eppinger pour pouvoir se faire une idée exacte sur ce point. Eppinger trouva dans Waldeyer un important appui pour son opinion. Voici en effet ce que dit Waldeyer à ce propos (1) : « Eppinger nie, et non sans raison, que cette observation se rapporte à ce sujet. Pour moi aussi, de la description et du dessin de Gruber n'est pas sortie la conviction qu'il s'agissait d'un mésentère commun congénital et d'une hernie rétro-péritonéale ». N'ayant pas été absolument convaincu par Eppinger et hésitant à croire qu'un observateur tel que Gruber ait pu se tromper aussi complètement, nous resterons dans le doute et nous ferons remarquer qu'il s'agit là d'un cas extrêmement rare, puisqu'il est encore isolé dans la science.

Après avoir cherché à détruire la hernie duodénale droite, Eppinger passe à la deuxième question soulevée par le même auteur, à savoir s'il faut admettre une hernie duodénale développée ailleurs qu'aux dépens de la fossette péritonéale dite duodéno-jéjunale. Devant revenir sur ce sujet et le discuter longuement, quand je traiterai du mode de production de ces hernies, je me contente ici de mentionner quelques-uns des arguments de cet auteur. « Sous l'influence de quelle force, se demande Eppinger (p. 139), la surface péritonéale située entre l'aorte, la veine mésentérique inférieure et l'artère colique gauche, tendue d'ordinaire assez fortement, pourrait-elle être invaginée pour former un sac herniaire? » « Il est très difficile, sinon impossible, ajoute-t-il, quand on se trouve en présence d'une hernie, de démontrer l'absence primitive de la fossette et d'en conclure alors que la hernie s'est développée aux dépens du péritoine remplissant le carré vasculaire. Il existe sur la paroi abdominale postérieure de petites portions de

(1) *Archives de* WIRCHOW, 1874, dans une note, p. 69.

péritoine, analogues à celle-ci, complètement entourées de vaisseaux et cependant personne n'a jamais pensé qu'elles pouvaient servir au développement d'un sac herniaire. » Ce raisonnement avait facilement raison des cas dans lesquels, à côté du sac herniaire, on n'avait pas trouvé une fossette normale non dilatée.

Mais quand ce sac accessoire comme l'appelle Gruber existait à côté du sac herniaire, comment expliquer sa présence si la hernie ne peut se développer qu'à ses dépens ? Eppinger se demande d'abord si ce sac accessoire était bien la fossette normale, s'il ne s'agissait pas là d'un repli anormal, accidentel du péritoine, lequel repli uni au sac herniaire avoisinant a pu faire croire à l'existence d'une véritable fossette normale. En admettant qu'il existait bien une fossette normale, « ne s'agissait-il pas d'un cas de fossette duodéno-jéjunale dont le fond est divisé en deux portions par un repli transversal, et dont la portion supérieure est employée à la formation du sac herniaire, tandis que l'inférieure et le repli restant intact constituent le sac accessoire (p. 141) ». Sur ce point les arguments d'Eppinger sont excellents et certainement *la hernie de Gruber* devait disparaître de la science. Elle aurait disparu peut-être si un professeur de Saint-Pétersbourg, Landzert (1), n'avait cherché à la faire revivre. Eppinger conclut en terminant (p. 151) : « La hernie péritonéale doit se former nécessairement aux dépens de la fosse duodéno-jéjunale qui ne doit être regardée ni comme droite, ni comme gauche. Elle peut s'agrandir de diverses manières, s'étendre d'une façon prépondérante dans la moitié droite ou gauche de la cavité abdominale ou régulièrement dans toute cette cavité. Toujours, quand la hernie est très développée, son orifice doit se trouver du côté droit, et toujours aussi il doit être bordé par l'arc vasculaire formé par la veine mésentérique inférieure et l'artère colique gauche. »

Donc rien ne reste des conceptions de Gruber et l'œuvre de Treitz, grâce à son élève, reparaît telle que son auteur l'avait conçue.

Cette réhabilitation ne resta pas longtemps sans réponse. Dans un excellent travail, Landzert lui porta une atteinte beaucoup plus profonde et plus complète que ne l'avait fait Gruber. Landzert se fait une idée tout autre de la hernie rétro-péritonéale ; dès le début il nous dit (p. 360) : « La fossette duodéno-jéjunale ne sert aucunement comme point de départ de cette hernie ». Dans la suite l'auteur sera aussi radical pour tous les faits avancés par Treitz : ces hernies *sont congénitales* ou se produisent dans la première année de la vie extra-utérine, et non pas acquises, comme l'avait dit Treitz. *L'étranglement* est un accident *impossible* dans ces hernies, car il faut rejeter tous les cas donnés pour tels par Treitz. Nous ferons observer que l'auteur évite de mentionner à ce propos les cas de Bryk, Peacock, qu'il n'ignore pourtant pas, car il en fait mention ailleurs. Est-ce de l'oubli, est-ce parce que ces cas n'allaient pas avec sa théorie ? Gruber avait déjà créé la hernie rétro-péritonéale développée, à côté de la fossette restée intacte,

(1) LANDZERT. Ueber die Hernia retro-peritonealis (Treitz) und ihre Beziehungen zur fossa duodeno-jejunalis. *Saint-Petersburger Medicinische Zeitschrift*, neue Folge, B. II, Saint-Pétersbourg, 1871, p. 350.

dans l'aire vasculaire. Landzert fait plus ; pour lui, tous les cas observés de cette hernie, sauf deux (celui de Gruber décrit comme hernie droite et le cas de Klob) auraient cette dernière genèse.

Eppinger s'était demandé : comment à un endroit où le péritoine n'est même pas déprimé se formait-il une invagination de ce dernier et la constitution d'une hernie ?

Landzert cherche à le démontrer. En étudiant un certain nombre d'embryons, il trouva et fit représenter à côté de la fossette duodéno-jéjunale classique, une dépression ou petite fossette péritonéale engagée sous l'arc vasculaire de l'artère colique gauche et veine mésentérique inférieure. L'intestin s'engagerait dans cette dernière fossette pour constituer la hernie duodénale. C'est là, d'après lui, la genèse de la grande majorité des hernies dites rétro-péritonéales de Treitz.

Nous aurons l'occasion de revenir longuement sur ce travail qui mérite plus qu'une analyse rapide. Ici nous nous contenterons, pour montrer comment l'auteur envisageait ces hernies, de reproduire ses conclusions :

« Mes recherches m'ont conduit aux conclusions suivantes :

« Il existe :

« I. — Deux sortes de hernies. Les unes se développent aux dépens de la fosse duodéno-jéjunale et du repli qui la limite, pendant la vie intra-utérine. Elles sont très rares (1 cas de Klob. 1 de Gruber, hernie à droite, 1 de Lautner (?), 1 de Biagini (?). Elles se disposent surtout dans la moitié droite de la cavité abdominale.

« Les autres se développent aux dépens de la fossette formée sur le feuillet pariétal postérieur du péritoine par les replis vasculaires (artère colique gauche et veine mésentérique inférieure) dans la première année de la vie. Elles sont plus fréquentes et se trouvent dans la moitié gauche de la cavité abdominale.

« II. — Dans le sac, ou orifice herniaire, des hernies du côté gauche, se trouve toujours un arc vasculaire (artère colique gauche et veine mésentérique inférieure).

« Dans l'orifice des hernies du côté droit ou bien on ne rencontre pas de vaisseaux (Gruber), ou bien on trouve l'artère iléo-colique (Klob).

« III. — La dénomination employée par Gruber, hernie mésogastrique interne, doit être préférée à celle de hernie rétro-péritonéale, car les hernies du côté gauche se trouvent nettement en avant du feuillet postérieur du grand sac péritonéal. Il ne m'est possible en ce moment de décider si l'on peut appliquer la même chose aux hernies du côté droit. » Landzert rapporte deux nouveaux cas personnels (52ᵉ et 53ᵉ cas).

Ces conclusions bouleversent absolument toutes les idées acquises sur la signification des hernies duodénales. On pouvait croire que depuis 1871 il se serait trouvé quelque auteur pour réfuter ou appuyer toutes ces assertions. Eh bien, quand on lit ce qui a été produit depuis sur cette question, peu de chose en vérité, on ne trouve absolument rien sur ce point ; on dirait même que ce travail, un des plus étudiés cependant, n'a frappé personne. Il mérite pourtant toute notre attention.

Désormais la partie anatomique et physiologique de ces hernies n'occupera plus les auteurs. Nous allons donc interrompre le cours de cet historique pour bien montrer quelle était la signification anatomique de cette hernie à l'époque de nos recherches personnelles.

Nous voyons qu'à ce point de vue, deux écoles se sont formées : une, l'*école de Prague*, ayant pour chef le célèbre Treitz, et bien défendue par son disciple Eppinger, l'autre l'*école de Saint-Pétersbourg*, créée et soutenue par deux éminents anatomistes : Gruber et Landzert. Les deux écoles sont dans un désaccord complet.

Pour la première, que j'appellerai *uniciste*, il n'y a qu'une et seule hernie duodénale : la *hernie rétro-péritonéale de Treitz*, développée dans la *fossette duodéno-jéjunale*. Pour l'école de Saint-Pétersbourg, ou *dualiste*, à côté de la hernie de Treitz, il y en a une autre, celle de Gruber ; rare, d'après son auteur, cette dernière serait de beaucoup la plus fréquente d'après Landzert.

Si le silence des auteurs qui ont suivi Landzert pouvait signifier l'acceptation des dernières opinions émises, il faudrait regarder les idées des anatomistes de Saint-Pétersbourg comme classiques et indiscutables. Il n'en est rien. Tous les cas décrits depuis 1871 sont assimilés sans discussion à ceux de Treitz et décrits dans le sens de cet auteur. Mais alors qu'a-t-on fait des idées de Gruber et de Landzert, faut-il les laisser dans l'oubli, faut-il les rejeter sans même les discuter ? Certainement non. Ce que nos devanciers n'ont pas fait, nous le ferons ; nous discuterons une à une les opinions de ces deux auteurs et nous tâcherons de démontrer, en nous basant sur des preuves, ce qu'il faut en penser. Sans anticiper sur cette discussion, qui trouvera sa place ailleurs, nous pouvons dire que nos recherches anatomiques et deux cas inédits de hernies de ce genre, nous ont permis de réfuter la plupart des choses avancées par l'école de Saint-Pétersbourg, et d'expliquer plus scientifiquement les faits restés douteux jusqu'ici et qui ont conduit Gruber et Landzert à leur conception, erronée d'après nous.

Poursuivons notre historique.

La même année, 1871, paraît, dans le *Guy's Hospital reports*, un travail de Pye-Smith (1). Après avoir décrit un cas personnel des plus nets, l'auteur essaie de tracer un tableau clinique de la hernie rétro-péritonéale étranglée, et cela en se basant sur l'unique cas de Ridge et Hilton. Nous aurons l'occasion d'apprécier ses déductions, dont la portée est bien faible vu la valeur de l'observation sur laquelle il se base.

Waldeyer publie, dans les *Archives de Virchow*, en 1874, un travail sur les hernies rétro-péritonéales et les fossettes péritonéales qui n'est que la reproduction de son mémoire de 1868, et dont nous avons déjà parlé ; nous passons.

Dans le « *Bulletin de la Société anatomique* » de la même année, nous trouvons sous le titre de : « *Anomalie du péritoine* », une présentation de M. Moutard-Martin (2). C'est un cas type de hernie duodénale que nous ap-

(1) *Loc. cit.*

(2) MOUTARD-MARTIN. Anomalie du péritoine. *Bulletins de la Société anatomique*, XLV, année 1870, 2e série, 15e vol., 1874, p. 132 (29).

pellerons droite, à son plus haut degré de développement. Nous n'avons pas besoin de légitimer notre appréciation, la lecture de l'observation ne pouvant laisser de doutes. Un seul point est laissé dans l'ombre, c'est celui de savoir s'il y avait ou non un arc vasculaire bordant l'orifice herniaire. Le reste est décrit avec beaucoup de précision. L'auteur ne sait pas quelle explication conviendrait à ce cas. « Tout en laissant ce soin à des esprits plus exercés, dit-il, je crois pouvoir repousser comme inadmissibles, dans le cas présent, les deux explications données comme rendant compte des anomalies dont on était témoin. Je veux dire : d'un côté l'agrandissement insolite du petit épiploon gastro-colique, et de l'autre la pénétration d'une anse intestinale dans l'arrière-cavité des épiploons. » Je ferai remarquer seulement, combien l'auteur avait raison de refuser ces deux explications.

A propos de cette présentation, notre excellent maître, M. Le Dentu, fit quelques réflexions d'un réel intérêt. « La paroi de cette poche, dit-il, est formée de plusieurs feuillets. J'ai pu en isoler six, et il m'a été permis de voir qu'il y avait continuité entre elles et la poche latérate droite du grand épiploon, mais cela pouvait être dû à des adhérences secondaires. Deux de ces feuillets enveloppaient le côlon ascendant. Il y avait une complication inextricable de ces feuillets. L'orifice inférieur de la poche est à cheval sur le mésentère. Il y a là une arcade nette et tranchante qui fait écarter l'idée de péritonite et porte à admettre celle d'une conformation congénitale. » Les six feuillets péritonéaux qui formaient le sac n'iraient pas tout à fait avec la hernie duodénale type, mais M. Le Dentu affirme lui-même « qu'il y avait une complication inextricable de ces feuillets », donc le doute est possible sur ce point et il est probable qu'il n'y en avait que deux, comme dans toutes les hernies de ce genre.

E. Müller (1), de Budapest, publie en 1881, dans le *Pesth. med. chir. Presse*, un cas de hernie rétro-péritonéale. N'ayant pu nous procurer ce travail, ni à la bibliothèque de la Faculté, ni à Pesth où le numéro du journal est épuisé, nous sommes forcé de nous contenter de cette simple mention.

Un médecin hollandais, H. Swaardemaker (2) publia en 1884, un cas de *hernie rétro-péritonéale étranglée*. Comme le dit du reste l'auteur, c'est un cas de hernie duodénale de moyen volume. Pas très bien étudié, sa description présente même quelques erreurs. L'orifice du sac était bordé par les vaisseaux mésentériques supérieurs, comme dans nos deux cas inédits. Plus loin nous montrerons comment nous expliquons la disposition des vaisseaux mésentériques supérieurs autour du collet d'une hernie duodénale développée bel et bien dans une fossette de la région, et cela contrairement aux idées acquises. Comme dans ce cas il y avait en même temps un léger volvulus, l'intestin grêle situé en dehors du sac herniaire présentait une

(1) E. MULLER. Hernia retroperitonealis, innere Darmeinklemmung, Laparotomie, Tod, Autopsie. *Pesth. medic. chirurg. Presse*. Budapest, 1881, XVII, 125-128.

(2) H. SWAARDEMAKER. Hernia retroperitonealis incarcerata. *Nederlandsch militair Geneeskundig Archief van de Landmacht, het Oost-en-West-Indisch Leger*, 8e Jaargang., 1re Aflevering 1884. Utrecht, p. 24.

légère torsion sur son axe; l'auteur a le soin de préciser que l'étranglement était produit par l'anneau herniaire et non par le volvulus. C'est surtout cliniquement que ce cas est très précieux vu la marche foudroyante de l'étranglement.

Le premier et seul essai d'un travail d'ensemble sur la hernie rétro-péritonéale de Treitz (duodénale), est une thèse soutenue en 1884 par F. Krauss (1), à la Faculté d'Erlangen. Vu sa date récente et son étendue (100 pages) nous avons cru tout d'abord que cette thèse renfermait quelque chose de personnel. Mais nous avons été désillusionné bien vite. On n'y trouve en effet, à part deux cas personnels (58e et 59e cas), rien de nouveau. L'auteur énumère une partie des cas publiés avant lui (il en omet en effet, et des plus importants), sans les discuter ; il se contente tout simplement de transcrire les opinions de ses devanciers, quelquefois même en oubliant de citer le nom de celui dont il emprunte l'appréciation. Mais si l'auteur ne dit rien de neuf, si sa bibliographie est rudimentaire, il a le soin en terminant de dire « qu'il reste encore beaucoup de choses à faire sur ce sujet, qu'une étude anatomique plus complète de la région duodénale permettra peut-être de jeter un jour nouveau sur le mode de production et sur l'anatomie pathologique de ces hernies, dont les observations pourront augmenter l'importance clinique ».

Un an plus tard, en 1885, S. G. Shattock (2) présente à la Société pathologique de Londres, un cas de « hernie dans la fosse duodéno-jéjunale ». Il s'agit d'une petite hernie dont il ne donne du reste qu'une description de quelques lignes.

Jusqu'ici l'histoire clinique de ces hernies était encore peu avancée, et si nous n'avions deux observations dont il nous reste à parler, nous serions encore à nous demander comment un médecin peut présumer l'existence d'une hernie de ce genre, car jamais ce diagnostic n'avait été porté sur le vivant. Ce dernier desideratum, ce grand point noir qui ôtait beaucoup à l'intérêt de ces hernies, au point de vue pratique bien entendu, n'existe plus aujourd'hui. La lacune que Treitz avait cherché à combler par le raisonnement vient d'être effacée avec des preuves cliniques indiscutables par deux excellents observateurs.

Dans une thèse soutenue à Tübingen, en 1886, le Dr Otto Staudenmayer (3) nous donne un véritable modèle d'observation clinique. Il s'agissait dans ce cas d'une « *hernie duodéno-jéjunale*, accompagnée d'une invagination intestinale » diagnostiquée pendant la vie. Après avoir relaté dans tous ses détails l'observation clinique et l'autopsie, l'auteur montre la part des symptômes qui revient à la hernie et celle qu'on doit attribuer à l'invagination qui ne s'est produite du reste que dans les derniers jours de la maladie.

(1) Fritz Krauss. *Ueber hernia retroperitonealis Treitzii.* Inaugural-dissertation zur Erlangung der medinischen Doctorwürde vorgelegt der medicisnichen Facultät der K. Universität Erlangen am 19 mai 1884. Erlangen, 1884, p. 8.

(2) Samuel G. Shattock. Hernia in to the fossa duodeno jejunalis, *Transactions of the pathological Society of London*. Vol. XXXVI, p. 215.

(3) Otto Staudenmayer. *Duodeno jejunal hernie mit Erscheinungen von Darmverengerung.* Inaugural-dissertation zur Erlangung der Doctorwürde. Stuttgart, 1886.

L'année dernière enfin (1888), un médecin de Wladi-Caucase, Strazewski (1) publie dans la « *Médecine russe* » une observation des plus concluantes et des mieux prises. C'est un cas de « *hernie duodéno-jéjunale* », bien étudié au point de vue anatomique, c'est par son côté clinique que ce cas présente surtout un très haut intérêt. Si l'auteur déclare qu'il n'a pas songé pendant la vie à l'existence d'une hernie de ce genre, il ne nous donne pas moins les éléments les plus sûrs pour qu'à l'avenir on puisse préciser un pareil diagnostic.

Avant de terminer l'histoire de ces hernies nous devons insister sur notre contribution à leur étude. Cette contribution consistera non seulement dans une étude anatomique approfondie, mais aussi dans deux cas inédits, dont un de hernie étranglée. Ces deux cas auront une importance d'autant plus grande qu'ils nous permettront de créer une nouvelle espèce de hernie duodénale, espèce irréfutable, nous le croyons. Voilà notre tribut à cette question.

Nous voilà arrivé au terme de cette longue, mais instructive histoire des hernies duodénales. Si nous jetons un coup d'œil en arrière, nous pouvons juger des grands progrès faits sur cette question. Si les étapes n'ont pas été brûlées, chacune d'elles a marqué un pas en avant dans l'étude de ces hernies, trop injustement négligées jusqu'ici. Du cadre des anomalies, des malformations ou des hernies interprétées plus ou moins bien, mais toujours à côté de la réalité, nous les voyons enfin tout à coup gagner leur véritable place pathologique. Trouvailles d'amphithéâtre sans précédents cliniques, elles font d'abord l'objet d'études des plus minutieuses de deux des plus grands anatomistes du siècle : c'est dire qu'à ce point rien ne pouvait rester dans l'ombre. Leur anatomie et physiologie pathologique était installée sur des bases solides, après des discussions des plus intéressantes dont nous avons donné une esquisse. Avec les années on voit le nombre des cas augmenter, leur cadre s'élargir et elles vont bientôt attirer l'attention de ceux qui pouvaient seuls parfaire leur étude, les cliniciens. Il a fallu longtemps pour que ces hernies franchissent la porte de l'amphithéâtre pour entrer en ligne de compte, dans le diagnostic au lit du malade. Ce dernier pas vient d'être fait avec un succès incontestable. La hernie duodénale ne peut plus rester dans le domaine des variétés intéressant plutôt l'anatomo-pathologiste que le clinicien, elle doit prendre la place qui lui est due parmi les affections abdominales. Notre travail comblera, nous l'espérons, un vide surtout parce qu'il arrive au bon moment. Avant 1886, il pouvait encore n'intéresser que l'anatomiste, maintenant au contraire, grâce aux observations de ces dernières années, le clinicien ne doit plus ignorer ces faits. Il fallait aussi montrer, en se basant sur tout ce qui a trait à ces hernies, comment le clinicien pourra soupçonner une telle affection et quelle doit être son attitude en pareil cas.

Ce chapitre clinique et thérapeutique à peine effleuré jusqu'à ce jour,

(1) Médecine russe. *Journal hebdomadaire de médecine et d'hygiène*, nos 43-44, p. 682.

nous tâcherons de le tracer en nous basant pour cela sur les observations déjà publiées et sur nos deux cas inédits.

Nous avons réuni 64 cas de hernie duodénale dont 5 douteux et 3 inacceptables d'après nous.

---

## CHAPITRE II

### HERNIES PÉRI-CÆCALES

Jamais ces hernies n'ont fait l'objet d'une étude quelconque. Des cas épars pour la plupart attribués à toute autre chose qu'à une hernie dans les fossettes de la région cæcale, voilà tout ce que la bibliographie nous fournit sur ce sujet.

Analyser et grouper les cas de hernie interne qui, d'après nous, doivent entrer dans cette variété, tel sera notre but dans ce chapitre.

Si la littérature étrangère nous fournit à peu de chose près, presque la totalité des faits concernant les hernies duodénales, c'est en France que nous trouvons la grande majorité des cas de hernies péri-cæcales.

Un chirurgien militaire, Fages (1), de Montpellier, lit à la Société de médecine de Paris, daus la séance du 27 thermidor an VII, un mémoire intitulé : « *Observation sur une espèce de hernie interne, avec des remarques sur l'opération de la gastrotomie dans des étranglements intérieurs* ». Il s'agissait d'un étranglement interne chez un monorchide, dont l'autopsie montra « qu'une anse de l'intestin était logée dans un sac particulier formé par le péritoine, situé sur la partie antérieure et moyenne du psoas et sur la partie supérieure latérale droite du rectum ». Le testicule et l'épididyme se trouvaient à la partie postéro-inférieure du sac. Fages (p. 59) croit que le sac herniaire n'est autre que la *tunique vaginale*, « que la nature, par écart ou par erreur l'a formée vers la partie moyenne du psoas, au lieu de la former vers l'anneau ». Cette appréciation se trouva écartée par les notions les plus simples d'embryologie, inutile d'insister.

Duchaussoy (2) (p. 357) voit dans ce fait une hernie intra-iliaque. E. Besnier (3) (p. 275) le met parmi les étranglements de l'intestin dans un sac péritonéal formé à l'intérieur de la cavité abdominale. « Ces sortes de sacs sont absolument indépendants des hernies externes. »

L'opinion de Fages « tunique vaginale restée intra-abdominale » ne pouvait satisfaire. Aussi Broca, dans une communication écrite qu'il adressa à

(1) *Recueil périodique de la Société de médecine de Paris*, T. VIII, 1er septembre de l'an VIII de la République, p. 34.

(2) DUCHAUSSOY. Anatomie pathologique des étranglements internes et conséquences pratiques qui en découlent. Mémoire couronné par l'Académie impériale de médecine (1859). *Mémoire de l'Académie impériale de médecine*, T. 24, 1860, p. 97.

(3) E. BESNIER. *Des étranglements internes de l'intestin. Anatomie pathologique. Diagnostic. Traitement*. Mémoire couronné par l'Académie de médecine (prix Portal de 1859). Paris, A. Coccoz, 1860.

ce propos à Faucon (p. 705) (1), cherche-t-il à expliquer tout autrement la production de ce sac herniaire. « Il est possible, dit Broca, que le testicule a tardé et fait autrefois partie d'une hernie congénitale, qu'on ait réduit chez le jeune enfant la hernie, le testicule et la vaginale, et que le tout, parvenu à l'anneau abdominal, ait glissé sous le péritoine et se soit logé dans la fosse iliaque interne en formant un sac sous-péritonéal. »

Faucon fait remarquer que dans l'observation il est dit que jamais le testicule ne s'était montré dans les bourses, « mais, dit-il, peut-être que les renseignements donnés par le malade, à une époque éloignée de l'enfance, ont été inexacts ». Chacun verra dans cette explication le désir de ne pas contredire la théorie de Gosselin, d'après laquelle toutes les hernies internes ne sont que le résultat de la réduction en masse des hernies externes. On est allé certainement trop loin dans cette voie et nous croyons pour notre compte que la seule explication simple et d'accord avec les faits, est celle que nous avons présentée en acceptant ce cas parmi les hernies que nous étudions, c'est-à-dire que ce sac est tout simplement produit par une fossette péritonéale préexistante de la région cæcale.

Le professeur J. Wagner (2), de Vienne, publia en 1833, plusieurs cas de hernies internes étranglées. La première observation est sans conteste, quoique l'auteur ne le dise pas, une hernie péri-cæcale. Tout le démontre, la description aussi bien que les planches qui y sont annexées.

John Snow (3) décrit, en 1846, un cas d'étranglement de l'iléon dans ce qu'il qualifie d'ouverture du mésentère. Il s'agissait tout simplement d'une hernie produite dans une fossette de la région cæcale, encore ignorée à cette époque. La lecture de l'observation ne laisse pas de doutes à ce sujet.

En 1848, Rieux (4) présenta à la Société anatomique les pièces d'un cas des plus éclatants de ce genre de hernie étranglée. « Une partie de l'intestin s'était engagée dans une cavité péritonéale anormale située sous le cæcum. » Deville, Blot et Gubler furent du même avis ; pour eux le péritoine aurait été refoulé par l'intestin qui s'en serait coiffé comme d'une espèce de sac. Certes, rien ne manque à cette observation ; il est regrettable pourtant que Rieux appelle cette *poche sous-cæcale* une *cavité anormale*.

Dans un mémoire bien connu que Parise (5) présenta à la Société de chirurgie en 1851, l'auteur décrit une hernie chez un monorchide et

(1) FAUCON. Sur une variété d'étranglement interne, reconnaissant pour cause les hernies internes ou intra-abdominales. *Archives générales de médecine*, 61 série, tome 2e, 1873. Tome I, p. 707.

(2) JOHANN WAGNER. Beobachtungen und Abhandlungen aus dem Gebiethe der Naturund Heilkunde. Einige Beobachtungen innerer Brücke. *Medicinische Jahrbücher des K. K. Osterreichischen Staates.* A. J. Freyherrn von Stifft. Dreizehnter Band oder Neueste. Folge IV Band. Wien, 1833, page 196.

(3) JOHN SNOW. *London med. Gaz.*, 1846, p. 125. Case of strangulation of the ileum in an aperture in the mesentery.

(4) LÉON RIEUX. *Considérations sur l'étranglement de l'intestin dans la cavité abdominale et sur un mode d'étranglement non décrit par les auteurs.* Thèse de doctorat soutenue le 20 juin 1853. Paris, 1853, p. 14.

(5) J. PARISE. Mémoire sur deux variétés nouvelles de hernie. La hernie inguinale intra-iliaque et la hernie inguinale antevésicale. *Mémoires de la Société de Chirurgie de Paris*, 1851, T. II, p. 399.

l'appelle : inguinale externe intra-iliaque. « Le sac herniaire siège dans la fosse iliaque droite, repose sur le fascia iliaca et est recouvert en haut et en dedans par le péritoine de la fosse iliaque et par le cæcum. » « Près de son collet le sac envoie un prolongement séreux dans le canal inguinal. »

Ce cas donna lieu à de nombreuses discussions et interprétations. Parise le fait suivre de quelques réflexions dont voici les plus importantes : « Et d'abord c'est bien d'une hernie proprement dite qu'il s'agit et non d'une de ces réductions en masses bien connues des chirurgiens. » « La tumeur des bourses n'avait jamais contenu de l'intestin. »

« Le sac herniaire intra-iliaque, ajoute-t-il (p. 406), n'était pas un sac extérieur refoulé, puisque son prolongement à travers le canal inguinal se développait largement dans le scrotum, après comme avant l'opération. Ce n'était pas un *bissac* produit de bas en haut par suite d'une *réduction incomplète* du sac, comme M. Cruveilhier en a observé quelques cas, puisqu'il n'y avait pas eu d'efforts de réduction, puisque l'intestin, n'ayant jamais franchi l'anneau, n'avait pu être refoulé. Ce n'était pas enfin un sac récent formé par le déplacement du péritoine pariétal, puisque son collet était résistant, fibreux et évidemment de formation ancienne. » Parise nous montre jusqu'ici ce que ce sac n'était pas, il essaie dans les lignes suivantes de démontrer ce qu'il était et comment il s'était produit (p. 406-407).

« L'absence de renseignements sur les antécédents du malade ne permet pas d'en préciser toutes les circonstances ; mais de l'examen anatomique on peut induire que, le testicule n'ayant pas accompli sa migration ordinaire et ayant été retenu dans le canal inguinal, sans doute par l'étroitesse de l'ouverture externe de ce canal, la tunique vaginale est restée en communication avec la cavité péritonéale, ainsi qu'on le voit dans les cas semblables ; qu'à une époque indéterminée l'intestin s'est engagé dans l'ouverture de communication, en poussant devant lui le testicule ; que, celui-ci obstruant le canal et fermant son orifice externe à la manière d'une soupape, l'intestin a suivi un trajet rétrograde et s'est logé dans la fosse iliaque interne en décollant le péritoine qui la tapisse. Pourquoi l'intestin s'est-il porté dans cette direction plutôt que de s'engager entre les plans musculaires de l'abdomen et constituer là une hernie *intra-pariétale* ? Il serait difficile de répondre à cette question. »

Plus loin il ajoute :

« On voit donc que cette hernie intra-iliaque est une variété de la hernie inguinale *congénitale*, puisque l'intestin s'est primitivement engagé dans la tunique vaginale. »

Gosselin (1) (p. 23), malgré ce qui vient d'être dit, persista à regarder ce fait comme un cas de réduction en masse d'une hernie externe.

Parise, dans une lettre adressée à Faucon (2), maintient quand même sa première appréciation. « Mais en admettant, dit-il, qu'il en soit ainsi quelquefois (que ces sacs sous-péritonéaux se soient primitivement développés au dehors de l'abdomen), je persiste à soutenir qu'il n'en est pas ainsi le plus

(1) GOSSELIN. *Leçons sur les hernies abdominales*, recueillies par LÉON LABBÉ, 1865.
(2) *Loc. cit.*, p. 702.

souvent, presque toujours même, et que les sacs sous-péritonéaux se sont primitivement développés dans les lieux qu'ils occupent. »

Faucon, quoique défenseur de la théorie de Gosselin, est forcé de « reconnaître qu'il n'est pas toujours facile d'en donner la preuve absolue ».

Pour nous le doute n'est plus possible. D'accord avec Parise, en ce qui concerne l'*indépendance absolue des deux sacs*, nous n'acceptons pas sa théorie de la formation du sac interne. Il s'agit en effet tout simplement d'une *hernie* produite dans une *fossette préexistante*, assez fréquente de la région cæcale et que nous appellerons *rétro-cæcale*. Quant à la tumeur des bourses, cette hernie aqueuse, comme l'appelait Cruveilhier, elle n'a rien à faire avec la hernie interne.

Dans sa thèse (1853) « sur l'étranglement de l'intestin dans la cavité abdominale » Rieux (1) rapporte, au chapitre qui traite de l'étranglement interne par vice de conformation du péritoine (p. 14), trois observations indiscutables de hernie rétro-cæcale. Nous avons déjà signalé la première. La seconde identique à la précédente est due à Escallier. Enfin la troisième que Rieux trouva par hasard à l'autopsie d'un enfant n'était point étranglée. Ne connaissant pas l'existence normale des fossettes cæcales, l'auteur considère cette poche rétro-cæcale comme une anomalie du péritoine. C'est le seul reproche qu'on puisse lui adresser.

Duchaussoy (2) fait entrer les cas de Rieux, qu'il appelle « *hernies rétro-cæcales* », parmi les hernies internes, formées par des cavités tout à fait exceptionnelles. Ce sont là des « faits curieux dont l'extrême rareté ne permet guère qu'une simple énumération ».

Comme Rieux, Duchaussoy et Besnier (3) voient là une simple *anomalie du péritoine*.

C'est encore Treitz qui eut le mérite de donner leur véritable signification aux hernies internes péri-cæcales. Dans un appendice (4), il parle des hernies internes ayant des analogies avec celles qu'il appela hernies rétro-péritonéales (duodénales). Treitz insiste sur les deux fossettes péritonéales de la région cæcale et les hernies qui peuvent s'y produire ; et qu'il appelle « *hernies sub-cæcales* ». Ignorant la littérature française à ce sujet, Treitz ne cite que deux cas de cette hernie, ceux de Snow et de Wagner. Nous venons de voir combien sa bibliographie était incomplète sur ce point.

Gruber (5) (1861) après avoir appelé la fossette sub-cæcale de Treitz, fossette hypogastrique droite, donna le nom de « *hernie hypogastrique droite* » à la hernie sub-cæcale du même auteur, du reste lui non plus ne signale que les deux cas donnés par Treitz.

Le cas le plus intéressant de hernie de ce genre, non étranglée, est celui que le professeur Engel (6), de Vienne, rencontra par hasard et publia en

(1) *Considérations sur l'étranglement de l'intestin dans la cavité abdominale et sur un mode d'étranglement non décrit par les auteurs.* Thèse de Paris, 1853, n° 128, p. 14.

(2) *Loc. cit.*, p. 356.

(3) *Loc. cit.*, p. 267.

(4) *Loc. cit.*, p. 111.

(5) *Loc cit.*

(6) ENGEL. Anatomische Mittheilungen für die Praxis. *Wiener medizinische Wochenschrift*, 7 septembre, n° 36, 1861, p. 571.

1861. Tout l'intestin grêle avait trouvé place dans un sac rétro-péritonéal développé aux dépens d'une fossette de la région cæcale qu'Engel appelle : *poche cæcale*.

Klebs (1) dans son *traité d'anatomie pathologique*, parle (p. 222) d'une hernie de ce genre qu'il observa chez un jeune homme et dont l'étranglement mortel aurait été produit plutôt par la coudure de l'intestin que par le large orifice du sac.

Au dire du même auteur, Linhart aurait vu, dans les préparations de Hesselbach, une hernie interne de ce genre qui se trouvait avec le cæcum dans un sac herniaire inguinal (?)

Pye-Smith (2) parle d'un cas de hernie non étranglée, que lui a communiqué le Dr Moxon.

Un fait, que nous sommes tenté d'admettre parmi ces hernies, est celui que le Dr Josse communiqua à Faucon (3). Il s'agit d'un étranglement interne chez un monorchide, porteur d'une hernie scrotale irréductible et nullement étranglée. L'étranglement s'était produit par l'orifice d'un cul-de-sac péritonéal dans lequel étaient contenus une petite anse d'intestin grêle et le testicule atrophié. Le siège de ce cul-de-sac dans la fosse iliaque, vers la partie moyenne et à quelques travers de doigt au-dessous de la crête iliaque, répond bien au siège d'une des fossettes de la région cæcale : *fossette rétro-cæcale*. Josse voit là une *boutonnière de l'aponévrose iliaque*, entre les deux lèvres écartées de laquelle se seraient engagés un cul-de-sac du péritoine et le testicule.

Broca (communication écrite à Faucon) (4) se charge de rejeter cette hypothèse insoutenable : « Vous me dites, écrit Broca, que l'aponévrose iliaque est percée. Ceci m'embarrasse et surtout m'étonne. Pour expliquer un pareil fait il faudrait faire l'hypothèse suivante : Le testicule resté dans le ventre aurait formé une tumeur sur laquelle le poids des intestins (surtout si c'est le gauche) aurait exercé une pression. Le testicule aurait alors déprimé l'aponévrose iliaque, s'en serait coiffé et aurait formé au-dessous d'elle une bourse, un trajet ? ? ? C'est presque impossible, car le testicule est bien mou, surtout le testicule resté dans le ventre.

« Quant à la rupture de l'aponévrose, je la trouve tout à fait impossible ; ce ne peut être qu'une rupture apparente, comme celle des tuniques internes dans l'anévrysme vrai. »

« Je partage complètement les idées de Broca, dit Faucon, et je suis porté à croire que la bride fibreuse, qui, aux yeux de M. Josse, était l'une des lèvres d'une ouverture de l'aponévrose iliaque, résulte ainsi que je l'ai fait entendre dans le cours de l'observation, de la transformation fibreuse du tissu cellulaire emprisonné entre les deux feuillets d'un repli péritonéal. »

D'accord, mais alors quelle est la signification de cette poche péritonéale, comment s'est-elle produite ? C'était là le point difficile à déterminer ; Faucon

(1) T. Klebs. *Handbuch der pathologischen Anatomie*. Band I. Berlin, 1869, p. 211.
(2) *Loc. cit.*, p. 139.
(3) *Loc. cit.*, p. 707.
(4) *Loc. cit.*, p. 708.

l'élude. Il s'agissait tout simplement, d'après moi, de la fossette rétro-cæcale distendue et dont l'orifice formait cet agent constricteur.

Sous le titre de « Cas de hernie rétro-péritonéale due à un arrêt de développement des intestins », C. Fürst (1), de Stockholm, publie en 1884, dans les « *Nordiskt medicinískt Arkiv* » un fait des plus intéressants et des mieux observés. Il s'agit d'un cas complexe et que nous rattachons aux hernies ordinaires de cette région. Son explication nécessitant des notions embryologiques que nous ne pouvons pas exposer dans ce chapitre, nous nous contentons de renvoyer au chapitre de physiologie pathologique de ces hernies, où nous donnerons notre opinion, en regard de celle de l'auteur. On pourra voir ainsi pourquoi nous rangeons ce fait, unique dans son genre, parmi ces hernies. Disons seulement que nous voyons ici une disposition anormale de l'intestin et du mésocôlon ascendant.

---

## CHAPITRE III

### HERNIE INTERSIGMOÏDE

L'histoire des hernies qui ont pour siège la fossette intersigmoïde est bien simple : un cas douteux et deux observations indiscutables, tels sont les faits que nous aurons à mentionner et discuter.

De Haen (1769) (2) publie et figure un fait qui fut rattaché ultérieurement par Treitz, Gruber, etc. aux hernies de ce genre. La chose est possible, mais elle n'est pas certaine. J'ai reproduit la description et le dessin de l'auteur, et on se demandera, comme moi, en quoi cette anse intestinale passée à travers un orifice du mésocôlon iliaque, représente une hernie intersigmoïde, le sac en effet n'est ni mentionné, ni représenté.

Lawrence (3) a vu probablement des hernies de ce genre. Voici en effet ce qu'il nous dit, au chapitre qui traite des « *Étranglements de l'intestin dans l'abdomen* » : « Il se forme quelquefois des sacs dans les replis du péritoine qui sont formés de deux feuillets comme : le mésentère, le *mésocôlon iliaque*, et le ligament large de l'utérus. *J'ai vu moi-même des exemples de ces deux derniers cas.* » D'après cela est-on en droit, avec Treitz, et ceux qui l'ont suivi, de parler du cas de Lawrence ? Je ne le crois pas. Que Lawrence ait vu un ou plusieurs faits de hernie intersigmoïde, c'est possible, mais enfin on ne peut pas fonder une hernie intersigmoïde en se basant tout simplement sur les quelques lignes qui précèdent.

Treitz (1857), après avoir insisté sur la fréquence de la fossette péritonéale

(1) C. FURST. *Nordiskt medicinískt Arkiv, redigerardt af* AXEL KEY. Sextonde Bandeet, Tredje Häftet, 1884. Stokholm (avec 1 figure).

(2) ANTONII DE HAEN. *Ratio medendi in nosocomio practic.* Tomus sextus partem XI complectens Parisiis. Apud P. F. Didot juniorem. M. DCCLXIX caput III Pars undecima De ileo morbo, p. 103.

(3) LAWRENCE. *Traité des Hernies.* Traduction de P. A. BÉCLARD et J. G. CLOQUET, 1818, p. 575.

par trop négligée, n'hésite pas à créer, ou pour mieux dire, à deviner la hernie qui pouvait s'y produire. En effet ce ne sont pas les deux citations que nous venons de faire, les seules connues de Treitz, qui pouvaient établir l'existence de cette hernie qu'il appelle : *intersigmoïde.*

Gruber (1861), dans le travail tant de fois cité, ne fit que changer le nom de la hernie, qu'il appela : *hernie hypogastrique gauche*, d'après le nom de « retroeversio mesogastrique gauche » qu'il donna à la fossette. Mais c'est tout ce qu'il apporta de neuf. Du reste le nom même est à rejeter, car il n'indique ni le siège précis de la fossette, ni celui de la hernie.

Pye-Smith (1871) parle lui aussi (*loc. cit.*) de la hernie intersigmoïde. Il cite d'abord les deux cas de de Haen et de Lawrence (?), ensuite, voulant probablement être plus complet que Treitz et Gruber, il commet une erreur, que nous avons déjà relevée, faisant du deuxième cas de Cooper (hernie duodénale) une hernie intersigmoïde. Inutile de revenir ici sur ce point, nous avons suffisamment démontré ce qu'il fallait penser de l'opinion de Pye-Smith.

Jusqu'ici nous voyons que la hernie intersigmoïde est devinée, plutôt que créée sur des faits probants. Je dois dire que si son histoire s'était arrêtée là, je me serais contenté de la mentionner, d'en admettre la possibilité, mais je me serais bien gardé de lui consacrer un chapitre à part. Aujourd'hui tout est changé, cette variété de hernie rétro-péritonéale est indiscutablement établie sur des bases solides, grâce à deux observations récentes qui ne permettent plus de douter.

La première, nous la devons à Jomini (1), assistant de Genève, qui la publia dans la *Revue de la Suisse Romande* de 1882. Quoique l'auteur n'ait pas figuré la pièce, ce qui eût été très utile, vu la rareté de ces cas, sa description et ses commentaires me prouvent qu'il connaissait au moins le travail de Treitz, et par conséquent la signification qu'il donne à ce fait peut être admise sans crainte. C'est le premier cas certain de *hernie intersigmoïde non étranglée.*

Nous trouvons dans le *British medical Journal* de 1885, un deuxième fait de ce genre, décrit par F. Eve (2). Ce cas est des plus intéressants, d'abord par sa description très minutieuse, complétée par une bonne figure, et ensuite parce qu'il s'agissait d'une *hernie étranglée.*

Voilà tout ce que la bibliographie nous fournit à ce sujet. C'est peu, mais cela suffit pour démontrer l'existence d'une variété de hernie interne, que l'anatomie laissait prévoir, et en même temps pour prouver sa rareté. Nous tâcherons de démontrer plus loin la cause de cette rareté, surtout quand on la compare à la fréquence relative de la hernie duodénale. L'anatomie seule nous fournira la clef d'un fait qui paraît, à première vue, inexplicable.

(1) A. JOMINI, assistant au laboratoire d'anatomie pathologique de Genève. Note sur un cas de hernie rétro-péritonéale. Travaux du laboratoire d'anatomie pathologique de Genève. *Revue médicale de la Suisse Romande*, 2e année, p. 302. (Seizième année du *Bulletin de la Société médicale de la Suisse Romande*.)

(2) FRÉDÉRIC J. EVE. A case of strangulated Hernia into the fossa intersigmoïde. *British medical Journal*, 13 juin 1885, nº 1276, p. 1195.

# CHAPITRE IV

## HERNIE A TRAVERS L'HIATUS DE WINSLOW

Connu depuis bientôt deux siècles, cet orifice béant, qui fait communiquer la grande cavité péritonéale avec la vaste fosse rétro-stomacale, ne pouvait manquer d'attirer l'attention des observateurs. Il était donc naturel de lui accorder une importance pathologique qui revenait, dans la plupart des cas, à des dispositions anatomiques moins connues, et dont l'importance était complètement ignorée.

C'est là l'explication des erreurs commises par certains auteurs comme Deville, Gontier, qui qualifièrent de « hernie dans l'arrière-cavité des épiploons », des cas indiscutables de hernie siégeant dans les « fossettes duodénales ».

Plus tard nous expliquerons la cause de la rareté de cette hernie qui devrait, vu la constance de l'orifice herniaire, être de beaucoup la plus fréquente des hernies rétro-péritonéales.

Le premier cas de hernie de ce genre est celui dont parle Blandin (1) dans son *Traité d'anatomie* et qu'il observa en 1823. « Presque la totalité de l'intestin grêle s'était introduite, par l'hiatus dans l'arrière-cavité des épiploons, puis elle était sortie par une ouverture étroite du mésocôlon transverse, qui étranglait l'intestin. »

Jobert (de Lamballe) (2) dans son *Traité des maladies chirurgicales du canal intestinal* (1829), cite (p. 522) le cas précédent auquel il ajouta quelques renseignements que lui fournit Blandin. Certains auteurs parlent du cas de Jobert (Chiene, *loc. cit.*, Leichstenstern (3). Or cet auteur n'a jamais vu, ni décrit que le fait dont nous venons de parler.

Dans son *Traité d'anatomie pathologique*, Rokitansky (4) dit avoir vu une fois une portion d'intestin grêle engagée dans l'hiatus de Winslow.

Nous avons déjà dit que Treitz refuse de considérer l'intestin engagé à travers l'hiatus de Winslow comme constituant une hernie interne, et nous avons donné ses raisons. A propos d'un cas d'anomalie de position de l'intestin grêle dans lequel il existait en même temps une hernie à travers l'hiatus de Winslow, formée par deux anses du jéjunum, Treitz dit (*loc. cit.*, p. 136), avoir vu quelquefois le gros intestin et surtout l'angle colique droit ou une anse du côlon transverse glissés dans l'hiatus de Winslow, mais jamais l'intestin grêle, sauf dans le cas précédent.

Nous avons dit aussi, comment Rokitansky d'abord, en 1859 (*loc. cit.*), et

(1) *Traité d'anatomie topographique ou anatomie du corps humain*, 2e édit., 1834, p. 467.

(2) *Traité théorique et pratique des maladies chirurgicales du tube intestinal*, Tome I, 1829, p. 522.

(3) *Handbuch der speciellen pathologie und Therapie her ausgegeben von Dr H. v. Ziemssen.* Siebenter Band. 2e Hälfte. Krankheiten des chylopoetischen Apparates, I, Leipzig, 1878, p. 460.

(4) *Handbuch der speciellen pathologischen Anatomie.* Band. III, Wien, 1842, p. 218.

Gruber eusuite en 1861 (*loc. cit.*), avaient rendu à ces faits leur véritable signification en leur donnant une place parmi les hernies rétro-péritonéales. Gruber les appelle : « *hernies épigastriques* ».

Chiene en 1869 (*loc. cit.*), nous parle d'un fait de ce genre qui lui a été rapporté par J. W. Moir, d'Édimbourg.

Tous les faits publiés jusqu'à cette époque ne pouvaient avoir qu'un intérêt minime qui se trouvait bien réduit par les descriptions des plus sommaires au point de vue anatomique, et le silence complet gardé par les auteurs sur la partie clinique.

Pour que cette variété de hernie rétro-péritonéale pût prendre sa place véritable parmi les hernies internes, il fallait autre chose que ces simples indications, il fallait de véritables observations, complètes au double point de vue clinique et anatomo-pathologique.

Ce desideratum vient d'être rempli. Dans ces dernières années la littérature s'est enrichie de trois cas indiscutables de hernie étranglée à travers l'hiatus de Winslow.

C'est en 1884 que Majoli (1) publia, dans la *Rivista di Bologna*, la première observation de ce genre. Il s'agissait d'un *étranglement du côlon transverse à travers l'hiatus de Winslow*. Tant au point de vue clinique qu'anatomique, sa description ne laisse rien à désirer. Bien entendu le diagnostic exact n'avait pas été posé pendant la vie.

Le même auteur rapporte un cas de ce genre, du Dr Alpago Novello (2).

Deux autres faits appartiennent à des auteurs anglais.

Elliot Square (3) en publia un en 1886, dans le *British medical Journal*. Dans ce cas, c'est l'intestin grêle qui se trouvait étranglé par l'hiatus de Winslow.

Enfin, dans la *Lancet* de l'année dernière (1888) nous trouvons une excellente observation de F. Treves (4). Le cæcum, le côlon ascendant et une partie du transverse, avaient pénétré à travers l'hiatus de Winslow dans l'arrière-cavité.

Le cæcum sortait par un orifice accidentel du petit épiploon, le côlon était étranglé par les bords de l'hiatus de Winslow. Les signes permirent de diagnostiquer la portion d'intestin étranglée. La laparotomie exploratrice montra le siège exact et l'agent de l'étranglement. Enfin l'autopsie compléta le diagnostic anatomique. Les dessins et les réflexions de l'auteur font de ce cas un des mieux étudiés et des plus instructifs. Nous en parlerons longuement plus tard.

(1) Storia di una occlusione lenta dell'intestino cagionata dal passagio e dallo strozzamento di un'ansa del crosso attraverso il forame del Winslow, del Dottor GIUSEPPE MAJOLI. In : *Rivista clinica di Bologna*, anno 1884, p. 605.

(2) Nel n° 38 della Gazetta medica delle provincie de Venete (*Annuario delle science mediche delle'anno* 1881, anno XII. Redatto dai Dottori Schivardie Fini, e publicato in Milano nell' 1882 della case Editrice Dott. H. F. Vollardi.

(3) ELLIOT SQUARE. A case of strangulated internal Hernia into the foramen of Winslow, Eng. Plymouth. *The British medical Journal*, vol. I, jan. 1886. January to June (June 19, 1886), p. 1163.

(4) FREDERICK TREVES. Clinical Lecture on Hernia into the foramen of Winslow-Delivred at the London Hospital. *The Lancet*, 13 octobre 1888, p. 701.

En somme, de même que la hernie précédente, la hernie à travers l'hiatus de Winslow n'a pris sa place dans la nosologie médicale que dans ces dernières années.

A part ce point de rapprochement, ces deux variétés de hernie en présentent un autre : leur rareté. Nous verrons plus loin quelles sont les causes réelles de leur peu de fréquence. Certaines dispositions anatomiques normales paraissent peu favorables ; en revanche, une situation anormale, un arrêt dans l'évolution embryonnaire de l'intestin, sont indispensables pour expliquer la formation, surtout de la hernie à travers l'hiatus de Winslow.

---

# DEUXIÈME PARTIE

## ANATOMIE ET PHYSIOLOGIE PATHOLOGIQUES

Cette partie, comme la précédente, sera divisée en quatre chapitres, un pour chacune des variétés de hernie rétro-péritonéale. Chacun de ses chapitres sera divisé en trois sections : une destinée à l'étude de l'anatomie de la région siège de la hernie, étude indispensable pour l'intelligence des deux autres sections qui seront consacrées à l'étude de l'anatomie et de la physiologie pathologiques de ces hernies.

## CHAPITRE PREMIER

### HERNIES DUODÉNALES

### I. — Anatomie de la région duodénale.

Dans un récent travail (1) nous avons donné une description complète de cette région. Ici nous nous contenterons d'un résumé succinct. Nous n'insisterons bien entendu que sur les points anatomiques pouvant intéresser directement la question des hernies qui s'y produisent. Je dois dire immédiatement que je laisserai de côté tout ce qu'on trouve à ce sujet dans les traités classiques d'anatomie. Je n'ai pas de peine à expliquer ce silence volontaire, dans les traités d'anatomie les auteurs n'ayant fait que résumer, le plus souvent très incomplètement, les travaux originaux parus sur la question. Parmi ces derniers, la grande majorité est due à des auteurs qui ont étudié cette région dans un but pathologique, pour y chercher l'explication du mode de production des hernies y siégeant. C'est là ce qui nous intéresse en ce moment. Il est donc tout naturel de nous limiter à la critique de ces seuls travaux.

Avant de commencer l'étude des fossettes péritonéales de cette région duodénale, nous devons préciser la situation de l'organe principal autour duquel se disposent les autres et donne le nom à la région qu'il occupe.

Situation du duodénum. — Comme nous l'avons précisé dans notre précédent travail (*loc. cit.*, p. 13), le duodénum forme une *anse fixe de*

(1) Jonnesco. *Anatomie topographique du duodénum et hernies duodénales.* Avec 13 planches (21 figures) hors texte. Paris, Lecrosnier et Babé, 1889, 107 pages.

*l'intestn grêle*, presque *annulaire* chez l'adulte et décrivant un anneau parfait chez l'enfant. A cet anneau collé à la paroi abdominale postérieure, nous avons décrit un *angle initial* ou sous-hépatique, une *portion descendante*, prérénale, une *horizontale* ou *coudée* suivant les cas, *prévasculaire* ou préaortique ; une *portion ascendante*, et enfin l'*angle duodéno-jéjunal* ou terminal. Son angle sous-hépatique est fixé au foie par le ligament hépatico-duodénal, et son angle duodéno-jéjunal à la paroi abdominale postérieure par le muscle suspenseur de Treitz. L'anneau duodénal recouvre les organes qui tapissent la paroi abdominale postérieure (reins, gros vaisseaux) et est recouvert par le péritoine.

Péritoine duodénal. — Nous devons dire en deux mots comment est disposée cette couverture séreuse. Ayant étudié ailleurs (*loc. cit.*, p. 14 et suivantes) ce point en détail, nous en donnerons ici un court résumé.

Le duodénum est situé en partie au-dessus du mésocôlon transverse, en partie et surtout au-dessous de ce dernier. La disposition du péritoine par rapport à la première portion, c'est-à-dire celle située dans ce que nous avons appelé l'*étage supérieur de la cavité abdominale*, ne nous intéresse aucunement ici, toutes les fossettes péritonéales siégeant en effet autour de la portion de duodénum qui occupe l'*étage inférieur* de cette cavité, c'est-à-dire de celle qui est située au-dessous du même mésocôlon.

Quand on a renversé le côlon transverse avec son méso et attiré à soi la masse de l'intestin grêle flottant (jéjuno-iléon), on voit que la racine du mésentère obliquement dirigée de haut en bas et de gauche à droite, croise en écharpe la portion prévasculaire ou horizontale du duodénum.

L'étude de la disposition des deux *feuillets du mésentère* et de la façon dont ils se continuent en haut dans le feuillet inférieur du mésocôlon transverse indiquera comment est constituée la séreuse duodénale :

Le *feuillet droit* du mésentère, parti de la racine de ce dernier, passe sur le duodénum pour aller se perdre : en bas, dans l'angle éléo-cæcal, en haut, après avoir recouvert une partie du rein droit, se continue avec le feuillet interne du mésocôlon ascendant. Ce feuillet mince et sillonné de quelques vaisseaux, laisse voir par transparence le duodénum sous-jacent.

Pour comprendre la façon dont se comporte le *feuillet gauche* du mésentère il faut rejeter à droite toute la masse de l'intestin grêle flottant : on voit alors sortir de dessous la racine du mésentère une anse intestinale libre dans les 2/3 de sa circonférence et qui, après s'être coudée plus ou moins brusquement, monte parallèlement à la colonne vertébrale jusqu'à la racine du mésocôlon transverse : c'est la *portion ascendante du duodénum*.

Le feuillet gauche du mésentère passe par-dessus cette portion du duodénum pour aller, après avoir recouvert le rein gauche, se continuer avec le feuillet interne du mésocôlon descendant en haut, avec le feuillet supérieur du mésocôlon pelvien (mésocôlon de l'S iliaque des auteurs) en bas.

Ce feuillet séreux détermine en passant ainsi par-dessus l'angle duodéno-rénal, un pli séreux triangulaire, à base supérieure, limitant l'entrée d'un vaste cul-de-sac péritonéal constant : *fossette duodénale inférieure* et *repli duodénal inférieur*, situés à la partie inférieure de la portion ascendante du duodénum.

A la partie supérieure de la portion ascendante du duodénum, ce même feuillet passe dans le mésocôlon transverse, soit directement, soit le plus souvent après avoir formé un pli triangulaire à base inférieure et limitant une fossette péritonéale : *pli et fossette duodénale supérieure*.

Pour terminer ce qui a trait à la séreuse duodénale, nous devons dire *comment les deux feuillets du mésentère vont se continuer avec le feuillet inférieur du mésocôlon transverse*. Ces deux feuillets embrassent l'angle duodéno-jéjunal pour aller au delà se continuer avec le mésocôlon transverse. Tantôt cet angle intestinal se trouve fortement fixé contre ce mésocôlon et est quelquefois compris dans son épaisseur, tantôt au contraire cet angle jouit d'une certaine mobilité. Enfin, entre cet angle duodéno-jéjunal et le mésocôlon transverse il existe, quelquefois, un cul-de-sac péritonéal simple ou double, limité par deux ou trois replis péritonéaux, formés par le passage des deux feuillets du mésentère dans le feuillet inférieur du mésocôlon transverse, et que nous avons appelé : *plis* et *fossettes duodéno-jéjunales* ou *mésocoliques*.

*En somme*, la racine du mésentère croise le duodénum, ses deux feuillets forment la séreuse duodénale en allant se continuer avec les mésocôlons : transverse, ascendant, descendant, et pelvien. Enfin, les replis et les fossettes péritonéales de la région sont dus au feuillet gauche du mésentère et se trouvent tous sur le flanc gauche de la portion ascendante du duodénum.

Un point qui mérite toute notre attention, c'est le *degré de laxité du tissu cellulaire rétro-péritonéal*, car c'est là un des facteurs les plus importants dans le développement des hernies de cette région. Nous avons étudié avec soin ce point anatomique et voici ce que nous avons constaté. Le plus fréquemment, la séreuse qui passe du duodénum à gauche vers les mésocôlons glisse très facilement sur les plans sous-jacents ; la dissection y montre aussi un tissu cellulaire sous-péritonéal lâche. Nous devons ajouter que c'est surtout en bas, vers le mésocôlon pelvien, que ce tissu cellulaire lâche abonde. Enfin, si la séreuse d'ordinaire glisse facilement sur les vaisseaux de la région, ces derniers ne sont pas moins lâchement unis à la paroi abdominale postérieure. Quant à la *racine du mésentère*, ordinairement adhérente à la paroi abdominale, quelquefois un tissu cellulaire assez lâche la sépare des organes sous-jacents, ce qui permet de l'en détacher facilement.

Vaisseaux de la région duodénale. — A part la disposition de la séreuse duodénale, il y a un autre point de l'anatomie de cette région qui aura un intérêt pathologique énorme, et sur lequel nous devons insister dès maintenant : c'est la disposition des quelques troncs vasculaires dont les uns recouvrent et entourent le duodénum, tandis que les autres en sont recouverts.

Nous trouvons dans cette région deux gros troncs vasculaires : la *veine cave* et *l'aorte abdominale*, et des vaisseaux moins volumineux : les *artè-*

*res mésentériques* supérieure et inférieure et les *branches coliques gauches* de ces dernières ; enfin, la *veine mésentérique inférieure*. Voyons quels sont les rapports de ces vaisseaux avec le duodénum :

Laissons de côté la veine cave qui n'affecte aucun rapport avec la branche ascendante du duodénum et par conséquent avec les fossettes duodénales. L'*aorte* est recouverte par la portion horizontale du duodénum ; l'*artère mésentérique supérieure* recouvre cette portion duodénale pour aller se continuer dans la racine du mésentère. L'*artère mésentérique inférieure* naît en un point variable ; quelquefois recouverte par le duodénum ; d'autres fois elle naît au-dessous de cet organe et donne bientôt une branche assez grosse : l'*artère colique gauche supérieure*. Celle-là monte de bas en haut et de droite à gauche vers le mésocôlon transverse, parallèlement au flanc gauche de la branche ascendante du duodénum et à une certaine distance de cette dernière ; de son bord externe ou gauche naissent des rameaux allant vers le côlon descendant. Dans ce trajet ascendant, l'artère colique gauche rencontre la *veine mésentérique inférieure*, qui monte, elle aussi, parallèlement à la même portion duodénale vers la racine du mésocôlon transverse. Elle est située sur un plan plus profond que l'artère dont nous venons de parler. Assez souvent les deux vaisseaux s'accolent, ou même l'artère contourne en spirale la veine pendant un court trajet, puis la veine quitte l'artère, elle continue son trajet ascendant toute seule et va définitivement, après avoir décrit une courbe à concavité interne, s'enfoncer sous le pancréas pour se perdre d'une façon variable, mais sans importance pour nous, dans la veine porte.

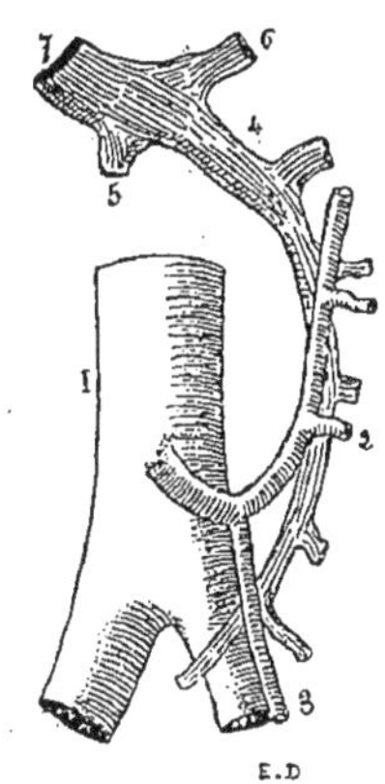


FIG. 1. — *Disposition des vaisseaux de la région duodénale.* D'après TREITZ.

1, aorte avec l'artère mésentérique inférieure. — 2, artère colique gauche. — 3, artère hémorrhoïdale supérieure. — 4, veine mésentérique inférieure. — 5, veine mésentérique supérieure. — 6, veine splénique. — 7, tronc de la veine porte.

*En résumé*, nous voyons que l'artère mésentérique inférieure, avec sa branche colique gauche d'une part, la veine mésentérique inférieure de l'autre, forment ensemble un *arc artério-veineux* parallèle au flanc gauche de la portion ascendante du duodénum et plus ou moins distant de cette dernière suivant les cas. Cet arc, sur lequel Treitz attira le premier l'attention, peut être appelé *arc vasculaire de Treitz* (fig. 1). Le feuillet gauche du mésentère en passant du duodénum dans les mésocôlons transverse, descendant et pelvien, recouvre bien entendu cet arc vasculaire. Entre ce dernier et l'intestin, nous avons dit qu'il reste un espace : c'est dans cet espace que se trouvent situées les fossettes péritonéales de la région duodénale. Plus loin nous préciserons les rapports de ces fossettes avec l'arc vasculaire, rapports d'une importance de premier ordre, tant au point de vue anatomique que pathologique. Pour le moment nous nous contentons de les avoir mentionnés.

FOSSETTES PÉRITONÉALES. — Nous allons passer maintenant à l'étude des fossettes péritonéales de cette région, étude qui nous permettra ultérieurement de comprendre le processus de formation des hernies qui y siègent.

*Historique.* — Avant de donner le résultat de nos recherches nous voulons, pour bien montrer en quoi nos résultats diffèrent de ceux de nos devanciers, exposer et critiquer la description de ces derniers.

Nous mentionnerons seulement les descriptions plus que sommaires de Hensing (1742) (1), de Monro (2), de Haller (3), et de Sandifort (4), pour arriver immédiatement à la première description digne d'intérêt, celle de Huschke (5). Cet auteur décrit, en effet (en 1844), à « la jonction du duodénum avec le jéjunum une fosse triangulaire, qui s'ouvre au côté gauche de la colonne lombaire, et qui est limitée en haut et en bas par deux replis falciformes du péritoine, etc. ».

Engel, dans un travail déjà cité (1857), parle (p. 705) à peine d'une fossette qu'il appelle *duodénale*, et qui se trouve là où l'intestin grêle passe sous le mésentère du côlon transverse. Ce n'est là qu'une simple mention.

C'est Treitz (6), dans son travail sur la hernie rétro-péritoneale, qui donna en 1857 la meilleure description de la fossette qu'il appela le premier : *fossette duodéno-jéjunale*. Voici ce qu'il dit (p. 2) : « Si sur un cadavre dont le péritoine présente des dispositions normales, on soulève le grand épiploon et le côlon transverse de façon à présenter au regard la face inférieure du mésocôlon transverse, et si en même temps on rejette à droite la totalité de la masse de l'intestin grêle, on remarque sur le côté gauche du point où le duodénum se continue avec le jéjunum — courbure duodéno-jéjunale, — un repli péritonéal de dimensions et de forme variables.

« Le plus souvent ce repli présente une forme semi-lunaire dont le bord libre, tranchant, concave regarde à droite et un peu en haut, et entoure le tube intestinal au niveau de la courbure en question. La corne supérieure de ce repli semi-lunaire se perd sur le feuillet inférieur du mésocôlon transverse, et plus spécialement sur le point où la veine mésentérique supérieure s'insinue au-dessous du pancréas, pour se porter vers le tronc de la veine porte. La corne inférieure, plus large, se continue avec le revêtement péritonéal de l'extrémité terminale du duodénum, tandis que le bord convexe du repli se continue immédiatement avec le feuillet interne du mésocôlon descendant et transverse.

« Dans la corne supérieure, à une distance plus ou moins considérable du bord libre, chemine d'une façon générale la veine mésentérique inférieure qui forme un arc à convexité dirigée en haut et à gauche. La corne inférieure est moins marquée et se compose exclusivement des deux feuillets du péritoine, et ce n'est qu'à une certaine distance de son bord libre, que l'on aperçoit cette branche de l'artère mésentérique inférieure qui est destinée au méso-

(1) ALB. HALLERI. Dissert. inaug. *De peritoneo*, Giessae, 1742, § XXIII. Disputat. Anatom. selectæ, vol. I.

(2) *Medical Essays and observations*, vol. IV, art. 11, p. 57.

(3) *Elementa physiologiæ corp. hum.*, t. VII, p. 10.

(4) *Tabulæ intestini duodeni*. Lugd. Bat., 1780, p. 7.

(5) *Lehre von Eingeweiden und Sinnesorganns des menschslichen Korpers*. Leipzig, 1844, p. 216.

(6) *Loc. cit.*, p. 2.

côlon descendant et à la courbure gauche du côlon, l'artère colique gauche, qui se dirige de droite à gauche et croise la veine sus-nommée.

« De la réunion de ces deux troncs vasculaires importants, résulte un arc vasculaire qui entoure le repli en question, arc vasculaire qui présente la même direction et la même courbure et dont l'extrémité supérieure représente le point d'abouchement de la veine mésentérique inférieure dans le tronc de la veine porte et dont l'extrémité inférieure est formée par le tronc et l'origine de l'artère du même nom.

« Derrière ce repli péritonéal, entre lui et le duodénum se forme nécessairement une dépression ou poche en forme d'entonnoir, dont le sommet est dirigé vers le duodénum. Son orifice d'entrée est semi-lunaire, limité à droite par l'intestin, flexura duodeno-jejunalis, à gauche par le bord libre du repli.

« Les dimensions de cet orifice dépendent évidemment de la profondeur et de la courbure du repli. En tirant légèrement sur la courbure duodéno-jéjunale cet orifice devient plus manifeste.

« Dans un grand nombre de cas, le repli a un siège très élevé et entoure exactement le tube intestinal, de telle sorte que ce dernier est en quelque sorte obligé de lui échapper et de subir au-dessus de son bord libre une courbure, d'où résulte que la courbure duodéno-jéjunale présente une forme en S et que l'orifice paraît fermé.

« Cette fossette péritonéale se trouve en général sur le côté gauche de la 3e vertèbre lombaire et repose dans le fond d'une dépression de la paroi postérieure de l'abdomen, limitée par le pancréas, le rein gauche et l'aorte. Placée dans le tissu cellulaire lâche rétro-péritonéal, cette fossette recouvre les vaisseaux qui se rendent au rein gauche. »

En terminant, Treitz s'élève contre la description que Huschke avait donnée des replis péritonéaux limitant sa fossette. Il montre que le ligament inférieur ne vient pas du mésocôlon, mais bien du feuillet gauche du mésentère. De plus, la veine mésentérique inférieure ne suivrait pas, d'après lui, le trajet indiqué par Huschke.

Avant d'aller plus loin, nous ferons remarquer que Treitz a absolument tort d'identifier la fossette qu'il décrit avec celle de Huschke ; pour nous le doute n'est pas possible. Comme nous le montrerons plus loin, on rencontre, suivant les cas, ou la fossette de Treitz, ou celle de Huschke. A part ces deux formes, nous en avons trouvé d'autres que ces auteurs ne mentionnent pas. Nous dirons donc : qu'il y a *des fossettes* autour du duodénum et non *pas une seule* et unique, et que Huschke, ni Treitz, n'ont le droit de considérer ce qu'ils ont vu comme les seules fossettes de la région duodénale.

W. Gruber, dans deux travaux successifs, l'un de 1859 (1), l'autre paru deux ans plus tard (1861) (2), donne quelques détails sur la fossette, qu'il appela *retro-eversio mesogastrica* (*s. media, s. intermesocolica*). Étudiée sur 120 cadavres, elle existait dans la proportion des deux tiers. Nous si-

(1) W. GRUBER. *Med. Ztg. Russlands*, 1859, nos 7, 8.
(2) *Petersburg. med. Zeitschrift*, I, 1861.

gnalerons seulement : un cas de fossette dont le fond présentait trois prolongements, et un autre dans lequel la fossette envoyait par son extrémité inférieure un canal court séparé du reste de la fossette par un repli circulaire. Cette disposition présente un intérêt pathologique. Quant au rapport de *l'arc vasculaire de Treitz* avec le repli et la fossette, Gruber l'a trouvé tantôt dans le pli de la paroi antérieure du sac, tantôt derrière le sac, ou, exceptionnellement, éloigné de 1 cent. de la fossette.

En 1862 (1), le même auteur publie trois cas de mésentère commun pour l'intestin gros et grêle, cas dans lesquels la fossette duodéno-jéjunale siégeait à droite de la colonne vertébrale. Ultérieurement (1868), Gruber accorda à cette disposition une importance pathologique, mais dont la portée paraît devoir être bien moindre, comme nous l'avons déjà dit. Nous reviendrons sur ce point.

Waldeyer (*loc. cit.*) publia, en 1868, un des meilleurs travaux sur les fossettes péritonéales. A propos de la fossette duodéno-jéjunale qu'il a rencontrée dans la proportion de 70 0/0, l'auteur nous donne quelques dispositions importantes. Ainsi, il cite des fossettes de ce genre pouvant admettre facilement une anse intestinale de un pied à un pied et demi (4 cent.). Ce sont là des fossettes de dimensions très rares. A côté de la fossette type de Treitz, Waldeyer parle d'une fossette qui partant d'un orifice d'entrée arrondi, s'étend aussi bien en haut qu'en bas le long de la portion terminale du duodénum. Malheureusement l'auteur croit, que le pli péritonéal qui limite le prolongement supérieur de la fossette, est le produit d'adhérences malheureuses et non pas le résultat d'un développement normal. Nous verrons plus loin que Waldeyer n'a pas été heureux dans son explication, et qu'il a vu une disposition dont il n'a pas su donner la véritable explication. Un fait qui trouvera encore son importance ailleurs, c'est la division de la fossette en deux portions par un repli transversal. Enfin l'auteur parle des cas où des adhérences ont fermé l'orifice de la fossette ou ceux dans lesquels cette dernière est tellement réduite qu'un simple rebord séreux en indiquera la place.

Eppinger, dans son travail de 1870, dont nous avons déjà parlé, donne le résultat de ses recherches sur la fossette de Treitz. Nous y trouvons deux choses importantes et dignes de nous arrêter. Treitz et ceux qui l'ont suivi avaient dit que le pli péritonéal duodéno-jéjunal qui limite la fossette, était toujours en rapport intime avec l'arc vasculaire de la veine mésentérique inférieure et l'artère colique gauche. Eppinger (p. 123) dans les vingt-cinq cas de fossette bien développée a vu sept fois seulement la veine sus-nommée cheminer dans le bord libre du repli, tandis que dans quinze cas elle en était éloignée de 4 à 17$^{mm}$, et dans trois cas la veine cheminait derrière la paroi postérieure de la fossette, c'est-à-dire en dedans du bord libre du pli péritonéal. Nous verrons plus tard combien cette remarque a une grande importance, tant pour l'explication du développement de la fossette, que pour celui

(1) Beitrage zu den Bildungs hemmungen der mesenterien. *Archiv. für anat. Phys. wiss. medicin.* Leipzick, 1862. S. 588. Tafel, XIV, B. Fig. 1 et 2.

de la hernie qui s'y forme. Un autre fait important est celui des fossettes qu'Eppinger appela imcomplètes, dans lesquelles manquaient tantôt la corne supérieure (4 cas sur 11), tantôt la corne inférieure (7 sur 11). Dans ces cas l'arc vasculaire était écarté de 21 à 39$^{mm}$ à gauche de la flexura (angle) duodéno-jéjunale. Nous retenons ces faits, car là où Eppinger ne voit que des fossettes incomplètes, il s'agissait tout simplement de fossettes différentes de celles de Treitz, comme nous le montrerons plus loin. La fossette sans corne supérieure, c'est notre fossette duodénale inférieure ; la fossette sans corne inférieure, c'est notre fossette duodénale supérieure.

Enfin Eppinger parle d'un cas comparable à celui que Waldeyer avait déjà signalé : la fossette large et profonde était divisée en deux portions superposées par un repli large transversal en forme de faucille.

Nous avons tenu à reproduire tous ces faits qui sont le résultat d'une observation sérieuse quoiqu'ils soient, pour la plupart, susceptibles d'une toute autre interprétation que celle que l'auteur leur a donnée.

Nous avons déjà démontré combien le travail de Landzert (*loc. cit.*, 1871) avait profondément modifié les idées acquises sur le mode de formation des hernies duodénales. Landzert n'est pas moins radical au point de vue de l'anatomie de cette région. Pour la fossette de Treitz nous ne relèverons que ce qui a trait à la disposition de l'arc vasculaire : « Parfois, dit-il, les deux vaisseaux (veine mésentérique inférieure et artère colique gauche) se trouvent à une certaine distance du repli et ne présentent avec lui aucun rapport. » Nous verrons plus loin que cette disposition, rare pour Landzert, est de beaucoup la plus fréquente, d'après nos recherches. Plus loin l'auteur étudie l'anatomie de la région duodénale chez le nouveau-né (35 cadavres de 3 jours à 5 mois). Ici encore l'arc vasculaire se trouve dans la plupart des cas à une distance d'un cent. du bord convexe du repli duodéno-jéjunal. A côté de la fossette de Treitz, Landzert en décrit une autre (fig. 2).

Cette fossette qu'on pourrait appeler *fossette de Landzert* serait constituée de la façon suivante : sa charpente serait formée par l'*anneau vasculaire* de la région duodénale dont nous avons déjà parlé, anneau formé par l'aorte abdominale, l'artère mésentérique inférieure, un rameau de celle-ci, l'artère colique gauche, et de la veine mésentérique inférieure. *Deux replis vasculaires* du péritoine limiteraient la fossette : un repli *longitudinal* formé par l'artère colique gauche qui soulève le péritoine, l'autre *transversal* situé au niveau de l'angle duodéno-jéjunal et formé par la veine mésentérique inférieure. Entre cette fossette vasculaire et le duodénum, et accolée à ce dernier, il existe bien entendu la fossette de Treitz, absolument indépendante de celle que décrit Landzert.

Voici comment l'auteur résume sa description :

« Chez le nouveau-né, à part la fosse dirigée à droite décrite par Huschke, Treitz et Gruber, il en existe une autre beaucoup plus grande ; celle-ci est délimitée en haut par un repli péritonéal dans lequel se trouve la veine mésentérique inférieure, en bas par le mésentérico-mésocolique, à gauche par un repli dans lequel se trouvent l'artère colique gauche et la veine mésentérique inférieure, à droite par le mésentère de l'intestin grêle.

« Le rapport de cette fossette avec la fossette duodéno-jéjunale devient encore plus net quand on suit le trajet du péritoine sur une coupe transver-

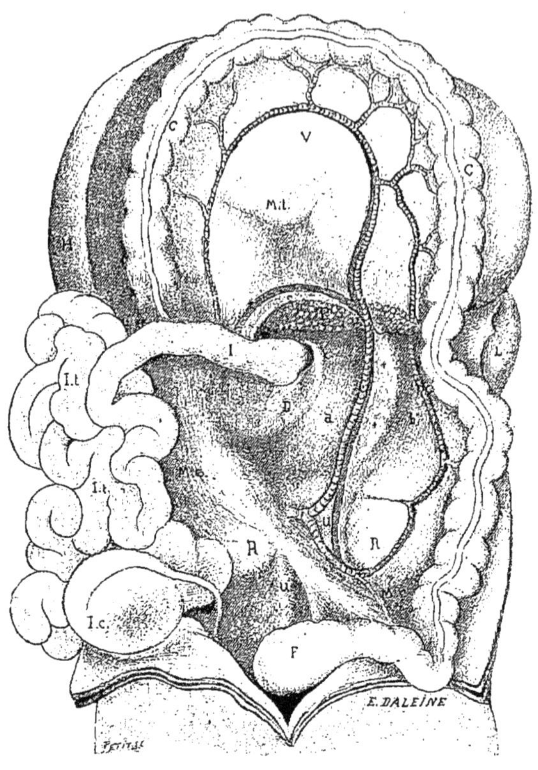


FIG. 2. — *Cavité abdominale du nouveau-né* (sexe masculin). D'après LANDZERT.

a, fossette interne (duodéno-jéjunale). — b, fossette externe (fossette de Landzert). — ††, repli péritonéal qui contient l'artère colique gauche et la veine mésentérique inférieure. Un prolongement forme le repli supérieur dans lequel se trouve le prolongement arciforme de la veine mésentérique inférieure. — CC, côlon transverse. — D, duodénum. — I, jéjunum. — I. t., intestin grêle. — I. c., cæcum. — F, S iliaque. — L, rate. — H, foie. — M. e., mésocôlon transverse à travers lequel on voit par transparence l'estomac (V). — M. s., mésentère. — M. c., mésocôlon descendant. Entre eux un repli péritonéal, le ligament mésentérico-mésocolique. — P, pancréas. — R, limites inférieures des reins. — uu, uretères. Au niveau de la transition du duodénum dans le jéjunum, on voit le pli et la fossette duodéno-jéjunale des auteurs.

sale de la cavité abdominale. Dans la figure 3 on voit représentés schématiquement sur la coupe : l'aorte (A) et la veine cave inférieure (V), la flexura duodeno-jejunalis (D), les côlons ascendant et descendant (C), l'intestin grêle (J.t), le rein droit et gauche (R).

« La fosse duodeno-jejunalis (f. d. j.) a la forme d'un cul-de-sac se rétrécissant successivement, dirigé en bas et à droite le long de la portion inférieure transversale du duodénnm (D). Entre le duodénum et le côlon descendant, le feuillet pariétal du péritoine en recouvrant les vaisseaux rénaux forme une fossette (***) limitée à droite par le duodénum, à gauche par un dédoublement du péritoine dans lequel se trouvent l'artère colique gauche et la veine mésentérique inférieure formant un repli. Quand ce dernier est un peu développé, quelques anses intestinales peuvent être maintenues dans la fossette, dilatant beaucoup le repli, comme le montre la ligne ponctuée. »

Nous ne pouvons laisser sans réponse une pareille assertion, aussi avons-nous fait sur ce point de nombreuses recherches qui nous permettent d'y ré-

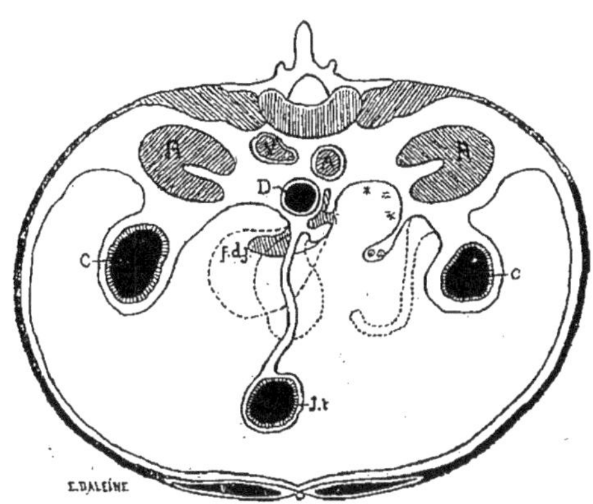


FIG. 3. — *Coupe transversale de la cavité abdominale destinée à montrer les rapports de la fossette duodéno-jéjunale et de la fosse de Landzert.* D'après LANDZERT.

A, aorte. — V, veine cave inférieure. — D, angle duodéno-jéjunal. — CC, côlons ascendant et descendant. — J. t., intestin grêle. — RR, reins. — f. d. j., fossette duodéno-jéjunale (dirigée en bas et à droite). — ***, fossette de Landzert.

pondre sans hésiter. Nous avons examiné dans ce but une série de nouveau-nés et une série d'embryons (depuis trois mois jusqu'à sept mois). Jamais nous n'avons rencontré la disposition indiquée par le professeur de Saint-Pétersbourg. Que la fossette duodéno-jéjunale (pour employer le terme usité) existe ou manque le péritoine qui du duodénum va, après avoir recouvert le rein, se continuer avec le feuillet interne du mésocôlon descendant, passe par-dessus l'arc vasculaire (arc très visible sur les embryons ou les nouveau-nés à cause de la minceur du péritoine) sans s'enfoncer le moins du monde dans l'aire de cet arc, et sans former par conséquent de fossette au-dessous de ce dernier. Je sais qu'en anatomie on rencontre souvent des séries qui peuvent plaider dans un sens ou dans un autre, on peut me répondre aussi que mes recherches ne sont pas plus probantes que celles de Landzert. Ce raisonnement ne me paraît pas acceptable dans l'espèce, car si le nombre des embryons et nouveau-nés, étudiés à ce point de vue, est nécessairement restreint, sur le grand nombre d'adultes que nous avons examinés, il n'existait pas même une ébauche de la fossette de Landzert. Cet auteur s'est-il donc trompé complètement ? ou a-t-il rencontré un fait isolé qui n'aurait que l'intérêt d'une chose exceptionnelle ? Nous penchons vers cette dernière hypothèse, n'osant pas croire un anatomiste, comme Landzert, capable d'une pareille méprise. Mais encore une fois, la fossette de Landzert méritait une étude des plus approfondies, toute une théorie de la formation des hernies duodénales étant basée sur cette disposition anatomique ; voilà pourquoi nous avons fait des recherches minutieuses qui nous ont amené aux résultats que nous venons d'exposer.

Nous avons déjà dit que le travail que Waldeyer publia, en 1874, dans les *Archives de Wirchow*, n'est que la reproduction de celui de 1868 ; donc nous ne nous y arrêterons pas. Pour clore cet historique il nous reste à analyser un dernier travail, celui que Treves (1) publia, dans le *British medical Journal*, en 1885. Dès le début nous dirons que ce travail n'a eu qu'un mérite; celui de donner un nouvel essor à l'étude des fossettes laissées de côté malgré les nombreux et autrement importants travaux que nous venons d'analyser. Quand on lit ce travail on croirait, si on n'était pas prévenu à cet égard, que Treves est l'inventeur des fossettes péritonéales. La bibliographie est nulle, il y a tout juste ce qu'il fallait pour faire croire que rien n'avait été dit sur ce point anatomique. Je crois que ce travail pouvait avoir une certaine valeur scientifique si l'auteur avait bien précisé ce qu'il y avait de personnel et ce qui revenait de droit à ses devanciers. Nous tâcherons donc de combler la lacune laissée par Treves dans ce travail, nous lui accorderons ce qui lui appartient, mais nous lui enlèverons aussi sans pitié tout ce qu'il a pu emprunter aux travaux antérieurs.

Treves décrit deux fossettes péritonéales de la région duodénale : une, qu'il appelle duodéno-jéjunale, l'autre qu'il ne dénomme pas.

La première est déterminée par « un feuillet séreux qui passe du péritoine pariétal jusqu'à gauche de la fin du duodénum et s'attache, suivant une ligne verticale, à la face antérieure du duodénum. L'attache latérale du pli à gauche correspond à la veine mésentérique inférieure, quelquefois entre la veine et le duodénum, mais jamais en dehors du vaisseau.

« La poche ou fosse formée par ce pli a une forme triangulaire à base ou ouverture supérieure regardant directement en haut, à sommet s'étendant au-dessous de la fin du duodénum. »

A propos de la deuxième fossette, voici ce que dit Treves : « Située là où la veine mésentérique inférieure passe sous le bord inférieur du pancréas, elle est formée par un pli de la séreuse au bord libre duquel passe le vaisseau. Ce pli est concave en bas et limite une fossette à direction variable, en arrière du bord inférieur du pancréas. Cette fosse coexiste souvent avec la fossette duodéno-jéjunale. »

« Je pense, dit Treves, que cette fosse n'a pas une importance pratique ; elle semble seulement rappeler la disposition générale des plis péritonéaux déterminés par la présence des vaisseaux, tels qu'au cæcum. »

Voilà la description de Treves. Qu'y a-t-il de personnel?

Ce qu'il décrit comme fossette duodéno-jéjunale, Treitz l'avait déjà vu : « Parfois, dit-il, le repli duodéno-jéjunal est très court et placé le plus souvent à la partie inférieure de la courbure duodéno-jéjunale ; on peut alors considérer les choses comme si la corne inférieure du repli semi-lunaire existait seule. Son bord libre est alors dirigé en haut, et la fossette ne représente alors qu'une petite dépression infundibuliforme et non une cavité avec orifice d'entrée rétréci. »

(1) FR. TREVES. *The anatomy of the intestinal canal and Peritoneum in man. Hunterian lectures*. London, 1885.

Eppinger l'a signalée aussi quand il parle d'une de ses fossettes incomplètes, dont la corne supérieure manquait. J'accorde volontiers que Treves a donné à ce genre de fossette une importance qu'elle mérite absolument. Mais la fossette de Treitz n'existe donc pas ? L'arc vasculaire artério-veineux n'a donc aucune relation avec cette fossette ? Voilà ce que Treves paraît ignorer. Voilà dans tous les cas de quoi il ne nous parle pas. La fossette duodéno-jéjunale de Treves est-elle en tous points comparable à celle de Treitz ? Non. Nous démontrerons par le résultat de nos recherches que le type de Treitz existe bien, mais qu'à côté de lui on en trouve un autre beaucoup plus fréquent, celui que Treitz signale, qu'Eppinger considère comme une fossette incomplète, et que Treves décrit incomplètement : c'est notre fossette duodénale inférieure non vasculaire.

Quant à la deuxième fossette, si peu importante d'après Treves, et qu'il décrit aussi sommairement qu'inexactement, elle n'avait pas non plus échappé à ses prédécesseurs. C'est la fossette duodéno-jéjunale incomplète dont la corne inférieure manquait, dont parle Eppinger. Ici Eppinger avait eu le tort, comme nous l'avons déjà dit, de prendre une fossette assez fréquente pour une disposition rare, anormale. Quant à la description de Treves, elle est inférieure, même à la simple citation d'Eppinger, car elle est à côté de la réalité. Si nous comprenons bien sa description, le pli limitant cette fossette serait formé par la veine mésentérique inférieure qui passe dans son bord libre et détermine ce pli en soulevant le péritoine. Eh bien, cela n'est pas exact. Tout à fait exceptionnellement cette veine chemine, et cela dans un très court trajet, dans le bord libre du pli ; presque toujours au contraire elle longe un des bords adhérents du pli et par conséquent ne peut le déterminer. Mais, en admettant même que ce pli est d'origine vasculaire, pourquoi serait-il alors dénué d'intérêt ? Nous avouons n'y rien comprendre. La plupart des plis péritonéaux sont formés par le passage de vaisseaux et ils n'ont pas pour cela un moindre intérêt anatomique et surtout pathologique. C'est là une règle que Treves aurait dû ne pas ignorer.

Cette fosse innominée, signalée dès 1870 par Eppinger, mal décrite et interprétée par Treves, est aussi importante que les autres fossettes de la région duodénale. Nous la décrirons et représenterons sous le nom de *fossette duodénale supérieure.*

Description des fossettes. — Mettons donc les viscères dans la situation que nous avons indiquée, c'est-à-dire relevons le mésocôlon transverse et rejetons à droite l'intestin grêle flottant, et nous aurons ainsi sous les yeux la portion ascendante du duodénum. C'est contre le flanc gauche de cette dernière que sont situées les fossettes péritonéales. Nous en avons rencontré trois dont deux coexistent souvent, tandis que la troisième se montre toujours seule et paraît devoir sa présence à des conditions anatomiques qui sont nuisibles à l'existence des deux autres.

Suivant leur siège par rapport à la branche duodénale ascendante et à l'angle duodéno-jéjunal, nous avons appelé ces fossettes : *duodénale inférieure, duodénale supérieure* et enfin *duodéno-jéjunale*. Nous appelons aussi cette dernière *mésocolique* vu son siège entre les deux feuillets du mésocôlon transverse.

Nous allons décrire chacune de ces fossettes.

I. *Fossette duodénale inférieure* (fig. 4). — C'est la plus fréquente ; nous l'avons rencontrée dans la proportion de 75 0/0. Souvent elle peut passer inaperçue, ce qui fait croire à son absence. Bien développée elle se présente avec l'aspect suivant : située le long de la partie initiale de la portion ascendante du duodénum, elle a la forme d'un cornet d'abondance, accolé à l'intestin qu'il embrasse dans sa concavité. Le sommet de la fossette

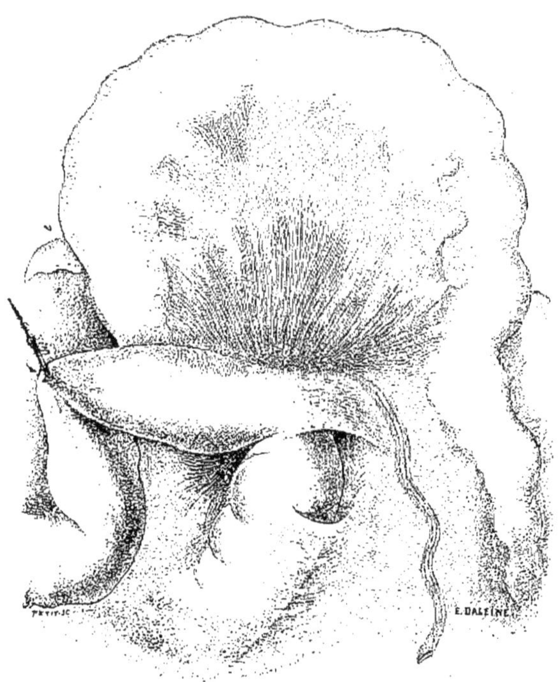


FIG. 4. — *Fossettes duodénales inférieure et supérieure.*

La veine mésentérique inférieure, très écartée de la fossette inférieure, longe le bord gauche de la supérieure. On voit en haut le côlon transverse et son méso renversés ; à gauche de la figure le côlon descendant ; à droite la branche ascendante du duodénum, les deux plis duodénaux et les fossettes qu'ils limitent ; enfin le jéjunum attiré à droite ainsi que le mésentère sous lequel disparaît le duodénum.

est dirigé à droite et touche presque à la racine du mésentère ; son orifice évasé est tourné en haut et est circonscrit par le bord libre du *repli duodénal inférieur*. Ce repli, de forme triangulaire, présente un bord libre falciforme, semi-lunaire, à concavité tournée en haut et dont les deux extrémités ou cornes se perdent : la droite sur la face antérieure du duodénum, la gauche sur le péritoine prérénal. Les bords adhérents du repli se continuent : le gauche avec le péritoine pariétal, le droit avec le péritoine duodénal (feuillet gauche du mésentère). Ce repli, sans vaisseaux ni graisse, forme une toile fine, délicate, tendue par-dessus l'angle rentrant duodéno-pariétal et laissant voir par transparence le duodénum qui monte vers le mésocôlon transverse. Le cul-de-sac péritonéal se trouve donc limité : à gauche et en avant, par ce repli ; à droite par l'intestin ascendant ; en arrière il repose sur le flanc gauche de la 3e vertèbre lombaire, son sommet plonge quelquefois jusque sur la face antérieure de la 4e vertèbre lombaire. Sa profondeur variable peut atteindre 3 centim. La largeur de l'orifice, variable aussi, admet en général la pulpe de l'index. Quelquefois le pli péritonéal est accolé à l'intestin, le coiffe et la fossette paraît alors manquer. Elle n'existe pas moins, car en examinant de plus près, on trouve facilement le rebord libre du repli indiquant l'entrée de la fossette, et en glissant l'extrémité d'un instrument mousse entre ce pli et l'intestin, on pénètre dans la fossette. Nous avons cherché les rapports vasculaires de ce repli ; *la veine mésentérique inférieure* se trouvait toujours assez éloignée de son bord adhérent gauche (un travers de doigt) ; *l'artère colique gauche* n'était pas moins éloignée du sommet du repli. Ces deux vaisseaux allaient s'entre-croiser très loin de la fossette, vers la gauche et en bas. Ces faits nous montrent bien que cette fossette duodénale inférieure est *isolée* de tout vaisseau, elle est donc franchement *non vasculaire*, et toute genèse expliquée par la disposition des vaisseaux sus-cités ne peut lui être appliquée.

Nous devons à l'obligeance de notre excellent maître, M. le professeur Farabeuf, le cas que nous représentons de *fossette duodénale inférieure vasculaire*. Dans ce cas (fig. 5) le repli duodénal inférieur est plus haut que d'ordinaire, il monte jusqu'à l'union du quart supérieur avec les trois quarts inférieurs de la portion ascendante du duodénum ; son bord libre falciforme décrit un anneau presque complet dont les deux extrémités, ou cornes, s'insèrent sur l'intestin. De cette disposition du bord libre du repli, il résulte un orifice circulaire donnant accès dans un cul-de-sac péritonéal à deux prolongements : un dirigé en haut (fossette duodénale supérieure ébauchée), un autre en bas (fossette duodénale inférieure très développée). On pourrait ainsi regarder ce cas comme un exemple de réunion de deux fossettes en une seule, par suite de la fusion des cornes gauches des deux replis duodénaux : inférieur et supérieur. Nous faisons entrer ce cas dans le groupe des fossettes duodénales inférieures, parce que le pli ainsi que la fossette supérieure ne sont qu'à peine ébauchés. Du reste, quand même les deux fossettes seraient également développées, il n'y en aurait pas moins deux fossettes distinctes avec un orifice commun d'entrée. Waldeyer a décrit un cas (voir l'historique des fossettes) qui n'est que l'exagération de celui-ci. La coexistence fréquente de la fossette duodénale inférieure avec la supérieure faisait prévoir la possibilité d'une *double fossette à un orifice unique*.

Nous n'avons rien à dire de particulier sur le repli qui était aussi mince, transparent et non vasculaire que dans les cas ordinaires.

Nous insisterons sur deux points particuliers de cette fossette : 1° sur sa *dimension* très grande ; elle admettait en effet deux travers de doigt et avait 4 cent. de profondeur ; 2° sur les *rapports* de son repli avec le *paquet vasculaire* formé par la veine mésentérique inférieure et l'artère colique gauche. Le tronc de cette veine, du calibre du petit doigt, est contourné en spirale par l'artère colique gauche et par une des branches de cette dernière. Le paquet, ainsi formé par ces deux vaisseaux, longe le bord adhé-

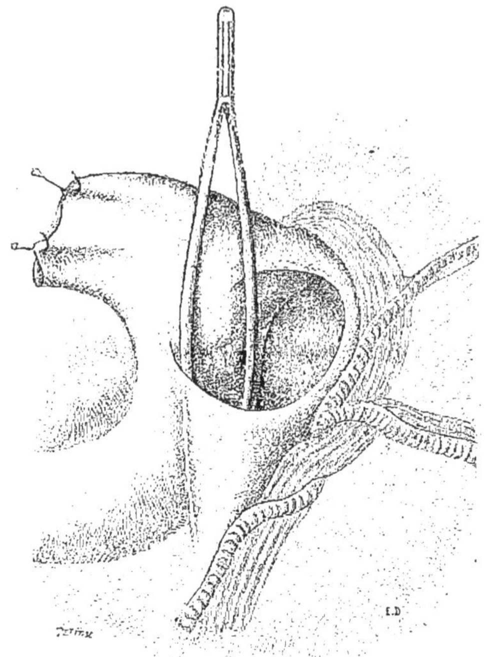

FIG. 5. — *Fossette duodénale inférieure vasculaire.*

La veine mésentérique inférieure très large et contournée en spirale par l'artère colique gauche, longe le bord gauche de la fossette et son orifice. L'orifice circulaire donne accès dans un petit diverticule en haut (fossette duodénale supérieure ébauchée) et dans un très profond en bas (fossette duodénale inférieure très large et très profonde).

rent gauche du repli dans toute son étendue ; puis, arrivés au bord libre de ce dernier, les vaisseaux décrivent une crosse à convexité dirigée en dehors et dont la concavité embrasse l'orifice de la fossette, c'est-à-dire le bord annulaire libre du repli. Vu les rapports avec ces gros vaisseaux, on peut appeler cette fossette : *fosse duodénale inférieure vasculaire.*

II. *Fossette duodénale supérieure.* — Moins constante que la précédente, d'après nos recherches, elle existerait dans la proportion de 50 0/0 environ. Très souvent nous l'avons vue *coïncider* avec la *fossette duodénale inférieure* (fig. 4). Elle siège toujours au niveau de l'extrémité supérieure de la portion ascendante du duodénum. C'est une fossette renversée (*une hotte renversée*) dont l'orifice d'entrée regarde en bas et est opposé à celui de la fossette précédente ; cet orifice est limité par le bord du repli péritonéal qui la détermine. Ce *repli duodénal supérieur*, triangulaire, forme la paroi antérieure de la fossette et présente une base libre, tournée en bas, semi-lunaire, dont la corne gauche se perd sur le péritoine prérénal, la corne droite sur la séreuse duodénale. Le sommet du repli se perd en haut sur le feuillet inférieur du mésocôlon transverse ; son bord gauche, ou pariétal, se continue avec le péritoine pré-rénal ; le droit, ou intestinal, avec le péritoine de l'intestin. La fosse, ainsi limitée en avant par le repli, à droite par le duodénum, s'arrête en haut sur le corps du pancréas et repose sur la deuxième vertèbre lombaire, dans l'angle rentrant que forme la veine rénale gauche avec l'aorte abdominale. La fossette la plus profonde que nous ayons trouvée avait 2 cent. Un vaisseau affecte des rapports intimes avec un des bords du repli péritonéal. La *veine mésentérique inférieure*, arrivée au niveau de l'orifice de la fossette, présente une crosse à convexité dirigée à gauche et dont la concavité longe le bord adhérent pariétal du repli, pour aller se perdre au delà du sommet de ce dernier sous le pancréas. Quelquefois la veine passe dans l'épaisseur du repli, longe dans une certaine étendue son bord libre avant de disparaître sous le pancréas.

III. *Fossette duodéno-jéjunale ou mésocolique.* — C'est celle que nous avons rencontrée le moins souvent (cinq fois sur 30 cadavres). Jamais cette fossette ne coïncide avec une autre, sa rareté s'explique par ce fait que son existence nécessite absolument la pénétration de l'angle duodéno-jéjunal dans l'épaisseur de la racine du mésocôlon transverse. Or, cette pénétration est assez rare. Sur nos cinq cas, nous l'avons trouvée quatre fois simple et une seule fois double (chez un enfant de 2 ans 1/2).

1° *Fossette simple* (fig. 6). — En attirant le jéjunum en avant et à droite (le mésocôlon étant renversé) on voit les plis ou ligaments duodéno-méso-coliques tendus entre l'angle duodéno-jéjunal et le mésocôlon (nous avons dit que ces deux plis sont formés par le passage des deux feuillets du mésentère dans le mésocôlon). Limité par ces plis, d'une part, par le dos de l'angle duodéno-jéjunal d'autre part, et enfin par la veine mésentérique inférieure, apparaît un orifice à peu près circulaire qui conduit dans une fossette profonde. Cette fossette s'enfonce dans l'épaisseur de la racine du mésocôlon et s'engage dans un espace prévertébral répondant à la 2e vertèbre lombaire et limitée en haut par le pancréas (qu'on voit par transparence à travers la fossette), à droite par l'aorte, à gauche par le rein de ce côté. Dans la cavité de la fossette fait saillie l'angle duodéno-jéjunal. En l'ouvrant, on voit filer sous son extrémité la large veine rénale gauche. Le diamètre de l'orifice admettait le petit doigt, la profondeur de la fossette variait entre 2 et 3 cent.

Décrivons en détail les deux plis péritonéaux qui la limitent : a) *pli duodéno-jéjunal ou duodéno-mésocolique gauche.* Triangulaire, son bord libre, à concavité tournée en haut, présente deux extrémités, dont l'antérieure se perd sur le péritoine du jéjunum, la postérieure sur le mésocôlon transverse en passant par-dessus la crosse de la veine mésentérique inférieure. Le sommet du pli se perd dans la racine du mésocôlon. Le bord adhérent postérieur ou mésocolique passe par-dessus la veine mésentérique inférieure pour aller se continuer avec le feuillet inférieur du mésocôlon. Enfin, son bord adhérent antérieur ou instestinal se perd sur le péritoine de l'angle duodéno-jéjunal (continuation du feuillet gauche du mésentère). b) *Pli duodéno-jéjunal ou duodéno-mésocolique droit.* Sauf les rapports du bord adhérent mésocolique avec la veine mésentérique inférieure ; ce pli présente la même forme et disposition que le précédent.

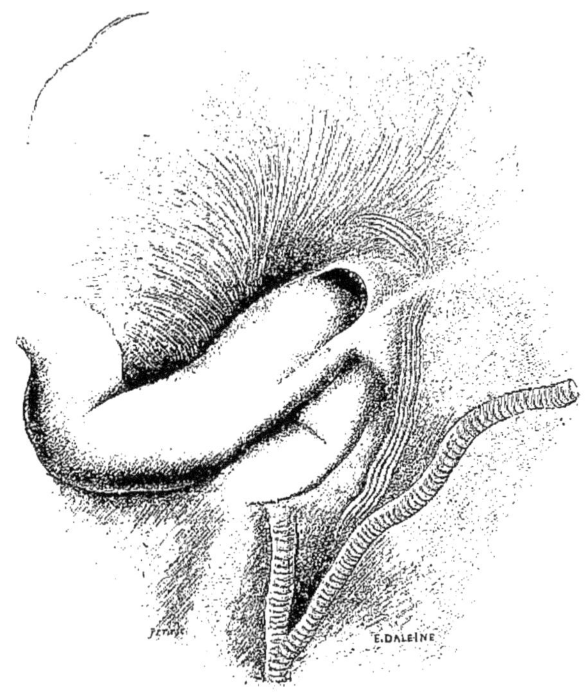


FIG. 6. — *Fossette duodéno-jéjunale simple.*

On voit sortir d'au-dessous du duodénum l'artère mésentérique inférieure qui donne plus bas l'artère colique gauche. Celle-ci croise bientôt la veine mésentérique inférieure qui monte parallèlement au duodénum et va, après avoir longé la fossette, se perdre au-dessus d'elle. Entre la crosse veineuse et l'orifice de la fossette on voit un petit pli péritonéal semi-lunaire.

Pour terminer avec ces plis, nous dirons que, dans trois de nos cas, les cornes postérieures ou mésocoliques de leurs bords libres étaient réunies ensemble par un petit pli semi-lunaire dont la concavité antérieure limitait l'entrée de la fossette, et dont le bord convexe postérieur était embrassé par la concavité de la veine mésentérique. Dans les deux autres cas, c'est la veine elle-même qui limitait en arrière, comme nous l'avons dit, l'orifice de la fossette. Cette fossette, vu ses rapports avec l'angle duodéno-jéjunal d'une part, et le mésocôlon transverse de l'autre, mérite bien un des deux noms que nous lui avons donné : *fossette duodéno-jéjunale ou mésocolique.*

Insistons un peu sur ses *rapports vasculaires :* la veine mésentérique inférieure longe d'abord toute la longueur du bord adhérent mésocolique du pli gauche, puis la concavité de sa crosse embrasse l'orifice d'entrée de la fossette. L'artère colique gauche est située très loin de la fossette, elle laisse la veine mésentérique bien au-dessous du duodénum ; donc cet arc actério-veineux a des rapports si médiats avec la fossette duodéno-jéjunale qu'on peut les négliger, à l'état normal du moins.

2° *Fossette double* (fig. 7). — Nous n'en avons vu qu'un cas ; elle doit être rare, car les auteurs n'en parlent pas. Dans notre cas, un troisième pli duodéno-mésocolique, tendu entre la veine mésentérique inférieure et le milieu du dos de l'angle duodéno-jéjunal, déterminait deux orifices auxquels

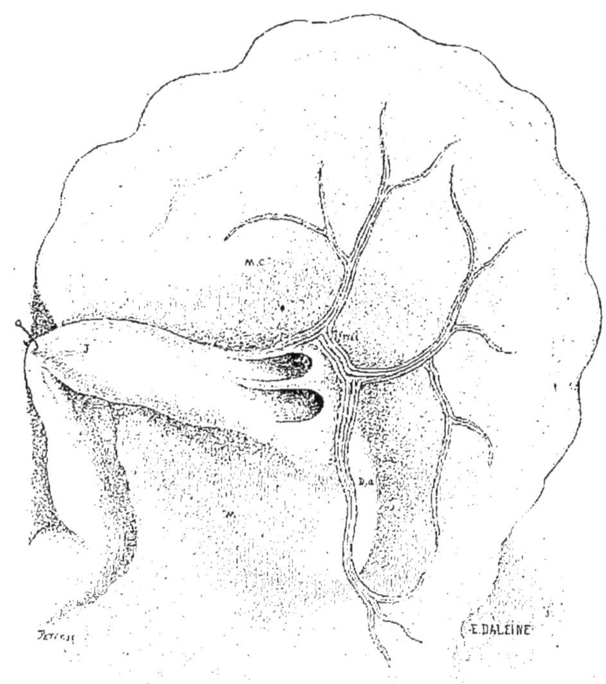


FIG. 7. — *Fossette duodéno-jéjunale double.*

M. C, mésocôlon transverse. — D. a, portion ascendante du duodénum. — M, mésentère. — J, jéjunum. — V. m. i, veine mésentérique inférieure.

faisaient suite deux culs-de-sac péritonéaux accolés comme les canons d'un fusil. Le cul-de-sac postérieur ou droit était moins profond que l'antérieur. Quant au reste, la description de la fossette précédente peut lui être appliquée. Nous nous somme assuré qu'il ne s'agissait pas, dans ce cas, d'une simple bride celluleuse divisant l'orifice et laissant la fossette unique.

*Rapports des fossettes duodénales et duodéno-jéjunales avec les vaisseaux qui les entourent.* — Nous avons insisté, à propos de chacune de ces fossettes sur les rapports qu'elles affectaient avec les vaisseaux formant l'arc vasculaire de Treitz. Mais, vu l'importance qu'on a accordée à ces rapports, tant au point de vue de la formation de ces fossettes qu'au point de vue pathologique, nous allons résumer brièvement les faits que nous avons constatés. Dans les cas de *fossette duodénale inférieure*, et ce sont les plus fréquents, l'arcade vasculaire n'a que des rapports très médiats et si lointains avec cette dernière, qu'on peut appeler cette fossette *franchement non vasculaire*. L'arcade artério-veineuse dans ces cas, est déjetée à gauche et en bas à un bon travers de doigt du bord adhérent gauche du repli péritonéal. Dans le cas de M. Farabeuf, la fossette avait des rapports inmédiats avec l'arcade vasculaire, mais il faut ajouter que cette fossette était très large et très profonde. Cette fossette était donc *vasculaire*. La fossette *duodénale supérieure* est toujours *vasculaire*, mais elle n'est en rapport qu'avec la *veine mésentérique*, comme nous l'avons déjà dit, et jamais avec l'artère colique gauche. Enfin la *fossette duodéno-jéjunale ou mésocolique*, elle aussi, est toujours *vasculaire*. Nous avons, en effet, précisé ses rapports avec la *veine mésentérique inférieure*. Quant à l'artère colique gauche, comme dans le cas précédent, elle se trouve très loin de la fossette.

Avant de terminer la description de ces fossettes, il nous reste à les étudier dans une vue d'ensemble. Nos recherches nous ont démontré *l'individualité de chacune d'elles*. Nous avons cherché d'abord à écarter toute fossette appartenant à des sujets dont les modifications pathologiques de la séreuse abdominale pouvaient, à la rigueur, laisser des doutes. Nous avons examiné, à cet effet, dix enfants, depuis le nouveau-né jusqu'à l'âge de 7 ans. On sait, en effet, combien leurs séreuses sont, beaucoup plus souvent que chez les adultes, vierges de toute adhérence pathologique. Ces recherches nous ont prouvé l'existence de ces fossettes, plus ou moins développées, même sur des nouveau-nés. Cette cause d'erreur éliminée, ces fossettes restent donc bien des dispositions normales du péritoine. Le groupement que nous avons fait des différents cas que nous avons rencontrés, est légitimé d'abord par leur siège et leur forme, et enfin par des dispositions particulières qui paraissaient favoriser plutôt la formation de l'une ou de l'autre de ces fossettes : 1° *du rapport qu'affectait l'angle duodéno-jéjunal avec la racine du mésocôlon transverse*. En effet, nous n'avons jamais vu une fossette duodéno-jéjunale ou mésocolique dans le cas où l'angle duodéno-jéjunal ne pénétrait pas dans la racine de ce mésocôlon. Dans ces cas d'angle libre au-dessous de ce méso, il existait toujours une seule ou les deux fossettes duodénales. Au contraire, quand l'angle duodéno-jéjunal est inclus dans l'épaisseur de la racine du mésocôlon, les fossettes duodénales manquent, et on trouve souvent, mais pas toujours, la fossette duodéno-jéjunale ; 2° des *rapports de la veine mésentérique inférieure avec la branche ascendante du duodénum*. En effet, dans le cas de non pénétration de l'angle duodéno-jéjunal dans la racine du mésocôlon, cette veine longeait le duodénum, mais à une distance notable de son bord gauche ; tandis qu'au contraire quand cet angle était contenu dans ce méso, la veine suivait son trajet ascendant, accolée à l'intestin.

Sans chercher à expliquer la façon dont ces causes agissent dans la production d'une fossette plutôt que d'une autre — cette explication serait, d'ailleurs, purement théorique, — nous nous contenterons de la constatation des faits, et nous dirons, en résumé :

1° Les *fossettes duodénales* coïncident, d'une part avec un *angle duodéno-jéjunal libre* et situé au-dessous du mésocôlon transverse, d'autre part avec un *écartement de la veine mésentérique inférieure* du flanc de l'intestin (même dans le cas de fossette duodénale inférieure vasculaire, la veine était située aussi loin de l'intestin, vu la largeur de deux travers de doigt de cette fossette).

2° La *fossette duodéno-jéjunale ou mésocolique* s'accommode de conditions tout à fait contraires : *pénétration de l'angle duodéno-jéjunal* dans la racine du mésocôlon et *accolement de la veine* à l'intestin.

Ces conditions, qui nous paraissent capitales, justifient, nous le croyons, la classification que nous venons de donner et que nous résumons dans le tableau suivant :

| | | |
|---|---|---|
| I. *Fossettes duodénales* pouvant coexister. | *Inférieure.* | *Type non vasculaire :* Le plus fréquent.<br>*Type vasculaire :* Rapport avec l'arcade artério-veineuse. |
| | *Supérieure.* | *Toujours vasculaire :* Arcade simplement veineuse. |
| II. *Fossette duodéno-jéjunale ou mésocolique.* Ne coexiste jamais avec les précédentes. | *Simple.*<br>*Double.* | *Toujours vasculaires :* Arcade veineuse. |

En comparant la description que nous donnons des fossettes de la région duodénale à celle qu'en ont donnée nos devanciers, on pourra voir rapidement combien je me sépare de ces derniers. Certes ces fossettes ont été plus ou moins indiquées et nous avons eu le soin nous-même de préciser ce qu'on avait déjà dit sur chacune d'elles. Mais, là où on a cru à une disposition plus ou moins rare et peu digne d'intérêt, nous démontrons qu'il s'agit de faits assez fréquents et importants. En deux mots, d'après nous, il y a dans la région duodénale plusieurs fossettes péritonéales, ayant chacune son individualité propre et méritant une description détaillée. A l'*unicisme* de la plupart des auteurs, au *dualisme de Treves*, il faut substituer la notion de *trois fossettes dissemblables*, justiciables chacune d'une description et d'un nom particulier. Cette division n'a pas seulement un intérêt d'exactitude anatomique, mais aussi, et à un plus haut degré, un intérêt pathologique, chacune de ces fossettes pouvant imprimer à la hernie qui s'y produit une marche et un aspect différent ; le chapitre suivant nous le démontrera.

*En résumé*, nous dirons que notre fossette duodénale inférieure non vasculaire a été vue par Treitz, Eppinger, et incomplètement décrite par Treves ; la même fossette, vasculaire, répond à la duodéno-jéjunale de Treitz. Quant à notre fossette duodénale supérieure, vue par Eppinger, mal comprise par Treves, nous en avons le premier donné une description complète et montré son importance. Ma fossette duodéno-jéjunale ou mésocolique se trouve, très incomplètement il est vrai, décrite par Huschke, sous le nom de fossette duodéno-jéjunale. Nous avons déjà relevé l'erreur de Treitz qui assimilait sa fossette à cette dernière. Enfin la même fossette, double, n'est mentionnée par personne avant nous.

Développement des fossettes. — Nous ne pouvons terminer l'étude de ces fossettes, sans nous poser, comme nos devanciers, la question suivante : quelle est la raison d'être de ces fossettes ? Comment se développent-elles ? Plus facile à poser qu'à résoudre, cette question a fait naître plusieurs théories, que nous allons résumer et discuter aussi rapidement que possible. Nous distinguons trois théories : de Treitz, de Waldeyer, ou vasculaire, et enfin celle de Treves.

I. *Théorie de Treitz* ou *de la locomotion embryonnaire du tube intestinal.* — D'après cette théorie, la formation du pli et de la fossette duodéno-jéjunale serait due au déplacement, chez l'embryon, du duodénum, de gauche à droite, déplacement dû à son tour à la diminution successive du volume du foie.

« Ce sont ces déplacements simultanés du mésocôlon transverse et de la flexura (angle) duodéno-jéjunale qui, dans certaines circonstances, amènent la formation de la fosse et du pli duodéno-jéjunal. »

« Cette opinion s'expliquera en examinant de près ce déplacement. En effet, aux endroits où la portion inférieure transversale du duodénum n'est unie que lâchement avec le péritoine, ce dernier ne peut prendre part aux déplacements de l'intestin, car il n'y a de déplacée que la couche celluleuse lâche. Mais, aux endroits où l'intestin est uni intimement au péritoine, comme c'est le cas à la flexura duodéno-jéjunale, ce dernier est forcé de suivre le déplacement de l'intestin et s'invagine en cornet ; par suite la profondeur de l'invagination donnera la mesure du déplacement de la flexura. »

Enfin : « Le déplacement simultané du mésocôlon transverse de gauche à droite, loin de gêner ou compenser cette invagination, comme on pourrait le croire, au contraire la favorise, en permettant sa dilatation dans le sens transversal et la formation du pli duodéno-jéjunal semi-lunaire. »

Cette théorie, admise sans discussion par Gruber et Eppinger, fut complètement rejetée par Waldeyer. Pour mon compte, je ne puis que souscrire aux arguments que donne ce dernier : « Comment, dit-il, par suite du soulèvement de l'extrémité supérieure du duodénum, la flexura duodéno-jéjunale est-elle attirée à droite et en bas ? Treitz lui-même a démontré que cette portion du duodénum est fixée dans sa position par le muscle suspenseur du duodénum, et cette fixation se fait de très bonne heure, à une époque où il n'existe encore pas de fossette duodéno-jéjunale. »

« De plus, ajoute Waldeyer, comment, pour un organe flexible comme le duodénum, qui, dans son accroissement, augmente dans tous les sens, le déplacement, d'ailleurs insignifiant, de l'extrémité supérieure sur la droite et en haut, peut-il exercer une traction à droite et en bas sur l'extrémité inférieure ? On pourrait peut-être admettre cette action s'il s'agissait d'une masse plus rigide, mais, pour une anse intestinale, ce déplacement me paraît très invraisemblable. »

D'accord avec Waldeyer, nous écartons donc cette théorie.

II. *Théorie de Waldeyer* ou *vasculaire*. — Se basant sur le fait, très discutable du reste, que la veine mésentérique inférieure est en rapport intime avec le bord libre du repli duodéno-jéjunal, Waldeyer voit dans cette disposition la raison de l'existence du pli et de la fossette. Voici en substance la théorie de cet auteur :

La *veine mésentérique inférieure*, accolée à la paroi abdominale postérieure à sa racine (veines hémorrhoïdale supérieure et colique gauche), se sépare de cette dernière vers sa partie terminale pour aller se jeter dans la veine porte, formant ainsi une sorte de corde tendue dans la cavité abdominale. Au fur et à mesure que le feuillet interne du mésocôlon descendant disparaît (par suite du développement du rein gauche qui s'en recouvre) il se forme autour de l'extrémité de la veine, libre dans sa situation, un repli péritonéal, dans le bord libre duquel cette extrémité recourbée de la veine sera située. C'est le repli duodéno-jéjunal.

« Bref, dit Waldeyer, dans tous les cas que j'ai examinés, c'est toujours le trajet de la veine qui a été le facteur important dans le développement du repli et de la fossette. Chez l'adulte cette relation n'apparaît pas toujours, cela tient à des modifications secondaires, produites par des adhérences anormales, soit dans le repli lui-même, soit à distance. »

Quant à la formation de la fossette, voici ce qu'en dit Waldeyer : « Si l'on se rappelle : que c'est au niveau de ce point que le duodénum, entouré par le repli de la veine, se porte vers le jéjunum libre dans sa situation et se recourbe assez brusquement à droite, le mésocôlon descendant exerce une traction à gauche et en bas, la courbure duodéno-jéjunale, au contraire, à droite, en haut et en avant; forcément, entre le repli et l'intestin, se produira une petite fossette qui deviendra plus ou moins large; suivant les mouvements de l'intestin. »

Toutes les anomalies de la fossette s'expliqueraient, d'après l'auteur, par celles du trajet de la veine mésentérique inférieure.

Pour accepter cette théorie, des plus saisissantes, il est vrai, il faudrait admettre comme un fait indiscutable le rapport de la veine et du pli péritonéal admis par l'auteur. Malheureusement il n'en est rien.

Eppinger, dans le but de faire renaître la théorie de Treitz, s'élève déjà contre l'opinion de Waldeyer : « La veine mésentérique inférieure, dit-il (*loc. cit.*, p. 121), n'est pas toujours située au bord libre du repli, même dans le cas de fossette bien développée. »

Waldeyer, dans son travail de 1874, dans les *Archives de Virchow*, lui répond que : « ces considérations faites *sur des adultes* n'ont aucune valeur, ainsi que je l'ai déjà dit. Il faut s'en tenir à celles que l'on fait *sur l'embryon* ».

Nous répondrons à Waldeyer que *nous avons examiné* avec attention, à ce propos, *des embryons* de 3 à 6 mois et des *nouveau-nés*, et que nous sommes loin d'avoir trouvé la constance du rapport qu'il donne comme normal. Aussi bien chez l'embryon, que chez le nouveau-né et l'adulte, la veine est rarement en rapport avec le bord libre du repli duodénal inférieur, et cela seulement dans le cas de fossette vasculaire. Très exceptionnellement elle vient en rapport, dans un très court trajet, avec le bord libre du pli duodénal supérieur. Ce rapport n'existe jamais dans le cas de fossette duodéno-jéjunale. Nos recherches nous poussent donc à rejeter cette théorie, comme la précédente, tout en admettant que mieux que cette dernière, la théorie de Waldeyer peut être appliquée à certains cas, mais qui sont l'infime minorité.

III. *Théorie de Treves.* — Chez certains animaux, la hyène par exemple, il partirait de la partie terminale du duodénum, un pli vertical attaché sur la ligne médiane et s'élevant d'une même ligne que le mésocôlon descendant. Ce pli, constaté par Treves aussi chez un fœtus humain, serait la continuation du méso-duodénum. Par suite de l'accroissement graduel du mésocôlon, le pli duodénal est entraîné avec lui au delà de la colonne vertébrale, si bien que, dans ce cas, il paraît inséré suivant une ligne verticale, sur le feuillet droit du mésocôlon descendant, à quelque distance de la colonne. Ce pli, constaté chez le fœtus, forme le repli duodéno-jéjunal. Telle est la théorie de Treves. Que faut-il en penser ? Nous ne saurions le dire, n'ayant pas constaté sur les embryons, que nous avons examinés à cet effet, ni le pli dont parle l'auteur, ni le processus de son déplacement.

Nous venons donc d'éliminer toutes les théories émises sur le développement des fossettes duodénales. Il faudrait maintenant à leur place en mettre une autre. Nous croyons plus sage de nous abstenir, et de reconnaître l'insuffisance de nos connaissances à ce sujet. Émettre une théorie, ne serait pas chose difficile, mais il est presque impossible, on vient de le voir, de la mettre à l'abri des critiques.

Nous nous contentons de renvoyer aux conditions particulières qui paraissent favoriser la formation d'une variété plutôt que d'une autre de ces fossettes, conditions que nous avons précisées plus haut.

## II. — Anatomie pathologique.

Au point de vue anatomo-pathologique et physiologique, nous distinguerons deux variétés de hernies duodénales. Une première est celle que Treitz décrit le premier : c'est la *hernie de Treitz*. Et une deuxième, dont nous avons trouvé quelques rares cas déjà publiés, mais mal interprétés par les auteurs, et dont nous possédons nous-même deux cas inédits : c'est la hernie que nous appellerons *duodénale droite*.

La première, en effet, se développe et siège toujours, surtout dans la moitié gauche de la cavité abdominale : c'est la *hernie duodénale gauche* ou type ordinaire. La deuxième siège dans la moitié droite de cette cavité, et se développe d'une façon spéciale, quoique toujours aux dépens des fossettes duodénales ordinaires. C'est pour cela que nous l'appelons *hernie duodénale droite*, ce qui ne préjuge rien de sa pathogénie spéciale que nous décrirons plus loin, telle que nous la concevons et telle qu'elle ressort de nos deux cas inédits, et dont nous représentons la disposition.

Nous décrirons donc, dans un premier chapitre, la hernie gauche de beaucoup la plus fréquente, à tous points de vue, et nous consacrerons un deuxième et court chapitre à l'étude anatomo-pathologique de la hernie duodénale droite.

### A. — Hernie duodénale gauche, ou hernie de Treitz.

Quand on ouvre l'abdomen d'un sujet porteur d'une hernie duodénale, après avoir relevé le tablier épiploïque, deux cas peuvent se présenter ; le plus fréquemment dans ces cas la hernie se montre pour ainsi dire d'elle-même. Elle occupe la plus grande partie de la cavité abdominale. Toute la masse de l'intestin grêle est enfermée dans un sac péritonéal, et ce n'est qu'à travers la paroi, le plus souvent mince, transparente, de ce dernier qu'on aperçoit les circonvolutions intestinales.

Quelquefois les choses ne se présentent pas ainsi : la petite hernie duodénale, enfoncée, cachée par les circonvolutions de l'intestin flottant, demande à être recherchée, et ce ne sera qu'après avoir déplacé, ordinairement à droite, l'intestin flottant, qu'on découvrira contre le flanc gauche de la colonne vertébrale, près de la racine du mésocôlon transverse, un petit sac herniaire, renfermant une plus ou moins longue portion d'intestin grêle.

Entre ces deux extrêmes, il y a bien entendu tous les intermédiaires.

Nous allons décrire successivement le sac herniaire et son orifice, au triple point vue de leurs dimension, situation et texture. Ensuite nous étudierons le contenu de la hernie.

#### 1° — SAC HERNIAIRE ET SON ORIFICE

#### a. — *Conformation extérieure. — Volume. — Forme. — Situation et rapports du sac herniaire et de son orifice ou collet.*

##### α. — Sac herniaire.

1. Dimension. — Leur volume variable permet de diviser les hernies duodénales en trois groupes : *petites*, *moyennes* et *volumineuses ou complètes*.

Parmi les *hernies petites* nous devons citer le 1er cas de Treitz, qui ne contenait que 5 cent. de jéjunum. Citons encore parmi les sacs de faible dimension ceux qui avaient le volume d'un citron (20e cas, Treitz), du poing (21e et 22e cas, Treitz), celui du 35e cas (Gruber) qui avait 2 cent. 1/2 de longueur, sur 1 1/2 de largeur. Le même auteur signale deux autres cas de ce genre (cas 38e et 39e) dont la longueur variait entre 2 1/2 à 3 pouces, et la largeur de 2 à 2 pouces 1/2. Lambl décrit aussi toute une série de ces petites hernies (cas 29, 30, 32, 33 ; grosseur d'une noix). Nous voyons donc combien minimes peuvent être ces hernies. Cependant nous ferons remarquer que ce sont là des cas rares, qu'on n'a vus, à une exception près, que chez des enfants ou des nouveau-nés. Il est probable qu'avec l'âge ces sacs auraient augmenté de volume. En effet, rarement ces hernies s'arrêtent à ce degré, elles ont une tendance à augmenter constamment pour atteindre un complet développement, mais elles peuvent aussi, très rarement il est vrai, s'arrêter en route. Alors on peut constater ces sacs de *moyenne dimension*, qui sont encore plus rares que les premiers. Le 1er et le 4e cas de Lambl sont des exemples de sac de moyenne dimension. Enfin Eppinger (51e cas), Gruber (37e cas) et Krauss (59e cas), décrivent chacun un cas de hernie de moyen volume avec un sac de 11 à 18 cent. de long.

Ordinairement, avons-nous dit, l'accroissement de la hernie se poursuit, le sac devient de plus en plus volumineux, il envahit la presque totalité de la cavité abdominale et contient tout l'intestin grêle. C'est dans ces cas qu'on ne voit plus, à l'ouverture de la cavité abdominale, qu'une toile séreuse recouvrant de toutes parts la masse de l'intestin grêle, et recouverte à son tour par le gros intestin. Tous les cas, à part ceux que je viens de signaler, appartiennent à cette dernière catégorie de *hernie*, dite *complète*.

Le tableau suivant, renfermant les dimensions de quelques cas, pourra donner une idée assez exacte du volume variable que peut atteindre cette hernie.

| D. VERTICAL (longueur) | D. TRANSVERSAL (largeur) | D. SAGITTAL (antéro-post). | POURTOUR | |
|---|---|---|---|---|
| 2 1/2 cent. | 1 1/2 cent. | — | — | 35e cas (Gruber). |
| 8 à 10 » | — | — | — | 33e cas (Lambl). |
| 11 » | 14 » | 9 cent. | — | 37e cas (Gruber). |
| 14 » | 12 » | — | — | 31e cas (Lambl). |
| 18 » | 12 » | — | — | 59e cas (Krauss). |
| 20 » | 16 1/2 » | 9 cent. | 57 c. | 58e cas ( » ). |
| 24 1/2 » | 14 1/2 » | 5 à 11 » | 64 » | 36e cas (Gruber). |
| 2 1/2 pouces | 3 pouces | 1/2 à 3/4 pouce | — | 38e cas ( » ). |
| 3 » | 1 p. 2 lignes | — | — | 39e cas ( » ). |
| 6 à 8 » | — | — | — | 43e cas (Chiene). |
| 10 à 6 lignes | 9 p. 10 lignes | — | — | 1er cas (Naubauer). |

*En somme* : le volume du sac peut varier, depuis celui d'une petite noix enfoncée dans la cavité abdominale, jusqu'à celui d'une tête d'adulte et même plus, occupant la plus grande partie de cette cavité. Les premiers forment les rares exceptions, les seconds au contraire, constituent la grande majorité des cas décrits jusqu'à ce jour.

2. Forme. Situation et rapports. — Le sac herniaire commence à se développer à gauche de la colonne vertébrale, il peut n'atteindre qu'un petit volume et rester ainsi collé à la paroi abdominale postérieure sans changer, qu'en bien peu de chose, la situation des organes voisins. Le plus souvent, nous l'avons déjà dit, la hernie augmente, le sac herniaire s'étend surtout vers la gauche, les organes voisins sont déplacés et affecteront bientôt des

rapports plus ou moins intimes avec ce dernier. A ce point de vue aussi nous aurons donc à distinguer les hernies d'un volume relativement faible et les volumineuses.

*Hernies petites.* — De forme variable, la hernie apparaît sous l'aspect d'un sac aplati, rond, ou en forme de rein. Le sac herniaire, peu volumineux, situé au côté gauche de la colonne vertébrale, affecte ordinairement les rapports suivants avec les organes qui l'entourent. Ce sac repose sur les vaisseaux rénaux gauches, sur le psoas du même côté et présente avec le rein gauche des rapports d'une étendue variable, avec son volume.

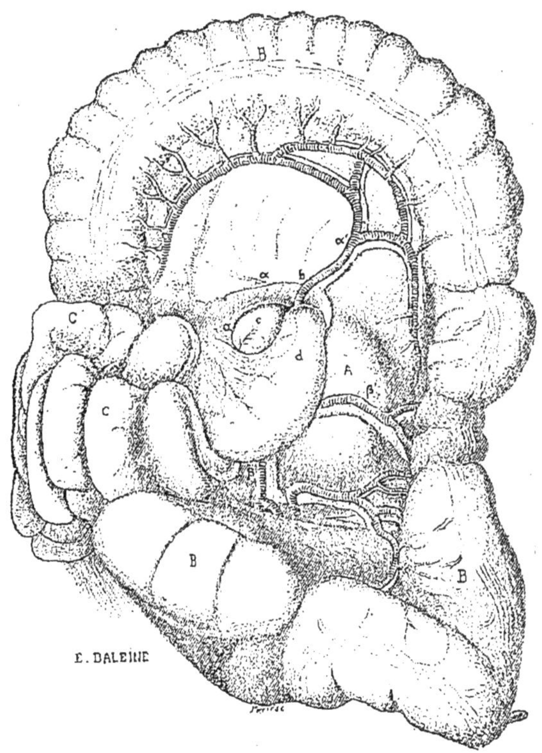


Fig. 8. — *Hernie duodénale petite.* (Cas 35, Gruber.)

A, hernie duodénale. — a, orifice du sac herniaire. — c et d, les deux extrémités de l'anse jéjunale contenue dans le sac. — CC, intestin grêle rejeté sur la droite. — BBB, couronne des côlons. — b, arc vasculaire autour de l'orifice du sac. — α, veine mésentérique inférieure. — β, artère colique gauche supérieure. — α', rameau anastomotique supérieur. — β', artère colique gauche moyenne.

Tantôt il touche à peine son bord interne (33e cas, Lambl), tantôt il ne recouvre que la moitié interne seulement (35e cas, Gruber ; 21e cas, Treitz) ; enfin le sac peut recouvrir toute la face antérieure du rein (29e cas, Lambl). Plus le sac sera grand, plus la portion du rein qu'il recouvrira augmentera. En bas, ces petites hernies ne dépassent pas d'ordinaire l'extrémité inférieure du rein (cas 29, 30, 32, 33, Lambl ; 19 et 20, Treitz ; 39, Gruber) ; dans quelques cas elles dépassent le rein plus ou moins pour recouvrir le psoas et atteindre presque la bifurcation de l'aorte abdominale (cas 21 et 22,

Treitz ; 35 et 38, Gruber). En haut c'est le pancréas et la racine du mésocôlon transverse qui limitent le sac. *En somme*, nous voyons que la paroi postérieure du sac de petites hernies duodénales s'étend entre le pancréas en haut, l'extrémité inférieure du rein gauche en bas, la colonne vertébrale et l'aorte abdominale en dedans, enfin atteint rarement le bord externe du rein gauche en dehors. Dans ces cas, les côlons, transverse et descendant, quoique assez voisins du sac herniaire, ne sont nullement en rapport immédiat avec lui, ils occupent leur situation ordinaire.

*Hernies moyennes.* — Si le sac est de volume moyen, ces rapports changent. C'est vers la gauche, en haut et en bas, que le sac augmentera. Ainsi, en haut le sac atteint la queue du pancréas (cas 51, Eppinger) et passe même au delà pour atteindre la face interne de la rate (cas 28 et 31, Lambl). En bas il peut descendre au delà de la bifurcation de l'aorte abdominale

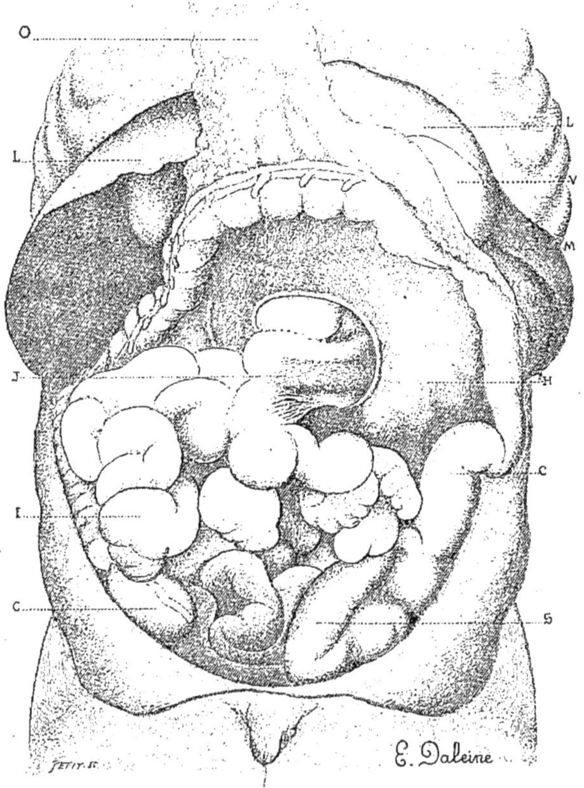


FIG. 9. — *Hernie duodénale peu volumineuse* (moyenne) *avec orifice situé en avant du sac.* Développée en partie dans le mésocôlon transverse et surtout dans le descendant. (Cas 28, LAMBL.)

H, hernie duodénale. — J, jéjunum sortant du sac. — I, intestin grêle. — C, cæcum. — S, l'S iliaque. — c, côlon descendant. — M, rate. — L, foie. — O, grand épiploon. — V, estomac.

(cas 51, Eppinger). Mais c'est surtout à gauche que le développement s'accentue ; le côlon descendant assez éloigné de la paroi gauche du sac dans les hernies petites, va atteindre presque cette paroi (cas 51, Eppinger), ou même être dépassé par le sac herniaire. Celui-ci s'engage sous la face postérieure de ce côlon qui va ainsi passer obliquement de haut en bas au-devant du sac herniaire (cas 28, Lambl), ou être accolé simplement au flanc gauche de celui-ci (cas 31, Lambl, et 37, Gruber).

*En somme*, dans les hernies de moyenne dimension, le sac herniaire se développant de plus en plus vers la gauche en haut et en bas, il se trouve limité en haut par la queue du pancréas et la rate, en bas il dépasse la bifurcation aortique, enfin à gauche le sac atteindra ou même dépassera le côlon descendant. Quelquefois le sac a la forme d'une besace, conique, aplatie, en grande partie librement pendante (cas 36, Gruber). Un pas de plus et la hernie va acquérir son plus grand développement, va envahir toute la moitié gauche de la cavité abdominale et une partie de la droite : de nouveaux organes viendront se mettre en rapport avec son sac.

*Hernies complètes.* — La *forme* d'un sac volumineux est très variable ; tantôt sphérique, il présente souvent la forme d'un rein à concavité interne (cas 52, Landzert) ou encore celle d'un haricot ou d'un estomac fortement rempli, à cul-de-sac dirigé en bas et à droite, et à extrémité mousse rétrécie en haut (cas 58, Krauss), etc.

Étudions maintenant la *situation* du sac dans les hernies complètes. Nous allons d'abord donner la description d'un *cas type*, et ensuite nous mentionnerons les *particularités* relevées dans certains cas, particularités d'ordre secondaire et qui ne sont qu'une légère déviation du type normal.

Dans un cas de ce genre, l'abdomen est tendu, ballonné plus ou moins.

Après l'ouverture du ventre, on tombe sur le *grand épiploon* dont la situation peut varier, nous le verrons, mais, dans le cas type, il recouvre complètement la paroi antérieure du sac herniaire. Après avoir relevé le grand épiploon, on voit que l'intestin grêle possède un revêtement péritonéal anormal sous la forme d'un grand *sac séreux*. Comme ce sac l'enferme complètement, l'intestin grêle a conservé sa situation normale entouré par les côlons ainsi que son rapport avec son mésentère. Par suite le sac anormal se trouve au milieu de la cavité abdominale et remplit complètement l'espace limité par les côlons. Ces derniers forment une couronne autour du sac. En haut, le sac dépasse le plus souvent le côlon transverse en se glissant, soit entre le pancréas et l'estomac, sous le mésocôlon transverse, soit derrière le pancréas, et arrive ainsi derrière la rate, quelquefois jusqu'à l'extrémité supérieure de celle-ci. En bas, il va jusqu'au promontoire ou descend même légèrement dans le petit bassin et touche le côlon pelvien (S iliaque). Enfin latéralement, il est limité, à droite, par le cæcum et le côlon ascendant, à gauche, par le côlon descendant. Si on soulève légèrement son flanc droit et gauche et l'extrémité inférieure du sac, on peut constater les contours de sa paroi postérieure ou adhérente. On voit que ce dernier repose sur les muscles transverse, carré lombaire, grand psoas, ainsi que sur le muscle iliaque du côté gauche. Le rein de ce côté est complètement recouvert et caché par le sac. A droite, celui-ci atteint généralement le bord droit de la colonne lombaire. *En somme*, dans un pareil cas, le sac herniaire occupe tout l'hypochondre gauche, la région lombaire et une partie de la fosse iliaque de ce côté. Voilà le cas type ordinaire (cas 23, Treitz; cas 1, Neubauer; cas 36, Gruber; cas 42, Waldeyer; cas 54, Pye-Smith). Ce qui caractérise ce type, c'est le développement du sac herniaire dans la couronne des côlons qui l'entoure de tous côtés.

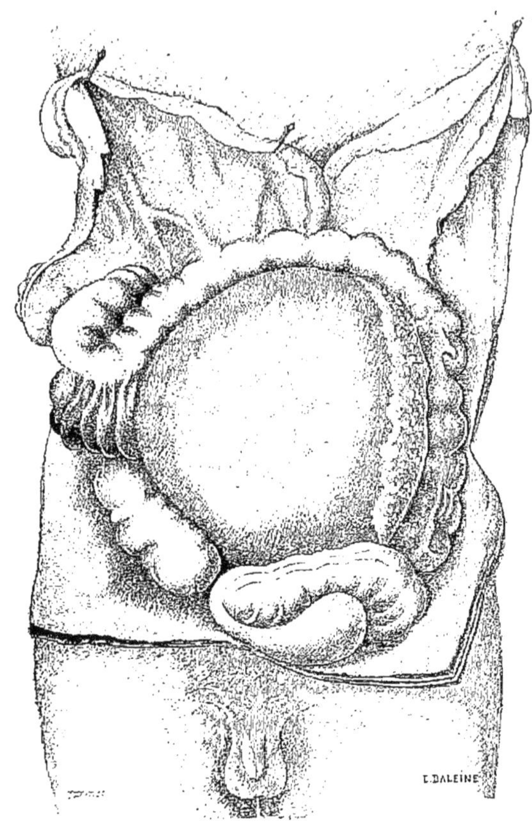


FIG. 10. — *Hernie duodénale complète entourée de la couronne des côlons.*

On voit le grand épiploon relevé. L'angle colique droit, le côlon transverse et le côlon descendant circonscrivent le vaste sac séreux qui contient tout l'intestin grêle. En bas on voit une anse contournée du gros intestin: l'S iliaque. Au côté interne du côlon descendant et empiétant sur la face antérieure du sac herniaire on voit un peloton graisseux. (Cas 23, TREITZ.)

Ce qui caractérise surtout les variétés de situation du sac herniaire, ce sont ses rapports avec les différentes portions du côlon. Aucune des positions de ce dernier n'est à laisser de côté, car chacune d'elles nous donne la clef de la façon dont la hernie peut se développer. Elle nous montre aussi la direction dans laquelle ce développement s'est effectué ainsi que les lames séreuses qui ont été employées pour former et recouvrir le sac herniaire. Nous allons donc indiquer les diverses situations occupées par le côlon par rapport au sac herniaire.

C'est le *segment gauche du côlon :* côlon transverse, angle splénique du côlon et côlon descendant qui subissent surtout des déplacements par suite du développement de ces hernies, celles-ci se développant surtout à gauche, en haut et en bas, et relativement peu à droite. Ce sont les feuillets des mésos de ce segment gauche du côlon qui seront nécessairement employés à la formation du sac. Or, le déplacement de leurs mésos entraînera forcément celui de la portion d'intestin dont ces derniers forment les pédicules.

*Situation des côlons.* — Le côlon descendant se trouve quelquefois caché par le sac herniaire dont il longera la paroi postérieure. Une disposition de ce genre existait dans le 5ᵉ cas (Cooper) ; quant à la raison d'être

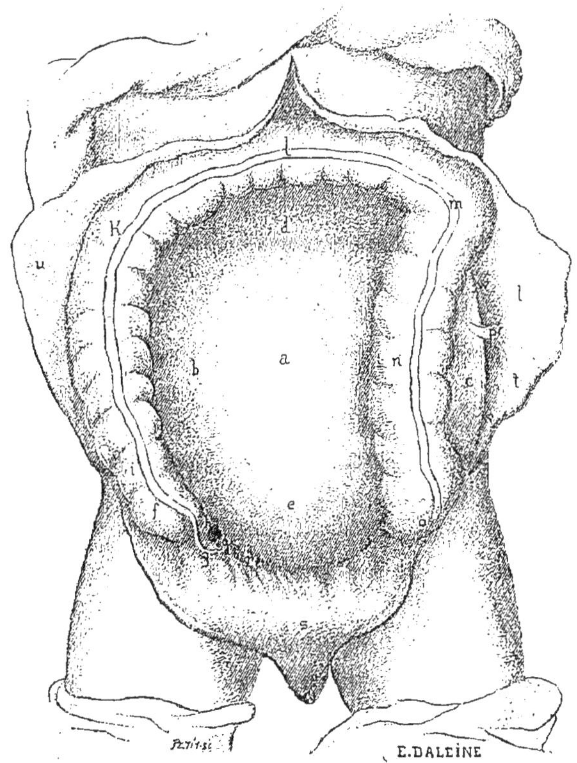


Fig. 11. — *Hernie duodénale complète avec sac encadré par le côlon.* (1er cas, Neubauer.)

Le côlon descendant (n) chemine devant le sac. — a, b, c, d, e, sac herniaire. — f, cæcum. — i, K, l, m, n, o, différentes portions du côlon. — p, q, r, ligaments unissant le sac aux parties voisines. — s, t, t, u, paroi abdominale incisée. — ww, points où le péritoine pariétal se réfléchit dans la paroi du sac.

de cette disposition, nous l'expliquerons bientôt. Le plus souvent le côlon descendant garde sa position normale, longe le flanc gauche du sac ; c'est la disposition typique (fig. 10) (cas 23, Treitz ; cas 36, Gruber ; cas 42, Waldeyer, et cas 54, Pye-Smith). Dans d'autres cas ce côlon chemine sur la face antérieure du sac, près de son bord gauche, comme dans le 1er cas (Neubauer) dans lequel le sac débordait légèrement à gauche ce côlon( fig. 11).

A un degré plus avancé dans ce déplacement, le côlon descendant passait en écharpe, obliquement de haut en bas et de droite à gauche sur la paroi antérieure du sac à laquelle il adhérait (cas 49, Eppinger), ou descendait verticalement au-devant de celui-ci (cas 12, Peacock). Quelquefois enfin ce côlon longeait le flanc droit du sac (cas 13, Peacock).

Dans tous ces cas, l'angle colique gauche et le côlon transverse ont gardé à peu près leur position normale à la partie supérieure du sac. Dans d'autres cas, ces portions du côlon subiront aussi un déplacement. Dans le 24e cas

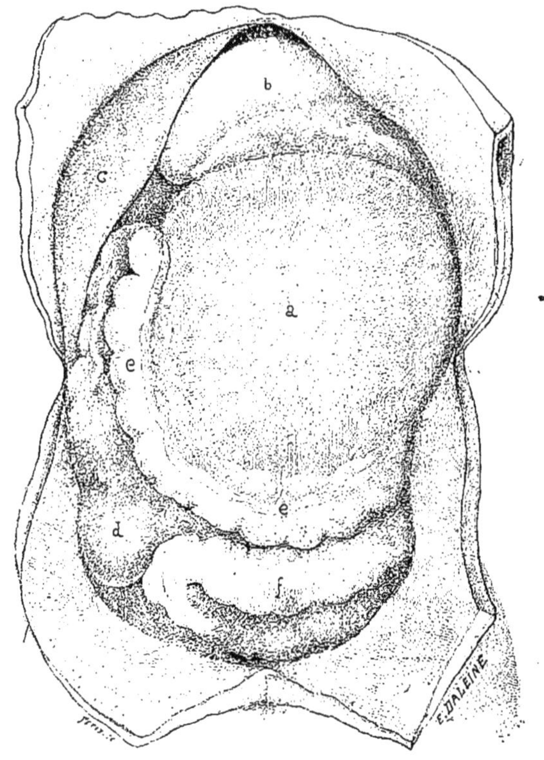


FIG. 12. — *Hernie duodénale complète, côlon transverse bordant l'extrémité inférieure du sac recouvert par le grand épiploon.* (Cas de LANDZERT, 52e.)

a, sac herniaire. — b, grande courbure de l'estomac. — C, foie. — d, cæcum. — e, e, côlon transverse. — f, S iliaque.

(Treitz) il est dit que : « le côlon transverse ne va pas à la rate, mais se dirige, de la vésicule biliaire, obliquement sur le sac, dans la fosse iliaque gauche, pour passer là dans le gros intestin. Sur cette étendue le gros intestin est pourvu, jusqu'au milieu du sac, d'un mésentère d'environ 15 centim. de hauteur. A partir de cet endroit qui correspondrait à la courbure gauche du côlon, il est dépourvu de mésentère, ainsi que toute l'anse en S, il est fixé solidement au sac ».

Nous verrons dans un instant pourquoi dans la première portion le côlon avait gardé son méso, tandis que dans la seconde il était immédiatement accolé au sac herniaire. Dans le 26e cas (Treitz) le côlon transverse descendait aussi, obliquement de droite à gauche et de haut en bas, au-devant du sac ; le côlon se confondait avec l'S iliaque et occupait avec ce dernier la cavité du petit bassin. Dans le cas de Soverini le côlon transverse était situé derrière le sac, descendait parallèlement au côlon ascendant et à gauche de lui jusqu'au cæcum, puis remontait de nouveau. Le côlon descendant se courbait à gauche et en bas sur le sac. Il était assez étroit. Dans le 50e cas (Eppinger) nous trouvons une excellente description d'un déplacement de ce genre : le côlon transverse formait un S se dirigeant obliquement de haut en bas et de droite à gauche au-devant du sac.

Dans la concavité inférieure regardant en haut, reposaient les trois quarts du sac ; toute cette portion du côlon adhérait intimement au sac. En bas et

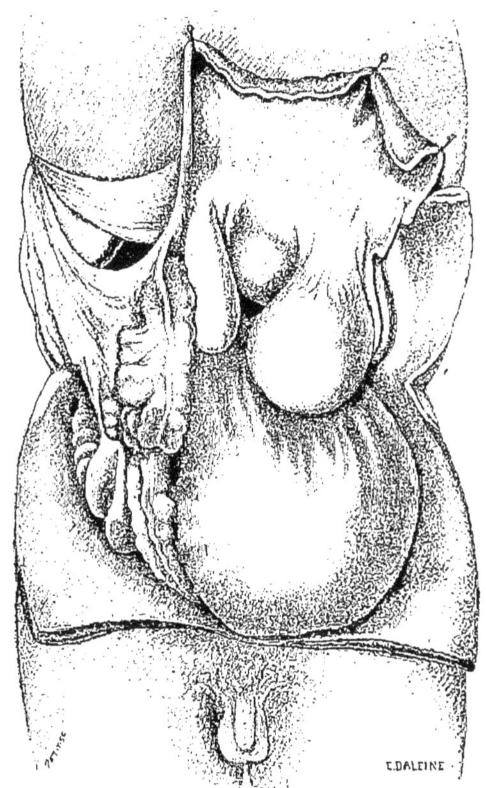


FIG. 13. — *Destinée à montrer un rapport important du gros intestin avec le sac herniaire.*

A droite du sac on voit toute la masse du gros intestin : cæcum, côlons ascendant, transverse et descendant qui plonge toujours à droite dans le petit bassin. Au-dessus du sac on voit l'estomac et le grand épiploon relevés. (Cas 25, TREITZ.)

contre le flanc gauche, le côlon formait une anse intestinale rattachée au sac par un long mésentère, et qui n'est autre chose que le côlon descendant qui allait se continuer avec l'S iliaque contenue dans la cavité pelvienne. Une autre disposition du côlon transverse est celle trouvée et représentée dans le 52e cas (Landzert) : le côlon transverse était déplacé en bas. Ce cas présente une grande ressemblance avec le précédent. Comme on peut le voir sur la figure 12, le cæcum occupe sa situation normale (d.) ainsi que l'angle colique droit. De cet angle le côlon transverse descend parallèlement au côlon ascendant et à gauche de lui en longeant le bord droit du sac, puis contourne le bord inférieur de celui-ci (e. e.), passe sous le bord gauche du sac pour aller se fixer par le méso de son angle colique gauche à la paroi abdominale postérieure. Là il passe dans la portion descendante du côlon qui se trouve recouverte et comprimée par la tumeur. A l'endroit où le côlon descendant sort sous la tumeur, il se dirige à droite en décrivant un arc (f), atteint le cæcum, après avoir formé l'anse pelvienne du côlon pour plonger ensuite dans le petit bassin.

Une dernière disposition du gros intestin par rapport au sac herniaire, digne de nous arrêter, est celle que Treitz décrit et figure dans le 25e cas (voir fig. 13). Tout le gros intestin se trouve à droite du sac et à côté de lui. Le cæcum et le côlon ascendant présentent leur disposition normale. Après avoir formé l'angle hépatique le côlon descend dans le petit bassin, en formant de nombreuses circonvolutions allant d'avant en arrière. Là, recouvert par le sac péritonéal, il forme le côlon pelvien (S iliaque) qui sort du bassin et se place au-dessus et en avant du cæcum. Voilà toutes les dispositions importantes que le côlon peut présenter par rapport au sac herniaire. Nous allons les résumer.

*En résumé* : le cæcum, le côlon ascendant, ainsi que l'angle hépatique du côlon conservent dans tous les cas leur position normale ; ils longent, à une distance plus ou moins minime, le flanc droit du sac. Le cæcum et le côlon ascendant paraissent collés au flanc droit du sac, en réalité il n'y a là qu'un rapport médiat. En effet ces segments du gros intestin conservent toujours dans ces cas, leurs attaches péritonéales à la paroi abdominale postérieure. Ni le méso-cæcum, quand il existe, ni le mésocôlon ascendant ne sont jamais employés pour revêtir le sac. En soulevant le flanc droit de ce dernier, on s'assure qu'il n'y a aucune adhérence entre lui, le cæcum et le côlon ascendant. Quant au côlon transverse, angle splénique du côlon et le côlon descendant, leur situation varie : tantôt ils conservent leur situation normale et ils encadrent en haut et à gauche le sac, mais immédiatement collés au sac qui a envahi et dédoublé leurs mésos ; tantôt le côlon transverse et l'angle colique gauche gardent leur situation normale ; le côlon descendant seul change de place, pour passer, soit derrière le sac herniaire (cas rare), soit sur sa paroi antérieure en s'approchant plus ou moins de la ligne médiane et du bord droit du sac. Tantôt enfin, le côlon transverse et l'angle splénique du côlon changent aussi de place. Le plus souvent ils passent sur la paroi antérieure du sac, pour aller, dans la fosse iliaque gauche, se continuer dans le côlon descendant. D'autres fois ils longent le flanc droit, puis le bord inférieur du sac pour aller à gauche se continuer dans le côlon descendant (Landzert). Quelquefois enfin, toutes les portions du côlon sont situées à droite du sac (Treitz).

Avant de donner l'explication de ces rapports, nous allons revenir un peu sur ceux que le sac herniaire affecte avec d'autres viscères abdominaux et dont nous n'avons donné qu'une rapide exquisse.

Le *grand épiploon* se trouve, dans la plupart des cas, libre de toute adhérence avec le sac ou avec la paroi abdominale. L'épiploon, dans ces cas, recouvre le sac herniaire comme il recouvre normalement la masse de l'intestin grêle (cas 23, Treitz; cas 42, Waldeyer; cas 9, Soverini; cas 49, Eppinger; cas 1, Neubauer; cas 52, 33, Landzert). Quelquefois il adhère à la paroi antérieure du sac (cas 25, Treitz; cas 50, Eppinger) ou à la paroi abdominale au niveau de l'hypogastre (cas 26, Treitz). Il peut être rejeté aussi complètement dans l'hypochondre gauche et y être fixé par des adhérences légères (cas 58, Krauss). Quelquefois il est divisé en deux lambeaux dont le droit passe par devant le sac, et le gauche est rejeté dans l'hypochondre gauche (cas 23, Treitz ; 9, Soverini). Enfin il peut adhérer même à la paroi du petit bassin (cas 20, Treitz).

L'*extrémité supérieure* du sac passe soit entre l'estomac et le pancréas, sous le mésocôlon transverse, derrière la rate (cas 23, Treitz ; 36, Gruber ; 58, Krauss), soit derrière le pancréas, se relève en haut, et le sac va passer au-dessous de la paroi inférieure de l'arrière-cavité des épiploons, en s'invaginant dans cette dernière (cas 36, Gruber ; 24, 25, Treitz ; 50, Eppinger). Quelquefois, mais rarement, le sac ne fait que toucher le pancréas et la portion horizontale du duodénum (cas 13, Peacock).

L'*extrémité inférieure* du sac peut descendre plus ou moins bas : être située au-dessus du promontoire (cas 52, Landzert), atteindre ce dernier (cas 36, Gruber ; 23, 24, 26, Treitz ; 58, Krause; 49, 50, Eppinger) et même plonger dans le petit bassin plus ou moins (cas 1, Neubauer ; 12, 13, Peacock ; 9, Soverini; 25, Treitz).

Tels sont les rapports du sac, nous allons maintenant les expliquer aussi rapidement que possible.

Plus loin nous étudierons complètement les différentes théories émises sur le lieu de naissance et le développement de ces hernies. Pour expliquer les rapports du sac herniaire avec les organes voisins, il est indispensable de parler un peu du *développement de la hernie* elle-même. En laissant de côté toute question théorique, nous dirons que cette hernie se développe aux dépens d'une fossette de la région duodénale. Comme nous l'avons déjà dit dans le chapitre précédent, toutes les fossettes péritonéales de cette région siègent sur le flanc gauche de la portion ascendante du duodénum et par conséquent à gauche de la colonne vertébrale. Nous avons dit aussi, que le péritoine aux dépens duquel sont formées ces fossettes, va se continuer en haut avec le feuillet inférieur du mésocôlon transverse; à gauche avec le feuillet interne ou droit du mésocôlon descendant, enfin en bas avec le feuillet supérieur du mésocôlon pelvien. La hernie, quelle que soit la cause qui la détermine, quelle que soit la fossette aux dépens de laquelle elle se produit, évoluera nécessairement dans le tissu cellulaire rétro-péritonéal sous la lame séreuse dont nous venons de montrer les connexions avec les divers mésos qui entourent cette région. Supposons une toute *petite hernie* : elle s'enfoncera au-dessous du péritoine pariétal et soulèvera ce dernier, elle reposera sur les divers organes qui se trouvent autour du flanc gauche de la portion ascendante du duodénum : le rein gauche, les vaisseaux rénaux, le psoas. En haut, elle touchera au pancréas, enfin en dedans l'aorte formera sa limite. Et nous aurons ainsi le type d'une petite hernie située à gauche de la colonne vertébrale, et plus ou moins en rapport avec le rein gauche.

Si la hernie augmente, les rapports, avons-nous dit, changeront. La direction dans laquelle le sac herniaire s'étendra sera déterminée par deux facteurs : d'une part, le *degré de laxité du tissu cellulaire rétro-péritonéal* qui facilitera le décollement de la séreuse, dont le sac va se coiffer ; d'autre part, le *degré d'extensibilité de la séreuse* elle-même. Résistante, inextensible, celle-ci s'opposera à l'évolution du sac herniaire ; dans le cas contraire elle le favorisera. Or, ces deux conditions se trouvent réalisées au plus haut degré au niveau des feuillets, interne du mésocôlon descendant et supérieur du mésocôlon pelvien, et même, mais moins généralement, au niveau du feuillet inférieur du mésocôlon transverse.

La hernie va donc *augmenter* surtout vers la *gauche et en bas*, son sac se coiffera du feuillet interne du mésocôlon descendant et du feuillet supérieur du mésocôlon pelvien. Peu à peu le sac s'approchera du côlon descendant, après avoir pénétré entre les deux feuillets de son méso. Arrivée à ce degré, la hernie aura étendu ses rapports avec les organes de la paroi abdominale postérieure : rein, etc., se sera rapprochée du côlon ascendant à gauche et du pancréas en haut, mais somme toute, elle sera toujours assez petite : c'est la *hernie moyenne* dont nous avons précisé les rapports.

Si l'évolution continue, et si les feuillets séreux voisins s'y prêtent, la hernie atteindra bientôt la face postérieure du côlon descendant, après avoir employé tout le feuillet interne de son méso, pour coiffer son sac. En bas, la hernie dédoublera aussi le mésocôlon pelvien, se coiffera de son feuillet supérieur, s'approchera de plus en plus du côlon pelvien, et l'atteindra même quelquefois. En haut, c'est entre les feuillets du méso de l'angle colique gauche et du mésocôlon transverse que le sac évoluera, en se coiffant de plus en plus de leurs feuillets inférieurs. Quelquefois son évolution dans ce sens pourra atteindre ses plus grandes limites, et, après avoir employé tout le feuillet inférieur de ce méso, le sac arrivera en contact avec le bord mésentérique de l'angle colique gauche et du côlon transverse qui vont aussi adhérer immédiatement au sac herniaire. Voilà donc comment la hernie a contracté successivement de nouveaux rapports et comment elle a pu acquérir des dimensions énormes. Toute son évolution s'est faite vers la gauche, en haut, en bas dans les régions hypochondrique et lombaire. Du côté de la moitié droite en effet, la hernie ordinaire, bien entendu, n'augmentant que relativement peu, elle peut dédoubler plus ou moins le méso de l'angle colique droit, envahir même le mésocôlon ascendant, mais toujours dans une étendue bien moindre que du côté gauche.

En possession de ces quelques notions sur *la marche de la hernie*, nous pourrons *expliquer* de suite toutes ces *positions*, bizarres à première vue, du *côlon*, autour des *vastes* sacs de *hernies duodénales*.

Si le côlon descendant est fixé à la paroi abdominale postérieure par un feuillet externe de son méso, résistant, peu extensible, il en résulte que le sac herniaire se coiffera du feuillet interne, extensible, du méso, et atteindra le côlon. Continuant à augmenter et ne pouvant pas distendre le feuillet externe du méso, pour s'en coiffer, et passer à gauche du côlon, entre lui et la paroi abdominale postérieure, la hernie passera devant le côlon fixé à cette paroi par son court feuillet séreux. Bientôt le côlon ascendant sera dépassé en avant et à gauche par le sac herniaire. Celui-ci pourra aussi, grâce à la laxité du feuillet interne du mésocôlon, continuer sa marche à gauche. Il recouvrira, cachera bientôt le côlon descendant, qui sera pressé entre la paroi abdominale et la paroi postérieure du sac. Voilà la disposition du 5e cas (Cooper).

Plus fréquemment, le feuillet externe du mésocôlon descendant se prête mieux. Le sac herniaire dédouble les deux feuillets de ce méso, se coiffe du feuillet interne, atteint et adhère directement à la face postérieure du côlon descendant et touche enfin, à gauche, le feuillet externe. Dans ce cas, le côlon descendant, quoique légèrement soulevé par le sac, longe son flanc gauche et encadre ce dernier, comme il encadre la masse de l'intestin grêle flottant, dans les cas normaux. Si en même temps le sac a évolué en haut, en dédoublant les deux lames du mésocôlon transverse et en se coiffant de son feuillet inférieur; il atteindra bientôt le côlon transverse et l'angle colique gauche, qui vont adhérer à la partie supérieure et gauche du sac. Quelquefois même, le sac pourra dépasser en haut cette portion d'intestin et se coiffer du feuillet supérieur du mésocôlon transverse, en s'invaginant ainsi, plus ou moins, dans la paroi inférieure de l'arrière-cavité des épiploons. C'est alors que le sac contractera ses rapports avec l'estomac, le pancréas relevé et même la rate. Nous avons donc ainsi l'explication des dispositions les plus ordinaires des gros sacs herniaires, comme dans les 25e (Treitz), 35e (Gruber), 42e (Waldeyer), 54e (Pye-Smith) cas, qui se trouvaient entourés par la couronne du côlon adhérent au sac.

Les cas dans lesquels le côlon descendant passait sur la paroi antérieure du sac, trouvent une explication bien simple. Le feuillet interne du mésocôlon descendant, plus résistant, moins extensible que l'externe, n'a pas permis au sac de le distendre et de s'en coiffer. Au contraire, le feuillet externe plus extensible s'est prêté, le sac l'a employé. Après avoir passé au-dessous du côlon descendant, le sac a continué à évoluer à gauche de lui. Plus le feuillet interne du mésocôlon est court et peu extensible, plus le côlon se trouvera attiré vers le bord droit du sac.

L'explication de la position du côlon dans le 24e cas (Treitz), rapporté plus haut, n'est pas plus difficile : la hernie dans ce cas a évolué surtout entre les feuillets de la moitié gauche du mésocôlon transverse et du méso de l'angle colique gauche. Le feuillet inférieur de ces mésos est moins extensible que le supérieur, la hernie évolue au delà d'une partie du côlon transverse et de l'angle colique gauche ; ces segments intestinaux accolés à la paroi antérieure du sac se trouvent ainsi attirés en bas et à droite par le même processus que le côlon descendant l'avait été dans les cas précédents. Quant au long méso qui s'implantait sur le sac et appartenait au segment droit du côlon transverse, il représente la portion du mésocôlon transverse qui n'a pu être dédoublée par le sac herniaire, probablement à cause d'une adhérence assez intime entre les deux feuillets qui le constituent.

Nous ne voulons pas allonger outre mesure cette parenthèse, que nous avons ouverte dans le but de montrer immédiatement, la raison d'être des dispositions anatomiques qui, sans ce que je viens de dire, pouvaient paraître inexplicables. En appliquant le même raisonnement que celui qui nous amène à expliquer les exemples que je viens de citer, on arrivera nécessairement à trouver la façon dont se sont produites les dispositions des cas d'Eppinger, Landzert, Treitz, etc.

*En résumé* : la situation du sac herniaire, les rapports qu'il affecte avec les organes de la cavité abdominale sont très variables. Cette variabilité est due à deux causes :

1° Au *degré de laxité du tissu cellulaire rétro-péritonéal* et de celui de la *racine des mésentères* et qui unit les deux feuillets séreux qui les forment;

2° Au degré d'*extensibilité* des différents *feuillets séreux* aux dépens et au-dessous desquels, les sacs herniaires doivent se développer. En un mot, la hernie se développe du côté du *lieu de moindre résistance* ;

3° Toutes les fois qu'un segment du côlon est appliqué sur la hernie et lui adhère sans interposition du méso, ce tube intestinal est compris entre les deux lames séreuses qui forment la paroi antérieure du sac. Une de ces lames représente le méso de ce segment intestinal, étalé sur le sac, et passant devant l'intestin. L'autre, représente la paroi propre du sac, et est située derrière le segment du côlon. Enserré entre ces deux lames séreuses, le côlon peut être légèrement aplati (cas 9, Soverini; 49, Eppinger). Plus loin nous expliquerons encore mieux cette proposition.

Nous venons d'étudier le volume, la situation et les rapports du sac herniaire, nous allons, avant d'entrer dans l'étude da la texture du sac, décrire son orifice.

### β. — Orifice ou collet du sac herniaire.

Après avoir étudié la situation et les rapports du sac, nous devons nous occuper de son collet. Nous commencerons cette étude par celle de la situation et des rapports de l'orifice du sac.

1. Situation et rapports. — L'orifice occupe un point variable de la poche séreuse ; son siège par rapport à la paroi abdominale est variable aussi. Ces variations dépendent du volume de la hernie. D'une façon générale on peut dire que cet orifice se trouve toujours *dans la région de la colonne vertébrale* et au-dessous du pancréas, c'est-à-dire dans la portion de la paroi abdominale postérieure qui correspond au siège d'une des fossettes duodénales, dont l'orifice est devenu ainsi collet du sac herniaire. Mais l'orifice herniaire peut se déplacer de telle façon que, si on n'était prévenu, on ne pourrait jamais voir dans celui-ci l'orifice de la fossette, agrandi et déplacé.

Depuis la racine du mésocôlon transverse et à gauche de la colonne vertébrale, l'orifice peut se déplacer dans une direction oblique, en bas et à droite de la colonne vertébrale, dans la fosse iliaque droite jusqu'au cæcum. Il regarde tantôt directement en avant ou en avant et à droite, tantôt au contraire en arrière, ou en bas et en arrière, et il se trouve, dans ce dernier cas, caché dans la moitié droite de la paroi postérieure du sac. Toutes ces variétés de situation de l'orifice sont dues, avons-nous dit, au volume du sac auquel il appartient. Précisons donc cette situation dans les hernies petites, moyennes, et volumineuses.

Dans les *petites hernies*, l'orifice occupe d'habitude la paroi antérieure du sac, et il regarde, le plus souvent, directement en avant (cas 35, 38, 39, Gruber), plus rarement en avant et à droite (cas 19, 21, Treitz). Il siège tantôt à gauche de la colonne vertébrale, sous le pancréas (cas 39, Gruber), tantôt moitié en avant de la colonne vertébrale et moitié à sa gauche (cas 38, Gruber).

Dans les cas de *hernies moyennes*, l'orifice commence déjà à se déplacer légèrement ; ainsi dans le 22e cas (Treitz), l'orifice siège immédiatement au-dessous du mésocôlon transverse, sur la ligne médiane de la colonne vertébrale et regarde en avant et à droite. Dans un autre cas de ce genre (cas 51, Eppinger) l'orifice, situé sur le côté droit du sac, regarde à droite et en avant.

C'est dans les cas de *hernies volumineuses* que l'orifice du sac subit le plus grand déplacement. Dans ces cas, l'orifice demande à être recherché ; toujours, en effet, il se trouve caché par la poche séreuse. Comme l'orifice siège, dans presque tous les cas, sur la partie droite de la face postérieure du sac, il faut saisir le flanc droit du sac et le déplacer vers la gauche pour tomber sur l'orifice.

Précisions d'abord le *siège de l'orifice par rapport au sac même*. Ordinairement c'est sur le côté postérieur et droit du sac que se trouve l'orifice ; le sac dans la situation ordinaire le cache complètement (cas 1, Neubauer ; 23, 24, Treitz ; 36, Gruber ; 50, Eppinger ; 52, Landzert). D'autres fois, l'orifice est situé tout à fait à droite du sac (cas 49, Eppinger ; 58, Krauss). Dans tous les cas l'orifice regardait plus ou moins à droite et en arrière.

Les *rapports* de l'orifice du sac *avec la colonne vertébrale* sont assez variables : souvent il est situé à gauche de la colonne lombaire (cas 54, Pye-Smith ; cas 1, Neubauer ; cas 52, Landzert). Dans le 49e cas (Eppinger) l'orifice siégeait en avant du corps de la 2e et de la moitié supérieure de la 3e lombaire. Enfin, quelquefois le sac dépassant de beaucoup le côté droit de la colonne lombaire, son orifice se trouve à droite de celle-ci (cas 24, Treitz ; 9, Soverini ; 5, Cooper).

Un rapport des plus importants et des plus constants de l'orifice du sac volumineux est celui qu'il affecte *avec le cæcum*. Dans la plupart des observations, en effet, on trouve cette mention : l'orifice était plus ou moins à côté du cæcum (cas 23, 24, Treitz ; 42, Waldeyer ; 58, Krauss ; 50, Eppinger).

2. Forme et dimension. — La *forme* de l'orifice est assez variable : il

est rond, ovale, semi-ovale, ellipsoïde. Dans les hernies petites et moyennes, l'orifice est souvent allongé transversalement, dans les volumineuses au contraire, le plus grand diamètre de l'ovale est le vertical. Ses *dimensions* sont très variables aussi : petit, enserrant le tube intestinal qui sort de la hernie, quelquefois ; il est le plus souvent assez large. Nous devons dire que le volume de la hernie n'a pas une influence marquée sur celui de l'orifice. Treitz dans son premier cas nous montre un orifice très étroit, aussi a-t-il été forcé d'évacuer l'intestin pour pouvoir le faire sortir du sac. D'autres fois, l'orifice, quoique étroit (cas 25, 26), laissait facilement sortir l'intestin hernié. Nous mentionnerons encore les orifices admettant deux doigts (cas 20, Treitz), trois doigts (cas 21, Treitz), quatre doigts (cas 13, Peacock).

Voici maintenant quelques chiffres qui pourront donner une idée plus exacte des diamètres que peut atteindre cet orifice :

| LONGUEUR | LARGEUR | | |
|---|---|---|---|
| 1 1/2 à 2 cent. | | 32e et 33e | cas, Lambl |
| 4 — | | 58e | Krauss et 29e cas, Lambl |
| 5 à 4 1/2 — | 3 1/2 | 28e | — Lambl |
| | | 35e | — Gruber |
| 6 — | 3 | 53e | — Landzert |
| 6 — | » | 49e | — Eppinger |
| 6 — | 5 | 51e | — Eppinger |
| 7 — | » | 22e | — Treitz |
| 7 — | 6 | 50e | — Eppinger |
| 9 — | 7 1/2 | 52e | — Landzert |
| 13 — | 6 1/2 | 36e | — Gruber |
| 1 1/2 pouce | 2 pouces | 38e | — Gruber |
| 2 — | 8 lignes | 1er | — Neubauer |
| 2 1/4 — | 2 pouces | 39e | — Gruber |
| 15 lignes | 7 lignes | 9e | — Soverini |

Ce tableau nous montre la variabilité de l'orifice. On peut dire que l'orifice de 6 cent. de long sur 4 cent. de large représente la moyenne.

3. Conformation. — Quelle que soit sa forme, sa situation et ses dimensions, cet orifice se présente toujours avec la disposition suivante : Accolé à la paroi abdominale postérieure par une faible partie de sa circonférence, qui forme ainsi la portion postérieure de son pourtour, l'orifice est libre dans une grande étendue ; cette portion, ou bord libre de l'orifice, est dirigée en avant. Examinons la conformation de son bord postérieur ou adhérent et celle de son bord antérieur ou libre.

Le *bord postérieur* est peu saillant, quelquefois convexe, du reste il est occupé par le ou les tubes intestinaux qui pénètrent dans le sac herniaire et dont le mésentère étalé sur cette partie de l'orifice va par ses deux feuillets se continuer avec la séreuse qui tapisse ce bord. Ce segment postérieur de l'orifice se continue avec la paroi postérieure ou adhérente du sac herniaire. C'est la disposition du *bord libre*, qui forme du reste les trois quarts à peu près de la circonférence de l'orifice, qui est surtout intéressante. En examinant les figures qui représentent les 35e cas (Gruber), et 29e cas (Lambl), de petite dimension, ou les figures représentant des cas très volumineux comme le 23e (Treitz) ou le 52e (Landzert), on verra que la disposition du bord libre de l'orifice est toujours la même (voir fig. 14 et 15).

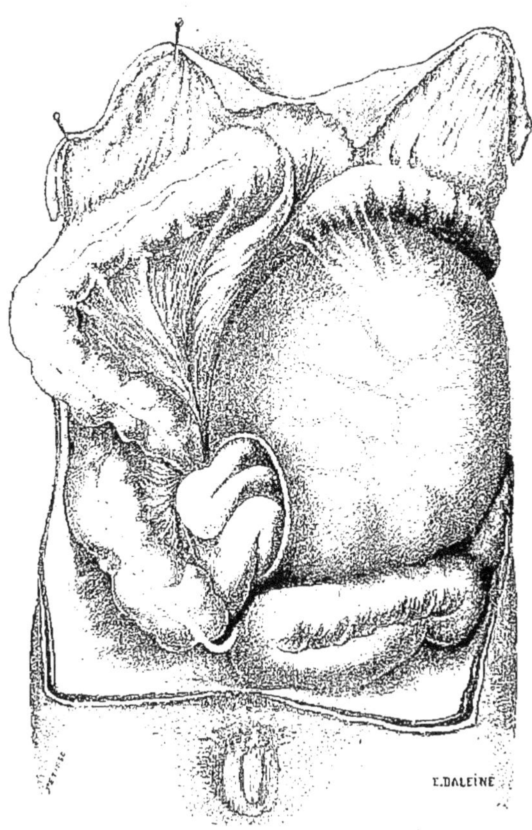


FIG. 14. — *Destinée à montrer l'orifice d'une hernie duodénale complète*, situé près du cæcum et à travers lequel passent trois canaux intestinaux. L'angle colique droit a été déplacé vers la droite et toute la poche a été attirée vers la gauche pour rendre visible l'orifice caché en arrière et à droite vers le cæcum. On voit sortir par cet orifice, en bas l'iléon avec son mésentère, et au-dessus de lui une anse du jéjunum. A droite de l'orifice on voit le cæcum et son appendice. (Cas 23, TREITZ.) (Voir la disposition du sac à l'ouverture du ventre, fig. 10.)

De forme semi-lunaire mais fortement arquée, sa concavité regarde soit à droite et en arrière, soit en avant et à droite suivant que la hernie est volumineuse ou petite. Ce bord présente deux cornes ou piliers qui vont se perdre l'une et l'autre au niveau du bord adhérent ou postérieur de l'orifice. Ces cornes seront, suivant les cas, soit droite et gauche, si l'orifice a son plus grand diamètre dirigé transversalement, soit inférieure et supérieure si ce grand diamètre est vertical. La corne ou pilier supérieur ou droit après avoir contourné le ou les tubes intestinaux qui pénètrent dans le sac, va se perdre dans la racine du mésocôlon transverse (cas 49, 51, Eppinger) et se continuer soit avec le feuillet inférieur de ce dernier (cas 21, Treitz), soit se perdre dans le feuillet droit ou supérieur du mésentère de l'intestin grêle (cas 23, Treitz ; 53, Landzert). Le pilier ou corne inférieure passe par-dessous les tubes intestinaux pénétrant dans le sac et qui adhèrent souvent à cette portion de l'orifice. Ce pilier se perd toujours, en s'étalant en éventail, dans le feuillet gauche ou inférieur du mésentère du jéjunum ou de l'iléon, qui pénètre avec ceux-ci dans l'intérieur du sac (voir page 63, fig. 9, Lambl). Dans les hernies petites, le pilier supérieur ou droit passe par-dessus la portion inférieure du duodénum pour aller se continuer dans le mésocôlon transverse. Dans ces cas, cette portion du duodénum limite en haut l'orifice herniaire. Dans les hernies complètes, ordinairement il ne sort du sac herniaire qu'un tube de l'iléon ; les deux piliers du repli limitant l'orifice se perdent chacun dans un des feuillets du mésentère de ce segment de l'intestin grêle.

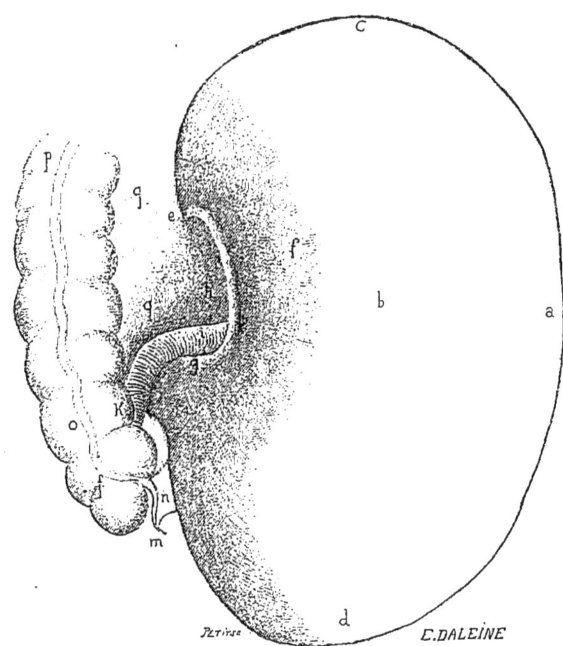


FIG. 15. — *Sac de hernie duodénale complète dont l'orifice ne laisse sortir qu'un seul tube intestinal.* (1er cas, NEUBAUER.)

a, b, c, d, sac herniaire. — e, f, g, h, son orifice. — i, portion terminale de l'iléon sortant du sac. — f, o, p, cæcum et côlon ascendant. — q, q, mésocôlon ascendant.

L'arc intermédiaire entre ces deux piliers se présente sous l'aspect d'un repli péritonéal tranchant, falciforme, plus ou moins épais par places ; au-dessous de lui passent les intestins qui pénètrent dans la hernie.

L'épaisseur de ce bord libre n'est pas partout égale : épais, formant un véritable bourrelet dans la moitié supérieure de l'arc, surtout au niveau du pilier supérieur, ce bord est mince, tranchant, formé par le simple accolement de deux feuillets séreux dans sa moitié inférieure, ainsi que dans le pilier inférieur. Cette différence dans l'épaisseur du bord libre de l'orifice nous sera expliquée tout à l'heure par la présence de vaisseaux qui cheminent dans une partie de ce bord.

Il nous reste à décrire la *disposition de l'intestin hernié au niveau de l'orifice du sac.* Tantôt on y trouve deux tubes intestinaux l'un pénétrant par la partie supérieure de l'orifice, l'autre sortant accolé à son pourtour inférieur comme dans le 35e cas (Gruber) (voir page 62, fig. 8). Tantôt l'orifice est occupé par trois tubes intestinaux accolés : dans le 5e cas de Treitz (23e cas) on voit sortir de l'orifice l'extrémité inférieure de l'iléon avec son mésentère, et au-dessus de celui-ci une anse du jéjunum ; de façon que les trois canaux intestinaux passant à travers l'orifice sont légèrement étranglés (voir page 76, fig. 14). Dans le 2e cas de Peacock (13e cas) il existait une disposition analogue.

Ordinairement dans les cas de hernies complètes on ne voit sortir par l'orifice herniaire qu'un seul tube intestinal : l'extrémité terminale de l'iléon (voir page 77, fig. 15).

### b. — *Texture du sac herniaire et de son orifice.*

Montrons maintenant comment sont formés le sac et son orifice.

Quel que soit le volume de la hernie, son sac est toujours formé sur toute les parties libres, par conséquent non adhérentes ni aux viscères, ni à la paroi abdominale, par une double lame séreuse. Dans tous les points où ce sac est au contraire en rapport avec un organe quelconque, ou avec la paroi abdominale postérieure, il n'existera qu'un seul feuillet séreux. Les quelques notions du développement de ces hernies, que j'ai données plus haut, permettront, je le crois, de comprendre facilement cette texture du sac herniaire. Celui-ci, avons-nous dit, évolue sous le péritoine pariétal ; or, au fur et à mesure qu'il se développe, le sac soulève ce péritoine et s'en recouvre. Au sac véritable, formé d'un seul feuillet séreux, viendra s'appliquer, sur la paroi antérieure, une deuxième lame séreuse qui formera ainsi la couverture externe du sac. *En un mot*, le sac véritable est formé par une seule lame séreuse ; la deuxième lame qui recouvre la portion libre de sa circonférence n'est qu'un feuillet séreux surajouté. On comprend aussi que la lame externe du sac adhère le plus souvent à la paroi propre de ce dernier, de telle sorte qu'elle deviendra une partie intégrante du sac herniaire. Qu'on se rappelle enfin que cette hernie se développe dans une fossette duodénale et que toutes ces fossettes ont leur paroi antérieure formée par un pli séreux constitué de deux lames, dont une invaginée pour constituer la fossette, et l'autre se continuant sur la lame péritonéale de la région duodénale, qui n'est qu'une dépendance des feuillets des différents mésos qui entourent cette région.

Ceci dit, voyons la *disposition des lames séreuses* qui constituent le sac et limitent son orifice. Prenons un exemple de hernie volumineuse, encadrée par les côlons, le cas de Neubauer par exemple. Je vais ainsi bâtir sur ce cas une description type du sac herniaire. Bien entendu je ne suivrai pas pour cela la description même de l'auteur, laquelle, quoique excellente, ne serait pas suffisante pour être donnée comme classique.

En déplaçant à droite la hernie, on voit partir de la paroi abdominale le feuillet externe du sac, qui, se dirigeant vers la droite, recouvrait les deux tiers de la circonférence du côlon descendant, et laissait dépourvu de péritoine et directement adhérent au sac herniaire, le tiers postérieur de la circonférence de cet intestin. Puis cette lame continuait son trajet vers la droite.

En soulevant le bord droit du sac, on voyait que cette lame séreuse, arrivée à l'orifice herniaire, formait, en se réfléchissant pour pénétrer dans le sac, la partie inférieure du bord libre ou antérieur de cet orifice. Toute cette lame séreuse que nous venons de suivre dans son trajet n'est autre que les deux feuillets du mésocôlon descendant qui ont été séparés l'un de l'autre, écartés par le développement du sac herniaire dans l'épaisseur de ce mésocôlon; du fait de l'écartement des feuillets séreux, il est résulté que le côlon descendant touchait directement la paroi antérieure du sac herniaire. Ce que nous avons dit plus haut à ce sujet nous dispense d'insister sur cette disposition. La lame séreuse qui recouvre la paroi antérieure du sac est donc le feuillet interne du mésocôlon descendant. A sa partie supérieure, ce sac est recouvert, non pas par cette lame séreuse, mais par le feuillet inférieur du mésocôlon transverse. Ce feuillet descendait aussi sur la paroi antérieure du sac, se continuant bien entendu avec le précédent, et, arrivé à la partie supérieure de l'orifice, formait, en se réfléchissant pour se continuer avec la paroi propre du sac, le pilier supérieur ainsi que le segment supérieur du bord libre de cet orifice. Pour compléter cette lame externe du sac, nous voyons remonter sur lui le feuillet supérieur du mésocôlon pelvien ainsi que le péritoine venant du petit bassin et au-dessous duquel la hernie avait évolué.

Le péritoine venant de ces diverses régions formait ainsi le feuillet externe du sac et allait, en se recourbant sur des gros vaisseaux dont nous parlerons plus loin, se continuer avec la paroi propre de ce dernier au niveau du bord antérieur de l'orifice herniaire. Au-dessus et au-dessous de l'orifice ce péritoine se continuait dans le feuillet interne du mésocôlon ascendant.

Pénétrée dans l'intérieur du sac, la lame externe se confond donc avec la paroi propre de celui-ci ou feuillet interne, dont nous allons maintenant préciser le trajet. Ce feuillet se dirigeant de droite à gauche vers le côlon descendant, s'accolait intimement par du tissu cellulaire à la face profonde du feuillet externe; il s'en séparait bientôt pour recouvrir le tiers postérieur du côlon descendant. Après avoir recouvert cet organe, le feuillet interne rencontrait de nouveau l'externe, l'accompagnait jusqu'à la limite gauche du sac, puis se recourbait sur la droite vers la colonne vertébrale; à ce niveau il quittait donc le feuillet externe qui allait, lui, vers la gauche comme nous l'avons déjà dit, s'implanter sur la paroi abdominale et se continuer dans le péritoine pariétal. Reprenons le trajet du feuillet interne. En se réfléchissant à droite vers la colonne vertébrale, ce feuillet recouvrait une portion du muscle transverse de l'abdomen, le carré des lombes et la partie supérieure du psoas, puis remontait sur les corps vertébraux pour former le mésentère qui se trouvait, avec l'intestin grêle, dans le sac herniaire.

Nous venons de décrire le trajet de ce feuillet interne vers la gauche;

suivons-le maintenant en haut et en bas. En haut, après avoir accompagné le feuillet externe du sac (c'est-à-dire le feuillet inférieur du mésocôlon transverse) et avoir recouvert la face postérieure du côlon transverse, le feuillet interne se prolonge plus et va s'accoler, au delà de ce côlon, au feuillet supérieur du mésocôlon transverse. Bientôt ces deux lames se séparent et le feuillet interne du sac descend vers la colonne lombaire. Après avoir recouvert la portion inférieure du duodénum, ce feuillet atteint le bord postérieur de l'orifice du sac et s'y continue avec le mésentère de l'intestin grêle compris dans la hernie. En bas : même accolement au feuillet externe, puis aussi, au niveau du ligament intervertébral qui unit la 5e lombaire au sacrum, le feuillet interne quitte le premier et remonte vers l'orifice du sac pour y contribuer à former le mésentère.

*En résumé*, le fond de ce sac était formé par le feuillet interne seul qui se fixait, plus ou moins fortement, au muscle transverse de l'abdomen gauche, au carré lombaire et à la portion supérieure du grand psoas du même côté, enfin au rein gauche et aux vertèbres lombaires. Ce fond était limité, en haut par le côlon transverse, en bas par la 1re vertèbre sacrée, à droite par le côté droit de la colonne lombaire, à gauche par une partie du muscle transverse de l'abdomen, à 4 pouces de la colonne vertébrale. Partout ailleurs, en avant, en haut, à gauche, en bas, ce sac était doublé à l'extérieur d'une lame séreuse réunie à sa paroi propre par du tissu cellulaire.

Le feuillet interne du sac vient de toutes parts converger en arrière vers le mésentère de l'intestin grêle qui forme le contenu de la hernie, et dont les deux feuillets se continuent ainsi dans le feuillet interne ou propre du sac. Au delà de l'orifice de ce dernier les deux feuillets du mésentère se perdent dans les lames du mésocôlon ascendant, qui n'ont pris aucune part, on vient de le voir, à la formation du sac herniaire. En avant, c'est-à-dire dans toute l'étendue du bord libre de l'orifice herniaire, le feuillet interne du sac converge de toutes parts vers celui-ci et va se continuer, après s'être recourbé autour des gros vaisseaux qui forment la charpente de cet orifice, dans les différentes lames séreuses constituant le feuillet externe du sac.

Donc, tout le bord libre de l'orifice herniaire résulte de l'accolement des deux feuillets formant la paroi libre du sac.

Cette description suffit pour faire comprendre et la texture et les connexions des lames séreuses qui forment le sac et l'orifice des hernies duodénales. Inutile d'en donner d'autre ; on n'aura en effet qu'à remplacer telle ou telle lame séreuse qui, dans le cas précédent, contribuait à former le feuillet externe du sac, par une autre, pour expliquer les différentes variétés qu'on peut rencontrer. Tantôt le feuillet interne du mésocôlon descendant forme à lui seul le feuillet externe du sac : c'est la *hernie dans l'épaisseur du mésocôlon descendant*. Tantôt le feuillet inférieur du mésocôlon transverse y contribuera aussi, et la *hernie* se développera dans le *mésocôlon descendant* et une *partie du transverse* et elle sera plus volumineuse que la précédente. Enfin *tout le mésocôlon transverse* peut être employé pour recouvrir le sac, ainsi qu'une *partie du mésocôlon pelvien*, la hernie sera *énorme :* c'est le type que nous avons décrit plus haut.

Pour terminer avec ce qui a trait à la texture du sac herniaire et de son orifice, nous poserons les conclusions suivantes :

1° Dans toutes les hernies duodénales le sac est formé par *un seul feuillet séreux* dans les points où il *adhère* soit à la paroi abdominale postérieure, soit aux viscères.

2° Dans toutes les hernies duodénales aussi, la *paroi libre du sac* (paroi antérieure) est formée de deux *lames séreuses* : une externe, l'autre interne. Dans les cas où l'épiploon adhère à la paroi antérieure du sac, on peut croire à l'existence de quatre lames séreuses. Or, les deux premières appartiennent à l'épiploon ; il faut les en séparer (cas 49, Eppinger, et 52, Landzert, voir fig. 12).

3° La *lame externe* de cette paroi est une couverture *surajoutée*. La lame interne représente à elle seule le véritable sac herniaire.

4° Le *bord libre* de l'orifice herniaire est formé par la réflexion de la lame externe dans l'interne ; donc il représente un *pli péritonéal* formé de deux *feuillet séreux*. Les deux piliers, ou cornes de ce repli, se perdent : l'un dans le feuillet droit ou supérieur, l'autre dans le gauche ou inférieur du mésentère du segment de l'intestin grêle qui sort du sac.

5° Le *bord adhérent* de l'orifice est formé par l'accolement à la paroi abdominale du *mésentère* de l'intestin qui pénètre dans le sac.

6° Le *mésentère* de l'intestin contenu dans le sac, se *continue* par ses deux feuillets avec le *feuillet interne du sac*.

### c. — *Structure du sac herniaire et de son orifice.*

α. Sac. — Les feuillets séreux qui constituent la *paroi antérieure* du sac herniaire peuvent se présenter sous des aspects divers. Tantôt ils forment une *toile mince*, comparable aux membranes de l'œuf (Krauss), délicate, et dont les 2 feuillets peuvent être facilement déplacés l'un sur l'autre. Entre ces deux feuillets il existe dans ces cas : un peu de graisse, quelques fins rameaux vasculaires et quelques vaisseaux plus gros qui sillonnent cette paroi, accompagnés de légères traînées de graisse jaunâtre. A travers cette toile transparente, on peut voir très distinctement les circonvolutions intestinales contenues dans le sac (cas 9, Soverini ; 20, 21, Treitz ; 29, Lambl ; 42, Waldeyer ; 49, Eppinger ; 58, Krauss).

Souvent la paroi antérieure du sac se trouve *épaissie* et perd de sa transparence par le fait de l'interposition d'une énorme quantité de *graisse* entre les deux feuillets qui la constituent (cas 1, Neubauer ; 12, Peacock ; 22, 23, Treitz ; 49, Eppinger). A part cette *infiltration* graisseuse uniforme, diffuse, dans quelques cas on a rencontré des *masses* graisseuses accumulées dans un certain point de cette paroi. Neubauer mentionna la grande quantité de graisse accumulée à droite et à gauche du *côlon descendant*, qui passait devant le sac. Treitz, dans la description de son 5ᵉ cas (23ᵉ), insiste sur l'existence d'un *lambeau graisseux* qui siégeait au côté interne du côlon descendant, dans un dédoublement particulier du péritoine (voir fig. 10). Eppinger enfin, signale dans son 1ᵉʳ cas (49ᵉ) un *lobe graisseux* situé à la partie inférieure du sac et fixé au bord droit du côté du côlon descendant. Treitz et Eppinger, considèrent ces amas graisseux comme destinés à *combler les vides*, qui existent nécessairement dans l'angle rentrant que forme ce côlon descendant avec la paroi du sac. Pour nous, cette infiltration graisseuse trouve une toute autre explication. Dans tous ces cas, en effet, on avait remarqué en même temps que cette adipose exagérée une vascularisation plus abondante de cette paroi du sac. Or, il y a entre ces deux faits une relation de cause à effet : la vascularisation abondante est la preuve d'un *processus irritatif lent*, peu intense, mais certain. Ceci n'a rien qui puisse surprendre, car bientôt, quand ce processus deviendra plus intense, nous en trouverons les traces indiscutables. Par suite de cette vascularisation abondante il se forme autour des cellules conjonctives du tissu cellulaire compris entre les deux lames séreuses de la paroi antérieure du sac, de ces *réseaux limbiformes* que Flemming (1) et le professeur Renaut, de Lyon (2), ont si bien décrits et qui ont pour effet de *transformer les cellules conjonctives en cellules graisseuses*. Ce qui prouve encore mieux la vérité de ce fait, c'est le *siège particulier* et constant qu'avaient les *amas graisseux* volumineux, autour du *côlon descendant* attiré, déplacé sur la paroi antérieure du sac, entre les deux feuillets duquel il était compris. Nous avons déjà dit que dans quelques cas ce côlon ainsi déplacé était aplati, serré entre les deux lames séreuses. De cette disposition il résulte une difficulté dans l'écoulement des matières à travers ce côlon, et par conséquent une cause constante d'irritation lente, sourde, qui ne tardera pas à avoir un retentissement sur l'atmosphère celluleuse qui l'entoure. Développement exagéré des petits vaisseaux, formation de réseaux sus-nommés, et production de graisse en plus ou moins grande abondance, autour de ce côlon, tel en sera le résultat définitif. Nous avons déjà émis cette opinion à propos d'un cas de *péricystite* avec une abondante adipose interstitielle et sous-péritonéale, des parois vésicales (3).

Dans d'autres cas enfin la paroi antéreure du sac était *opaque*, *épaisse*. Elle présentait aussi les traces indéniables d'un *processus inflammatoire*, qui se traduisait par l'existence d'*adhérences* soit directes, soit par l'intermédiaire de *brides* plus ou moins solides, l'unissant aux organes voisins ou à la paroi du bassin (cas 12, 13, Peacock ; 26, Treitz, etc.).

La *paroi postérieure du sac* est formée par un feuillet séreux unique, presque toujours mince, fin. Il est séparé de la paroi abdominale postérieure par une couche de *tissu cellulaire* plus ou moins abondante. Très abondante quelquefois (cas 9, Soverini), mais normale, on l'a trouvée aussi épaissie, infiltrée de pus, comme dans le 26e cas (Treitz) où entre le sac et la paroi abdominale postérieure il y avait une vaste *nappe purulente*. Enfin la surface interne du sac est toujours lisse, unie, brillante. L'intestin n'y adhère pas, sauf, bien entendu, par son mésentère qui s'implante sur la paroi et se continue avec elle, comme nous l'avons dit.

(1) FLEMMING. *Arch. f. microsc. anat.*, XII, 176.
(2) RENAUT. *Gazette médicale de Paris*, 1878.
(3) *Bull. de la Soc. anat.*, Paris, 5e série, tome II, p. 451-456, 1888.

β. Orifice ou collet du sac. — Le repli séreux qui forme le bord libre limitant l'orifice du sac, présente une structure variable. La *partie supérieure* de ce bord est épaisse, présente quelquefois l'épaisseur du petit doigt (par exemple, cas 23, 24, Treitz), formant un *bourrelet* très souvent infiltré de graisse. Celle-ci masque alors le *vaisseau veineux* qui chemine entre les deux lames de ce repli, et que nous étudierons plus loin. La *moitié inférieure* au contraire forme une *lame* mince, *tranchante*, peu ou pas infiltrée de graisse.

Très souvent, le bord libre de l'orifice a subi une transformation plus accentuée ; il est devenu *fibreux*, dur ; on trouve mentionné cet aspect tendineux, calleux, du repli dans un grand nombre de cas (cas 21, 25, Treitz ; 31, Lambl ; 35, Gruber, etc.).

Enfin, comme la paroi antérieure du sac, ce repli peut *s'enflammer chroniquement* et c'est ainsi qu'il peut s'établir des adhérences soit entre le rebord de l'orifice et l'intestin qui pénètre dans le sac, soit même avec le cæcum qui bouche ainsi complètement l'entrée du sac (cas 25, Treitz).

### d. — *Rapports vasculaires du sac et de son orifice.*

A la partie anatomique de ce chapitre, nous avons insisté sur la disposition des gros vaisseaux dans la région duodénale, lieu de développement de ces hernies. Nous allons voir maintenant quel déplacement ont subi ces vaisseaux par le fait du développement de ces dernières, et quelle sera leur disposition par rapport au sac et à son orifice. Ce sont les vaisseaux mésentériques qui subissent les changements de position les plus considérables.

L'*artère mésentérique supérieure* est peu déplacée, les artères coliques droite, moyenne et iléo-colique se trouvent en dehors du sac herniaire. Quant aux branches se distribuant à l'intestin grêle même, elles accompagnent ce dernier dans le sac et suivant l'étendue de l'intestin hernié, une plus ou moins grande partie de ces ramifications sera incluse dans le sac.

L'*artère mésentérique inférieure* et surtout une de ses branches, subissent des déplacements plus étendus. L'*artère colique gauche supérieure* après s'être détachée de la première, pénètre bientôt entre les deux lames de la paroi antérieure du sac, borde l'extrémité inférieure de son orifice, puis suit son trajet en haut et à gauche sur la paroi antérieure du sac, à la périphérie duquel elle va, après s'être anastomosée avec l'artère colique moyenne, former la grande arcade anastomotique. Cette artère devient aussi plus volumineuse, car elle doit irriguer en grande partie le sac.

Un autre vaisseau se trouve déplacé par le développement de la hernie et affecte des rapports des plus importants avec le sac et son orifice : c'est la *veine mésentérique inférieure*. Cette veine remonte du mésocôlon pelvien, chemine entre les deux feuillets du sac, tout à fait vers la droite dans le bord même de l'orifice du sac, et arrive enfin dans le tronc de la veine porte, en décrivant un grand arc à concavité droite.

Nous voyons donc, que dans l'épaisseur de la paroi antérieure du sac et dans le repli limitant son orifice, cheminent l'artère colique gauche et ses branches, et la veine mésentérique inférieure. Précisons leur trajet.

Pour mieux faire comprendre ces rapports, je vais reproduire la description qu'en a donnée Gruber, à propos de son premier cas (35e). On pourra ainsi suivre cette description sur les planches qui l'accompagnent (voir fig. 16 et 17) : L'orifice du sac est entouré en haut, en avant (bord libre) et

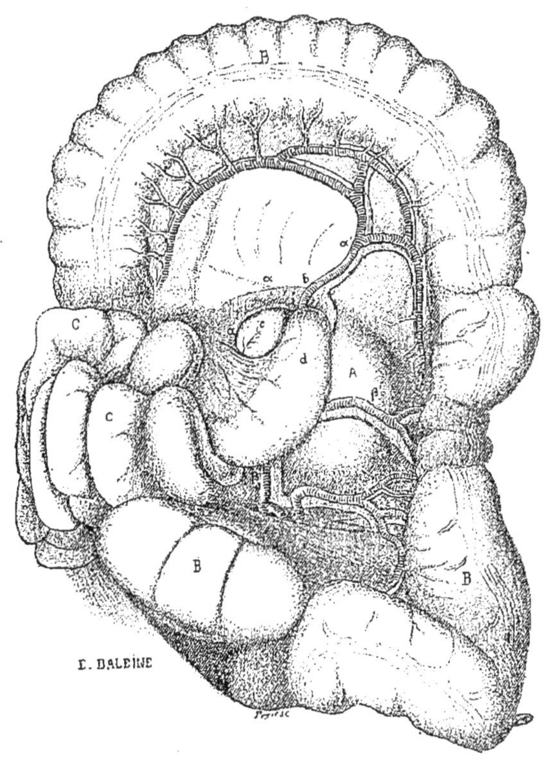


FIG. 16. — *Hernie duodénale petite destinée à montrer la disposition des vaisseaux dans l'épaisseur du sac et de son orifice.* (Cas 35, GRUBER.)

A, hernie interne mésogastrique (duodénale). — B, couronne du côlon. — C, intestin grêle rejeté sur la droite. — a, orifice du sac herniaire. — b, arc vasculaire autour de cet orifice. — c, angle duodéno-jéjunal et racine droite (supérieure) de l'anse jéjunale contenue dans la hernie. — d, racine gauche (inférieure) de cette anse. — α, veine mésentérique inférieure. — β, artère colique gauche supérieure. — α', rameau anastomotique supérieur. — β', artère colique gauche moyenne.

en bas, par un arc vasculaire situé entre les deux feuillets de la paroi antérieure du sac. Cet arc est fourni par la veine mésentérique inférieure (α) et par l'artère colique gauche supérieure (β), branche supérieure de l'artère mésentérique inférieure. La veine mésentérique inférieure (α) entoure l'orifice en bas, en avant et en haut, l'artère colique gauche supérieure (β) et sa continuation (α') l'entourent seulement en bas et en avant.

L'*artère colique gauche supérieure* (β) chemine au-dessous de l'orifice du sac herniaire, à côté de la veine indiquée plus haut, en dedans d'elle, et se divise en deux branches : *artère colique gauche moyenne* (β') et *rameau anastomotique supérieur* (α'). La première passe au pourtour inférieur de l'orifice, en avant de la veine, transversalement vers la gauche ; la seconde, continuation de l'artère colique gauche supérieure, reste en dedans de la veine jusqu'au pourtour supérieur de l'orifice du sac. A ce niveau elle croise cette dernière, passe en avant d'elle et continue son chemin pour s'anastomoser avec l'artère colique moyenne.

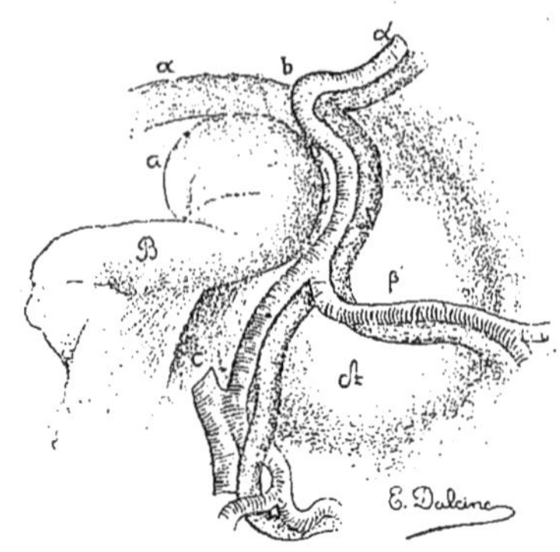


FIG. 17. — Montre une partie de la figure précédente. Elle est destinée à préciser la *situation de l'arc vasculaire de Treitz dans le bord libre de l'orifice herniaire.*

A, hernie duodénale. — B, portion de l'anse jéjunale tirée hors du sac. — C, artère mésentérique inférieure. — a, orifice du sac. — b, arc vasculaire autour de l'orifice. — α, veine mésentérique inférieure. — β, artère colique gauche supérieure. — α', rameau anastomotique supérieur. — β', artère colique gauche moyenne.

*En somme* : tout le bord libre de l'orifice est entouré par l'arc artério-veineux. A la partie supérieure de ce bord et immédiatement accolée à lui, se trouve la veine mésentérique inférieure seule, qui y décrit une courbe à concavité inférieure. Dans la partie antérieure de ce bord se trouvent l'artère et la veine colique gauches, accolées l'une à l'autre. Enfin à l'extrémité inférieure de l'orifice, l'artère et la veine se trouvent écartées du bord libre. On y trouve, en effet, un petit dédoublement péritonéal triangulaire, haut de 6 cent., appartenant à la paroi antérieure du sac, et s'étendant ainsi entre l'arc vasculaire et le bord libre de l'orifice.

Cette description peut-être appliquée à tous les cas de hernies duodénales gauches, quel que soit leur volume. Toujours, ces vaisseaux se trouvent entre les deux lames de la paroi antérieure du sac. Toujours aussi, le bord libre de l'orifice est bordé par l'arc actério-veineux, décrit pour la première fois par Treitz. Toujours, la veine mésentérique inférieure contourne seule l'extrémité supérieure ou droite, suivant le cas, de ce bord ; et l'artère colique gauche accolée à la veine, le reste de son pourtour. Enfin, sauf des cas rares, cet arc artério-veineux est toujours plus ou moins écarté de l'extrémité inférieure du bord libre de l'orifice.

Nous avons dit que le pilier supérieur et toute la partie supérieure du bord libre de l'orifice étaient épaissis et formaient un véritable *bourrelet* : ceci est dû à la présence de la grosse veine mésentérique inférieure entre les deux lames qui le constituent. Nous avons dit aussi que l'extrémité inférieure de ce bord, ainsi que son pilier inférieur, étaient minces, *tranchants* : la cause en est dans l'écartement de l'arc artério-veineux du bord libre de l'orifice, à ce niveau. Quelquefois l'artère se trouve très écartée sur la gauche et en bas (cas 31, Lambl ; 21, Treitz), dans le 6e cas de Treitz (24e) elle se trouvait à 4 cent. de l'arête libre, et Waldeyer n'en fait même pas mention.

Il nous reste à rappeler le *volume* que peut atteindre la *veine mésentérique inférieure.* Souvent elle est très large, elle peut avoir le diamètre d'un manche de porte-plume (cas 49, Eppinger), celui du petit doigt (Treitz). D'autres fois elle est ratatinée, *imperméable* (cas 36, Gruber). Quant à *l'artère colique gauche*, elle est d'ordinaire très élargie, sans atteindre, bien entendu, la dimension de la veine.

Nous verrons plus loin l'importance de ce rapport vasculaire de l'orifice du sac herniaire, tant au point de vue du développement de la hernie, qu'à celui des indications thérapeutiques qui en découlent.

### 2° — LE CONTENU DE LA HERNIE

Le contenu des hernies duodénales est toujours formé par l'intestin grêle. Celui-ci est contenu dans le sac avec son mésentère, dont les feuillets, nous l'avons dit, se continuent même avec la paroi propre du sac, ou feuillet interne. Nous allons décrire d'abord la quantité d'intestin contenue dans le sac, ensuite son état et celui du mésentère.

1. *Longueur de l'intestin contenu dans le sac*.— Dans la grande majorité des cas, c'est-à-dire dans les *hernies* dites *complètes*, on trouve dans le sac herniaire tout l'intestin grêle, sauf la première portion du duodénum, et la partie terminale de l'iléon qui sort du sac pour aller s'aboucher dans le cæcum. Celui-ci se trouve, comme nous l'avons dit, tout près de l'orifice du sac, donc la portion d'iléon située en dehors du sac sera ordinairement très petite. Cette disposition se trouve dans les cas suivants : 1$^{er}$, Neubauer, les deux de Cooper (4$^{e}$, 5$^{e}$), le cas de Soverini (9$^{e}$), les deux de Peacock (12$^{e}$, 13$^{e}$), les 23$^{e}$, 24$^{e}$, 25$^{e}$, 26$^{e}$ (Treitz), les 49$^{e}$, 50$^{e}$ (Eppinger), le 36$^{e}$ (Gruber), le 52$^{e}$ (Landzert), le 40$^{e}$ (Gruber) (?), le cas de Pye-Smith (54$^{e}$), celui de Waldeyer (42$^{e}$), enfin le 58$^{e}$ (Krauss). Il est à remarquer que dans tous ces cas de hernie complète, il s'agissait de gens d'un certain âge, de 22 à 58 ans, tandis que dans presque tous les cas de hernie incomplète, renfermant une plus ou moins grande portion d'intestin grêle, on trouve l'âge variable, de deux mois à 19 ans, et rarement plus (cas 2, Bordenave ; 31, Lambl ; 22, Treitz). On peut donc dire, que les *hernies volumineuses* appartiennent, à peu près exclusivement, à l'âge *adulte* et à la vieillesse, tandis que les hernies *incomplètes* paraissent l'apanage des individus *jeunes*. Cette remarque, déjà faite par Gruber, a son importance, car elle montre que la hernie a une tendance à augmenter avec l'âge. Pour bien montrer la quantité variable d'intestin que peut renfermer une hernie duodénale incomplète, nous avons tracé le tableau suivant, ce qui nous permettra de ne pas y revenir. Disons seulement que dans ces cas, c'est toujours le jéjunum qui est hernié, si la hernie est très petite ; et le jéjunum, accompagné d'une portion d'iléon, si la hernie est plus volumineuse. L'intestin commence à s'introduire dans la hernie par une portion du duodénum ou de l'angle duodéno-jéjunal. Très rarement, c'est une anse jéjunale située au-dessous de l'angle duodéno-jéjunal, qui commence à pénétrer dans la hernie (cas 29, Lambl). Donc le duodénum, et l'angle duodéno-jéjunal, tantôt limitent en haut le sac herniaire, tantôt y sont contenus.

LONGUEUR DE LA PORTION D'INTESTIN CONTENUE DANS LES HERNIES INCOMPLÈTES :

| | | |
|---|---|---|
| 5 cent. | 19e cas, | Treitz |
| 12 » | 20e » | id. |
| 17 » | 28e » | Lambl |
| 20 » | 30e » | id. et Gruber, 35e |
| 25 » | 22e » | Treitz |
| 30 » | 21e » | id. |
| 45 » | 28e » | Lambl |
| 50 » | 35e » | id. |
| 75 » | 51e » | Eppinger |
| 1m,20 | 37e » | Gruber |
| 1m,50 | 59e » | Krauss |

2. *État de l'intestin hernié.* — Le plus souvent les portions d'intestin comprises dans le sac ne présentent que des modifications de minime importance. On signale, assez fréquemment, une dilatation exagérée du duodénum et d'une partie au moins de l'intestin hernié, distendu par des gaz. Cette dilatation peut, dans certains cas, avoir une certaine importance. Le tube dilaté, en pénétrant dans le sac, pourrait en effet comprimer contre le rebord du collet de ce dernier, le tube intestinal qui en sort ; d'où une cause d'obstruction plus ou moins forte de l'intestin. Signalons aussi les adhérences qui unissaient dans certains cas toutes les anses contenues dans le sac, entre elles, ainsi que l'adhérence, au rebord de l'orifice, des tubes intestinaux qui en sortaient, adhérence qui rend difficile, sinon impossible, la sortie de l'intestin hernié par l'orifice du sac. Dans la plupart des cas on pouvait facilement dévider tout l'intestin contenu dans le sac, en tirant doucement sur la portion qui sortait par l'orifice herniaire.

### 3° — LÉSIONS SECONDAIRES

Sous ce titre nous comprenons les lésions dues aux complications de ces hernies : péritonite et étranglement.

La *péritonite*, lente, adhésive, du sac et de son orifice, est signalée dans un certain nombre de cas. Il en résulte des adhérences entre le sac et les organes voisins, ou avec la paroi abdominale ou pelvienne. Nous avons indiqué les adhérences possibles entre l'orifice du sac et l'intestin qui le traverse ; nous avons dit aussi qne cet orifice pouvait être complètement bouché par le cæcum adhérent à lui. Treitz nous a décrit un cas (26e) dans lequel une vaste nappe purulente séparait la paroi postérieure du sac de la paroi abdominale. Tout cela nous montre la fréquence relative de la péritonite circonscrite au sac, et pouvant entraîner des troubles plus ou moins graves, par suite des adhérences qui s'établissent entre l'orifice du sac et l'intestin qui en sort.

Dans le cas de *hernies étranglées* (Bordenave, Biagini, Zwaardemaker, Peacock) le siège de l'étranglement était toujours l'orifice du sac, qui formait un solide cordon enserrant l'intestin (Biagini, Bordenave), ou restait large, mais exerçait une compression sur l'intestin par le simple contact de ses bords épaissis (cas 13e, Peacock). Les lésions de l'intestin étranglé, sont absolument les mêmes que dans tous les cas d'étranglement herniaire, interne ou externe. En donner une description serait étendre inutilement cette partie de notre travail ; nous renvoyons du reste le lecteur aux observations de hernies duodénales étranglées (Bryk, Hauff (?), Bordenave, Biagini, Zwaardemaker, Peacock, Quénu). Pour terminer ce chapitre, nous mentionnons une lésion concomitante signalée dans trois observations : une de Hughes, une de Staudenmayer, et enfin celle de Strazewski. Dans ces trois cas, il existait, en même temps qu'une hernie duodénale, une *invagination intestinale*. On conçoit facilement l'importance clinique de ce fait.

### 4° — ÉTAT DES VISCÈRES ABDOMINAUX

Dans un grand nombre de cas de hernies duodénales non étranglées, et trouvées par hasard à l'autopsie, on a rencontré une congestion plus ou moins intense des viscères abdominaux. L'organe que je trouve le plus souvent signalé comme augmenté de volume, congestionné, c'est la *rate* (cas 49e, 50e, 51e, Eppinger ; 52e, Landzert). Dans le 1er cas d'Eppinger (49e) les *reins*, l'*utérus* étaient aussi *gonflés de sang* ; dans son 2e cas (50e) le *foie*, les reins, étaient aussi congestionnés que la rate. Nous signalons seulement cette *congestion des viscères abdominaux*, ainsi que la *dilatation des veines rectales*, de véritables *hémorrhoïdes*, qu'on a signalées dans de pareils cas (Bordenave). Tous ces faits trouvent une explication des plus simples, vu les rapports des veines efférentes de ces organes avec le sac herniaire d'un certain volume. Les veines rénales gauches et spléniques se trouvent contre la paroi postérieure du sac et seront nécessairement comprimées plus ou moins par ce dernier. Les rapports de la veine mésentérique inférieure avec le sac, la possibilité de la rencontrer presque oblitérée, expliquent surabondamment la congestion passive des veines hémorrhoïdales.

*En somme :* toute la circulation veineuse abdominale peut se trouver gênée, entravée, d'où la congestion passive des viscères abdominaux et des veines rectales.

## B. — Hernie duodénale droite.

Les détails dans lesquels je suis entré à propos de la hernie duodénale gauche, me permettront d'être bref dans la description de cette deuxième variété.

En laissant de côté pour le moment le cas si compliqué de Gruber (loc. cit., 1868) dont nous parlerons au chapitre suivant, nous ne possédons que huit cas pouvant être rattachés à cette variété de hernie, dont trois douteux, à peine décrits : les cas de Bryk, Lautner et Biagini, un assez bien décrit, celui de Klob ; deux autres laissant beaucoup à désirer sur certains points : le cas de Moutard-Martin et celui de Zwaardemaker. Enfin nous possédons deux cas inédits qui nous ont été communiqués par deux de nos maîtres,

MM. Gérard-Marchant et Quénu. C'est grâce aux planches représentant un de ces derniers cas, que nous avons pu décrire ces hernies et en expliquer le développement; notre étude de l'anatomie de la région duodénale nous a du reste facilité la tâche.

La hernie siège dans ces cas, dans la moitié droite de la cavité abdominale, entre la face inférieure du foie et la fosse iliaque droite (Klob, 34e; Moutard-Martin, 55e; Gérard-Marchant, 63e; Quénu, 64e); dans la ligne iléo-cæcale (Zwaardemaker, 57e). Le sac herniaire passe au-devant de la colonne vertébrale et bombe au delà de la ligne médiane, dans la moitié gauche de la cavité abdominale. (Voir fig. 18.)

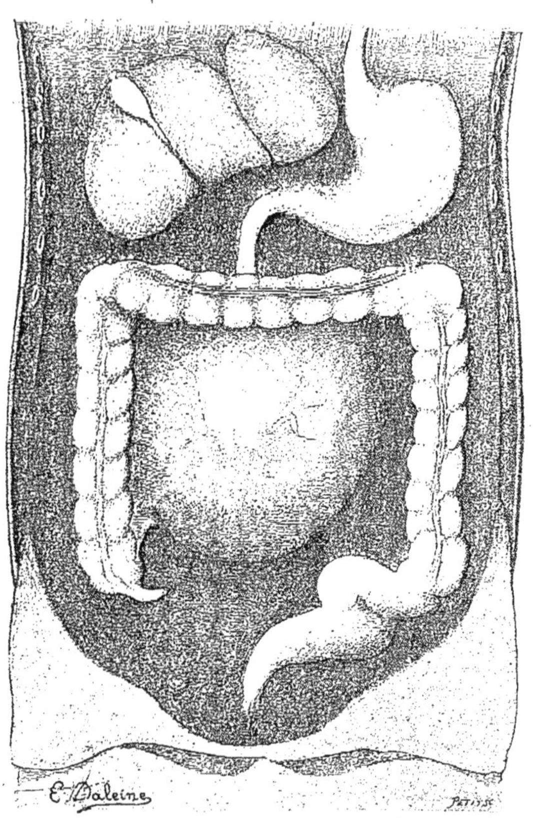

FIG. 18. — *Hernie duodénale droite*, le sac étant dans sa position naturelle. (Cas de GÉRARD-MARCHANT, 63e.)

Le sac ainsi situé, se trouve encadré par la couronne des côlons; à droite, le côlon ascendant et le cæcum sont accolés et adhèrent intimement au flanc droit du sac, ou se trouvent derrière lui (Zwaardemaker). En haut, l'angle colique droit et une portion plus ou moins étendue du côlon transverse sont également accollés directement au sac. A gauche, l'angle colique gauche et le côlon descendant ainsi que l'S iliaque se trouvent, soit très près du flanc gauche du sac (Moutard-Martin), soit plus ou moins éloignés de celui-ci (Gérard-Marchant, Quénu). Quoi qu'il en soit, dans ces hernies ce segment du côlon n'est jamais intimement collé au sac pour en faire partie, comme dans les hernies gauches. En bas, le sac adhère au promontoire; il y est appliqué sur le feuillet supérieur du mésocôlon pelvien (Moutard-Martin), mais non pas compris entre ses deux feuillets comme dans les hernies gauches.

*En somme*, les rapports du sac de cette hernie avec le côlon sont absolument le contraire de ceux du sac des hernies précédentes. Dans un cas tout le segment gauche du gros intestin conserve sa situation normale, son méso, et une liberté absolue; dans l'autre, c'est le segment droit qui n'a qu'un rapport médiat avec le sac.

En attirant légèrement à droite le bord gauche du sac on peut constater son attache à la paroi abdominale près de la colonne lombaire. La même manœuvre permet de trouver l'orifice du sac, situé sur la paroi gauche (Klob, Gérard-Marchant, Quénu), ou sur le bord inférieur (Moutard-Martin). L'orifice regarde soit à gauche et en arrière (Klob, G.-Marchant, Quénu), soit directement en arrière (M.-Martin).

Cet orifice situé au-devant de la colonne lombaire (3e vertèbre lombaire, Klob; à 4 ou 5 cent. du cæcum, M.-Martin; au-devant des 3 dernières vertèbres lombaires, G.-Marchant, Quénu), présente un diamètre variable (4 cent. de circonférence, M.-Martin; deux pouces de diamètre, Klob); mais il est toujours assez large pour permettre de retirer facilement l'intestin contenu dans le sac. Le bord libre antérieur de l'orifice, arrondi, semi-lunaire à concavité tournée à gauche (Klob) ou directement en arrière (M.-Martin, G.-Marchant, Quénu). Le pilier, ou corne supérieure, arrive à côté de la portion terminale du duodénum pour se perdre dans le feuillet séreux recouvrant cet organe (G.-Marchant, Quénu). Le duodénum entre dans le sac à la partie supérieure sans contourner ce pilier de l'orifice; en écartant légèrement à droite le bord libre de l'orifice, on voit le duodénum descendre dans le sac en soulevant la partie postérieure de ce dernier. Le pilier inférieur plus mince est contourné par la portion terminale de l'iléon qui pénètre dans le sac.

Après avoir dévidé l'intestin et vidé le sac, on peut se rendre un compte exact de la situation de la paroi postérieure de ce dernier, ainsi que de la disposition des feuillets séreux qui le constituent.

Sa *paroi postérieure* passe sur la veine cave, le psoas droit, les vaisseaux rénaux droits, la face antérieure du rein et de l'uretère droit. En haut, cette paroi recouvre, nous venons de le dire, une partie du duodénum qui pénètre dans le sac. La *paroi antérieure* est formée de deux lames séreuses : une externe, l'autre interne, qui se réfléchissent l'une dans l'autre au niveau du bord libre du repli limitant l'orifice du sac. Parti de cet orifice, le feuillet externe allait vers la droite atteindre le bord interne du côlon ascendant, passait sur les deux tiers de la circonférence de ce dernier, puis à droite de lui et allait se perdre, au niveau du bord externe du rein droit, dans la séreuse pariétale. Ce feuillet est donc formé par les deux lames du mésocôlon ascendant, séparées par le sac herniaire, et étalées sur la paroi antérieure de celui-ci. En haut et à droite, le feuillet externe se continuait avec l'angle colique droit et la moitié, ou plus, du côlon transverse, recouvrait ces portions du côlon et allait au delà se continuer dans le feuillet supérieur du mésocôlon transverse. Dans cette portion le feuillet externe du sac représentait donc l'inférieur du mésocôlon descendant, au-dessous duquel le sac s'était développé.

*En un mot*, le sac herniaire dans ces cas s'est développé au-dessous des feuillets interne du mésocôlon ascendant et d'une portion du feuillet inférieur du mésocôlon transverse ; ce qui explique l'adhérence au sac du côlon ascendant, de l'angle colique droit et d'un segment droit du côlon transverse.

Quant au feuillet interne, il doublait l'externe et le quittait sur les limites inférieure droite et supérieure du sac pour se continuer avec la lame unique qui formait la paroi postérieure, adhérente du sac.

Cette description de la constitution du sac, est faite d'après nos deux cas inédits; car, Klob, M.-Martin, Zwaardemaker, n'ont donné que bien peu de détails à ce sujet.

*Pour terminer* avec l'anatomie pathologique de cette hernie droite, il nous reste deux points à élucider : la constitution du *bord libre de l'orifice* du sac et la *disposition* de l'*intestin* grêle contenu dans le sac.

Klob nous dit, que dans le bord libre de l'orifice passait l'artère iléo-colique; M.-Martin ne mentionne pas, s'il y avait ou non des vaisseaux en rapport avec cet orifice. Zwaardemaker précise mieux : il nous dit en effet que les *vaisseaux mésentériques supérieurs* bordaient l'orifice. Cette dernière disposition était des plus nettes dans les cas de MM. G.-Marchant et Quénu, comme on peut le voir sur la fig. 19. Cette figure représente le sac renversé vers la droite, l'intestin dévidé et retiré du sac, ainsi que le bord libre de l'orifice. Dans ces deux cas l'artère mésentérique supérieure partie de son origine aortique, près de la portion inférieure du duodénum, passait dans le pilier supérieur du bord libre de l'orifice, cheminait de haut en bas et de gauche à droite dans toute l'étendue de ce repli, entre les deux lames séreuses qui le formaient. De la convexité de l'artère naissaient les branches nourricières de l'intestin grêle qui passaient dans l'épaisseur du mésentère contenu, avec ce dernier, dans le sac. Du bord concave naissaient les artères coliques droites, qui cheminaient entre les deux lames de la paroi antérieure du sac en décrivant les arcs ordinaires, avant d'aborder le côlon ascendant et le segment droit du transverse.

Cette disposition vasculaire est d'un intérêt capital, car elle nous servira pour démontrer l'individualité propre de la hernie duodénale droite, et expliquer son mode de formation.

La *disposition de l'intestin grêle et de son mésentère à l'intérieur du sac*, n'est pas moins importante à connaître. Tout l'intestin grêle y était contenu. Un seul tube intestinal sortait par l'orifice à sa partie inférieure, c'est la portion terminale de l'iléon. Au moment où l'iléon contournait le rebord de l'orifice pour aller s'aboucher dans le cæcum, il présentait une légère torsion sur son axe. (C'est cette torsion, mentionnée dans les cas de Bryk, Biagini et Lautner, qui pourrait, à la rigueur, faire entrer ces cas parmi les hernies duodénales droites. Zwaardemaker signale aussi le même fait.) Le duodénum pénétrait dans le sac à sa partie supérieure, non pas par l'orifice, mais en soulevant peu à peu la paroi postérieure du sac, bientôt il se détachait de cette paroi pour se continuer dans le jéjunum. Tout le jéjunum et l'iléon se trouvaient dans le sac, libres de toute attache à la paroi postérieure de celui-ci. Le mésentère de l'intestin grêle adhérait en effet à tout le pourtour du bord libre

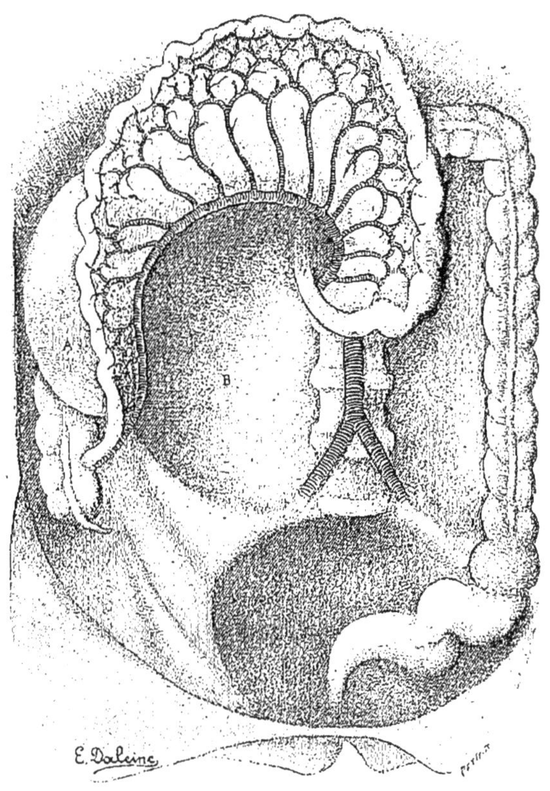


Fig. 19. — *Hernie duodénale droite déplacée*, l'intestin retiré du sac pour montrer l'orifice bordé par l'artère mésentérique supérieure. (Cas de Gérard-Marchant, 63e.)

de l'orifice du sac. L'intestin hernié se trouvait donc comme appendu, par son mésentère, au bord libre du sac. Vu cette disposition, l'intestin qui a pénétré dans le sac a basculé de façon à retourner en avant, le bord adhérent de son méso, et en arrière le bord intestinal. Cette disposition sera immédiatement comprise, en jetant un coup d'œil sur la figure 19 où l'intestin, sorti du sac est dévidé, étalé.

Aucun auteur, jusqu'à ce jour, n'avait vu ou décrit cette disposition dont nous expliquerons la production dans le chapitre suivant.

Tout ceci légitime suffisamment, je pense, notre division des hernies duodénales en droites et gauches. Si l'existence de la première était encore discutable, après le cas imparfait de Klob (voir Historique et physiologie pathologiques des hernies duodénales), aujourd'hui, grâce aux dispositions que nous ont révélées les deux cas de MM. G.-Marchant et Quénu, la hernie duodénale droite a acquis une individualité certaine, et aura, je l'espère, sa place marquée parmi les variétés des hernies duodénales.

## III. — Physiologie pathologique.

Comme dans le chapitre précédent, nous étudierons séparément le mode de formation des hernies duodénales gauche et droite.

### A. — Hernie duodénale gauche ou de Treitz.

Nous n'avons pas besoin de répéter que ces hernies se forment dans des invaginations péritonéales, normales, plus ou moins constantes, qu'on trouve dans la région duodénale. Mais quelle est cette invagination séreuse, et de quelle manière la hernie se forme-t-elle ? Voilà à quoi nous tâcherons de répondre.

Cette question n'a pas été résolue de la même manière par les auteurs qui s'en sont occupés. Nous nous trouvons aujourd'hui, comme nous l'avons fait remarquer dans l'étude historique de ces hernies, en face de deux théories absolument dissemblables. D'abord la *théorie de Treitz*, rajeunie par son disciple, Eppinger ; c'est la théorie uniciste de l'*école de Prague*. D'après elle, il n'y a qu'une et seule hernie qui puisse naître au niveau de la région duodénale : la *hernie rétro-péritonéale de Treitz* et qu'on appelle aussi duodéno-jéjunale, du nom donné par Treitz à la fossette péritonéale qui en serait le siège primitif et exclusif.

A côté de cette théorie, avons-nous dit, est venue prendre place une deuxième émise et soutenue par W. Gruber et Landzert ; c'est la *théorie dualiste* de l'*école de St-Pétersbourg*. A côté de la hernie de Treitz, ces auteurs en créent une seconde, identique à la précédente en tous points, sauf en ce qui concerne son origine dans une fossette péritonéale autre que la duodéno-jéjunale de Treitz.

Ceci dit, nous allons exposer les deux théories, après quoi nous tâcherons d'en choisir une, celle qui nous paraîtra concorder le mieux avec les faits anatomiques.

*Théorie de Treitz.* — Nous allons laisser la parole à Treitz qui expose sa théorie avec une telle clarté et simplicité qu'il serait inutile et même nuisible, je le pense, d'y changer la moindre chose. Pour mieux suivre cette description, nous avons cru utile de mettre ici, à côté d'elle, la figure que Treitz (fig. 20) nous a laissée de sa fossette duodéno-jéjunale, lieu de formation de la hernie, et dont nous avons donné la description ailleurs.

« Si le repli duodéno-jéjunal qui limite la fossette est haut, l'angle duodéno-jéjunal subit une coudure ou se trouve recourbé en forme d'S, et par suite son contenu ne peut sortir qu'avec peine de la fossette. Dans ces conditions on comprend que l'anse intestinale incluse dans la fossette peut augmenter de volume, vu qu'elle attire à elle, de plus en plus, le jéjunum. En raison de l'augmentation de volume de l'anse, la fossette péritonéale s'élargit nécessairement.

« Tant que cette anse reste en arrière du dédoublement simple du péritoine ou, ce qui est la même chose, quand le plica duodeno-jejunalis ne renferme pas l'arc vasculaire artério-veineux, il n'y a pas de danger pour le

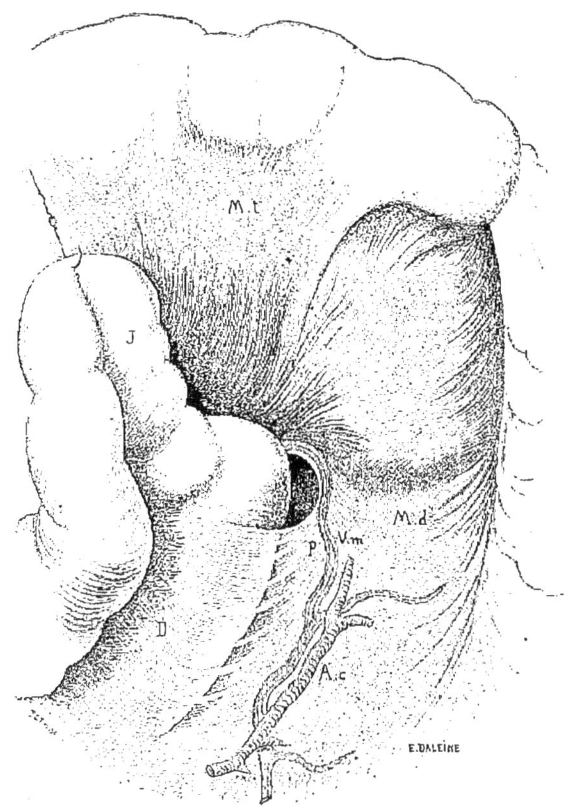


FIG. 20. — *Fossette duodéno-jéjunale de Treitz.* D'après TREITZ.

D, duodénum ascendant. — J, repli duodéno-jéjunal. — V.m, veine mésentérique inférieure. — A. c, artère colique gauche. — M. t, mésocôlon transverse. — M. d, mésocôlon descendant. — Le jéjunum est attiré à droite par un crochet.

jéjunum. L'extensibilité du péritoine normal, apporte des limites au processus de ce rapport de situation anormal, car le repli délicat cède à la pression de l'intestin qui presse sur lui, se trouve repoussé de plus en plus sur le côté et la poche dangereuse se trouve ainsi transformée en une fossette ouverte, lisse. On rencontre en réalité quelquefois cette fossette légère, mais étendue, pourvue d'un orifice large et d'un repli distendu.

« Mais, si l'arc vasculaire passe dans le repli même, et si la flexura augmentant de volume passe en arrière de celui-ci, il se produit une hernie rétro-péritonéale. En effet cet arc vasculaire (voir la figure en regard) forme avec le support solide constitué par le duodénum avec l'aorte appuyée sur la colonne vertébrale, un anneau qui entoure l'orifice de la fossette, et qui, par rapport à la grande élasticité des autres parois de la fossette, est très résistant. Cet anneau joue alors dans la formation de la hernie rétro-péritonéale le même rôle important que l'anneau inguinal et ombilical dans la formation des hernies de leur région. Il forme l'orifice du sac herniaire. Quelles sont maintenant les conditions anatomiques nécessaires à la production d'une hernie rétro-péritonéale ?

« I. *Existence de la fossette et du plica duodeno-jejunalis* semi-lunaire, étant établi d'avance que le péritoine est lâche et qu'il n'existe aux environs, par suite de maladie, aucun obstacle à son extension.

« II. *Trajet de la veine mésentérique inférieure dans le repli.* — Comme cette veine se croise dans chaque cas avec l'artère colique, l'arc vasculaire existe toujours. Il s'agit seulement ici que la veine ne coure pas en arrière ou à côté de la fossette, mais en avant de celle-ci, par suite dans le repli. On comprend d'ailleurs facilement que l'arc vasculaire est d'autant plus favorable à la formation des hernies, qu'il entoure plus étroitement l'orifice de la fossette, par suite que la veine se trouve dans le bord libre du repli.

« III. *Liberté du jéjunum sortant de la fossa.* — Il se produit souvent que cette liberté manque, sans qu'il en résulte un état troublant les fonctions du canal. Parfois le jéjunum supérieur, après avoir fourni la flexura duodeno-jejunalis, se trouve, sur une certaine étendue, dans le mésocôlon transverse, dont le feuillet inférieur l'enveloppe. Quand le jéjunum est fixé de cette façon ou de toute autre, il ne peut naturellement être attiré dans la fossa, ni se produire de hernie rétro-péritonéale :

« Étant données ces trois conditions, chez tout individu peut se produire une hernie rétro-péritonéale. Cette proposition correspond entièrement à nos connaissances herniologiques, qui nous apprennent que dans toute hernie on rencontre trois conditions :

« I. *Une excavation dilatable du péritoine ;*

« II. *Un anneau résistant ;*

« III. *Et un intestin mobile* pressant contre cette excavation. »

Treitz se demande ensuite quelles sont les conditions qui favorisent la production de ces hernies. Le relâchement anormal du péritoine, en rendant plus lâche et facilement mobile le tissu cellulaire rétro-péritonéal, favorise la production de la hernie rétro-péritonéale. L'augmentation de la pression abdominale, si favorable à la production des hernies externes, n'a au contraire, aucune influence sur la formation d'une hernie rétro-péritonéale. La dilatation exagérée des intestins par les gaz ou aliments aurait une influence minime. Mais une condition qui, d'après Treitz, aurait une importance capitale dans la production de ces hernies, est représentée par les *ébranlements du corps*, surtout quand il sont réguliers et continus, comme dans la marche, la danse, l'équitation. Dans ces cas, les intestins pressent par leur poids sur les organes sous-jacents.

« Il est indubitable, dit Treitz, que ces mouvements produisent très fréquemment les hernies externes. De même, plus que d'autres causes, ils sont disposés à favoriser le développement d'une hernie rétro-péritonéale, et surtout quand le contenu de l'intestin est liquide.

« Qu'on se représente du liquide arrêté dans la flexura par un repli élevé, et en même temps, l'ébranlement continu produit par la marche, ou l'équitation, pendant lesquelles la lumière de l'intestin est encore plus rétrécie par l'arête tranchante du repli ; on comprend facilement que cette colonne liquide peut glisser derrière l'arc vasculaire et entraîner avec elle une portion du jéjunum, en dilatant en même temps la fossette péritonéale. Ce fait est d'autant plus facile que la quantité de liquide venue du duodénum s'augmente toujours tandis que son écoulement dans le jéjunum est entièrement empêché par le repli. Le poids d'une telle colonne de liquide est, il est vrai, très faible, aussi la hernie rétro-péritonéale ne se produira-t-elle pas brusquement. Une fois préparée, elle peut, dans ces conditions, augmenter plus rapidement que toute autre hernie, et atteindre en peu de temps son maximum de grandeur. Cette proposition n'est certainement pas exagérée, car si l'on admet qu'une aiguille ou une balle de fusil peut seule, par son poids, se frayer un chemin, du tronc jusqu'au talon, pourquoi une anse intestinale remplie ne pourrait-elle pas descendre de quelques pouces dans le tissu cellulaire rétro-péritonéal lâche. On comprend facilement l'accroissement de ce déplacement quand on pense que quand l'anse intestinale est arrivée en arrière de l'arc vasculaire, son retour dans la cavité abdominale est devenu difficile, sinon impossible. »

Pour expliquer l'augmentation rapide de cette hernie, dans ces conditions, Treitz fit l'expérience suivante un peu primitive et pas très convaincante, il faut l'avouer :

« Je coupe, dit-il, du mésentère, une grande portion d'intestin grêle et je la place sur un vase pourvu d'un bord élevé, de telle façon que la plus grande portion d'intestin repose sur la table à côté du vase. Que l'on verse de l'eau dans l'extrémité se trouvant sur le vase, on verra que, dans la mesure où se remplit l'intestin du vase, celui qui se trouve sur la table est attiré de lui-même dans le vase jusqu'à ce qu'il y soit introduit complètement. Je crois que cette simple expérience montre très nettement de quelle manière l'intestin peut se dilater rapidement dans une hernie rétro-péritonéale et que le contenu liquide de celui-ci y a une grande part. »

La hernie une fois produite, va évoluer. Elle ne pourra augmenter qu'à deux conditions : que le tissu cellulaire rétro-péritonéal se laisse facilement décoller, et que le péritoine soit suffisamment extensible pour se prêter facilement à la constitution et au recouvrement du sac. La hernie évoluera donc dans la direction où elle rencontrera la moindre résistance. C'est ainsi, qu'après avoir employé le péritoine pariétal postérieur, qui se trouve soulevé et étendu pour entrer dans la constitution du sac herniaire, la hernie augmentant, d'autres replis péritonéaux contribueront à la formation du sac et de sa couverture séreuse externe surajoutée. Les feuillets des méso-côlons descendant et transverse sont soulevés et étendus par la hernie ; les côlons transverse et descendant sont attirés contre le sac herniaire qu'ils entourent. L'orifice de la fossette élargi et devenu orifice herniaire, bordé par l'arc vasculaire, se déplacera de plus en plus vers la droite et en bas. C'est donc du degré de laxité du tissu cellulaire rétro-péritonéal et du péritoine, que dépendront la forme et le siège de la hernie. Si le mésocôlon transverse remplit toutes ces conditions favorables, c'est de son côté que se portera de préférence la hernie. Si c'est le mésocôlon descendant, ce qui est le plus fréquent, qui s'y prête le mieux, c'est dans son épaisseur que la hernie évoluera.

Voilà la théorie de Treitz dans toute sa simplicité. On peut *la résumer* ainsi : L'intestin s'engage dans la fossette, repousse devant lui le péritoine invaginé, l'arc vasculaire bordant l'orifice de la fossette, forme une corde solide sur laquelle va se réfléchir le péritoine pariétal pour aller constituer le sac herniaire.

Pas de fossette, pas de hernie. Pas d'arc vasculaire, impossibilité de production de la hernie.

*Théorie de Gruber-Landzert.* — En 1861, W. Gruber, dans un cas de hernie de ce genre (cas 35e, Gruber), après avoir retiré du sac et rejeté à droite l'anse intestinale herniée, vit dans la cavité du sac, sur son fond, en avant et à gauche de la colonne vertébrale, sous le pancréas, à côté, à gauche et en arrière de l'angle duodéno-jéjunal, un sac accessoire pourvu d'un orifice et ne contenant pas d'intestin dans son intérieur (fig. 21). Ce sac accessoire répondait bien à la disposition ordinaire de la fossette duodéno-jéjunale de Treitz ; donc le sac principal, celui qui contenait l'intestin, ne s'était pas formé aux dépens de cette fossette. La théorie de Treitz n'était donc plus vraie pour tous les cas, à côté de la hernie développée aux dépens de cette fossette, il fallait peut-être en ajouter une autre développée ailleurs. Voilà le point de départ de la théorie de Gruber. A propos de ce cas, Gruber n'édifia pas sa théorie, il ne fit que mentionner le cas bizarre qu'il venait de rencontrer, mais sans lui donner une explication nette.

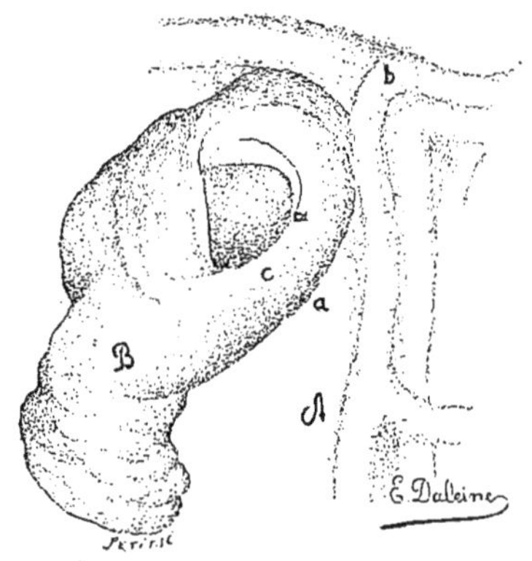


FIG. 21. — Destinée à montrer *le sac accessoire de Gruber*. (Premier cas de GRUBER.)

A, hernie interne mésogastrique (duodénale). — B, angle duodéno-jéjunal et une portion de l'anse jéjunale située dans la hernie. — a, orifice du sac. — b, arc vasculaire autour de l'orifice. — c, sac accessoire se trouvant sur le plancher du sac herniaire (deuxième retroeversio peritonei mesogastrica invaginée). — α, orifice du sac accessoire.

En 1862 (*loc. cit.*), W. Gruber publia un deuxième cas de ce genre. Il y avait deux sacs situés sous le pancréas et se recouvrant par leurs portions initiales et divergeant en direction opposée, en bas, par leurs extrémités. Le sac postérieur avait son orifice délimité par le duodénum (comme dans les fossettes duodénales), le sac antérieur qui seul contenait de l'intestin, en était au contraire écarté. Cette fois-ci, Gruber n'hésite plus. Après s'être demandé si on ne pouvait pas attribuer ce fait à des fossettes doubles, il penche plutôt à faire naître le sac antérieur, et par conséquent la hernie, aux dépens du péritoine de la paroi abdominale postérieure, qui recouvre la lumière de l'anneau vasculaire formé, en dedans, par l'aorte abdominale et le tronc de l'artère mésentérique inférieure, en dehors, par la veine mésentérique inférieure et l'artère colique gauche. Le péritoine s'invagine dans cet espace et forme, sous les vaisseaux qui constituent sa limite externe, un cul-de-sac, futur sac herniaire.

Landzert (*loc. cit.*, 1870) trouva, sur un cadavre, un sac situé à gauche de la colonne lombaire, et pouvant contenir un citron, mais complètement inhabité (fig. 22). Ce sac avait toutes les apparences d'un sac herniaire

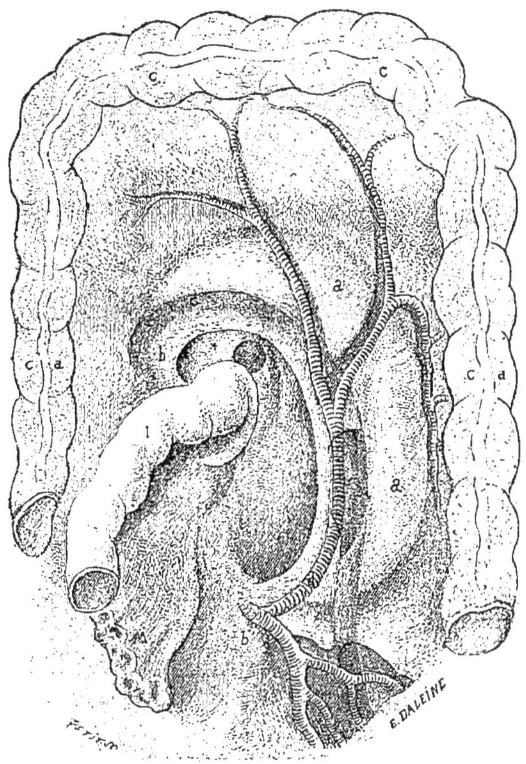


FIG. 22. — Figure représentant le deuxième cas de LANDZERT, destinée à montrer *l'existence d'une fossette normale à côté d'un sac herniaire formé aux dépens de la fossette de Landzert* (?) (53e cas).

Le sac herniaire trouvé vide à l'ouverture du cadavre. — aa, le sac herniaire. — bb', le bord de l'orifice. — c, veine mésentérique inférieure. — d, artère colique gauche. — ††, pli et fossette duodéno-jéjunale des auteurs. — I, jéjunum. — M, mésentère. — CC, côlon transverse. — C a, côlon ascendant. — C d, côlon descendant.

développé aux dépens de la fossette de Treitz : le siège, l'orifice, l'arc vasculaire limitant ce dernier. *En un mot*, rien n'y manquait. Mais, dans la portion de la paroi postérieure, qui se trouve au voisinage immédiat de l'angle duodéno-jéjunal, il remarqua l'existence d'une petite fossette, limitée en haut et en bas par deux replis semi-lunaires, répondant à la fossette duodéno-jéjunale de Treitz normale. Comme Gruber, Landzert chercha l'explication du fait, et se demanda quelle pouvait être la signification du sac indépendant de la fossette normale. Il fit pour cela des recherches anatomiques dont nous avons parlé longuement ailleurs (voir Historique des fossettes duodénales), recherches qui lui montrèrent l'existence, chez le nouveau-né, d'une invagination normale du péritoine, indépendante de la fossette de Treitz et siégeant dans l'aire vasculaire où Gruber avait déjà placé l'origine de sa hernie. « Donc, dit-il, pas de doute, le sac s'était formé aux dépens de cette deuxième fossette », que nous avons appelée *fossette de Landzert*.

Mais, les hernies qui se forment dans sa fossette ne mériteraient pas, d'après Landzert, le nom de rétro-péritonéales. Si les faits avancés par l'auteur étaient exacts, sa nouvelle hernie n'aurait, il faut l'avouer, aucune ressemblance anatomo-pathologique avec celle que Treitz avait décrite.

Landzert, basant sa description sur des figures et des schémas, nous allons reproduire textuellement son argumentation et mettre en regard ses dessins. De cette facon, le lecteur pourra mieux comprendre cette discussion un peu subtile.

« Sommes-nous maintenant justifiés à parler d'une hernie rétro-péritonéale, quand il se trouve dans cette fossette, des anses intestinales recouvertes par le repli péritonéal fortement distendu? Nullement; les anses intestinales sont restées dans la cavité péritonéale, le feuillet postérieur pariétal ne s'est pas détaché, simplement le repli qui renferme les vaisseaux est dilaté et forme à l'intestin grêle une couverture anormale; par suite la hernie se trouve en avant du feuillet postérieur pariétal du péritoine, et non derrière celui-ci et ne mérite donc pas le nom de hernie rétro-péritonéale. Le rapport des anses intestinales avec le mésocôlon transverse est nettement indiqué sur la représentation schématique de la coupe longitudinale (fig. 23). Sous le mésocôlon transverse qui se compose de quatre feuillets, dont deux appartiennent au grand épiploon (c. c.), et deux enveloppent la portion d'intestin, se trouve une excavation ou un sac (g) qui est délimité en arrière par un simple feuillet du péritoine (mésocôlon descendant). La limite antérieure est formée par deux replis : un supérieur (d), dans lequel se trouve la veine mésentérique inférieure, et un inférieur (e) qui comprend cette veine et l'artère colique gauche. Ces replis sont des dédoublements du péritoine (mésocôlon descendant) qui, comme nous l'avons dit, se développent chez le nouveau-né, en forme de faux et sont déterminés par l'arc vasculaire. Ils n'ont aucun rapport avec la plica duodeno-jejunalis : une hernie produite par dilatation de ce sac se trouve complètement indé-

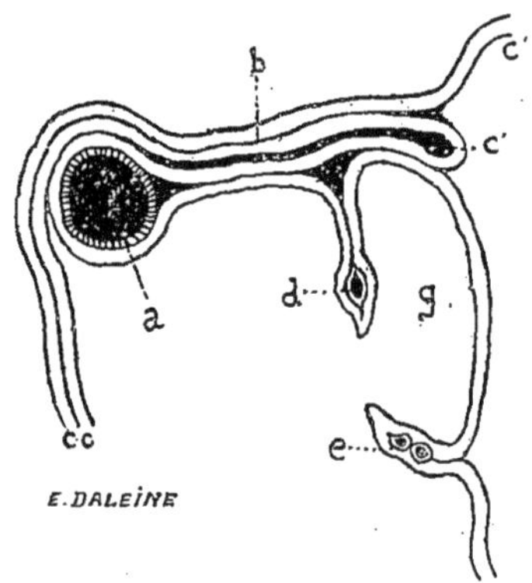


Fig. 23. — *Coupe longitudinale sous le mésocôlon transverse.*

c c, grand épiploon (ses deux feuillets). — g, sac péritonéal délimité en arrière par un simple feuillet (mésocôlon descendant). — d, repli supérieur du sac, dans lequel se trouve la veine mésentérique inférieure. — e, repli inférieur dans lequel se trouvent la veine précédente et l'artère colique gauche.

pendante de la fossa duodeno-jejunalis ou retroeversio mesogastrica. Il est tout à fait indifférent que cette dernière existe ou non.

« Dans le 2e cas décrit par moi il existait chez un adulte un sac de cette sorte (fig. 22). Une coupe longitudinale montrerait que dans ce cas les parties sont disposées, comme dans notre dessin schématique de la fig. 23. Il est possible qu'à un moment quelques anses intestinales aient pénétré dans ce sac (fig. 22 a. a.; dessin schématique, fig. 23 g.), mais comme l'ouverture était large, elles sont sorties sans obstacle, de sorte qu'à l'autopsie on trouva le sac herniaire vide. Peut-on appeler cette hernie, rétro-péritonéale? La situation de la lame pariétale ne s'est en rien modifiée, et on peut même se demander si nous avons le droit de ranger ce cas dans les hernies.

« Des hernies de diamètre considérable, comme par exemple le 1er de mes cas (52e cas), peuvent dilater le sac et en particulier le repli vasculaire, d'un

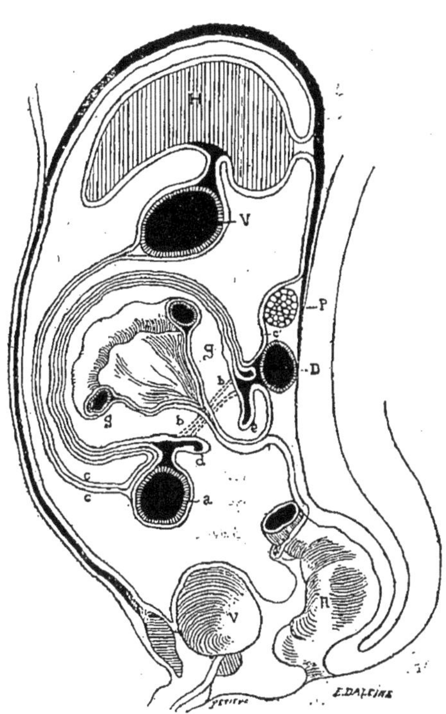


Fig. 24. — H, foie. — V, estomac. — cc, épiploon déplissé. — a, côlon transverse. — bb, situation normale du mésocôlon transverse (ligne ponctuée). — d, repli inférieur dans lequel se trouve la veine mésentérique inférieure. — e, repli inférieur pour l'artère colique gauche et la veine mésentérique inférieure. — gg, sac herniaire contenant des anses intestinales. — D, duodénum. — P, pancréas. — R, rectum. — V, vessie.

côté ou de l'autre. Dans ce cas, les anses intestinales, en s'enfonçant de plus en plus dans le sac, dilatèrent celui-ci en haut, poussèrent en avant les feuillets du mésocôlon transverse, direction dans laquelle ils rencontraient une moindre résistance, et prirent place enfin dans le sac, entre l'estomac et la portion transversale du gros intestin, refoulée en bas. Le dessin (fig. 24) montre mieux que n'importe quelle description le rapport de cette hernie avec la lame pariétale du péritoine et l'arrière-cavité des épiploons. Quand on compare la fig. 2 (rapports normaux chez le nouveau-né) avec la fig. 22 (hernie chez l'adulte), on ne peut méconnaître une certaine relation. En effet, si chez le nouveau-né, un des replis vasculaires était plus développé et dans le cas de recevoir des anses intestinales, nous devrions, d'après les idées de Treitz, appeler ce cas hernie rétro-péritonéale. »

Landzert ne se contenta pas d'émettre cette théorie nouvelle qui pouvait, à la rigueur, être applicable à ses deux cas. Il alla plus loin, et assimila à ses deux faits, ne méritant même pas le nom de hernies et encore moins celui de rétro-péritonéales, toutes les hernies duodénales décrites jusqu'alors, sauf celles que nous appelons droites (Klob, Gruber, Lautner, Biagini), ces dernières seules se développeraient aux dépens de la fossette de Treitz, elles seules mériteraient le nom de rétro-péritonéales comme nous le verrons plus loin. Faisons remarquer aussi que Landzert n'admet pas la possibilité de l'étranglement de ces hernies, car, dit-il, les cas décrits comme tels sont plus que douteux en tant que hernies de ce genre (Bordenave, Hauff, Hesselbach, Ridge et Hilton).

*Discussion des théories.* — Partisan absolu de la théorie de Treitz, voici ce que nous répondrons à Landzert :

1° Nous n'avons vu l'invagination péritonéale décrite et figurée par Landzert, ni sur l'embryon, ni sur le nouveau-né.

2° En admettant que cette invagination existe, nous ne voyons pas pourquoi la hernie qui s'y produirait ne serait pas rétro-péritonéale. Cette invagination, comme la fossette duodéno-jéjunale, serait formée, en effet, aux dépens du péritoine qui, du duodénum passe sur le mésocôlon, c'est-à-dire le péritoine pariétal. Or, la portion invaginée n'aura qu'à évoluer entre le péritoine pariétal et la paroi abdominale postérieure, puis passer au niveau des racines des mésocôlons, entre les deux lames qui les constituent et les dédoubler. Bref, la même évolution que dans le cas de hernies produites dans la fossette duodéno-jéjunale nous paraît absolument possible si l'intestin se déplaçait dans une invagination péritonéale, comme celle de Landzert.

3° En admettant que dans un cas, cette évolution s'est accomplie autrement, faut-il pour cela appliquer une disposition rare, peut-être unique, à tous les cas de hernies duodéno-jéjunales observés ?

4° L'existence d'une *fossette*, en apparence *normale*, accolée au sac herniaire d'une hernie duodénale, peut trouver une explication bien simple. On a décrit en effet (Gruber, Waldeyer, Jonnesco), des fossettes duodénales doubles, une, recevant l'intestin, deviendra le sac herniaire, l'autre, restant libre, formera ce que Gruber appelle sac accessoire.

5° La possibilité de l'*étranglement* de ces hernies n'est plus discutable aujourd'hui que nous possédons des cas indéniables, tels que celui de Peacock. Cet étranglement peut se produire, soit par le fait de l'existence, au niveau de l'orifice du sac, de trois tubes intestinaux (cas 23, Treitz ; 13, Peacock) dont un ou deux très dilatés pourront comprimer, contre le bord de l'orifice, le troisième et l'étrangler ; soit par la simple coudure brusque, angulaire, de l'intestin au niveau de l'orifice. Cette dernière sorte d'étranglement se produira plus facilement dans les hernies petites dont l'orifice est situé très haut tandis que le fond du sac descend en bas, ce qui favorise la coudure brusque de l'intestin sur le rebord résistant de l'orifice formé par l'arc vasculaire. Aussi les hernies petites sont-elles plus disposées à s'étrangler que les volumineuses qui ne laissent sortir d'habitude qu'un seul tube intestinal par un orifice large, non rétractile et déplacé en bas et en arrière, par conséquent mal disposé pour comprimer l'intestin ou pour que celui-ci se coude brusquement contre son bord.

6° Enfin, nos recherches anatomiques nous ayant révélé l'existence de fossettes ayant une individualité propre et un siège spécial, nous pouvons

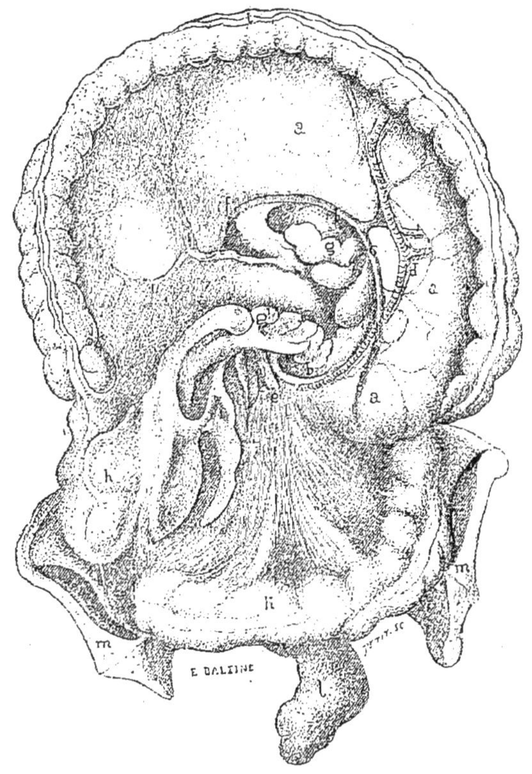


Fig 25. — *Hernie duodénale complète siégeant dans le mésocôlon transverse et ayant pris naissance dans la fossette duodénale supérieure ou dans la duodéno-jéjunale.* (Cas 52, Landzert.)

Le côlon transverse est soulevé, on voit la face postéro-inférieure du sac, a, a, a. (Voir fig. 12 la disposition de la même hernie à l'ouverture du ventre: on voit la face antérieure du sac recouvert par l'épiploon.) — b,b', orifice du sac. — g, intestin hernié. — c, veine mésentérique inférieure. — d, artère colique gauche. — e, artère mésentérique inférieure. — f, veine porte. — g', iléon. — h, cæcum. — i, côlon transverse. — K, S iliaque.

mieux expliquer l'évolution différente, suivant les cas, des hernies duodénales. La hernie se fait-elle dans notre *fossette duodénale inférieure vasculaire* : nous aurons le type de Treitz, elle évoluera surtout vers les mésocôlons descendant et pelvien. La hernie se fait-elle dans notre *fossette duodénale supérieure* ou dans la *duodéno-jéjunale ou mésocolique*, elle évoluera surtout entre les deux lames du mésocôlon transverse, son sac sera formé et recouvert par les deux lames de ce mésocôlon. Un exemple des plus nets d'une hernie développée dans une de ces fossettes et ayant évolué dans le mésocôlon transverse exclusivement, c'est le 52e cas (Landzert (voir fig. 25).

La hernie se formant dans notre *fossette duodénale inférieure non vasculaire* aura une évolution spéciale que nous allons étudier maintenant : elle formera la *hernie duodénale droite.*

### B. — Hernie duodénale droite.

Klob (*loc. cit.*, 1861) avait déjà essayé d'expliquer la production de la hernie qu'il avait rencontrée. Ses arguments furent injustement, il faut le dire, combattus et démolis par Eppinger (*loc. cit.*, 1870). Pourtant il y avait quelque chose de vrai dans ce qu'avançait Klob.

Gruber (*loc. cit.*, 1868) à propos de son cas, très compliqué et si discuté, de hernie duodénale droite, accompagnée d'un mésentère commun pour l'intestin grêle et gros et d'une hernie scrotale, explique toutes les hernies droites par l'existence d'une disposition anormale du duodénum avec siège de la fossette duodéno-jéjunale, à droite de la colonne vertébrale. Treitz et Gruber lui-même (*loc. cit.*, 1862) avaient décrit de ces anomalies qui sont toujours accompagnées d'un mésentère commun pour l'intestin grêle et gros. Nous avons voulu mentionner cette opinion, mais nous ne nous y arrêterons pas. Dans aucun cas de hernie droite, il n'est fait mention de cette anomalie pourtant très visible, quand elle existe. Quant au cas de Gruber, il reste encore unique.

Pour Landzert (1871) enfin, la hernie duodénale droite est la seule qui se développe dans la fossette duodéno-jéjunale : « Quand la fossette duodéno-jéjunale, dit Landzert, est très profonde et que son fond est dirigé à droite, le sac dilaté peut se frayer un chemin le long de la portion inférieure transversale du duodénum sous le mésocôlon ascendant, comme le décrit Klob. » « Enfin il doit se produire dans la portion inférieure libre de l'iléon une torsion autour de son axe ou un enroulement comme dans les cas de Lautner, Biagini, Bryk. »

Voici maintenant comment nous expliquons la formation des hernies duodénales droites. Pour nous elles se produisent toujours dans la fossette duodénale inférieure non vasculaire dont le sommet touche à la racine du mésentère. La portion ascendante du duodénum appuie contre la paroi externe ou antérieure de la fossette, c'est-a-dire sur le repli péritonéal qui la limite. L'angle duodéno-jéjunal mal soutenu par le muscle de Treitz, tombe et favorise ainsi le déplacement de la portion ascendante du duodénum. Celle-ci s'abaisse, pousse devant elle le repli séreux duodénal inférieur. Aussi, petit à petit le cul-de-sac séreux se trouve repoussé de gauche à droite et de haut en bas. Cette fossette n'ayant pas de rapports immédiats avec l'arc artério-veineux, la poche séreuse au lieu de s'enfoncer sous l'arc vasculaire sus-mentionné, passe par-dessus lui. Avec l'augmentation de la hernie, le cul-de-sac péritonéal se développera dans la direction où il trouvera une moindre résistance. Assez souvent nous avons trouvé un tissu cellulaire lâche et abondant au niveau de la racine du mésentère, ce qui permettait de la décoller facilement de la paroi abdominale postérieure. Le fond de la fossette ne rencontrera donc, assez souvent, aucune difficulté pour s'engager entre la racine du mésentère et la paroi abdominale. Il se dirigera donc à droite. Une fois cette racine dépassée, le sac herniaire continuera à se développer dans la moitié droite de la cavité abdominale sous les feuillets interne du mésocôlon ascendant et inférieur du transverse. Avec le progrès de la hernie, l'orifice de la fossette élargi s'allonge de plus en plus ; le bord libre limité par le repli séreux se déplacera en bas et à gauche, et les deux lames séreuses qui le constituent, employées à la formation du sac, vont disparaître. Bientôt l'orifice du sac herniaire sera limité en avant, non pas par le bord libre du repli duodénal inférieur disparu, mais par la racine du mésentère, sous laquelle s'est engagé le sac herniaire, et qui se trouve décollée de la paroi abdominale et repoussée en avant. Dans le bord libre de cet orifice doit cheminer nécessairement l'artère mésentérique supérieure qui longe la racine du mésentère. L'intestin, en s'engageant ainsi sous cette dernière, a subi une torsion sur son axe, à son extrémité inférieure, ce mouvement de torsion ayant pour axe la racine même du mésentère.

*En un mot*, l'intestin grêle hernié se trouvera complètement renversé, et situé derrière la racine de son pédicule mésentérique qui le rattachera au bord libre de l'orifice herniaire, au lieu de le fixer à la paroi postérieure du sac, comme dans les hernies duodénales gauches.

La figure 19 (page 92) fera comprendre, je le crois, mieux que toute description, la situation de l'intestin grêle par rapport au sac, et la torsion qu'il a dû subir pour pénétrer dans celui-ci.

---

# CHAPITRE II

## HERNIES PÉRICÆCALES

### I. — Anatomie de la région cæcale.

L'anatomie de cette région n'a pas moins intéressé les chercheurs, anatomistes ou chirurgiens. Des travaux des plus importants ont déjà été faits sur cette question. Fidèle au plan que nous nous sommes tracé, nous analyserons chacun d'eux et nous donnerons ensuite le résultat de nos recherches. Il est indispensable, avant d'entrer dans l'étude des fossettes péricæcales, de bien montrer la disposition de la séreuse autour de cet organe.

PÉRITOINE CÆCAL. — Inutile de reproduire ici la façon de voir de nos auteurs classiques; tous, sans exception, nous disent que le cæcum est un organe extra-péritonéal. La séreuse passe par-dessus l'organe et le fixe dans la fosse iliaque droite. Or, il n'y a rien de plus inexact. Nous allons passer successivement en revue les opinions de ceux qui ont étudié spécialement cette question.

Bardeleben (1) s'éleva, dès 1849, contre l'opinion classique jusqu'alors. Nous allons, pour bien démontrer que c'est à cet auteur que revient le mérite d'avoir, le premier, décrit la véritable situation du cæcum, reproduire ses propres paroles. Mais avant disons que Roser, cité par Bardeleben, avait déjà ébranlé, timidement il est vrai, la vieille opinion. En effet, voici ce que dit cet auteur, page 90 de son *Vade-mecum anatomo-chirurgical*: « On voit le cæcum, situé tantôt plus haut, tantôt plus profondément, tantôt à demi, tantôt *presque complètement recouvert par le péritoine.* »

Voici maintenant le résultat des recherches de Bardeleben, faites sur cent soixante cadavres: « Le cæcum, c'est-à-dire la portion sacciforme du gros intestin, située au-dessous de la valvule de Bauhin, est d'ordinaire enveloppé complètement par le péritoine et possède un court mésentère, de sorte qu'il est facilement mobile dans la cavité abdominale, et peut être soulevé et déplacé latéralement. Le déplacement en bas n'est pas naturellement possible, vu son union avec le côlon ascendant. En effet, comme on l'a décrit, celui-ci n'est recouvert par le péritoine qu'en avant et latéralement, tandis que sa paroi postérieure est complètement extra-péritonéale. »

Plus loin il ajoute : « à part des variétés de situation, la règle me paraît être : le cæcum non pas presque complètement, mais entièrement recouvert par le péritoine ».

Était-il permis, après cela, de dire que le cæcum est extra-péritonéal? Certainement non; pourtant l'erreur continue à avoir le pas sur la vérité.

C'est ainsi que Rieux (*loc. cit.*), quatre ans plus tard, nous dit (p. 17) : « On se souvient qu'à droite de la région postérieure de l'abdomen, le péritoine rencontre le cæcum et qu'il se comporte différemment avec lui, suivant les sujets. Ainsi tantôt il l'entoure complètement, en sorte que cet intestin, libre de tous côtés, est susceptible d'une grande mobilité, tantôt, au contraire, et c'est la *disposition que l'on rencontre le plus fréquemment*, le péritoine passe simplement au-devant du cæcum, qu'il applique contre la fosse iliaque droite, à laquelle cet intestin adhère par un tissu cellulaire séreux assez lâche. »

Donc le cæcum libre est une exception.

En 1857, Engel (*loc. cit.*) nous dit (p. 555) que le péritoine recouvre incomplètement le cæcum, ce qui fait que ce dernier ne peut pas subir des déplacements très considérables. Engel n'avait pas vu la véritable disposition du péritoine cæcal. Quant à la situation de cet organe, il est intéressant de donner la statistique de cet auteur ; c'est l'étude la plus précise sur

(1) BARDELEBEN. Ueber die Lage des Blinddarms beim menschen. *Archiv. für pathol. Anat. und Physiologie und für klinische medicin.* Herausgegeben von Virchow und B. Reinhardt, 1849. Zweiter Band, p. 583.

ce point anatomique. Voici sa statistique ; sur 100 cadavres le cæcum était situé :

10 fois dans la fosse iliaque droite, son fond arrivait jusqu'au bord interne du psoas, accolé immédiatement à la paroi abdominale antérieure dans la région inguinale, dans la direction du ligament de Poupart ;

28 fois était situé beaucoup au-dessus du psoas ;

30 fois était situé au-dessus de la symphyse du pubis ;

8 fois profondément dans le petit bassin ;

4 fois dans la région de l'ombilic.

Luschka (1), dans son travail paru en 1865 dans les Archives de Virchow, s'exprime ainsi : « Donc, dit-il, règle générale, enveloppement complet du cæcum par le péritoine. »

« Qu'on saisisse avec la main le cæcum, qu'on le soulève, qu'on le déplace latéralement, on ne peut l'ouvrir sans léser le péritoine, ce qui est facile avec le côlon ascendant. De là résulte, non seulement la nécessité d'un sac péritonéal ordinaire dans le cas de hernie cæcale, mais l'impossibilité d'une pérityphlite ordinaire s'il ne s'est pas présenté auparavant une adhérence anormale de cette portion d'intestin avec les parties voisines. »

La discussion n'est plus possible, cette description ne laisse rien à désirer. Émanée d'un tel anatomiste elle devait faire loi.

Langer (2), de Vienne (1862), constate le même fait : « Quelle que soit, dit-il, la forme variable du revêtement péritonéal du cæcum, celui-ci avec son appendice vermiculaire reste toujours libre, de sorte que, même si la portion inférieure du côlon ascendant n'est que simplement accolée au péritoine, le cæcum est recouvert partout du péritoine. »

Dans ces derniers temps enfin, nous voyons une série de travaux sur cette question.

Toldt (3) (1879) nous dit que chez l'enfant, « le plus souvent le cæcum est situé réellement dans la fosse iliaque droite, mais possède dans une portion plus ou moins grande de sa face postérieure un revêtement péritonéal libre, c'est-à-dire qu'il n'est fixe que partiellement ou pas du tout. Dans d'autres cas, cependant assez rares, il existe déjà chez les nouveau-nés une fixation complète du cæcum dans la fosse iliaque ».

Tarenetzky (4) (1881) admet que le cæcum s'accroît encore, même chez l'adulte, et n'atteint sa plus grande longueur qu'à un âge avancé, tandis qu'inversement le processus vermiforme devient plus court. Aussi chez l'embryon de 9 mois la pointe du cæcum peut atteindre le milieu du ligament de Poupart ou ne descendre que jusqu'à la moitié de la fosse iliaque, tandis

(1) LUSCHKA. Ueber die peritoneale Umhüllung des Blinddarmes und über die Fossa ileocæcalis. (Hierzu tafel IV, fig. 3.) *Virchow's Archiv.* Band 21, p. 285, 1861.

(2) C. LANGER. Die peritonealtaschen aus cæcum. *Wochenblatt der Zeitschrift der K. K. Gesellschaft der Aertz in Wien.*, n° 17, 23 avril 1862, p. 129.

(3) TOLDT. Bau und Wachsthumsverhältnisse der Gekröse des menschlichen Darmkanals. *Denkschriften der Kaiserlichen akademie der Wissenschaften zu Wien.* (natur. mathem classe, Bd XLI). 1879.

(4) A. TARENETZKY. Beiträge zur Anatomie des Darmkanals. *Mémoires de l'Académie des sciences de St-Pétersbourg.* Série VII, T. XXIII.

que sur des cadavres de 50 à 83 ans il a vu souvent la moitié supérieure du cæcum située dans la fosse iliaque, tandis que la moitié inférieure était située dans le petit bassin.

Tous les travaux que nous venons d'analyser avaient bien précisé et la situation variable du cæcum et ses rapports véritables avec la séreuse abdominale. Cela n'empêche pas Treves (*loc. cit.*) de revenir sur ce point en 1885, et, fidèle à son habitude, il nous répète ce qu'on avait bien dit avant lui. Comme pour l'anatomie des fossettes duodénales, Treves se garde bien de faire la moindre bibliographie. C'est avec une grande surprise que nous voyons dans ce travail des nouveautés comme celles-ci : Le cæcum est partout entouré de péritoine ; le cæcum présente une situation variable, quelquefois il pénètre dans le petit bassin, etc. Tout ce que je puis accorder à cet auteur, c'est qu'il a apporté un nouvel appui à des faits incontestables, déjà très bien décrits, mais malheureusement oubliés par les anatomistes et chirurgiens.

Schiefferdecker (1), prosecteur de Göttingen, publie en 1886, un important travail sur la topographie de l'intestin. A propos du cæcum, très peu de chose. L'auteur insiste surtout sur la situation du lieu d'abouchement de l'intestin grêle dans le gros, pour en indiquer l'extrême variabilité.

Enfin, en 1887, parut, dans les Archives de médecine, le consciencieux travail sur l'anatomie du cæcum, de notre maître, M. Tuffier (2). Sur 120 sujets, 9 fois seulement M. Tuffier a trouvé le cæcum dépourvu de péritoine sur sa face postérieure ; dans tous les autres cas il était recouvert partout de péritoine.

Il y a bien encore les thèses de Mérigot de Treigny et de Lemericier (1887), mais elles ne font que reproduire le travail que nous venons de citer.

Voilà tout ce qu'on a dit sur ce point. Nos recherches nous ont démontré le bien fondé de l'opinion de Bardeleben admise par ses successeurs. Nous n'avons jamais rencontré le cæcum dépourvu de péritoine sur sa face postérieure, et, avec Bardeleben et Luschka, etc., nous poserons cette règle qui ne souffre pas d'exception, dans les cas normaux bien entendu : on ne peut pénétrer dans le cæcum qu'après avoir traversé le feuillet séreux viscéral qui l'entoure de toutes parts ; cet organe est libre comme un battant de cloche dans la cavité abdominale. Voilà la règle, le contraire est la rare exception ou traduit un état pathologique.

La *longueur* de cette portion du gros intestin libre de toute attache à la paroi abdominale postérieure est très variable. Tantôt elle est limitée au cul-de-sac du gros intestin, c'est-à-dire la portion de cet intestin située au-dessous de l'abouchement de l'iléon dans sa cavité. Quelques auteurs, comme Treves, par exemple, réservent à cette portion le nom de cæcum. Souvent aussi, la portion libre, mobile du gros intestin est bien plus étendue. Nous allons expliquer dans les lignes suivantes la cause de ces dispositions variables.

(1) SCHIEFFERDECKER. Beiträge zur Anatomie des Darmes. *Archiv. für Anat. und Phys. de His et Braune*, 1886-1887.

(2) TUFFIER. Étude sur le cæcum et ses hernies. *Archives générales de médecine*, juin 1887.

Quelquefois, mais c'est là une disposition rare, on trouve le cæcum aussi bien que tout le côlon ascendant absolument libre de toute attache à la paroi abdominale postérieure. J'ai fait représenter un cas de ce genre que j'ai trouvé sur un enfant de un an environ. Dans ce cas le cæcum, très long, descendait dans le petit bassin. Situés à leur place normale, le cæcum et le côlon ascendant pouvaient être détachés de la paroi abdominale postérieure et être relevés en haut. Comme on peut le voir sur la figure 26, le mésen-

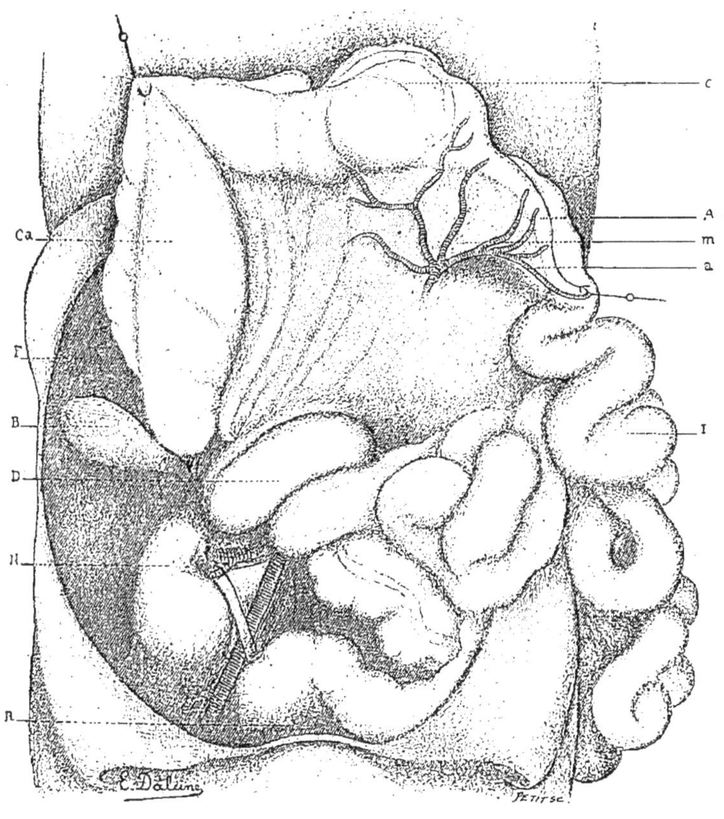


FIG. 26. — C, cæcum relevé. — C a, côlon ascendant libre dans la cavité abdominale. — A, appendice vermiculaire. — m, méso-appendice. — a, artère appendiculaire. — I, intestin grêle. — D, duodénum. — R, rectum. — F, foie. — B, vésicule biliaire. — N, rein droit.

tère de l'intestin grêle était dépourvu de toute adhérence à la paroi abdominale postérieure, sauf à son origine dans la concavité de l'anse duodénale. L'intestin grêle, le cæcum et le côlon ascendant avaient un seul et même mésentère, représentant du mésentère primitif, comme nous le dirons plus loin. Quant au côlon transverse ainsi que l'angle colique droit, ils avaient leur position ordinaire, et ce dernier adhérait à la portion descendante du duodénum, comme d'habitude. Ce fait s'explique facilement; il s'agit tout simplement d'un arrêt dans l'évolution du péritoine. La torsion de l'intestin s'est complètement effectuée, le côlon descendant s'est formé, le cœcum a pris sa place normale. Le mésocôlon transverse a évolué comme d'habitude, l'angle colique droit a pris sa position ordinaire grâce au mésocôlon de formation secondaire qui le fixe aux organes tapissant la paroi abdominale postérieure. Jusque-là l'évolution est normale. Il aurait fallu pour accomplir l'évolution du péritoine, que le feuillet postérieur de ce long méso qui enveloppe par ses deux feuillets le cæcum et le côlon ascendant, et qui se continue avec le mésentère de l'intestin grêle, vienne adhérer au péritoine pariétal, se confondre avec lui. Quant au côlon ascendant, il devait adhérer soit immédiatement, soit par l'intermédiaire d'un méso de formation secondaire plus ou moins long, à la même paroi. Dans notre cas, ces deux faits n'ont pas eu lieu et le côlon ascendant, le cæcum ainsi que l'angle iléo-cæcal ont gardé une mobilité parfaite. En un mot, nous avons là un de ces cas, dont Treitz et surtout Gruber ont donné des exemples, de persistance d'un mésentère commun à l'intestin grêle et à une portion du gros intestin.

Ces faits sont d'un grand intérêt pour nous, non seulement parce qu'ils nous montrent une disposition rare, mais aussi parce que c'est là une condition anatomique importante, indispensable même comme nous le verrons plus loin, pour la production d'une variété de hernie rétro-péritonéale : la hernie à travers l'hiatus de Winslow.

Il nous sera bien facile maintenant d'expliquer l'existence d'une portion plus ou moins longue du segment droit du gros intestin, libre dans la cavité abdominale. Supposons que la coalescence dont nous venons de parler ne se fasse que dans une étendue assez courte du côlon ascendant au-dessous de l'angle colique droit, alors non seulement le cæcum, mais aussi une partie du côlon ascendant resteront libres dans la cavite abdominale. Que cette coalescence se fasse dans une plus grande longueur, la portion du gros intestin libre diminuera d'autant. C'est ainsi que cette portion libre du gros intestin peut se réduire au simple cul-de-sac intestinal, au véritable cæcum. Mais, ce n'est que tout à fait exceptionnellement que le processus adhésif atteindra le cæcum lui-même et le fixera à la fosse iliaque.

Nous venons donc de franchir tous les degrés, depuis un énorme segment de gros intestin flottant dans la cavité abdominale jusqu'à l'adhérence complète de ce dernier. Le plus ordinairement la coalescence ne se fait que jusqu'à l'angle iléo-cæcal, et on trouve le côlon ascendant adhérent à la paroi abdominale, tandis que le cæcum reste libre. L'adhérence de la portion inférieure du côlon ascendant à la paroi abdominale se fait souvent ainsi : d'une part le mésentère de l'intestin grêle envoie, au niveau de l'angle iléo-cæcal, un prolongement vers la paroi iliaque, qui l'y fixe; d'autre part le côlon ascendant envoie à son tour un ou deux prolongements séreux le rattacher à la paroi iléo-lombaire. Entre ces deux ou trois replis péritonéaux : pariéto-mésentérique et pariéto-coliques et cæcaux, il existe très souvent une ou deux fosses, situées derrière le cæcum : c'est la fossette ou les fossettes rétro-cæcales que nous étudierons plus loin.

*Résumons* la disposition du péritoine autour du cæcum et de son appendice.

Sur le sujet de notre figure 26, le mésentère va, par ses feuillets antérieur et postérieur, entourer de toutes parts le cæcum, de la même façon qu'il entoure l'intestin grêle. De plus on voit que du feuillet postérieur du mésentère naît un repli séreux qui va envelopper de ses deux lames l'appendice vermiculaire ; dans le bord libre de ce repli chemine l'artère appendiculaire : c'est le mésentère de l'appendice. Un autre repli séreux part du feuillet antérieur du mésentère pour s'insérer sur le cæcum : repli mésentérico-cæcal (voir fig. 27). Enfin un troisième repli, parti de l'iléon, se perd d'une part sur le cæcum, d'autre part sur le mésentère de l'appendice : repli iléo-appendiculaire (voir fig. 29). Tous ces replis péritonéaux limitent des fossettes de la région cæcale, nous les étudierons en même temps que ces dernières.

Dans les cas normaux la disposition que nous venons d'esquisser se complique par le fait de l'adhérence du mésentère et du côlon à la paroi abdominale, d'où la présence des replis situés derrière le cæcum (voir fig. 30).

## Fossettes péritonéales de la région cæcale.

Historique. — D'un intérêt inégal, ces fossettes et les replis qui les déterminent ont été vues et décrites depuis plus ou moins longtemps.

C'est par Santorini (1) que l'on trouve décrit et figuré pour la première fois, dans les *Tabulæ septem decem Santorini*, en 1775, un pli péritonéal des plus importants de la région iléo-cæcale. Voici ce qu'il en dit : « Novum nostrum ligamentum, quod non brevem extremi ilei partem cæco, atque vermiformi appendiculæ colliga. Cæterum latum, membranosum, longioris trinanguli speciem referens, et a reliquis partibus ita secretum est, ut accurate contrectantis prosectoris oculos et manus moneat. Extrema hujus crepido persæpe quodam adipe crassior est, eaque crepido modo lævis, modo laciniosa se mihi obtulit. Hujusce autem ilei atque cæci communis ligamenti ope fit, ut partes eæ et colligatæ remaneant et in officio, cui comparatæ sunt, contineantur, atque cum ob interjectum commune vinculum alterum intestinum alterius motui obsequitur, angustum semper ilei ostium sit. Nam cum hoc deorsum mittitur, flexum auget atque exitum arctat ; cum modo attollitur, ac pene in transversum porrigitur, cæcum sursum trahit, ex quo latior altiorve ruga fit seu replicatio, ideoque major extremi ilei pressus, seu longior evadit. »

Ces lignes passèrent inaperçues, ce pli et la fossette qu'il limite furent oubliés pendant plus d'un demi-siècle. C'est en 1844 en effet, que les fossettes péricæcales attirèrent de nouveau l'attention d'un anatomiste de valeur.

Huschke (2) décrit, dans l'Encyclopédie anatomique de Sœmmering, deux fossettes autour du cæcum et son appendice. Cette description étant le point de départ de toutes les autres, nous allons la donner in extenso.

(1) Santorini. *Tabulæ septem decem Santorini* (publiées par Michael Girardi. Parma, 1775).
(2) Huschke. *Sœmmerings Eingeweidelehre*, p. 197 et 198.

Page 198, Huschke décrit sa première fossette de la manière suivante : « Quand on tend le mésentère du processus vermiformis, il se détache de celui-ci trois bords tranchants, antérieur, postérieur et inférieur. L'antérieur commence au bord libre de la portion terminale de l'iléon, suit de bord jusqu'à l'endroit où l'iléon s'enfonce dans le gros intestin, puis se retourne vers l'appendice vermiculaire pour se terminer dans son mésentère triangulaire. Le bord postérieur remonte derrière la portion terminale de l'iléon dans la racine du mésentère, et l'inférieur descend du mésentère de l'appendice dans la direction des vaisseaux iliaques externes. Entre les bords antérieur et postérieur on trouve d'ordinaire une poche s'ouvrant en haut. »

Quant à la deuxième, située sous le cæcum et destinée à recevoir cet organe, Huschke la décrit ainsi (p. 99) : « J'ai trouvé parfois un pli falciforme formé par le péritoine et le fascia iliaca, fortement proéminent en dedans et en haut et formant une sorte de lit au cæcum. » Plus loin (page 217) : « L'origine du côlon droit et l'origine de l'extrémité du côlon gauche sont suspendues à un repli court, appelé par Hensing : *lig. colicum dextrum* et *lig. colicum supremum et inferius*. D'après ce que j'ai vu, celui-ci naît en forme de faucille du muscle iliaque interne droit et forme une fossette en forme de sac, ouverte en haut, pour recevoir le cæcum ; par conséquent il est convexe en bas, concave en haut et passe sur la paroi abdominale. On pourrait l'appeler plutôt : *ligament du cæcum* (*lig. intestini cæci*). »

Les *fossettes de Huschke* restèrent longtemps inconnues ; ainsi Rieux, à propos de la hernie subcæcale qu'il présentait, en 1848, à la *Société anatomique*, dit qu'exceptionnellement dans ce cas : « le péritoine recouvrait la face postérieure du cæcum et continuait sa marche ordinaire après avoir formé une vaste ampoule qui réunit toutes les conditions d'un vaste sac herniaire. Ce prolongement en cul-de-sac du péritoine sous le cæcum mérite l'attention des anatomistes ». Rieux, sans s'en douter, avait vu une des fossettes péricæcales, mais malheureusement il la considéra comme une anomalie.

Engel (1857) signale une *fossette cæcale* (*loc. cit.*), mais ne la décrit pas.

La même année Treitz (1) décrit, à côté des deux fossettes de Huschke, une troisième qu'il appelle *fosse subcæcale* et dont il donne la courte description que voici : « Elle se trouve, dit-il, en arrière ou au-dessous du cæcum, aussi pourrait-on l'appeler *fossette subcæcale*. Parfois elle ne présente qu'une excavation faible, parfois un sac de la longueur du doigt, dont le fond est glissé entre les feuillets du mésocôlon ascendant. Son orifice regarde en avant et en bas vers l'extrémité libre du cæcum et souvent il faut relever celui-ci pour la voir. Le bord de son orifice est le plus souvent plat, uni, et ne forme que rarement une saillie en forme de valvule. »

Nous devons faire remarquer que cette fossette, comme le dit du reste Treitz, diffère absolument des deux de Huschke.

Gruber (2), dans un travail de 1859, décrit, page 52, la fossette de Treitz et

(1) TREITZ. *Loc. cit.*, p. 107.

(2) W. GRUBER. *Medic. Zeitung Russlands*, 1859, Saint-Pétersbourg, 4°, n° 7, note p. 52, 53.

lui donne le nom de *retroeversio hypogastrica dextra seu inferior dextra*, à cause de son siège dans la région du même nom.

La fossette que Huschke avait mentionnée entre l'appendice vermiculaire et l'iléon fut très bien décrite en 1861, par Luschka (1) qui l'appela *fossette ou recessus ileo-cæcalis*. Voici sa description : « Elle se trouve au pourtour interne de l'endroit de rencontre de ces portions intestinales. De forme ronde, présentant chez l'adulte une profondeur de 3 centim., elle est limitée en dehors par l'extrémité de l'intestin grêle, en dedans par le mésentère de l'appendice vermiculaire, en haut par un repli de 1,5 à 2 centim. de hauteur représentant un prolongement du mesenteriolum du processus vermiformis, et qui passe dans la lame médiane de cette portion du mésentère qui se fixe à la concavité de l'extrémité de l'intestin grêle. La paroi inférieure tournée vers la pointe du cæcum est beaucoup plus petite, elle n'a au maximum que 1 centim. de hauteur, elle possède un bord libre échancré en faucille et pourvu chez les personnes de forte constitution de saillies graisseuses ; une extrémité supérieure se terminant en pointe et remontant le long du pourtour latéral de l'intestin grêle pour se perdre peu à peu dans l'enveloppe séreuse de celui-ci, et une extrémité inférieure passant dans la lame externe du mesenteriolum. Cette petite paroi de la fossette iléo-cæcale présente un intérêt particulier par ce fait qu'elle contient de fins tractus de fibres musculaires lisses, provenant de la musculeuse du cæcum. Les parois de la fossette iléo-cæcale embrassant le pourtour médian de l'extrémité de l'intestin grêle, ont sans doute pour but d'assurer la position de cette portion de l'intestin et d'amener les changements de position pouvant devenir nécessaires pour celui-ci. De plus, cette fossette peut, dans certaines circonstances, amener la formation d'une hernie interne non moins que la fossette duodéno-jéjunale dont le diamètre est égal ou tout au moins peu supérieur au sien. »

A part cette fossette dont la paternité revient à Huschke, et dont le repli antérieur ou supérieur avait été mentionné et figuré par Santorini, comme nous l'avons vu, Luschka en décrit une deuxième dont personne, avant lui, n'avait parlé : « Le pourtour latéral de l'extrémité de l'intestin grêle est entouré d'ordinaire par un petit repli à bords libres festonnés, repli qui limite en même temps une fente étroite ; il se perd en haut dans la lame externe du mésentère, en bas il passe dans le revêtement du cæcum, il renferme une grosse branche de l'artère iléo-colique. »

Schott (2) (1862) donna à la fossette iléo-cæcale une importance pathologique inconnue jusqu'alors. Il démontra en effet qu'elle était le véritable siège des kystes observés à l'extrémité de l'iléon, dont il cite un cas de Widerhofer (3) ayant amené une véritable obstruction intestinale, et un autre personnel. Considérés comme des dégénérescences des ganglions mésentériques, ces kystes ne seraient que la dilatation de la fossette iléo-cæcale formée par

(1) LUSCHKA. *Loc. cit.*, p. 285.

(2) SCHOTT. *Wochenblat der Zeitschrift der K. K. Gesellschaft der Aertze in Wien.*, n° 44, 29 octobre 1862. Beiträge zur anatomie der Fossa ileo-cæcalis, p. 345.

(3) WIDERHOFER. *Jahrbuch der Kinderh.* II, Jahrgang.

adhérence pathologique. Nous avons voulu mentionner ce fait, mais nous n'y insisterons pas autrement.

Par ce qui précède nous voyons que le nombre des fossettes péricæcales s'est petit à petit augmenté. A cette époque on en a déjà décrit quatre.

Langer dans un court travail déjà cité (1862), après avoir insisté sur la rareté de la deuxième fossette de Huschke, en donne un exemple des plus nets.

Dans son mémoire sur « les muscles organiques des différents replis du du péritoine de l'homme », Luschka (1) (1862) décrit plus en détail, p. 202, les fibres musculaires contenues dans le pli iléo-cæcal, qu'il avait signalées. Les fibres des bandelettes longitudinales internes du cæcum « se réunissent sur et sous la racine de l'appendice vermiculaire avec la bande musculaire externe et postérieure. De cette réunion partent alors des fibres longitudinales se ramifiant les unes sur l'appendice vermiculaire, les autres entre les feuillets du pli iléo-cæcal auquel arrivent aussi quelques faisceaux provenant du pourtour inférieur de l'extrémité de l'intestin grêle ».

Cette couche musculaire du repli péritonéal, remplirait, d'après Luschka, une fonction importante : « La communication entre l'intestin grêle et le gros peut être gênée par diverses circonstances, en particulier par la coudure de l'intestin grêle jusqu'à une direction presque verticale et c'est précisément pour empêcher ce contre-temps que le pli est disposé comme régulateur entre le cæcum et l'intestin grêle ». Santorini avait du reste déjà entrevu ce fait.

Dans un travail de Bochdalek junior (2), de 1867, nous trouvons quelques faits intéressants sur la situation du mésentère de l'appendice. Ce mésentère passerait tantôt devant, tantôt derrière la portion terminale de l'iléon et ce trajet du mésentère dépendrait absolument de celui de l'artère appendiculaire : « Si cette artère passe devant l'intestin grêle, le mesenteriolum (mésentère de l'appendice) est situé de même en avant de l'iléon et appartient au feuillet droit du mésentère de l'intestin grêle. Si l'artère vermiculaire file derrière la portion terminale de l'iléon, le mesenteriolum est situé en arrière, au côté postérieur de la partie terminale de l'iléon et dépend de la lame gauche du mésentère de l'intestin grêle. »

Si j'insiste tant sur ces dispositions, c'est qu'elles sont en contradiction avec une notion classique, d'après laquelle le mésentère de l'appendice naîtrait toujours du feuillet gauche du mésentère, et passerait par conséquent toujours aussi en arrière de la partie terminale de l'iléon. Les nombreux cadavres que nous avons étudiés à cet effet, d'embryons, de nouveau-nés, d'enfants ou d'adultes, nous ont démontré le bien fondé de l'opinion classique. Les faits de Bochdalek resteront donc pour nous inexplicables.

C'est Waldeyer (3) (1868) qui réunit dans une étude d'ensemble les quatre

(1) LUSCHKA. Die organische muskulatur verschiedener Falten des menschlichen Bauchfells. *Archiv. für Anotomie und Physiologie*, 1862, page 202.

(2) BOCHDALEK JUNIOR. Ueber den peritonealüberzug der milz v. s. w. *Archiv. für Anatomie, Physiologie und wissenschaftliche medecin*, Jahrgang, 1867.

(3) WALDEYER. *Hernia retroperitonealis nebst Bemerkungen zur Anatomie des Peritoneums*, Breslau, 1868 (F. w. Jungfers Buchdruckerei).

fossettes décrites autour du cæcum. Il leur donne les noms suivants :

1° *Fossa ileo-cæcalis superior.*— Il appela ainsi la fossette que Luschka avait décrite au pourtour latéral de l'extrémité de l'intestin grêle. L'auteur dit l'avoir trouvée sur quinze embryons des deux sexes présentant de 5 à 19 cent. de longueur, de la tête à l'anus. Sur les adultes elle disparaît parfois.

2° *Fossa ileo-cæcalis inferior.* — C'est une des fossettes de Huschke, que Luschka appela recessus ileo-cæcalis, limitée par deux replis péritonéaux : le mésentère de l'appendice et le pli iléo-cæcal. A propos de cette fossette, Waldeyer en décrit trois variétés, qu'il a rencontrées sur des embryons. Ces variétés, malgré un écart sensible de la forme typique, ne sont pas moins de véritables fossettes ileo-cæcales inférieures, car c'est toujours le pli du même nom qui concourt à leur formation.

3° *Fossa cæcalis.* — C'est la deuxième fossette de Huschka, dont Langer nous a donné un exemple éclatant. Waldeyer en décrit un cas et nous dit l'avoir vu assez souvent.

4° *Fossa subcæcalis de Treitz.* — Serait la moins régulière. Comme caractérisque de cette fossette, dit Waldeyer, il faut mentionner sa situation profonde sous le cæcum. On ne peut la confondre qu'avec la fosse cæcale.

Nous ne pouvons entrer dans les détails de la description de Waldeyer, nous devons dire seulement que son travail est d'une clarté absolue, et certainement c'est le meilleur qui ait paru sur l'étude anatomique des fossettes péritonéales.

Bientôt après cet excellent travail, paraît, en 1870, la *Dissertation inaugurale* d'un élève de Luschka, Hartmann (1), dans laquelle nous trouvons quelques faits intéressants. Mais ce qu'il y a à retenir surtout, c'est la description d'une cinquième fossette péricæcale que l'auteur appelle: *Fossa ileo-cæcalis infima.* D'après nous, Hartmann n'a pas été heureux dans sa découverte, et nous serions fort surpris si l'avenir consacrait cette nouvelle fossette, dont voici la description : « C'est une fossette plane regardant en bas, en avant et un peu à gauche, dont la paroi supérieure est formée par le *plica ileo-cæcalis* ; la gauche par l'appendice vermiculaire avec son *mesenteriolum,* dans toute l'étendue où il se trouve au-dessous du plica ileo-cæcalis ; sa paroi droite est formée par la portion inférieure de l'extrémité de l'intestin grêle avec la portion avoisinante du cæcum. Ou en d'autres termes : Comme il existe dans l'angle mousse produit par l'extrémité de l'intestin grêle et le côlon ascendant un repli péritonéal qui descend au processus vermiformis et en constitue le mesenteriolum, il se forme une fossette profonde divisée par le plica ileo-cæcalis en deux fossettes superposées, une supérieure profonde, fosse ileo-cæcale de Luschka, et une inférieure plane, que l'on pourrait, en se reportant à la dénomination de Waldeyer, appeler *fossa ileo-cæcalis infima.* Par suite la fossa ileo-cæcalis de Luschka prend le nom de *fossa ileo-cæcalis media.* »

(1) HARTMANN. *Die Bauchfelltaschen in der Umgebund des Blinddarms. Inaugural-Dissertation zur Erlangung der Doctorwürde.* Tubingen, 1870 (Druck von Heinrich Laupp).

Après cet ensemble de travaux qui se suivent à de courts intervalles et qui sont, pour la plupart, des meilleurs, on pouvait croire que rien ne restait à dire sur ce sujet, sauf étudier plus en détail les choses déjà décrites ; c'est ce qu'ont fait les travaux qui ont paru depuis.

Il faut arriver en 1885, pour retrouver une étude des fossettes péricæcales, celle de Treves. L'auteur (*loc. cit.*) décrit les *fossettes iléo-cæcales supérieure* et *inférieure*. Il appelle le repli iléo-cæcal de Luschka, *repli sans vaisseaux*, qui serait d'après lui le *véritable mésentère du cæcum*, tandis que le méso-appendice définitif n'est qu'un mésentère substitué, formé par le passage des vaisseaux. Comme on le voit, sauf cette dernière assertion, tout le reste n'est que la répétition des descriptions antérieures. Quant aux autres fossettes, Treves les considère comme inconstantes, à peine mentionne-t-il la fossette rétro-cæcale, « formée par des replis rares, variables et n'ayant d'importance que comme agents de fixation du cæcum ».

En somme, ce travail est beaucoup moins complet que celui de Waldeyer, par exemple.

Dans l'étude de 1887 de M. Tuffier, à côté d'excellentes descriptions, nous nous permettrons de relever quelques faits sujets à discussion. L'auteur décrit les deux fossettes iléo-cæcales inférieure et supérieure. A propos de la première nous ferons remarquer qu'aussi bien dans le texte, que dans la figure qui l'accompagne, nous trouvons une disposition du repli iléo-cæcal qui ne répond pas à ce qu'on a décrit jusqu'ici, ni à ce que nous avons vu et fait représenter. Ce repli irait s'insérer sur le bord supérieur de l'appendice et paraît être aussi étendu que le méso-appendice. Or, comme nos devanciers, nous l'avons toujours vu, sauf sur un embryon de 3 mois, s'insérer sur la face antérieure de ce méso, et il est toujours moitié moins étendu que ce dernier. Il y a une autre disposition que nous n'avons pas bien comprise : c'est quand M. Tuffier nous dit que l'angle supérieur et postérieur de la fossette iléo-cæcale est formé par la rencontre de l'iléon avec le mésentère de l'appendice. Or, comme ce dernier naît du mésentère de l'intestin grêle, à une certaine distance de l'iléon, cette rencontre n'a jamais lieu.

Quant aux autres fossettes, M. Tuffier a trouvé « 27 fois *des diverticules* situés sur la fosse iliaque en arrière du cæcum et logeant le plus souvent l'appendice vermiculaire » ; mais ils ne seraient « ni assez constants, ni assez larges pour jouer un rôle pathologique ». Nous montrerons au contraire que ces diverticules sont des fossettes assez fréquentes, et que leur rôle pathologique est autrement important que celui des deux fossettes constantes.

M. Tuffier décrit enfin, sous le nom de *ligament supérieur du cæcum*, ce que Huschke avait appelé ligamentum cæci, et, sous le nom de *ligament inférieur du cæcum*, l'insertion du mésentère à la paroi abdominale postérieure.

## DESCRIPTION DES FOSSETTES

Nous avons suffisamment insisté sur ce qui a été dit sur les fossettes péritonéales de cette région. Notre but ne sera pas d'en augmenter le nombre ; nous allons tout simplement décrire ce que nous avons vu et représenté. Nous verrons aussi que malgré tout ce qui a été publié sur ce sujet, il y a encore bien des choses laissées dans l'ombre et que nous croyons décrire le premier.

Nous distinguerons autour du cæcum et de son appendice trois fossettes péritonéales que nous appelons : fossette iléo-cæcale, fossette iléo-appendiculaire et fossette rétro-cæcale simple ou double.

I. *Fossette iléo-cæcale* (fig. 27). — Quand on examine l'angle iléo-cæcal par sa face antérieure on trouve toujours, sans exception, qu'il s'agisse d'un vieillard, d'un adulte, d'un enfant, ou même d'un embryon, un repli péri-

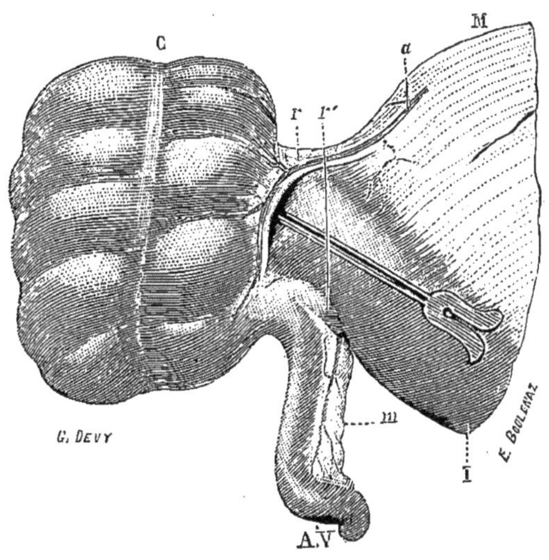


Fig. 27. — *Fossette iléo-cæcale.*

C, cæcum en place (un segment.) — I, iléon. — A. V., appendice vermiculaire. — M, mésentère. — *m*, méso-appendice. — *r*, repli mésentérico-cæcal. — *r'*, repli iléo-appendiculaire. — *a*, artère iléo-cæcale antérieure. La sonde cannelée est poussée dans la fossette iléo-cæcale.

tonéal qui part du feuillet antérieur ou droit du mésentère, passe par-dessus ou en avant de la portion terminale de l'iléon pour se perdre sur le cæcum ; nous appelons ce repli : *repli mésentérico-cæcal.* Mince et transparent chez l'embryon (fig. 28 f. 1) et chez l'enfant, épais, chargé de graisse chez l'adulte, ce repli diminue d'étendue avec l'âge. Très marqué chez l'embryon et chez l'enfant, il l'est beaucoup moins chez l'adulte et surtout chez le vieillard. Mais, et nous insistons sur ce point, jamais ce repli ne manque, réduit à un simple bourrelet plus ou moins épais, et graisseux chez les gens âgés et présentant de l'embonpoint, on ne le trouve pas moins dans tous les cas.

Voici quelle est la signification de ce repli. L'artère iléo-cæcale antérieure, une des branches terminales de l'artère iléo-colique droite, née au-dessus de l'iléon et à une certaine distance à gauche du cæcum va aborder cet organe. Mais au lieu de suivre un trajet détourné et en se dirigeant d'abord de gauche à droite parallèlement à l'iléon pour s'accoler ensuite à la paroi antérieure du cæcum, cette artère descend directement en suivant le trajet le plus court vers l'extrémité inférieure du cæcum. En passant au-devant de la portion terminale de l'iléon et en s'écartant ainsi de l'iléon et du cæcum, l'artère a soulevé le feuillet antérieur ou droit du mésentère et déterminé ce repli périronéal qui disparaîtrait si, par la pensée, on rapprochait l'artère du cæcum. Dans son trajet descendant, l'artère donne des branches qui vont irriguer les parties supérieures du cæcum. Il s'agit donc d'un repli vasculaire destiné à conduire au cæcum les vaisseaux nourriciers.

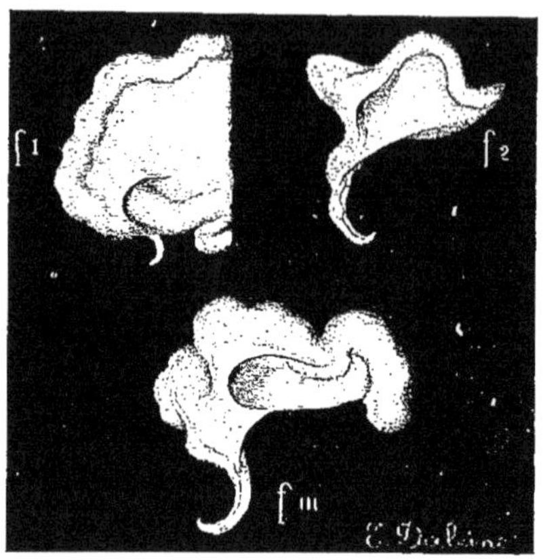


Fig. 28. — f. 1, fossette iléo-cæcale (embryon de 3 mois).— f. 2, fossette iléo-appendiculaire (même embryon). — f. III, fossette iléo-appendiculaire (embryon de 6 mois).

Triangulaire, ce repli s'insère par sa base sur le feuillet antérieur du mésentère de l'intestin grêle, dans une étendue variable; cette base est toujours plus longue chez l'enfant que chez l'adulte. Son sommet s'insère sur la face antérieure du cæcum, près de la racine de l'appendice. Son bord adhérent, ou cæcal, se perd sur la face antérieure de cet organe, plus ou moins près du lieu d'abouchement de l'iléon. Enfin son bord libre, mousse, semi-lunaire, à concavité tournée à gauche, est parcouru par l'artère iléo-cæcale antérieure ; sa corne supérieure se perd sur le mésentère, l'inférieure répond au sommet du repli.

Entre ce repli et la face antérieure de l'iléon il reste une fente allongée de haut en bas et dont le fond répond à l'angle rentrant formé par les parois, antérieure de l'iléon et interne du cæcum, et par l'insertion cæcale du repli : nous appellerons cette fente dont l'orifice regarde à gauche, *fossette iléo-cæcale*. De grandeur variable, cette fossette déjà très marquée chez l'embryon (fig. 28, f. I, embryon de 3 mois) est très profonde chez l'enfant, elle diminue de profondeur avec l'âge. Encore assez marquée chez l'adulte, chez les gens âgés elle est tellement réduite qu'une simple dépression limitée par un bourrelet, indiquant les restes du repli, sont les seules traces de cette fossette.

Cette diminution progressive de la largeur du repli, et par conséquent de la fossette qu'il détermine, reconnaît, d'après nous, deux causes. D'une part l'augmentation des différents diamètres du cæcum avec l'âge, augmentation que Tarenetzki (1881) avait déjà indiquée, d'autre part l'envahissement de l'angle iléo-cæcal par la graisse.

La séreuse cæcale ne suivant pas le cæcum dans cette augmentation tardive, dont nous avons parlé plus haut, ce dernier doit attirer à lui, pour s'en coiffer, le péritoine qui l'entoure. Une partie des deux feuillets de ce repli, sera donc employée à en envelopper le cæcum qui se développe ainsi entre ces deux feuillets. Cette augmentation se faisant surtout dans le diamètre transversal, et l'artère iléo-cæcale antérieure ne se déplaçant pas, c'est le cæcum qui vient petit à petit s'accoler à l'artère. D'un autre côté la graisse envahissant l'angle iléo-cæcal soulève le péritoine qui tapisse cet angle, s'infiltre entre les deux feuillets du repli mésentérico-cæcal, et ces derniers s'étalent sur cette masse graisseuse. C'est ainsi que le repli diminuera de largeur et la fossette en profondeur jusqu'à leur effacement presque complet.

On a pu voir à quelle fossette classique répond notre iléo-cæcale : c'est la deuxième de Luschka, la fossette iléo-cæcale supérieure de Waldeyer, Hartmann, Treves, Tuffier. Si nous refusons ce dernier nom, c'est parce qu'il ne répond pas à la réalité ; cette fossette ne siège pas au niveau de l'angle iléo-cæcal supérieur, mais bien en avant de l'iléon, ou plus précisément au niveau de l'angle iléo-cæcal antérieur. Quant au repli, nous lui donnons le nom de mésentérico-cæcal, pour bien indiquer ces deux points d'attache et sa signification. Treves et Tuffier l'appellent iléo-cæcal supérieur, ce nom ne peut qu'induire en erreur, le repli n'appartenant en rien à l'iléon.

II. *Fossette iléo-appendiculaire.* — Pour bien voir cette fossette il est indispensable de placer l'iléon, le cæcum et l'appendice vermiculaire dans la position que nous leur avons donnée dans notre figure (fig. 29). Renverser légèrement l'extrémité supérieure du cæcum à droite et en arrière, attirer doucement la partie terminale de l'iléon à gauche et en haut et enfin tirer l'appendice directement en bas : alors on voit deux replis péritonéaux dont l'un, postérieur, tendu entre le mésentère, le cæcum et l'appendice ; l'autre, antérieur, tendu entre l'iléon, le cæcum et le repli précédent, sur la face antérieure duquel il se perd. Nous appellerons le premier : méso-appendice (mésentère de l'appendice), et le second : repli iléo-appendiculaire. Entre les bords libres de ces replis et surtout après avoir eu le soin de relever doucement celui qui se présente le premier aux regards, c'est-à-dire l'iléo-appendiculaire, on voit l'orifice plus ou moins large d'une vaste fossette péritonéale que nous appelons : *fossette iléo-appendiculaire.*

Décrivons d'abord les deux replis péritonéaux.

a) Le *méso-appendice* ou *repli postérieur* (fig. 29, m.). — Pour bien voir son origine sur le mésentère, il faut renverser le cæcum et l'appendice comme dans nos figures 26 et 30. Mince et transparent chez l'embryon (fig. 28 f. 2 et f. III) et chez l'enfant (fig. 26 m.), épais et chargé de graisse chez l'adulte et les vieillards, surtout chez ceux doués d'embonpoint (fig. 30 m.), ce repli a une forme quadrangulaire. Ses quatre bords sont ainsi disposés : le supérieur, ou mésentérique, se continue avec le feuillet postérieur ou gauche du mésentère. Le bord gauche ou cæcal, s'insère sur la face postéro-interne du cæcum, près de l'abouchement de l'iléon, depuis l'angle iléo-cæcal supérieur jusqu'à la racine de l'appendice. Son bord inférieur, ou appendiculaire, s'insère le long du bord supérieur de l'appendice, non pas dans toute l'étendue de ce dernier, mais seulement dans sa première moitié environ. Enfin son bord gauche ou libre, falciforme, semi-lunaire, se termine par sa corne supérieure dans le mésentère de l'intestin grêle, tandis que sa corne inférieure se prolonge par une mince languette séreuse le long du bord supérieur de l'appendice, jusqu'à l'extrémité terminale de ce dernier. Cette corne, trop courte pour l'appendice, force ce dernier à se contourner, se pelotonner sur lui-même. C'est dans ce bord que chemine l'artère appendiculaire qui se prolonge avec la corne inférieure jusqu'à l'extrémité terminale de l'appendice. Du bord connexe de cette artère naissent des branches qui vont dans l'épaisseur du repli, les unes vers le cæcum, les autres jusqu'à l'appendice.

Cette lame péritonéale ainsi disposée, née du mésentère, passe derrière l'iléon pour descendre sur l'appendice. Sa signification est bien simple, elle est formée par le *pédicule vasculaire de l'appendice. L'artère appendiculaire*, au lieu de passer d'abord de gauche à droite, parallèlement à l'iléon, puis descendre le long du cæcum pour atteindre la racine de l'appendice et

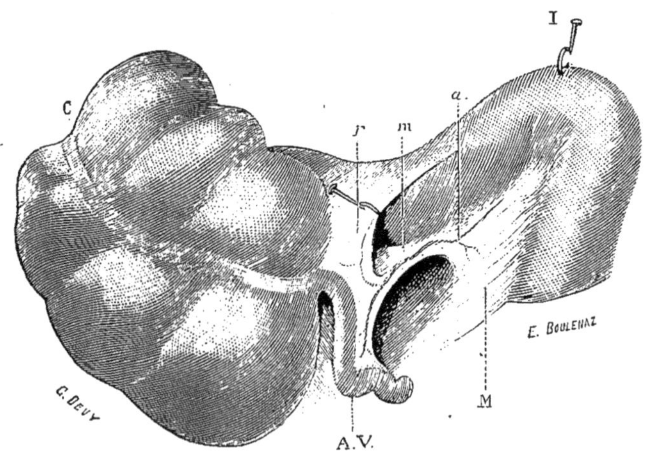


FIG. 29. — *Fossette iléo-appendiculaire.*

C, cæcum attiré en dehors et en bas. — I, iléon attiré en haut et en dedans. — A. V., appendice vermiculaire. — M., mésentère. — *m*, méso-appendice. — *a*, artère appendiculaire. — *r*, repli iléo-appendiculaire attiré en dehors et en haut pour montrer l'orifice de la fossette iléo-appendiculaire.

s'accoler à lui jusqu'à sa terminaison, suit un trajet plus direct, en descendant directement du mésentère sur l'appendice et s'écartant ainsi du cæcum et de l'appendice. Comme l'artère cæcale antérieure, celle-ci soulève le feuillet postérieur du mésentère, s'en coiffe et a de cette façon formé le repli. Cette artère assure la nutrition de la racine de l'appendice, par quelques branches récurrentes.

En somme le méso-appendice, comme le repli mésentérico-cæcal, sont des replis vasculaires, déterminés par des branches artérielles, et destinés à porter les vaisseaux nourriciers aux organes sur lesquels ils s'implantent. Ni l'un ni l'autre n'ont aucune relation avec l'iléon, voilà pourquoi nous rejetons toute appellation qui pourrait faire croire à une connexion quelconque avec cet organe. Ces deux replis ont, l'un pour le cæcum, l'autre pour l'appendice, la même signification qu'a le mésentère vis-à-vis de l'intestin grêle, le mésocôlon transverse pour le côlon transverse : ils renferment, comme ces derniers, les vaisseaux nourriciers des organes respectifs. Nous verrons dans un instant que l'un et l'autre représentent le *mésentère primitif du segment intestinal formé par le cæcum et l'appendice*, celui-ci n'étant qu'un diverticule du premier. Nous y reviendrons.

b) Le *repli iléo-appendiculaire ou antérieur*. — Luschka le désigne sous le nom d'*iléo-cæcal*, Waldeyer, Treves et Tuffier sous celui d'*iléo-cæcal supérieur ;* nous l'appelons ainsi, pour bien préciser qu'il se termine sur le mésentère de l'appendice et qu'il limite, avec ce dernier, une fossette.

Sur l'embryon de trois mois, nous avons trouvé (fig. 28, f. 2) ce repli inséré sur l'appendice, mais partout ailleurs, même sur l'embryon de six mois (fig. 28, f. III) il s'arrêtait toujours sur le méso-appendice.

Triangulaire chez l'embryon, ce repli est quadrangulaire chez l'adulte (voir fig. 29, r) : son bord supérieur s'insère sur le bord libre de l'iléon, quelquefois dans une grande étendue ; ce bord est toujours plus long que l'inférieur qui s'insère au milieu de la face antérieure du méso-appendice. Son bord droit ou cæcal s'insère sur la face antéro-interne du cæcum, depuis l'abouchement de l'iléon jusque près de la racine de l'appendice. Quant au bord gauche, libre, semi-lunaire, sa corne supérieure se prolonge souvent vers la gauche par une mince languette sur l'iléon dans une certaine longueur ; sa corne inférieure se perd dans le méso-appendice. Mince, transparent chez l'enfant, ce repli s'épaissit, s'infiltre de graisse chez l'adulte, quoique moins que les précédents. Ainsi donc, ce repli est moins haut et moins large que le méso-appendice qui le déborde dans tous les sens. Treves l'appelle : pli sans sang, c'est-à-dire sans vaisseaux ; c'est une erreur. Quoique peu volumineuses, ce pli renferme de petites artérioles déjà signalées par Waldeyer, et de petites veinules sur lesquelles M. Tuffier a attiré l'attention. Bien entendu, ces vaisseaux n'ont pas l'importance de ceux que nous avons vus dans les deux replis précédents. Nous verrons plus loin la signification de ce pli, dans l'épaisseur duquel Luschka a décrit des fibres musculaires dont nous avons déjà parlé.

c) *Fossette iléo-appendiculaire*. — Décrite d'abord par Huschke, *fossette iléo-cæcale* de Luschka, *iléo-cæcale inférieure* de Waldeyer, Treves et Tuffier. Les bords libres des deux plis que nous venons de décrire limitent l'entrée d'une vaste poche péritonéale triangulaire (voir fig. 29), dont les parois sont formées : la supérieure par l'iléon, l'antérieure par le repli iléo-appendiculaire, la postérieure par le méso-appendice, le fond par l'angle iléo-cæcal inférieur. L'angle antéro-supérieur résulte de l'insertion du repli iléo-appendiculaire à l'iléon, l'angle postéro-supérieur de la rencontre du méso-appendice avec le mésentère, enfin l'angle inférieur, de l'accolement des deux replis appendiculaires. Son orifice pouvant admettre même deux doigts, regarde, dans la position normale du cæcum, en bas et à gauche (fig. 27). La formation de cette fossette peut se résumer ainsi : le méso-appendice parti de l'appendice se divise bientôt en deux lames dont la disposition ressemble aux deux branches d'un *y* dont la branche unique est représentée par la partie initiale du méso-appendice. Ces deux lames se portent, l'une en avant, l'autre en arrière du segment terminal de l'iléon qu'elles embrassent ainsi dans leur écartement. La lame antérieure se fixe sur l'iléon, la postérieure va plus loin sur le mésentère.

Avant d'aller plus loin dans l'étude des fossettes péricæcales, nous devons nous arrêter un instant. Les plis que nous venons de décrire, et les fossettes qu'ils déterminent, forment en effet un *groupe spécial* bien distinct de celui que nous allons décrire plus loin. Quelle que soit la position du cæcum, qu'il soit libre de toute attache à la paroi abdominale postérieure et muni d'un mésentère commun avec l'intestin grêle, comme dans le cas que nous avons figuré, ou qu'il soit déplacé dans une hernie externe par exemple, ces plis et fossettes existeront quand même alors que les autres manqueront nécessairement dans ces cas. Cette *constance* s'explique facilement. Ces plis sont formés par le péritoine primitif, celui qui entoure de toutes parts le segment intestinal représenté par le cæcum et son appendice. Il n'est pas besoin, pour leur production, que la coalescence du côlon et du mésentère primitif à la paroi abdominale se fasse ; pour les autres plis et fossettes de cette région, au contraire, cette coalescence est une condition indispensable pour leur existence.

Ceci dit, voyons donc quelle est la véritable *signification des trois plis* déjà décrits : le cæcum, comme on le sait, n'apparaît qu'assez tard, en un point déterminé du tube intestinal primitif. Avant son apparition, les artères nourricières de cette région de l'intestin, s'accollent directement à cette dernière, comme elles le font pour le reste de l'intestin. Bref, à ce moment pas de cæcum, pas de plis péritonéaux. Mais le cæcum se forme, il dépasse l'abouchement de l'iléon dans le gros intestin, et s'allonge de plus en plus. Cet allongement devrait s'accompagner d'un allongement proportionnel des artères qui doivent le nourrir. Mais l'allongement des vaisseaux est moins actif. Les artères sont trop courtes pour suivre le trajet primitif, accolées au cæcum. Elles sont forcées de prendre le chemin le plus court pour aborder cet organe, c'est-à-dire la ligne droite entre leur origine et l'extrémité inférieure de l'organe, tout en assurant la nutrition de ce dernier par des branches latérales.

Le cæcum entraîne dans son allongement les deux feuillets du mésentère qui l'entourent de toutes parts et qui augmentent proportionnellement à lui. L'artère iléo-cæcale antérieure qui se trouve d'abord collée sur la face antérieure du cæcum, par le feuillet antérieur du mésentère qui recouvre cette face, devra pour pouvoir s'écarter du cæcum, entraîner dans son déplacement le feuillet antérieur du mésentère sous lequel elle chemine, et soulever ainsi une double lame séreuse qui sera le *repli mésentérico-cæcal*, dans le bord libre duquel chemine l'artère. Pour la genèse du méso-appendice nous n'avons qu'à répéter ce que nous venons de dire. L'appendice n'est qu'un diverticule du cæcum, qui manque d'abord, mais apparaît bientôt pour augmenter de plus en plus. L'artère qui doit le nourrir est appliquée d'abord à la face postérieure du cæcum par le feuillet postérieur du mésentère ; c'est ce feuillet que l'artère soulèvera en s'écartant de l'axe de l'organe. La distance qui sépare l'extrémité de l'appendice du lieu d'origine de l'artère appendiculaire étant plus grande que celle qui sépare l'extrémité du cæcum de ce dernier point, on conçoit que le méso-appendice soulevé par l'artère sera aussi plus vaste que le repli mésentérico-cæcal.

*En somme*, ces deux replis représentent le *véritable mésentère du cæcum* et de l'*appendice*, entraînés par ces deux organes pendant leur développement. Ils sont formés par les deux feuillets, antérieur et postérieur du mésentère, soulevés par les vaisseaux nourriciers du cæcum et de l'appendice. Il faut donc faire une *distinction* absolue entre ce qu'on appelle le *méso-cæcum*, ligament qui se détache de la face postérieure du cæcum pour s'insérer à la paroi abdominale postérieure et qui est dû, comme nous l'avons dit déjà, à des *adhérences secondaires* qui peuvent ne pas avoir lieu, il faut distinguer, dis-je, ce ligament, qui n'apporte aucun vaisseau à l'organe, de ces deux replis qui constituent le *véritable mésentère de l'appareil cæcal* (cæcum et appendice).

Quant au *repli iléo-appendiculaire*, comment faut-il expliquer sa formation ? Pour Luschka et Hartmann, il doit sa présence à l'*appareil musculaire* qui saute du cæcum sur l'iléon. Pour Treves, ce repli serait le *véritable méso-appendice.* Pour édifier cette théorie, l'auteur se base sur l'anatomie comparée.

Ainsi, dit-il : « le méso-appendice humain définitif n'est qu'un mésentère substitué. Le vrai mésentère est représenté par le repli sans sang ». Sans nous étendre outre mesure sur cette question, nous ferons observer que toutes les fois où nous avons vu manquer un des trois replis étudiés, c'est toujours l'iléo-appendiculaire qui était absent, jamais les deux autres.

Pour nous le véritable mésentère de l'appareil cæcal est représenté non pas seulement par ce dernier repli, mais par les trois qui vont du mésentère de l'intestin grêle soit au cæcum, soit à l'appendice et dont l'existence est liée, comme nous l'avons dit, au développement même du cæcum et de son appendice. Quant au rôle que pourraient jouer dans la formation du pli appendiculaire, soit les vaisseaux, insignifiants il est vrai, soit les fibres musculaires qu'il contient, nous le croyons bien minime.

Passons à l'étude du deuxième groupe de fossettes péricæcales :

Fossettes de formation secondaire. — C'est sous ce nom que nous décrirons les fossettes qui siègent *sous le cæcum*, et dont l'existence est due, nous l'avons déjà dit, à la coalescence secondaire, quelquefois absente, du côlon, du cæcum et du mésentère, à la paroi abdominale postérieure. Nous appelons ces fossettes : *fossettes rétro-cæcales.*

Quand on a renversé le cæcum en haut, comme dans notre figure 30, on voit que de sa face postérieure, ainsi que de la face postérieure du mésentère, le péritoine forme, en passant sur la fosse iliaque, un ensemble de replis péritonéaux entre lesquels la séreuse s'enfonce pour créer des sacs plus ou moins profonds.

Dans les cas ordinaires on n'y trouve que deux replis de ce genre, limitant une seule fossette rétro-cæcale. Quelquefois, même assez fréquemment, on en rencontre trois, limitant deux de ses fossettes (comme dans le cas représenté sur notre figure 30) accolées comme les deux canons d'un fusil, dont

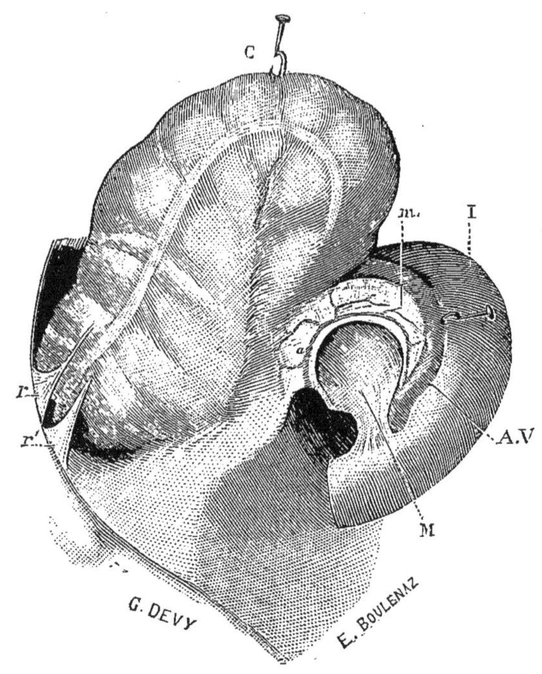


FIG. 30. — *Fossettes rétro-cæcales.*

C, cæcum relevé. — I, portion terminale de l'iléon. — A. V., appendice vermiculaire attiré en haut. — M, mésentère de l'iléon. — *m*, méso-appendice. — *a*, artère appendiculaire. — *r*, repli pariéto-cæcal externe. — *r'*, repli pariéto-cæcal interne.

Entre les deux replis se trouve la fossette rétro-cæcale externe. Entre *r'* et l'insertion du mésentère à la fosse iliaque existe la fossette rétro-cæcale interne.

une située en dedans, l'autre en dehors, fossettes rétro-cæcale interne et rétro-cæcale externe.

1. *Fossette rétro-cæcale interne.* — Voyons la disposition ordinaire. Dans ce cas on trouve deux replis, l'un en dedans, que nous appelons *repli mésentérico-pariétal*, l'autre externe *pariéto-cæcal ou colique.*

a) Le repli *mésentérico-pariétal* signalé de tout temps est très bien décrit par M. Tuffier sous le nom de *ligament inférieur du cæcum* (nom que nous lui refusons, le repli dépendant surtout du mésentère). Triangulaire, son bord supérieur ou mésentérique s'insère sur le feuillet postérieur du mésentère, sur l'angle iléo-cæcal et un peu sur le bord gauche du cæcum, dans une étendue plus ou moins grande suivant les cas. Son bord pariétal adhère à la fosse iliaque, au niveau de l'articulation sacro-iliaque, et passe quelquefois sur les vaisseaux spermatiques, là où ces derniers croisent les vaisseaux iliaques externes ; quelquefois ce bord est très allongé et suit ces derniers vaisseaux jusque près de l'anneau crural. Enfin le bord libre dirigé en avant, concave, regarde tantôt légèrement à gauche, tantôt directement en avant. Le sommet du repli se perd en haut et en arrière sur le mésentère.

*b*) Le repli *pariéto-cæcal ou colique*, signalé depuis longtemps par Huschke sous le nom de *ligamentum intestini cæci*, décrit ensuite par Langer, Waldeyer, fut dans ces derniers temps bien étudié, en France, par notre excellent maître, M. Gérard-Marchant, en 1879, et par M. Tuffier, sous le nom de *ligament supérieur du cæcum*. Triangulaire, ses trois bords sont ainsi disposés : le *bord adhérent intestinal* s'insère d'une part sur la face postéro-externe du côlon, pour descendre même dans une longueur variable sur la même face du cæcum. Son *bord pariétal* adhère à la paroi lombaire, passe par-dessus la crête iliaque pour s'insérer aussi dans une certaine étendue sur le flanc externe de la fosse iliaque. Son *bord antérieur ou libre* est semi-lunaire, sa corne supérieure se perd sur l'intestin, l'inférieure sur la fosse iliaque. Enfin le *sommet* du repli se perd dans l'angle formé par l'accolement du côlon à la paroi lombaire ou même sur le rein droit. De ces *deux faces* l'une est interne et regarde la fosse iliaque, l'autre externe. Très souvent en tirant un peu fortement le cæcum en haut, on détermine sur le péritoine de la fosse iliaque un *pli* allant réunir les bords pariétaux des deux replis qui paraissent ainsi se continuer l'un dans l'autre.

Le péritoine de la fosse iliaque s'enfonce entre ces deux replis plus ou moins loin en arrière du cæcum, et forme une poche plus ou moins vaste avant de se réfléchir sur la face postérieure du côlon. Cette fosse ainsi déterminée est celle que nous appelons *fossette rétro-cæcale interne*. Mentionnée par Huschke, Langer en donne un exemple ainsi que Waldeyer qui l'appela *fossa cæcalis*. Son *orifice* d'entrée plus ou moins large regarde à gauche et en dedans. Les quatre *parois* de la fossette sont formées : en *haut*, par la paroi postérieure du cæcum et du côlon, en *bas* par la paroi abdominale postérieure, en *dedans* par le repli mésentérico-pariétal, en *dehors* par la face interne du repli pariéto-colique ou cæcal. Le cæcum abaissé repose donc en partie sur le plancher de cette fosse. Souvent aussi, l'appendice recourbé sur lui-même est situé dans cette fossette.

2. *Fossette rétro-cæcale externe.* — Quelquefois, avons-nous dit, on rencontre entre la face postérieure du cæcum et la paroi abdominale trois replis péritonéaux, comme sur le sujet qui a servi à notre dessin (fig. 30). Les *deux replis pariéto-coliques* (rr') triangulaires, s'inséraient d'une part au côlon ascendant et à l'origine du cæcum, d'autre part au flanc droit de la fosse iliaque. Leurs bords libres étaient dirigés en avant, leur sommet se prolongeait assez loin sur la paroi lombaire. Entre ces deux replis nous trouvons un cul-de-sac séreux de 4 cent. 1/2 de profondeur, se dirigeant de gauche à droite et de bas en haut. Cette fossette est limitée *en avant et en*

*haut* par le commencement du cæcum et le côlon dont la bandelette musculaire postérieure est comprise entre l'insertion intestinale des deux replis qui limitent la fossette. *Son plancher* est formé par la paroi abdominale postérieure. Ses *deux parois latérales* sont constituées par les faces qui se regardent des deux replis pariéto-coliques (fig. 30). L'*orifice*, assez large, de deux cent. environ, était circonscrit, quand on tirait fortement le cæcum en haut, par une *bride* séreuse se détachant de la fosse iliaque et unissant les deux replis dejà cités. Cette fossette formée par le dédoublement du mésocôlon ascendant répond à la *fossette subcæcale de Treitz et de Waldeyer*. Nous lui donnons le nom de *rétro-cæcale externe*, par opposition à la précédente. Ces deux fossettes peuvent coexister comme dans le cas que nous avons fait dessiner, où elles étaient accolées comme les *deux canons du fusil*.

Les deux fossettes que nous venons de réunir ainsi, sous la seule dénomination de *fossettes rétro-cæcales*, reconnaissent en effet la *même genèse*. Nous avons dit qu'elles sont dues à l'*adhérence secondaire et tardive du côlon ascendant, d'une partie du cæcum et de l'angle iléo-cæcal à la paroi abdominale postérieure*. On comprend bien que si cette adhérence se fait sur la ligne droite tendue de l'angle iléo-cæcal à la paroi externe du cæcum ou du côlon, et que le côlon adhère immédiatement par sa paroi postérieure à la paroi abdominale, dans ce cas toute trace de fossette disparaît, le péritoine se réfléchit directement de la fosse iliaque sur le côlon sans pousser de prolongement séreux entre cet organe et la paroi abdominale. Cette théorie, des plus simples, est aussi indiscutable depuis que, grâce aux recherches de Toldt, *ce processus d'adhérence secondaire est un fait acquis*. On a cherché pourtant ailleurs la cause de la production de ces fossettes.

Treitz émit une première opinion, d'après laquelle la descente du cæcum, et par conséquent la formation de sa fossette subcæcale, seraient intimement liées *à la descente du testicule*. Le revêtement péritonéal de cet organe, le *mésorchium*, serait *uni à la séreuse cæcale*. Le testicule descend, le repli séreux unissant le mésorchium au cæcum, *plica genito-enterica* de l'auteur, attire petit à petit le cæcum en bas, le déplace, et avec lui le péritoine ; d'où formation du repli et de la fossette subcæcale. Admise par Gruber, cette théorie fut rejetée par Waldeyer. Pour cet auteur, les fosses cæcales et subcæcales seraient dues à ce que « le cæcum se développant, descend encore quand l'extrémité du côlon ascendant est fixée, par suite il se formera nécessairement de ses deux côtés et au-dessous de lui des replis péritonéaux, avec fossettes intermédiaires ».

Nos recherches sur des embryons nous ont démontré que le mésorchium n'avait pas avec le cæcum la relation que Treitz invoque. Quant à la théorie de Waldeyer, elle est inutile aujourd'hui que le véritable mode de production des replis rétro-coliques est connu.

Quant à l'importance pathologique des fossettes péricæcales, nous l'étudierons ailleurs. Disons seulement que la situation des fossettes rétro-cæcales est de beaucoup plus favorable que celle des fossettes du premier groupe pour la production des hernies internes.

## II. — Anatomie pathologique.

Nous diviserons les faits que nous avons rattachés à cette variété de hernies rétro-péritonéales en deux groupes. Dans un premier, le sac herniaire était toujours situé entre le cæcum et la paroi iliaque ou lombaire : *hernies rétro-cæcales*. Dans un deuxième, composé d'un fait seulement (1), le sac avait une disposition particulière. Son siège, les déplacements subis par les viscères voisins, permettent d'expliquer ce fait par la pénétration de l'intestin dans une autre fossette de la région cæcale, l'iléo-appendiculaire (cas de Snow) : *hernie iléo-appendiculaire*.

### A. — Hernie rétro-cæcale.

A cette variété de hernies développées dans une des fossettes rétro-cæcales, appartiennent les cas de: Fages (1er), Wagner (2e), Rieux (5e), Parise (4e), Josse (11e), Engel (8e), Klebs (9e), Moxon (10e). La disposition et les rapports de leur sac varient avec le volume de la hernie.

a) Dans les hernies *petites*, le *sac herniaire* est formé par une poche péritonéale située entre le cæcum en avant, la paroi iliaque en arrière, ce sac s'enfonce derrière le côlon descendant, entre les deux lames de son méso. Il chemine donc dans le tissu cellulaire rétro-péritonéal et la hernie mérite bien le nom de rétro-péritonéale. L'*orifice* du sac est formé par celui des fossettes rétro-cæcales. « Autour de l'entrée de la cavité, nous dit Rieux, il existe un épaississement du tissu cellulaire sous-péritonéal, représenté par un relief circulaire du péritoine. » Le « cul-de-sac herniaire était formé par un dédoublement du péritoine retourné en dehors et en haut » dans le cas de Wagner. Je n'ai pas besoin d'insister beaucoup pour prouver que le dédoublement dont parle Wagner, n'était autre chose que la fossette rétro-cæcale interne et dont l'orifice était bordé par le pli séreux étendu quelquefois entre les replis pariéto-mésentérique et pariéto-cæcal, et que nous avons vus limiter quelquefois en avant l'entrée de la fossette rétro-cæcale interne.

Le *sac herniaire* présente des *dimensions* variables : dans le cas de Parise (4e), le fond du sac remontait jusqu'à la symphyse sacro-iliaque. La cavité située sous le cæcum avait 7 cent. dans le sens transversal et 3 cent. de profondeur, dans le 1er cas de Rieux (5e). Dans le 2e cas du même auteur (6e) la cavité pouvait recevoir la moitié de la longueur du petit doigt ; enfin elle avait 4 cent. de profondeur dans son 3e cas (7e). Wagner nous dit que le sac situé à 7 lignes au-dessous de l'anneau inguinal droit, sur le muscle lombaire et iliaque, est étendu obliquement en haut et en dehors du bord interne et supérieur du psoas. (Voir fig. 31 et 32.)

Les *rapports du sac* sont toujours les mêmes : il repose sur le fascia

(1) On trouve un 2e cas de ce genre sur une pièce du musée Dupuytren (pièce de Michon), mais il est loin d'avoir la netteté absolue de celui de Snow, aussi je n'en parlerai pas.

iliaca par sa face inférieure, ou remonte dans la fosse lombaire. Sa face supéro-interne est recouverte par le cæcum déplacé en haut et en dedans. Le tissu cellulaire sous-péritonéal qui entoure le sac a été trouvé souvent épaissi, infiltré.

Le *collet du sac* formé à sa partie inférieure par une bride péritonéale épaissie, saillante (cas 6, Rieux), tantôt par un relief circulaire du péritoine (cas 5, Rieux), a été trouvé aussi épaissi, formant un anneau étroit (cas 4,

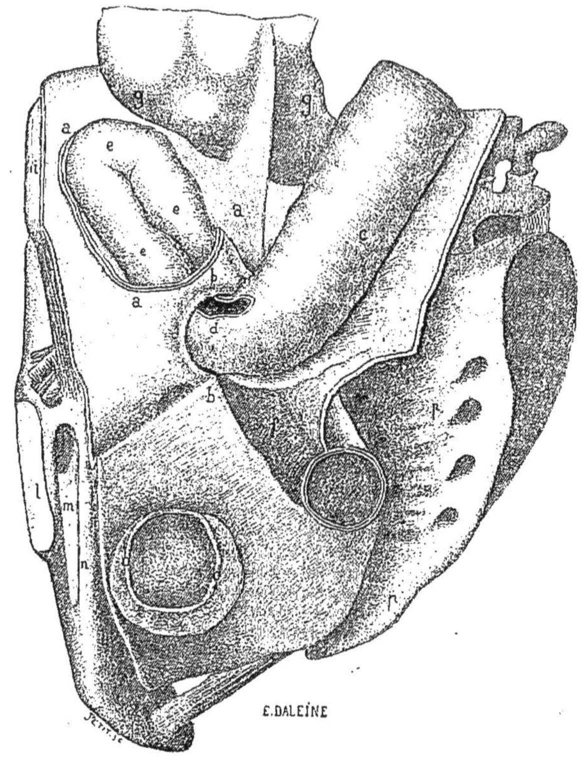


Fig. 31. — *Hernie rétro-cæcale petite.* (Cas de Wagner.)

a a a, sac herniaire ouvert. — b b, l'orifice ou collet du sac. — c, la portion de l'iléon pénétrant dans le sac. — d, endroit de l'intestin perforé par inflammation par suite d'étranglement dans l'anneau ou collet du sac. — e e e, l'anse intestinale remplissant le sac. — f, iléon sortant. — g g, les portions coupées du cæcum. — h, l'anneau crural avec vaisseaux et nerfs. — i, crête iliaque droite. — l, la cavité articulaire. — m, trou obturateur. — n, cartilage de la symphyse. — o o, veine ouverte. — p p, sacrum, coccyx.

Parise) ou assez large (cas 7, Rieux). Cet orifice est donc circonscrit en bas par un repli séreux plus ou moins saillant, en haut soit par la paroi inférieure du cæcum tapissée du péritoine, soit par une autre bride séreuse qui réunie à la précédente constitue l'*anneau complet*.

Le *contenu de la hernie* est toujours constitué par une portion plus ou moins longue de l'*iléon* (de 5 cent., cas 5, 6, Rieux), une petite anse (cas 4, Parise), une anse longue de trois pouces (cas 2, Wagner). L'*état de l'intestin* hernié dépend du degré de la constriction qu'il subit de la part du collet. A ce propos nous ferons remarquer que dans la grande majorité des cas il s'agissait de hernies étranglées (cas 1, Fages; 2, Wagner; 4, Parise; 5, 6, Rieux; 9, Klebs; 11, Josse). Dans tous ces cas, l'intestin présentait, au niveau du point étranglé, c'est-à-dire au niveau du collet du sac qui était toujours l'agent de l'étranglement, des altérations ordinaires sur lesquelles nous n'insisterons pas. (Voir fig. 31 et 32 d.)

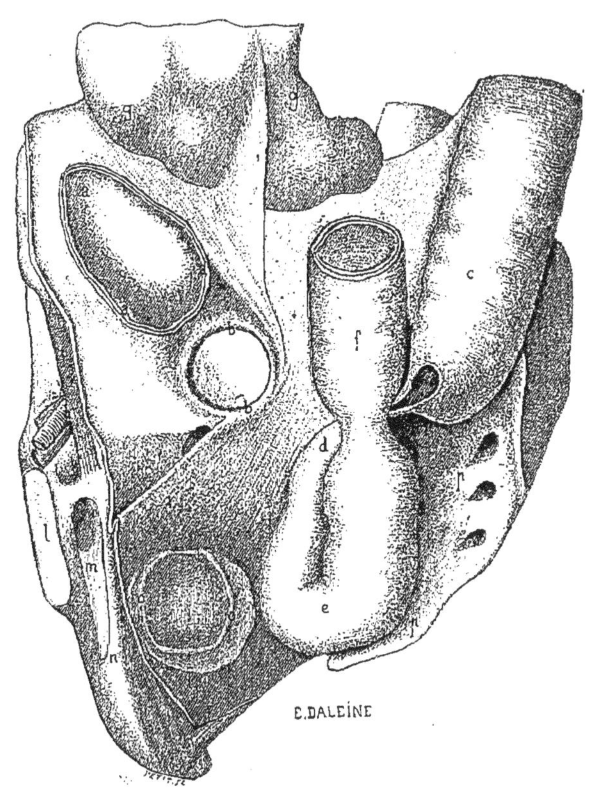


Fig. 32. — *Même hernie.* L'anse herniée retirée du sac présente la forme produite par l'étranglement.

a a a, le sac herniaire vide. — b b, collet herniaire. — c d e f, l'anse de l'iléon étranglée dans le sac herniaire. — g g, une portion coupée du cæcum. — h, l'anneau crural avec vaisseaux et nerfs. — i, crête iliaque droite. — l, la cavité articulaire. — m, trou obturateur. — n, cartilage de la symphyse. — o o, veine ouverte. — p p, sacrum, coccyx.

Seuls, les cas de Moxon (10^e^), le troisième de Rieux (7^e^) sont des exemples de *hernies rétro-cæcales petites non étranglées*. L'orifice assez large permettait une grande mobilité à l'anse normale contenue dans le sac.

*Hernies volumineuses.* — Le seul exemple de hernie rétro-cæcale volumineuse est celui d'Engel (8^e^). Dans ce cas, la poche cæcale (notre *fossette rétro-cæcale interne*) était très dilatée et comprenait *tout l'intestin grêle*, sauf l'extrémité supérieure du jéjunum et une petite portion de l'extrémité inférieure de l'iléon. Le *sac* péritonéal était situé en arrière de la grande cavité péritonéale avec laquelle il communiquait librement par un *orifice* large de deux pouces. La poche occupait surtout le côté droit de la cavité abdominale. Le cæcum se trouvait au-dessus et un peu à gauche de l'ombilic ; le côlon et l'S iliaque remplissaient le côté gauche de l'abdomen. L'intestin hernié pouvait facilement être retiré du sac. Ce cas nous montre bien les déplacements imposés aux intestins par le développement d'une vaste poche rétro-cæcale.

Parmi ces cas nous allons placer la hernie rétro-péritonéale de Carl Fürst (12^e), dans lequel 2/3 de l'intestin grêle étaient contenus dans une vaste poche occupant toute la région lombaire droite et une partie de l'hypochondre droit et de la région ombilicale (fig. 33).

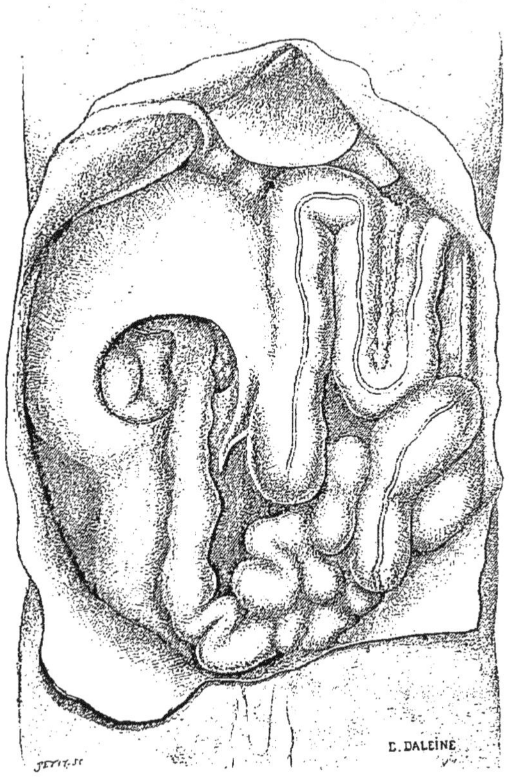


FIG. 33. — *Hernie rétro-cæcale due à une anomalie dans le développement de l'intestin* (cas de FURST) (12^e).

Voici comment Fürst explique la formation de cette hernie : « L'origine de la hernie est due à ce que le cæcum, qui, au commencement du troisième mois fœtal, avait eu sa place dans la ligne médiane, et très haut au-dessous du foie, a été empêché de passer à droite par l'intestin grêle libre qui faisait obstacle. Le feuillet péritonéal latéral du mésocôlon a exercé, par la croissance de la paroi abdominale, une forte tension sur la partie inférieure, fixée, du duodénum. Il s'est formé de la sorte un repli péritonéal du fait que le cæcum s'est abaissé en croissant. Le repli, dont la concavité a été aussi dirigée en bas, aura recouvert une portion des intestins grêles, ce qui, après la naissance, a provoqué la hernie dès que les intestins se furent remplis de gaz et de nourriture. La dilatation exercée par les intestins sur la poche péritonéale a permis au cæcum et au côlon ascendant de prendre une position verticale et de descendre. »

Pour nous il s'agit dans ce cas *d'une évolution défectueuse de l'intestin et du méso secondaire du côlon ascendant*. L'intestin grêle était primitivement situé à droite de la colonne vertébrale et allait du même côté s'aboucher dans le cæcum. Le cæcum, en descendant de dessous le foie vers la fosse iliaque droite, a été forcé de passer par-dessus et à gauche de la masse intestinale grêle. Bientôt, de la paroi postérieure du cæcum et du côlon ascendant partent des feuillets séreux destinés à former, en s'insérant à la paroi abdominale postérieure les méso-cæcum, mésocôlon ascendant et méso de l'angle colique droit. Or, dans leur course, les deux feuillets droit et gauche de ces méso se sont étalés sur la masse d'intestin grêle pour aller ensuite rejoindre le péritoine pariétal. En bas, les bords libres des deux lames séreuses, en se continuant l'un dans l'autre ont circonscrit l'orifice de la poche avec le repli séreux, qui, parti du mésentère de l'intestin grêle, va se fixer à la paroi abdominale postérieure. Par cet orifice ne pouvait sortir qu'un seul tube : la terminaison de l'iléon. En haut, les lames du méso de l'angle colique droit ont rencontré le duodénum descendant, l'ont recouvert comme toujours du reste, et ainsi s'est formée la paroi supérieure de cette poche.

En se rappelant ce que nous avons dit du mode de formation des *fossettes rétro-cæcales* ou *fossettes de formation secondaire*, on verra que cette poche ne représente qu'une vaste fossette de ce genre, dont le développement a été dévié par l'existence de toute la masse de l'intestin grêle à droite de la colonne vertébrale. Du reste la situation du côlon ascendant et du cæcum dans la paroi antérieure du sac est encore une preuve en faveur de notre opinion.

*En somme*, ce cas est une *hernie rétro-cæcale et colique* due à la formation d'une poche rétro-cæcale et rétro-colique énorme et anormale.

### B. — Hernie iléo-appendiculaire.

Le cas que Snow (3e) publia sous le nom de *hernie étranglée dans un orifice du mésentère* est un exemple de hernie dans la fossette que nous avons appelée *iléo-appendiculaire* (fossette *iléo-cæcale* ou *iléo-cæcale inférieure* des auteurs). La *poche*, dans laquelle on pouvait introduire les deux pouces et dont l'orifice, à travers lequel on pouvait introduire le pouce, était limité par une membrane qui s'étendait transversalement de l'appendice vermiculaire à l'iléon, paraît bien être la *fossette iléo-appendiculaire*. La *membrane* signalée par Engel serait le *repli-iléo-appendiculaire* qui limite cette fossette. Du reste, Hartmann, dans sa thèse (*loc. cit.*), Leichtenstern, dans le traité de Zimmsen (*loc. cit.*) sont du même avis. M. Tuffier parle d'un cas analogue dont la pièce est au musée Dupuytren (pièce de Michon) ;

dans ce cas aussi l'anneau était formé par le méso-appendice et le repli iléo-appendiculaire, mais nous avons dit que cette pièce n'est pas très concluante. Nous ferons remarquer que, dans une hernie de cette espèce, le collet du sac sera bordé, d'un côté au moins, par une artère assez volumineuse, l'*artère appendiculaire* qui chemine sur le bord libre d'un repli circonscrivant l'orifice de la fossette : le mésentère de l'appendice. Ce *voisinage vasculaire du collet* du sac manque dans les hernies rétro-cæcales.

*En résumé*, tout ceci nous montre que les *hernies* de la région cæcale sont *surtout rétro-cæcales* et que la hernie *iléo-appendiculaire* est une rareté. Nous avions donc raison de dire que les *fossettes rétro-cæcales, tant négligées* par certains auteurs, *ont une importance pathologique autrement grande que les fossettes constantes, dont l'iléo-appendiculaire seule a été une ou deux fois le siège d'une hernie interne.*

## III. — Physiologie pathologique.

Treitz, qui ne connaissait que les deux observations de Snow et de Wagner, s'était demandé pourquoi la hernie subcæcale (notre rétro-cæcale) était rare. Il répondit :

I. Parce que l'*orifice* de la fossette est *tourné en bas*, donc l'introduction des intestins, par suite de leur pesanteur n'est pas possible.

II. La *fossette subcæcale* est entourée d'iléon, mais assez rarement, car d'ordinaire elle est *formée par le cæcum*. Dans certaines circonstances, par exemple pendant la grossesse, où l'intestin grêle est repoussé sur le côté vers cette fossette et s'évacue ainsi vers la paroi antérieure de l'hypogastre, il peut se produire facilement une hernie subcæcale, comme dans le cas de Snow.

III. Parce qu'enfin l'*orifice* de la fossette n'est pas *entouré d'un rebord libre solide, résistant*, qui ne permette pas l'aplatissement de la fossette.

Nous ne voulons pas nous étendre sur ce point purement théorique du reste, nous ferons remarquer seulement :

a) Que la *hernie rétro-cæcale* n'est *pas si rare* ; nous venons de le prouver ;

b) Que l'*orifice* du sac herniaire n'est *pas si dénué de résistance*, les observations nous le montrent ;

c) Qu'assez *souvent* nous avons *rencontré* des *anses de l'iléon interposées entre le cul-de-sac cæcal et la fosse iliaque*. Dans ces cas, une pression sur l'abdomen, comme par exemple, le mouvement de se plier brusquement, pourra quelquefois faire le reste ; l'intestin pénètrera dans la fossette tout ouverte par le fait du soulèvement du cæcum par les anses intestinales, et la hernie se formera. Nous avons trouvé cette étiologie dans certaines observations de *passion iliaque des anciens*, qui n'est le plus souvent que la manifestation d'une hernie rétro-cæcale.

d) Enfin si la fossette rétro-cœcale se trouve assez bien constituée pour être le siège de hernies, *les autres fossettes* et notamment l'*iléo-appendi-*

*culaire*, le sont *beaucoup moins* vu la *mobilité* dont jouit tout le segment intestinal où elles siègent. Une seule condition pourrait favoriser la formation d'une hernie, c'est dans le cas de *fixation de l'appendice à la fosse iliaque*, d'où *béance de l'orifice* de la fossette iléo-appendiculaire et formation d'une *porte* dirigée vers l'intestin grêle à gauche, et toute prête à l'y laisser pénétrer. Nous avons vu dans quelques cas cette disposition de l'appendice et la béance de l'orifice de la fossette.

---

# CHAPITRE III

## HERNIE INTERSIGMOÏDE

### I. — Anatomie de la fossette intersigmoïde.

L'étude de cette fossette a préoccupé beaucoup moins les auteurs que celles des régions que nous venons d'étudier. Cette pénurie de recherches s'explique par l'intérêt pathologique moindre de cette fossette relativement aux précédentes ; les *hernies intersigmoïdes* sont en effet *très rares*.

J'ai présenté cette année à la Société anatomique (1), une série de pièces destinées à compléter certains points de l'anatomie du *côlon pelvien* (S iliaque), de *son mésentère* et de la *fossette* formée par ce dernier (*fossette intersigmoïde* des auteurs). Avant d'étudier la fossette intersigmoïde, je vais donner une rapide description de la situation du côlon pelvien et de son mésentère. Cette description trouvera son importance pathologique quand nous nous occuperons du mode de production de la hernie intersigmoïde.

Situation du côlon pelvien. — C'est le nom que nous avons donné à l'*S iliaque*, ou *anse sigmoïde* des auteurs ; plus loin nous chercherons à légitimer cette nouvelle appellation. Mais, auparavant nous résumerons l'opinion de quelques auteurs qui ont étudié, dans des travaux spéciaux, la question de la situation véritable de cette portion du gros intestin.

Engel (2), dans le travail tant de fois cité, donna une description des plus détaillées des différentes variétés de situation de l'S iliaque. Nous reproduisons les *conclusions* de l'auteur.

« Ainsi, dit-il (p. 673), à partir de la région abdominale supérieure, *il n'est pas d'endroit où on ne puisse rencontrer l'S romain*. Tantôt repoussant sur les côtés les autres intestins, tantôt les recouvrant, elle s'accole, soit complètement soit en petite partie à la paroi abdominale antérieure ou latérale, apparaît très souvent immédiatement au-dessus de la symphyse

(1) *Bull. Soc. anat.*, 1889.
(2) Engel. *Loc. cit.*, p. 641.

du pubis et remplit souvent plus ou moins complètement de ses circonvolutions le petit bassin. Donnons quelques chiffres sur ces rapports de situation. Sur 100 cadavres :

« L'S romain remonte jusque *dans l'hypochondre gauche* dans 8 cas ;

« Se trouve *au milieu de l'abdomen*, presque jusqu'à *l'épigastre* dans 6 cas ;

« On l'a trouvé *dans l'hypochondre droit*, au-dessous du foie, dans la courbure du côlon dans 2 cas ;

« *En avant du cæcum* dans 6 cas ;

« *Traverse* transversalement la *région abdominale inférieure* au-dessus de la symphyse dans 16 cas. »

Ces variétés forment donc à peu près les 2/3 des cas. Quant à *la disposition normale*, voici comment la décrit Engel : « L'S romain descend d'ordinaire un peu dans la cavité du petit bassin, au côté interne du psoas gauche, puis se relève un peu, à peu près à la hauteur du promontoire et se recourbe alors en bas dans le rectum et descend en décrivant une courbure légère le long de la paroi gauche du petit bassin. »

Nous verrons plus loin que cette situation, dite ordinaire, qui traduit du reste à peu de chose près l'opinion classiqne à cet égard, est des plus rares. Quant aux variétés, nous croyons qu'Engel a eu une série trop heureuse sur ce point, car nous avons rencontré très rarement l'S iliaque relevé dans le ventre, malgré le grand nombre de sujets que nous avons examinés.

Treves (*loc. cit.*, 1885) a mieux vu la *disposition ordinaire* de cette portion du côlon. « Cette anse n'occupe pas la fosse iliaque, quand elle n'est pas déployée elle décrit un trajet en Ω, » d'où le nom *d'anse oméga* qu'il lui donna. « La position normale de cette anse est *entièrement dans le petit bassin*, dont elle est expulsée quand la vessie ou l'utérus sont distendus ou quand l'anse elle-même est distendue. » Toutes ces propositions sont exactes, nos recherches nous ont donné les mêmes résultats ; si nous refusons le nom d'anse oméga, c'est parce que, si ce nom indique bien la forme de l'anse quand on l'a déplissée, il n'indique ni la situation, ni la forme de ce segment intestinal dans sa position normale. Quant aux *variétés de situation*, Treves ne nous apprend rien qu'Engel n'ait signalé près de 20 ans avant lui. Treves ignore, bien entendu, les recherches de cet auteur.

Dans un excellent et consciencieux travail, Schiefferdecker (*loc. cit.*, 1886) décrit *quatre types d'anse sigmoïde* d'après sa situation :

Dans le *premier type*, l'anse pend dans le petit bassin. Dans le *second*, l'anse est tournée en haut et appliquée contre la paroi abdominale postérieure. Dans un *troisième*, l'intestin grêle se glisse entre l'anse sigmoïde et la paroi abdominale postérieure, et met une partie de celle-ci en rapport plus ou moins immédiat avec la paroi abdominale antérieure. Enfin dans le *quatrième* type, l'anse sigmoïde remonte à gauche du côlon descendant qui longe ainsi son côté interne (1 cas).

Nous avons rencontré la plupart des dispositions signalées par les auteurs, mais *nous n'en décrirons que trois*, dont deux que nous avons fait représenter.

Chez le sujet qui a servi pour la figure 34, l'S iliaque était ainsi disposée : Le côlon descendant arrivait dans la fosse iliaque gauche, se réfléchissait brusquement vers le bord externe du psoas dans l'S iliaque ; celle-ci remontait, parallèlement et au-devant du côlon descendant, jusque sous le foie, décrivait une anse énorme débordée par places par la couronne des côlons, puis descendait dans la fosse iliaque droite au-devant du cæcum qu'elle masquait ainsi et pénétrait finalement dans le petit bassin, collée à son flanc droit pour se perdre dans le rectum. Disons enfin, que l'insertion de son mésentère au détroit supérieur se trouvait masquée par les anses de l'intes-

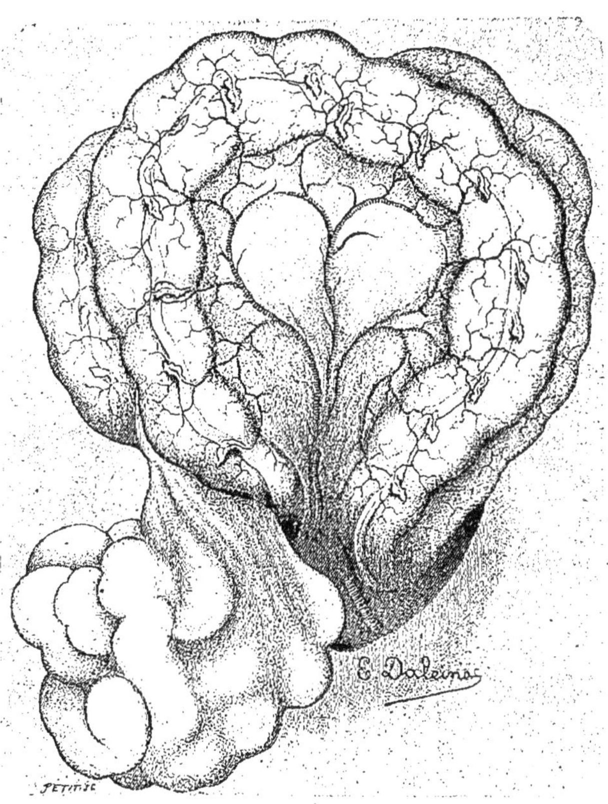

Fig. 34. — *Côlon pelvien situé dans la cavité abdominale*, au-devant des côlons ascendant, transverse et descendant. (Cadavre d'adulte.) On voit l'anse formée par le côlon pelvien située en avant et masquant la couronne des côlons.

tin grêle interposées entre ce méso et la paroi abdominale antérieure, et que nous avons déplacées à gauche pour découvrir toute l'anse formée par cette énorme S iliaque. Cette disposition est très rare, nous l'avons vue à peine trois fois, malgré l'énorme quantité de sujets que nous avons examinés.

Voici une autre disposition rare que nous avons rencontrée sur des enfants. De la fosse iliaque gauche, l'S iliaque se dirigeait transversalement de gauche à droite suivant le promontoire. Arrivée dans la fosse iliaque droite, elle passait devant le cæcum, puis se réfléchissait brusquement sur elle-même, revenait à l'orifice supérieur du bassin et s'enfonçait contre la paroi droite dans ce dernier. Il y avait ainsi une anse colique dans la fosse iliaque droite devant le cæcum.

Voilà quelques exceptions, voyons maintenant la *disposition ordinaire, typique*. La figure 35 traduit fidèlement la situation de l'S iliaque dans l'énorme majorité des cas. Le côlon descendant (C. D.), arrivé dans la fosse iliaque gauche, traverse cette dernière de haut en bas et de dehors en

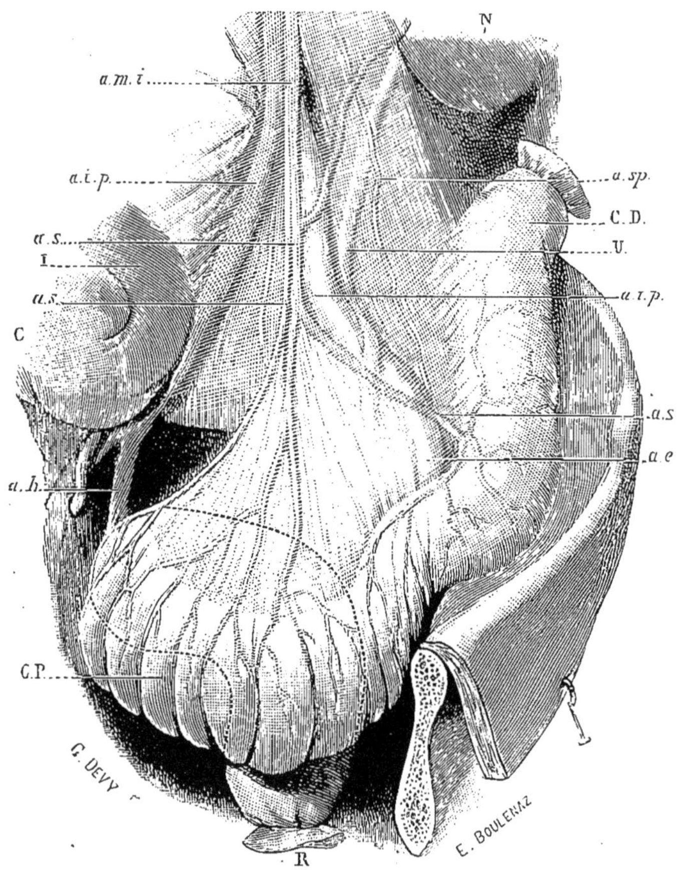


FIG. 35. — *Destinée à montrer la situation ordinaire du côlon pelvien* (S iliaque).

. P., côlon pelvien, la ligne ponctuée indique le trajet de la portion cachée par le méso. — C. D., côlon descendant. — C, cæcum. — I, iléon. — U, uretère. — N, rein gauche. — R, rectum. — *a, m, i*, artère mésentérique inférieure. — *a s, a s, a s*, artères sigmoïdes. — *a i p, a i p*, artères iliaques primitives. — *a e*, artère iliaque externe gauche. — *a h*, artère hypogastrique droite. — *a sp*, artère spermatique gauche.

dedans passant sur le psoas ; un peu avant d'aborder l'artère iliaque externe, l'intestin change de direction, se porte directement de dehors en dedans, passe sur cette dernière et pénètre dans le petit bassin, en s'accolant d'abord à son flanc gauche. Plus ou moins bas, quelquefois tout près du plancher de cette cavité, l'anse pelvienne se dirige de gauche à droite, passe au-devant du rectum, et atteint la paroi droite du petit bassin; après avoir touché cette paroi l'intestin se réfléchit d'avant en arrière et de droite à gauche (ligne ponctuée), atteint la concavité sacrée vers la 3e vertèbre sacrée, pour descendre enfin et se continuer dans le rectum. En somme, nous dirons qu'on rencontre toujours une anse flottante du côlon dans la cavité pelvienne. Cette règle ne souffre que de rares exceptions dont nous avons donné des exemples. Voilà pourquoi nous appelons cette portion du gros intestin : côlon pelvien au lieu de S iliaque, nom qui ne fait que consacrer une erreur.

Il serait déplacé d'insister ici sur cette question, nous nous contentons donc d'avoir bien précisé ce fait : *qu'on rencontre toujours dans la fosse iliaque droite un segment de côlon qui traverse cette fosse presque en ligne droite et qui s'y trouve fixé.* Quant à l'S *iliaque véritable*, elle *siège dans la cavité pelvienne* et peut *atteindre de* 30 à 50 *cent. de longueur* chez *l'adulte.* Ce n'est qu'exceptionnellement, et cela par suite de sa surdistension ou de l'amplitude des organes du petit bassin, que le côlon pelvien quittera cette cavité pour siéger au niveau du détroit supérieur ou pour envahir la cavité abdominale. Enfin *l'origine du rectum* a *toujours* lieu sur le *flanc droit du petit bassin* et non pas à gauche ; Huguier avait raison quand il soutenait, il y a déjà longtemps, cette même opinion.

Avant d'étudier la fossette intersigmoïde, nous devons décrire le mésentère aux dépens duquel cette dernière est formée.

Mésocolon pelvien. — Le côlon pelvien est attaché à la paroi abdominale postérieure par un long mésentère : le *mésocôlon pelvien*, dont voici la disposition : très court pour toute la portion du côlon située dans la fosse iliaque droite, ce méso s'allonge bientôt énormément pour atteindre sa plus grande longueur au sommet même de l'anse pelvienne du côlon ; puis vers la fin de celle-ci le méso diminue bientôt de longueur pour disparaître enfin quand le côlon pelvien atteint la troisième vertèbre sacrée, c'est-à-dire quand il se continue dans le *véritable rectum.* Le rectum ne commence en vérité qu'au niveau de cette vertèbre et ne possède par conséquent que deux portions, au lieu de trois, comme Treves, du reste, l'a fait remarquer avant moi.

L'*insertion pariétale* ou *racine* du mésocôlon pelvien est ainsi disposée (voir fig. 35 et 37). Après avoir traversé le psoas, de dehors en dedans, elle se recourbe en haut, suit les vaisseaux iliaques externes d'abord, ensuite se fixe plus ou moins haut près du bord externe de l'iliaque primitive droite, sur le bord interne du psoas. Tout le long de cette première portion de la racine du mésocôlon pelvien chemine l'*artère sigmoïde gauche.* De ce point la racine de ce mésocôlon passe par-dessus l'artère iliaque et descend, un peu obliquement de gauche à droite, sur la dernière vertèbre lombaire, pour se fixer enfin sur la ligne médiane de la concavité sacrée et se terminer en bas au niveau de la troisième vertèbre sacrée. Dans cette portion de la racine du mésocôlon pelvien chemine l'*artère hémorrhoïdale supérieure* (a h., fig. 37). Ce méso a ainsi la forme d'un large éventail déployé dont les feuilles centrales sont les plus longues. La portion la plus longue de ce méso est celle tendue entre le sommet de l'anse du côlon pelvien et le point le plus élevé de sa racine, répondant à l'artère iliaque primitive, point où on voit pénétrer dans l'épaisseur de ce méso les branches de l'artère mésentérique inférieure : *les 3 artères sigmoïdes* (a s.) et l'*artère hémorrhoïdale supérieure* (a h., fig. 37).

Si nous renversons le côlon pelvien et son méso en haut, comme dans nos figures 36 et 37, nous voyons qu'entre ce dernier et la fosse iliaque il existe des *replis séreux* importants à connaître. Sur les adultes et vieillards on trouve souvent, se détachant du feuillet gauche ou inférieur du mésocôlon pelvien, un certain nombre de ces replis allant se perdre sur le péritoine de la fosse iliaque, mais ce sont là des *adhérences secondaires* causées par les irritations chroniques à la suite de la stagnation de matières fécales dans l'intestin. A part ces *replis inconstants, pathologiques*, nous en avons trouvé deux autres *absolument normaux*, dont un se détache du feuillet inférieur du méso et même de la portion initiale du côlon pelvien, pour aller se perdre soit sur la fosse iliaque, soit sur le psoas, soit enfin passer par-dessus les vaisseaux iliaques externes (fig. 37 r.), pour aller se fixer sur la paroi latérale du petit bassin. J'appellerai ce repli : *repli colico-iliaque*. Un autre repli séreux va du même feuillet inférieur du mésocôlon pelvien au ligament large et plus précisément au pavillon de la trompe (fig. 36), d'où le nom d'*infundibulo-colique*, que je lui donne. Ces replis qui servent à fixer le côlon pelvien dans sa position circonscrivent avec le mésocôlon pelvien et la paroi iliaque des *fossettes péritonéales*, comme on peut le voir sur nos fig. 36 et 37. Quoique assez fréquentes, ces fossettes ne paraissent pas avoir un intérêt pathologique quelconque. Le repli, que nous appelons infundibulo-colique, Treitz l'avait mentionné sous le nom de *plica genito-enterica*. Treves est le seul auteur ayant mentionné, très sommairement il est vrai, ces replis péritonéaux.

Fossette intersigmoïde. — Quand on étudie de près ce mésocôlon pelvien ainsi renversé en haut, on voit qu'au niveau de sa racine il existe un orifice plus ou moins vaste conduisant dans un profond cul-de-sac péritonéal : c'est la *fossette intersigmoïde*. (Nous conservons ce nom pour ne pas embrouiller la description, quoique nous refusions celui *d'anse sigmoïde* qu'on a donné à cette portion du côlon, et par conséquent à la fossette que contient son mésentère.) Avant de la décrire, nous allons voir ce qu'on a dit à son égard.

*Historique.* — Hensnig (*loc. cit.*) est le premier qui l'étudia et même assez exactement. Voici ce qu'il en dit, chapitre XXVIII : « In initio scilicet jejuni mesenterium versus renem sinistrum tendit, atque ascendendo, finem mesocoli transversæ partis includit; antequam vero hoc præstat plicam quamdam parvam in qua concavitas latus sinistrum, convexitas vero latus dextrum respicit, constituit. »

Roser (1) dit l'avoir vue très nette deux fois.

Une description assez exacte en est donnée par Engel (*loc. cit.*, 1857, p. 105). Pour lui c'est plutôt *un canal*, car il a 3 cent. de longueur chez les enfants. « Elle remonte le long du bord interne du psoas gauche presque

(1) Roser. *Archiv. für Physiol. Heilkunde von Roser und Wunderlich*, 1843, p. 438.

jusqu'à la hauteur de la bifurcation de l'aorte. Le bord péritonéal inférieur de l'orifice est tranchant semi-lunaire. » Tout cela est exact, mais l'auteur nous dit bientot que « le canal peut remonter jusqu'au pancréas » (!) ; nous aimons à croire qu'il s'agit d'une simple erreur. Engel en commet une autre quand il nous dit que *chez l'adulte la fossette disparaît.*

C'est encore Treitz (*loc. cit.*, p. 32) qui a le mérite d'en avoir donné la meilleure description, quoique pas irréprochable. Voici ce qu'il en dit : « Assez souvent on remarque là une invagination ou poche de grosseur et forme variables. D'ordinaire elle présente la grosseur d'une noix ou d'un œuf de poule ; elle n'atteint que rarement une longueur de 30 cent. et se trouve dans la racine du mésentère. Son fond tourné en haut est glissé entre les feuillets du mésocôlon descendant tandis que l'orifice d'entrée est dirigé en bas. Cet orifice présente souvent des bords très lisses et arrondis de telle sorte que la fossette se présente sous forme d'une simple excavation en entonnoir surtout sur les cadavres d'enfants. Cependant dans la plupart des cas le bord de l'orifice est calleux et fait saillie sous forme d'un repli semi-lunaire tranchant, rétrécit ainsi l'orifice et peut même le fermer complètement. Cette poche est d'autant plus nette que l'individu est plus jeune. »

Nous y relevons d'abord une grosse erreur ; le fond de la fossette n'est pas en effet « *glissé entre les deux feuillets du mésocôlon descendant* ». C'est au niveau du mésocôlon iliaque qu'il se trouve. De même il n'est pas exact de dire, comme l'ont fait du reste tous ceux qui ont étudié cette fossette, qu'elle s'engage *entre les deux feuillets du mésocôlon*, car elle *s'enfonce au-dessous de ce mésocôlon*, entre lui et la paroi abdominale postérieure. Nous y reviendrons.

W. Gruber étudia cette fossette en 1859 (1), sous le nom de « *retroeversio hypogastrica sinistra s. inferior sinistra* ». (N'ayant pas pu nous procurer ce travail, nous ne ferons que le mentionner.)

Waldeyer (*loc. cit.*) insiste plus particulièrement sur la situation de l'orifice de la fossette et sur les variétés qu'elle peut présenter. Nous retiendrons surtout les cas de fossette avec un *simple orifice* auquel font suite deux canaux allongés : *fossette à deux branches*, dont Gruber, Hensnig ont donné des exemples, et la *fossette double à orifices distincts* signalée par Gruber et dont Waldeyer décrit deux cas.

Enfin Treves (*loc. cit.*) en donne une bonne description. Il mentionne le rapport de la fossette avec l'uretère, l'existence des replis valvulaires, que Gruber et Waldeyer avaient déjà signalée. Nous y trouvons aussi une erreur d'observation : Treves dit en effet, que cette fossette *n'existe pas chez les fœtus* et est *très rare chez le fœtus à terme*. Or, *nous l'avons trouvée* et *représentée* chez un *embryon de trois mois*, et un autre *de six mois ; chez les nouveau-nés elle ne manquait jamais.*

*Description de la fossette.* — Cette fossette, que nous avons trouvée, même chez l'embryonn de trois mois, se présente chez l'enfant sous un aspect différent de celui qu'elle affecte chez l'adulte. Nous allons donc décrire

(1) W. GRUBER. *Medic. Zeitung Russlands*, 1859, St-Pétersbourg.

rapidement le *type infantile*, et ensuite nous la décrirons telle qu'on la voit chez l'adulte.

Chez les *enfants peu âgés* (1 à 3 ans), nous l'avons toujours rencontrée avec la forme que nous avons représentée (fig. 36). Quand on

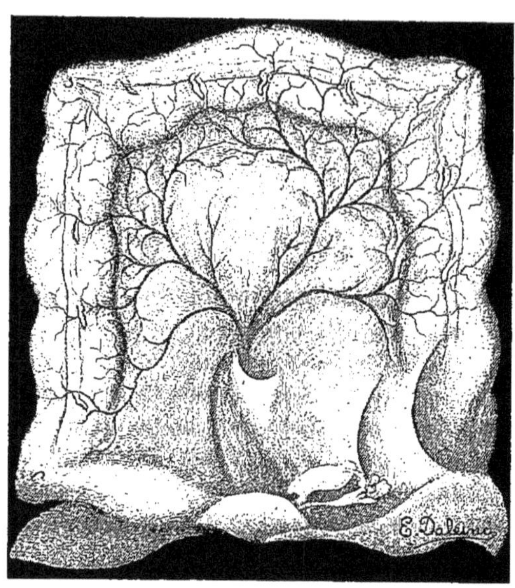


FIG. 36. — *Fossette infantile :* côlon pelvien attiré en haut. On voit sur la face antérieure du mésocôlon la *fossette intersigmoïde* limitée par un repli triangulaire. A gauche on voit les replis *infundibulo-colique* et *colico-iliaque*. (Petite fille de 20 mois.)

relève en haut le côlon pelvien, on voit sur le feuillet inférieur de son méso un pli séreux qui s'en détache : ce pli, de forme triangulaire, présente un bord libre concave, dirigé en haut et limitant l'entrée d'une petite fossette. Le stylet introduit dans celle-ci s'engage entre le mésocôlon et le repli. Au niveau de l'orifice et de la paroi opposée à ce repli on voit sortir les trois artères sigmoïdes, enfin au même niveau, mais se dirigeant en bas vers le petit bassin, apparaît l'artère hémorrhoïdale supérieure. En un mot, chez l'enfant en bas âge, la fossette se trouve située au-dessus de la paroi abdominale postérieure ; elle est déterminée par un *repli séreux* qui passe comme un pont par-dessus l'angle rentrant que présente le mésocôlon pelvien, et qui est déterminé par les vaisseaux sigmoïdiens. Disons aussi qu'une traction plus violente exercée sur le mésocôlon pelvien augmente encore la longueur du repli. Avec l'âge, ce type de fossette tend à disparaître ; ainsi chez les enfants de 7, 8 ans, que nous avons examinés, nous avons toujours rencontré le *type ordinaire* (adulte) que nous allons décrire :

Accolé à l'artère iliaque primitive droite, près de sa bifurcation, on voit l'orifice de la fossette qui se trouve limité en bas par le bord tranchant, falciforme, d'un *pli séreux* formé par le péritoine qui vient du petit bassin. Semi-lunaire, à concavité tournée en haut, les deux cornes, droite et gauche, de ce repli se perdent sur le feuillet inférieur du mésocôlon en passant par-dessus les vaisseaux iliaques et l'uretère gauche. Ainsi limité en bas et à gauche, cet *orifice*, qui regarde légèrement à gauche, est limité partout ailleurs par le feuillet inférieur du mésocôlon, sans formation d'aucun repli saillant.

Autour de cet orifice on trouve aussi *plusieurs artères* : en bas les vaisseaux iliaques primitifs ou leurs branches de bifurcation en forment le plancher, ainsi que l'uretère qui passe juste entre les deux artères iliaque externe et hypogastrique (fig. 37 a. e. U, a. h. y). L'uretère paraît sortir de la fossette. A droite, *une des artères sigmoïdes*, que nous appellerons *droite* (a. s.) ainsi que l'origine de l'*artère hémorrhoïdale supérieure* (a. h.) contournent légèrement cet orifice. En haut l'*artère sigmoïde médiane* (a. s.) tend le bord supérieur de cet orifice ; à gauche (voir fig. 35, a. s.; cette artère se trouve masquée par le mésocôlon pelvien dans la figure 37), enfin, c'est la troisième *artère sigmoïde ou gauche* qui contourne cet orifice en passant par-dessus lui et à sa gauche. Bref, nous voyons une *couronne de vaisseaux qui entoure l'orifice de cette fossette*. Cette disposition si importante pour le chirurgien *n'a pas encore attiré l'attention des auteurs*. De largeur variable, cet orifice peut admettre jusqu'à deux doigts, ordinairement la pulpe de l'index seule peut y pénétrer. L'orifice de cette fossette répond presque invariablement à l'articulation de la cinquième vertèbre lombaire avec le sacrum.

Le *canal* qui fait suite à cet orifice se dirige obliquement de gauche à droite et suit dans ce trajet l'artère iliaque primitive gauche ; sa *profondeur*, variable, peut atteindre 6 à 7 cent. Sa *forme* est celle d'un cône à base antérieure, à sommet pouvant atteindre la bifurcation de l'aorte abdominale, ou celle de la portion effilée d'un entonnoir dont la portion évasée est représentée par tout le mésocôlon pelvien. Le *plancher* de la fossette est formé par un seul feuillet séreux à travers lequel on aperçoit l'artère iliaque ainsi que l'uretère gauche qui croise cette dernière. Les autres parois du cône sont formées par un double feuillet séreux qui n'est autre que *les deux lames du mésocôlon pelvien*, entre lesquelles on voit cheminer les *trois artères sigmoïdes* que nous avons déjà signalées. Donc, et nous insistons beaucoup sur ce point, *la fossette intersigmoïde n'est pas placé entre les deux feuillets du mésocôlon pelvien, mais bien entre ce méso et la lame séreuse pariétale* qui remonte du bassin et s'enfonce en doigt de gant sur le corps des dernières vertèbres lombaires pour se continuer, après avoir ainsi limité en bas cette fossette, plus ou moins haut dans le feuillet inférieur du mésocôlon pelvien.

Le *sommet* de la fossette intersigmoïde se trouve limité par l'*origine des trois artères sigmoïdes* et atteint fréquemment la *portion horizontale ou prévasculaire du duodénum*. Souvent nous avons trouvé entre le sommet de la fossette et cette portion duodénale un *repli séreux* qu'on voit très bien quand on abaisse le côlon pelvien et son méso.

Voilà la description des *deux types différents* de fossette intersigmoïde. Pouvons-nous maintenant *les ramener à un seul* et même *type primitif ?* Oui, et voici pourquoi.

La *fossette infantile* placée sur le mésocôlon pelvien n'est en somme qu'une *fossette détachée* pour ainsi dire de la paroi abdominale postérieure. Le péritoine encore lâchement uni à cette paroi, s'en détache facilement. Plus tard cette adhérence se fera. Les organes pelviens augmentant de volume attireront à eux la couverture séreuse pelvienne ; alors tout le mésocôlon pelvien sera abaissé, le repli très long qui limitait en avant la fossette

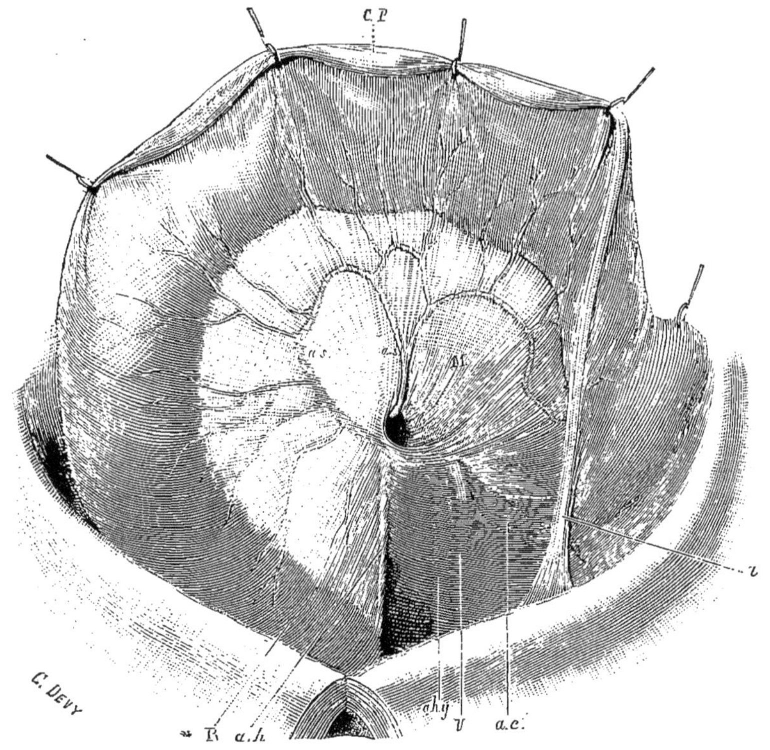


FIG. 37. — *Fossette intersigmoïde* (adulte).

C. P, côlon pelvien relevé. — M, mésocôlon pelvien. — U, uretère gauche. — *r*, repli colico-iliaque. — *a. s*, *a. s*, artères sigmoïdes. — *a. h*, artère hémorrhoïdale supérieure. — *a. h. y*, artère hypogastrique gauche. — *a. e*, artère iliaque externe gauche.

A la racine du mésocôlon pelvien on voit la fossette intersigmoïde limitée en haut et à droite par deux artères sigmoïdes, en bas par un repli péritonéal.

infantile et formé par le péritoine qui du petit bassin monte sur le promontoire, ce pli, dis-je, va diminuer de longueur. Bref, la fossette tout entière, de libre qu'elle était adhérera bientôt à la paroi abdominale postérieure. Ce qui prouve ce fait, c'est que sur les *enfants* un peu *plus âgés*, quelquefois même chez les plus jeunes, on trouve déjà *le type de fossette adulte*.

*En résumé* : voici en deux mots comment cette fossette est constituée. Le mésocôlon pelvien là où il recouvre la paroi abdominale postérieure, se trouve soulevé par une tige dirigée d'avant en arrière. Cette tige représentée par l'*artère sigmoïde moyenne* s'appuie par son extrémité postérieure sur la paroi vertébrale. Sur cette tige tombent les deux feuillets du mésocôlon comme la toile d'une tente triangulaire. Il reste ainsi un espace triangulaire entre la tente et la paroi abdominale (c'est-à-dire la colonne lombaire). Le feuillet inférieur de cette toile (feuillet inférieur du mésocôlon pelvien) se réfléchit sur la paroi abdominale postérieure, tapisse cette paroi, formant ainsi le plancher séreux de la fossette, et arrivé au niveau de l'orifice de la fossette se soulève en un pli falciforme qui va former le contour inférieur de l'orifice. Après avoir formé ce pli séreux, le feuillet inférieur du méso descend sur la concavité sacrée pour former le péritoine pariétal pelvien. C'est donc *entre le mésocôlon pelvien et la paroi abdominale postérieure* tapissée par un feuillet séreux qu'est située cette fossette, et non pas entre les deux feuillets de ce méso, comme l'ont dit tous les auteurs jusqu'à ce jour.

Avant de terminer la description de cette fossette, disons deux mots de celle que nous avons vue et fait représenter chez l'embryon.

*Chez l'embryon* de 3 mois (fig. 38, f. IV) et chez celui de 6 mois (fig. V),

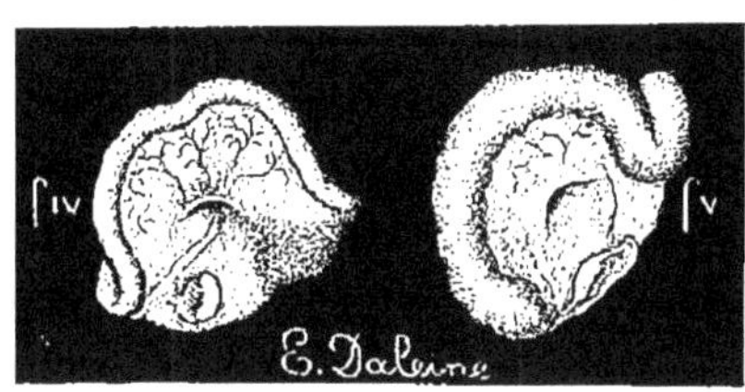


FIG. 38. — *Fossettes intersigmoïdes.* — f. IV, embryon masculin de 3 mois. — f. V, embryon féminin de 6 mois. On voit les rapports de la fossette avec l'uretère et avec le testicule (f. IV), et l'ovaire et la trompe (f. V) encore situés dans la fosse iliaque.

la disposition de la fossette était la même. Le côlon pelvien pas encore assez long descendait peu dans le petit bassin. Le feuillet inférieur de son mésentère n'adhérait pas encore dans une grande étendue à la paroi abdominale. La fossette se trouvait près de l'extrémité inférieure du rein gauche ; son orifice regardait franchement à gauche, l'uretère paraît en sortir (fig. IV), comme chez l'adulte, du reste. Enfin les vaisseaux sigmoïdiens avaient le même rapport avec l'orifice que chez l'adulte ou l'enfant (fig. IV). La profondeur de la fossette était de 4 à 5 $^{m}/_{m}$. Le testicule, dans un cas (fig. IV, embryon de 3 mois), l'ovaire et la trompe dans l'autre (fig. V, embryon de 6 mois) étaient dans la fosse iliaque, mais le premier n'avait aucune connexion avec le mésocôlon pelvien, tandis que les seconds étaient rattachés, comme d'habitude, au feuillet gauche de ce méso par un repli péritonéal.

DÉVELOPPEMENT DE LA FOSSETTE INTERSIGMOÏDE. — On explique de deux façons le développement de cette fossette. Une des théories, celle de Treitz, n'a plus aujourd'hui qu'un intérêt historique ; la seconde théorie que Waldeyer émit le premier, en 1868, théorie vasculaire, est la seule admissible.

1. *Théorie de Treitz.* — D'après cet auteur, cette fossette reconnaîtrait la même genèse que la subcæcale. La *descente de la glande génitale,*

testicule ou ovaire, qui est reliée, par ce qu'il appelle *plica genito-enterica* au mésocôlon pelvien, entraînerait le déplacement de ce mésentère. La portion de ce mésocôlon qui se trouve entre les branches de l'S iliaque ne descendrait pas assez vite, et resterait suspendue en haut, à cause de son adhérence à la paroi abdominale postérieure, et il se formerait à la face inférieure du mésocôlon une invagination ou fossette à pointe tournée en haut. Or, comme le fait observer Waldeyer, et comme le démontre notre figure de fossette chez l'embryon (fig. IV), entre le testicule et le mésocôlon pelvien n'existe pas le pli indiqué par Treitz. Si ce pli existe entre l'ovaire et ce mésentère (fig. V), il faut avouer que cet organe ne se déplace pas assez pendant la vie embryonnaire pour avoir la moindre influence sur la production de cette fossette. Abandonnons donc cette théorie, issue d'une conception hardie plutôt que d'une observation exacte.

2° *Théorie vasculaire.* — Waldeyer avait déjà insisté sur le rôle des vaisseaux sigmoïdiens pour la formation de cette fossette. « Pendant l'accroissement de l'S iliaque, son méso tend à s'éloigner de plus en plus de la paroi abdominale postérieure ; deux replis vasculaires, situés chez l'embryon, juste en avant de l'uretère gauche, résistent à cet écartement ; par suite il se produit nécessairement cette fossette en entonnoir, limitée d'abord par les deux replis vasculaires. Unis à la paroi abdominale, ces replis sont réunis aussi en bas par un dédoublement péritonéal falciforme. »

Treves dit seulement que « la fossette est due au trajet de l'artère sigmoïde », car il ne mentionne que l'artère sigmoïde gauche et ne parle pas des autres deux, que nous avons décrites.

Voici *comment nous comprenons la formation de la fossette intersigmoïde.*

Comme nous l'avons déjà dit, et comme on peut le voir sur nos figures 35, 36 et 37, au niveau du point de la racine du mésocôlon pelvien, situé le plus haut sur la paroi abdominale, part un *bouquet artériel* formé de quatre artères qui, réunies en ce point, vont s'éparpiller comme les quatre branches d'un éventail pour aborder le segment d'intestin qu'elles doivent irriguer. Une se dirige à gauche : l'*artère sigmoïde gauche*, pour aborder l'origine même du côlon pelvien dans la fosse iliaque. Une deuxième : *artère sigmoïde moyenne*, se porte vers le sommet de ce côlon ; une troisième, *sigmoïde droite*, aborde le segment droit du côlon ; enfin la quatrième ou artère *hémorrhoïdale supérieure* descend directement en bas pour aborder le point terminal du côlon pelvien, c'est-à-dire l'origine du rectum, au niveau de la troisième vertèbre sacrée. Toutes ces artères cheminent, bien entendu, entre les deux feuillets du mésocôlon pelvien.

L'artère sigmoïde gauche et l'artère hémorrhoïdale supérieure abordent, l'une, l'origine, l'autre la terminaison du côlon pelvien, par le chemin le plus court, attirent à elles ces deux points de l'intestin, et les accolent plus ou moins aux parois abdominale et pelvienne postérieures.

Chez l'embryon, le côlon pelvien ne cesse pas d'augmenter de longueur. Il se forme ainsi entre ces deux points déjà fixés une énorme anse intestinale. Cette augmentation du côlon pelvien entraîne nécessairement celle de son mésentère ; celui-ci devra s'étaler de plus en plus pour suffire à l'anse intestinale. Or, comme l'insertion pariétale de ce méso se trouve circonscrite par les deux artères : sigmoïde gauche et hémorrhoïdale supérieure, l'accroissement en largeur du méso se fera dans l'espace compris entre ces deux artères, c'est-à-dire entre l'artère sigmoïde gauche et l'artère hémorrhoïdale supérieure. Il arrivera à un moment donné qu'il y aura trop d'étoffe, qu'on me permette cette expression, pour recouvrir cet espace : le méso sera forcé de se plisser, c'est ainsi que se formera un pli séreux relevé par l'artère sigmoïde moyenne. De chaque côté du pli le feuillet inférieur du méso adhérera ultérieurement à la paroi abdominale postérieure ; mais, au niveau même du pli, cette adhérence n'aura pas lieu, le contact n'existant pas à ce niveau entre la paroi abdominale et la face inférieure du méso. Entre ce pli et la paroi abdominale restera donc un espace libre, un véritable canal : la *fossette intersigmoïde*. Le péritoine pariétal du petit bassin, remontant vers le promontoire, cherchera à se continuer avec le feuillet inférieur du mésocôlon pelvien. Cette continuation s'effectuera directement de chaque côté du pli, mais à son niveau, le feuillet séreux passera comme un pont d'un côté à l'autre du pli, et formera ainsi un repli falciforme à double feuillet séreux, bordant l'orifice de la fossette. Le péritoine pariétal s'enfoncera ensuite dans l'espace circonscrit par le pli du méso et ira tapisser la paroi abdominale et se continuer enfin, aux limites de cet espace, avec le feuillet inférieur du mésocôlon pelvien. Le cul-de-sac séreux qu'on appelle fossette intersigmoïde résulte en somme de l'invagination du feuillet inférieur du mésocôlon pelvien.

Cette théorie nous paraît absolument indiscutable. Une étude anatomique complète de la région et l'observation de plusieurs embryons nous y a conduit. Nous avons eu le soin de préciser comment Waldeyer avait compris la formation de cette fossette, pour que le lecteur pût mieux juger en quoi notre manière de voir diffère de la sienne.

## II. — Anatomie pathologique.

L'anatomie pathologique de ces hernies ne peut être basée que sur deux observations, excellentes du reste : le cas de Jomini et celui d'Eve.

Le *sac* formait dans le cas de Jomini (2e), une grosse tumeur (une forte tête d'homme) légèrement bosselée et parcourue dans tous les sens par des gros vaisseaux. Le grand épiploon recouvrait le sac qui était situé à gauche, à la hauteur de l'S iliaque. Le gros intestin l'entourait de toutes parts. Dans le cas d'Eve (3e) l'intestin injecté, distendu par des gaz, masquait la tumeur. En le relevant à droite (voir fig. 39), Eve remarqua que l'S iliaque était déplacée vers la ligne médiane. Entre celui-ci et la fosse iliaque gauche se trouvait un cul-de-sac péritonéal renfermant de l'intestin. Ce sac piriforme avait un diamètre de trois pouces et s'étendait en haut et en arrière du gros intestin. Par sa face postérieure il était en contact avec les muscles iliaque et lombaire et pouvait en être facilement séparé. Sa paroi antérieure au contraire adhérait intimement à la face postérieure du gros intestin. L'S iliaque, dépourvue de méso dont les lames se trouvaient écartées par le sac herniaire et y adhéraient intimement, était fixée à la fosse iliaque par trois bandelettes péritonéales épaissies. La situation du gros intestin était très bizarre ; pas de côlon transverse, le côlon ascendant accolé au descendant formait une grande anse intestinale à sommet dirigé vers la rate. Une bandelette fibreuse réunissait le côlon ascendant à l'S iliaque, en passant près et au-dessous de l'orifice herniaire.

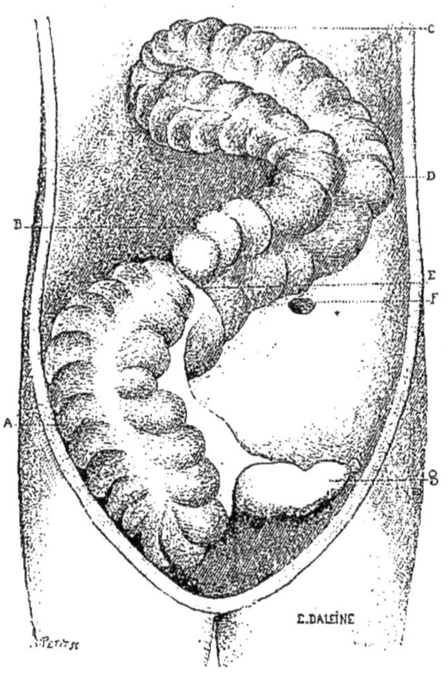


FIG. 39. — *Hernie intersigmoïde.* (Cas d'EVE, ᵒ).

A, cæcum vu par devant. — B, côlon ascendant. — C, continuation du côlon recourbé sur lui-même. — D, côlon descendant. — E, bandelette fibreuse. — F, orifice du sac (fossette intersigmoïde). — g, extrémité inférieure de l'iléon.

L'*orifice du sac* était situé, dans le cas de Jomini (2e), à gauche de la colonne vertébrale, à la hauteur des dernières vertèbres lombaires, à la partie inférieure et postérieure du sac, distant de 7 à 9 cent. du côlon descendant et de l'S iliaque. Ovale, à bords arrondis, épaissis, fibreux, nacrés, il mesurait 8 cent., laissait facilement passer le poing. Un rameau de l'artère colique supérieure faisait complètement le tour du bord libre de l'orifice (probablement notre *artère sigmoïde gauche*). Dans le cas d'Eve, l'orifice était ovalaire et avait un grand diamètre de 1 pouce. Il était situé immédiatement à gauche de l'S iliaque. Son bord inférieur était à une distance de 1 pouce à 1 pouce 1/2 au-dessus et en dehors de l'articulation sacro-iliaque et à 1 pouce de l'ovaire.

Dans le cas de Jomini, *tout l'intestin grêle*, sauf le 1/3 supérieur du duodénum et les derniers centimètres de l'iléon, était contenu dans le sac. Une *portion d'iléon*, de 6 pouces environ, formait le contenu de la hernie dans le cas d'Eve. Sain, dans le cas de Jomini, l'intestin hernié était congestionné et portait à chaque extrémité de l'anse herniée, un léger sillon de constriction dans l'observation d'Eve.

### III. — Physiologie pathologique.

Quelle est la cause de la *rareté des hernies intersigmoïdes* malgré la *constance de la fossette* péritonéale qui en est le siège ?

Treitz avait déjà fait remarquer combien la situation de la fossette au niveau de la racine du mésocôlon pelvien était défavorable à la pénétration de l'intestin dans sa cavité. Dans la position normale du côlon pelvien nous avons vu, en effet, que la fossette intersigmoïde était recouverte par le méso-côlon. Donc dans ce cas, les anses de l'intestin grêle sont séparées de l'entrée de la fossette par toute l'épaisseur du mésocôlon pelvien ; la hernie ne peut pas se produire. Nous avons montré combien il est peu fréquent de trouver le côlon pelvien relevé dans le ventre. Quand elle existe, cette disposition devrait favoriser la formation d'une hernie dans la fossette, car les intestins grêles, dans ce cas, se trouvent interposés entre la face inférieure, devenue antérieure, du mésocôlon pelvien et la paroi antérieure abdominale. Il n'en est rien. Dans un seul cas de ce genre, en effet, nous avons trouvé une fossette intersigmoïde, mais dans les autres la fossette manquait (voir fig. 34).

La disposition anatomique du cas d'Eve est d'une grande importance. Dans ce cas, en effet, l'S iliaque était relevée, attirée à droite vers le côlon ascendant par une bride fibreuse. Le feuillet inférieur de son méso se trouvait ainsi tendu et relevé, l'orifice de la fossette devint fixé, immuable, et de plus peut avoir été agrandi par la tension du péritoine autour de lui. Un *orifice béant, agrandi et fixé, en contact avec l'intestin grêle,* voilà bien des *conditions favorables* pour la production d'une hernie.

*En résumé*, nous voyons qu'il faut des conditions spéciales, anormales et très rares, pour que la production d'une hernie intersigmoïde soit rendue possible, et cela malgré la constance de la fossette qui en est le siège.

---

## CHAPITRE IV

### HERNIE A TRAVERS L'HIATUS DE WINSLOW

### I. — Anatomie pathologique.

L'anatomie de l'arrière-cavité des épiploons et de son orifice, l'hiatus de Winslow, étant bien connue, je passe directement à l'étude anatomo-pathologique des hernies qui peuvent s'y faire.

Au point de vue du *sac herniaire*, nous n'avons que bien peu de chose à dire. La vaste fosse rétro-stomacale, distendue par les anses intestinales change un peu les rapports des organes qui l'entourent : l'estomac, la rate, le foie sont déplacés, soulevés et plus intimement accolés au sac. Une particularité digne d'intérêt, c'est l'existence notée dans deux cas (cas de Blandin, 1er; cas de Treves, 8e) d'une *solution de continuité* de ses parois formant ainsi un deuxième orifice herniaire, par lequel s'échappait une partie du contenu intestinal du sac. Dans le cas de Blandin, cet orifice secondaire qui était l'agent de l'étranglement se trouvait dans le mésocôlon transverse; dans le cas de Treves, dans le feuillet antérieur de l'épiploon gastro-hépatique, mais n'étranglait pas l'intestin sortant. Nous laissons de côté les *lésions inflammatoires* du sac, qui n'ont rien de particulier.

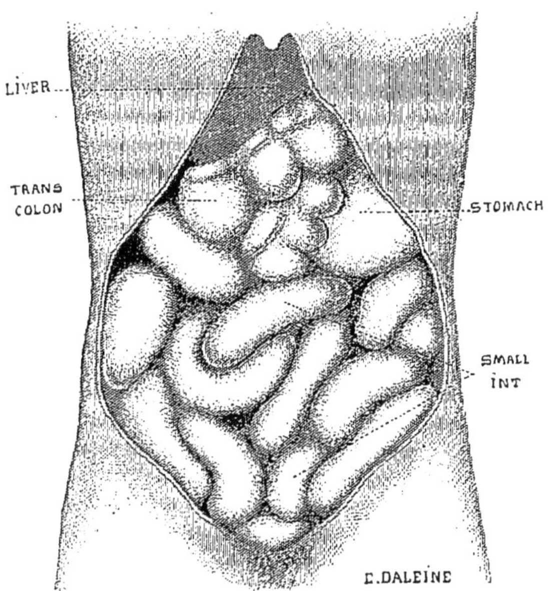


FIG. 40. — *Hernie à travers l'hiatus de Winslow.* (Cas de TREVES, 8e.)
Aspect des parties à l'ouverture de l'abdomen.

L'*orifice* du sac est formé par l'hiatus de Winslow, dont les bords peuvent être épaissis, congestionnés (Square, cas 7). Le plus souvent on n'y observe rien de particulier.

Le *contenu herniaire* est beaucoup plus important à connaître. *Très rarement il est formé par de l'intestin grêle* en plus ou moins grande quantité : une grande partie, dans les cas de Blandin, Rokitansky, Moir; huit pouces de la partie terminale de l'iléon dans le cas de Square, enfin une (Alpago Novello, 5e) ou plusieurs anses (Treitz). Dans les deux cas de Majoli (6e) et de Treves (8e) c'est le *gros intestin* qui était déplacé. Les deux auteurs insistent sur l'aspect particulier qu'offrait la cavité abdominale une fois ouverte : on ne voyait en effet que des anses dilatées, à circonvolutions, pour la plupart verticales, de l'intestin grêle, occupant toute la cavité abdominale. Le gros intestin, sauf une anse très dilatée, dans le cas de Treves, était masqué. Dans le cas de Majoli c'est un segment de 30 cent. du côlon transverse accompagné d'épiploon qui formait le contenu de la hernie. Dans celui de Treves (voir fig. 40 et 41), le cæcum, le

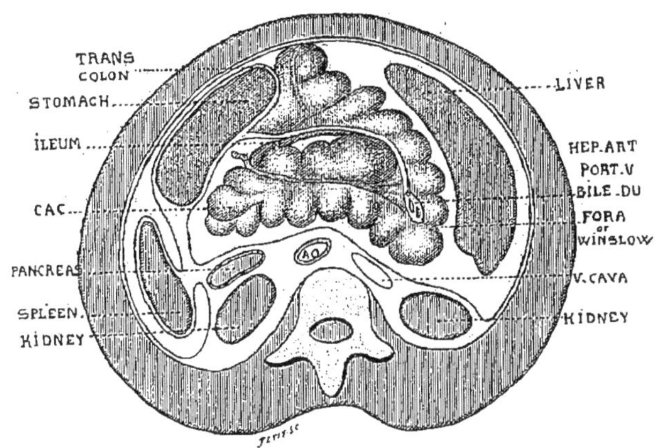


FIG. 41. — *Même hernie* (TREVES).

Coupe (schématique) de l'abdomen au niveau de l'hiatus de Winslow, montrant la hernie en place.

côlon ascendant et une portion du transverse ainsi que quatre à cinq pouces de la portion terminale de l'iléon pénétraient à travers l'hiatus de Winslow et étaient contenus dans l'arrière-cavité. Dans ce dernier cas le cæcum et son appendice ressortaient du sac par l'orifice que présentait l'épiploon gastro-hépatique.

Dans les deux cas précédents et dans celui de Square il est fait mention d'une disposition importante à retenir : il est dit en effet que le *cæcum et le côlon ascendant étaient dépourvus de toute attache à la paroi abdominale*, d'où leur *grande mobilité*.

Dans tous les cas importants : Blandin, Majoli, Square, Treves, *l'intestin était étranglé*, soit par l'orifice accessoire (Blandin), soit par suite de la coudure brusque de l'intestin à son entrée à travers l'hiatus de Winslow (Treves), soit enfin par l'hiatus formant un collet herniaire épais, résistant (Square, Majoli). Dans tous les cas, les intestins étranglés présentaient, au niveau du siège de l'étranglement, des lésions intenses qui n'ont rien de spécial.

## II. — Physiologie pathologique.

Pourquoi la hernie à travers l'hiatus de Winslow est-elle, malgré tout, assez *rare*? Orifice béant, à bords résistants, poche toute préparée, rien ne devrait manquer pour favoriser l'introduction de l'intestin. La réponse est bien simple. A toutes ces causes favorables il faut opposer une condition des plus défavorables. L'hiatus de Winslow est placé trop haut dans la cavité abdominale, de plus, il est caché et séparé de la masse de l'intestin mobile, intestin grêle, par le côlon transverse et son méso. Il faut donc, pour que cette hernie se fasse, une disposition exceptionnelle ; il faut que la *barrière colique* n'existe plus. C'est ce qui arrive dans les cas comparables à celui que nous avons décrit et figuré à propos de *l'anatomie de la région cæcale* (voir fig. 26), cas dans lesquels le *gros intestin* présente, dans la totalité ou en partie, une *mobilité excessive*. Attachés à la paroi simplement par le long mésentère primitif commun avec celui de l'intestin grêle, le cæcum, le côlon ascendant et même le transverse pourront alors remonter vers l'hiatus, y pénétrer et constituer la hernie. S'il n'y pénètre pas, le gros intestin ainsi disposé, aurait au moins favorisé la hernie de l'intestin grêle en enlevant la barrière qui s'interposait entre l'orifice de la poche rétro-stomacale et l'intestin grêle flottant. Voilà pourquoi la hernie à travers l'hiatus de Winslow est relativement rare.

---

# TROISIÈME PARTIE

## CLINIQUE

Nous diviserons cette partie en quatre chapitres. Dans le premier, nous étudierons l'*étiologie*, dans le deuxième les *symptômes*, dans le troisième le *diagnostic*, et enfin dans le quatrième et dernier la *thérapeutique* des hernies rétro-péritonéales.

---

## CHAPITRE PREMIER

### ÉTIOLOGIE

Les *causes* des hernies rétro-péritonéales sont presque inconnues. Disons seulement qu'on en a rencontré à tous les âges, et qu'elles sont plus fréquentes chez l'homme que chez la femme, chez l'adulte que chez l'enfant. Trouvailles d'amphithéâtre pour la plupart, il était donc tout naturel que la véritable cause de ces hernies échappât. Souvent on trouvera à propos de hernies étranglées, mentionnée une cause plus ou moins plausible ; mais cette cause a-t-elle produit la hernie, ou simplement l'étranglement, ou la péritonite ? Pour chacune des variétés nous avons cherché à en préciser la pathogénie (voir le chapitre de la Physiologie pathologique de chaque variété de hernie rétro-péritonéale).

Nous avons vu quelles étaient les conditions anatomiques favorisant ou entravant leur formation. Ce sont là autant de *causes prédisposantes*. Quant aux *causes déterminantes*, il faut avouer notre ignorance complète à leur égard.

Du reste, à propos des hernies duodénales, il s'est élevé une grande discussion sur la question de savoir si ces hernies sont *congénitales ou acquises*. Pour Treitz, la hernie est *toujours acquise*. Pour Landzert, au contraire, elle est *congénitale* ou au moins acquise dans les premiers temps de la vie. Treitz avait donné comme *causes* de sa hernie :

I. — Le *relâchement anormal du péritoine* à un âge avancé, après amaigrissement subit des personnes grasses, après la grossesse, après une ascite disparue rapidement, etc. Toutes ces causes pouvant relâcher le péritoine et le prédisposer à toutes sortes d'extension ou déplacements ont aussi une influence plus importante ; elles rendent lâche, mobile le tissu cellulaire rétro-péritonéal.

II. — Les efforts respiratoires, la miction, la défécation, auraient une influence par l'*augmentation de la pression abdominale* qu'ils amènent. Cette influence serait pourtant bien faible pour la production de cette hernie.

III. — La *distension* outre mesure des *intestins* par des gaz ou des aliments : digestion laborieuse, usage d'aliments copieux.

IV. — Enfin, les *ébranlements du corps*, surtout quand ils sont réguliers et continus, la marche, la danse, l'équitation, etc., où les intestins pressent par leur poids sur les organes sous-jacents.

Nous avons exposé longuement à la Physiologie pathologique la façon dont Treitz comprend l'action de ces causes.

Quant aux *traumatismes*, chute d'une certaine hauteur, coups violents dans la région abdominale, dont l'influence est certaine pour la production des hernies externes, ils n'auraient aucune action sur celle des hernies rétro-péritonéales.

Pour Landzert, la hernie duodénale est congénitale ou acquise pendant la première période de l'enfance, « car, dit-il, à cet âge, la position surtout horizontale, la nourriture exclusivement liquide (Cooper explique la fréquence des hernies dans les classes pauvres par l'usage de nourriture surtout liquide), les chocs nombreux auxquels est soumis le corps de l'enfant lors de l'emmaillottement et le bercement, les contractions des muscles abdominaux lors des cris, etc., sont dans leur ensemble des influences qui favorisent le développement d'une hernie rétro-péritonéale ».

Tout ce que nous venons de dire constitue de *simples suppositions*. Les quelques observations cliniques de hernies rétro-péritonéales nous prouveraient que ces hernies sont *acquises* ou tout au moins qu'elles restent petites, *ébauchées pendant longtemps* et qu'elles n'augmentent, ne *se montrent*, en un mot, qu'à *un certain âge*. Ainsi dans les observations de Staudenmayer, Strazewski, pour la hernie duodénale; celles de Square, Majoli, Treves, pour les hernies à travers l'hiatus de Winslow ; enfin, dans la plupart des hernies péricæcales on a assisté au développement de la tumeur.

Quant aux *causes de leurs complications*, souvent nulles, dans quelques cas on a constaté des symptômes graves survenus après un repas copieux, un effort, etc. ; somme toute ce sont là des causes banales de tout étranglement herniaire.

*En somme*, à l'heure actuelle il serait bien téméraire de s'avancer plus dans l'étude de l'étiologie des hernies rétro-péritonéales, les quelques faits que nous possédons ne nous permettent à cet égard que de simples conjectures ; à l'avenir on pourra peut-être aller plus loin, les faits viendront remplacer les suppositions, et donner à cette partie de l'étude de ces hernies le caractère de précision, de netteté qui caractérise leur anatomie pathologique.

---

# CHAPITRE II

## SYMPTOMES — COMPLICATIONS — MARCHE

Au point de vue clinique, nous étudierons ensemble toutes les variétés de hernies rétro-péritonéales en ayant le soin de dire ce qu'il peut y avoir de particulier pour telle ou telle variété.

Nous pouvons classer au point de vue clinique tous les cas de *hernies rétro-péritonéales connus en 4 groupes :*

I. — Les hernies qui ont été *trouvées par hasard à l'amphithéâtre* et qui forment la grande majorité des cas. Le manque de renseignements cliniques dans ces cas, ne permet de faire que de simples suppositions quant aux troubles qu'ils ont pu déterminer.

II. — Les hernies qui n'ont manifesté leur présence pendant la vie que par de *légers troubles digestifs.*

III. — Les hernies qui ont donné lieu à des troubles *d'occlusion intestinale lente.* C'est dans cette catégorie que rentrent les deux excellentes observations de Otto Staudenmayer et de Strazewski (H. duodénales), ainsi que celui de Majoli (H. à travers l'hiatus de Winslow). Dans ces cas les troubles d'occlusion intestinale ont duré près de deux mois (Stazewski), 40 jours (Majoli), 34 jours (Staudenmayer).

IV. — Enfin, les hernies qui ont manifesté leur présence, d'abord par des troubles mal accusés, et plus tard sont devenues le siège d'une *occlusion intestinale aiguë,* rapidement mortelle, après avoir présenté tout le tableau caractéristique de ce qu'on appelle : *étranglement interne.* Pour chaque variété de hernies rétro-péritonéales, nous avons des descriptions indiscutables d'étranglement aigu ; pour les *hernies duodénales* les observations de Bryk, Biagini, Hauff (?), Peacock, Zwaardemaker, Ridge et Hilton, Bordenave, Quénu. Dans la plupart des *hernies péricæcales* observées il y avait un étranglement aigu (Fages, Parise, Wagner, Rieux (5, 6), Snow, Josse). Pour *l'intersigmoïde,* le cas d'Eve (car nous éliminons le cas de de Haen, plus que douteux). Parmi les hernies à *travers l'hiatus de Winslow,* les observations de Square, et surtout celle de Treves, sont des exemples très beaux.

Voilà donc les éléments que nous possédons. C'est en *nous servant exclusivement des observations* et en laissant de côté les déductions purement théoriques, dont le clinicien n'a que faire, que nous tracerons le tableau clinique des hernies rétro-péritonéales.

Nous allons tout simplement suivre les divisions que nous venons de faire. Nous montrerons d'abord sous quelle forme cette hernie peut se présenter au clinicien et, après seulement, nous dirons comment le diagnostic de chaque variété clinique pourra être fait.

## I. — HERNIES RÉTRO-PÉRITONÉALES ACCOMPAGNÉES DE LÉGERS TROUBLES GASTRIQUES ET INTESTINAUX

Dans un certain nombre de hernies rétro-péritonéales trouvées par hasard à l'auptosie, et dans une bonne partie de celles qui ont donné lieu ultérieurement à un étranglement lent ou aigu, les renseignements ont révélé l'existence de *troubles digestifs* antérieurs remontant plus ou moins loin : *constipation* habituelle, *douleurs* vagues dans l'abdomen, *coliques* plus ou moins intenses, *digestions difficiles*, enfin tout l'ensemble des troubles digestifs qu'on met souvent sur le compte d'une *dilatation de l'estomac*, d'une *entéroptose* ou d'un simple *catarrhe gastrique* et *intestinal*. Tels sont les troubles qui paraissent accompagner le plus souvent une hernie rétro-péritonéale, dont la capacité suffisante pour laisser une grande mobilité à l'intestin hernié et l'orifice large, peuvent lui permettre de rester à *l'état latent* pendant toute la vie. Mais souvent aussi, pour une cause quelconque amenant, soit une modification du péritoine, soit une coudure de l'intestin, cette hernie latente pendant longtemps pourra *devenir le siège d'un étranglement intestinal*, soit lent, soit aigu et rapidement mortel.

Mais pendant sa *période latente*, alors qu'il n'existe comme troubles fonctionnels que ces troubles digestifs, si on vient à examiner le ventre du malade, peut-on trouver quelques signes physiques permettant de révéler la véritable cause de ces troubles, la hernie interne ? On conçoit que la réponse ne peut se baser que sur des déductions purement théoriques ; nous ne possédons, en effet, aucune observation clinique d'un cas semblable dans lequel le diagnostic eût été posé, ou au moins soupçonné pendant la vie ou avant la production d'accidents plus intenses d'obstruction intestinale ou de péritonite.

L'étude anatomique que nous avons faite de ces hernies, et cela surtout pour les hernies duodénales qui sont de beaucoup les plus fréquentes, nous permet de considérer *deux cas*, suivant que la hernie est *petite* ou *volumineuse*, complète.

*Petite* et accompagnée seulement de ces légers troubles, elle restera certainement ignorée, si à un moment donné, grâce à une *complication* (péritonite, obstruction intestinale), la hernie ne se charge elle-même de révéler sa présence.

*Volumineuse*, la hernie rétro-péritonéale, quoique accompagnée d'un cortège symptomatique si peu pathognomonique, pourra, à la rigueur, permettre au clinicien de la soupçonner, sinon de la découvrir. Voici ce que nous dit Leichtenstern (*loc. cit.*) à propos de la hernie duodénale : « Le refoulement en haut cylindrique du mésogastre (région ombilicale), la palpation nette et facile quand les parois abdominales sont maigres, d'une *tumeur* circonscrite, élastique, cylindrique, donnant l'idée d'un gros kyste un peu mobile et qui s'étend depuis le mésogastre vers la gauche; le fait que la percussion de cette tumeur limitée donne un son clair, que l'auscultation révèle nettement des bruits intestinaux, de plus l'existence d'hémorrhoïdes et d'hémorrhagies rectales par suite de la compression de la veine mésentérique inférieure, pourraient, unis aux faits subjectifs montrant une affection chronique de l'abdomen, faire établir un diagnostic de présomption. »

*En somme,* la connaissance de l'existence possible de ces hernies à l'état latent permettra, dans certains cas, de faire entrer cette affection en ligne de compte dans le diagnostic des tumeurs abdominales.

Ce diagnostic, il faut l'avouer, n'aurait qu'un intérêt bien minime, car il ne pourra jamais être posé d'une façon certaine, et n'aura même pas le seul avantage qu'il puisse nous donner, celui d'empêcher une opération sanglante d'une tumeur abdominale qui ne serait qu'une masse intestinale lâchement herniée.

Vais-je maintenant entreprendre un chapitre de diagnostic différentiel ? Il faudrait pour cela passer en revue toutes les tumeurs solides ou kystiques du ventre. Nous le ferions certainement si la clinique et surtout la thérapeutique pouvaient en tirer un bénéfice certain. Nous le ferions encore si nous possédions une ou des observations complètes de ce genre.

En face de la pénurie de faits observés cliniquement, nous nous contenterons d'attirer l'attention sur l'existence sinon fréquente, du moins pas très rare, de ces *hernies latentes* qui *demandent à être recherchées* au milieu des *symptômes vagues, qui ne leur permettent pas de s'imposer au diagnostic.* Peut-être dans un avenir prochain ces hernies latentes auront leur place marquée dans le diagnostic des tumeurs abdominales, grâce à des faits concluants. Pour le moment la chose n'est pas faisable sans recourir à des suppositions théoriques.

## II. — HERNIES RÉTRO-PÉRITONÉALES ACCOMPAGNÉES DE SYMPTOMES D'ÉTRANGLEMENT INTERNE LENT, CHRONIQUE

Trois observations cliniques détaillées, et un diagnostic fait sur le vivant nous permettent de tracer le tableau clinique de la hernie rétro-péritonéale ayant déterminé un étranglement lent, chronique de l'intestin.

Le *début* a été tantôt lent, insidieux. Le malade de Strazewski souffrait depuis *six mois* de douleurs dans le ventre au niveau de l'ombilic, de diarrhée fréquente, alternant avec des constipations rebelles, nausées, vomissements, inappétence. Le même début lent et longtemps prolongé est noté dans le cas de Majoli ; les constipations, accès douloureux peu intenses avaient précédé de *deux mois* l'apparition du signe véritable de hernie : *la tumeur.*

Ce début lent laisse supposer que la hernie restée latente pendant longtemps, en augmentant de volume ou à la suite de l'inflammation du sac, a donné lieu à des symptômes de hernie interne légèrement étranglée.

Dans le cas de Staudenmayer, le début est aussi brusque qu'aigu. « Tout à coup, sans cause apparente, l'enfant pousse un cri violent : Oh ! ma mère, mon ventre ! Aussitôt il se tient le ventre à deux mains et continue à crier. Le repos seul calma un peu cette violente douleur. » Puis les accès douloureux se succédèrent rapidement, le ventre n'était pas soulevé, on n'y sentait rien d'anormal. Le malade localisait les douleurs les plus violentes dans la région ombilicale,

*Une fois constitué, l'étranglement lent* donna lieu à des troubles fonctionnels et à des signes physiques caractéristiques.

Les *troubles fonctionnels* sont, bien entendu, ceux de toute obstruction lente : accès plus ou moins violents de *coliques* et de *vomissements*, difficulté d'évacuation du contenu intestinal s'accentuant par moments jusqu'à *l'occlusion complète*. Mais ces symptômes, s'ils n'ont rien de particulier par eux-mêmes, acquièrent une grande importance par *la façon dont ils se sont présentés* et surtout à cause de la concordance parfaite entre l'apparition de ces *accès* de troubles fonctionnels et les *modifications de la tumeur* abdominale.

Le *siège des douleurs* spontanées ou provoquées est important à constater : dans la *région ombilicale* (Strazewski, Staudenmayer, H. duodénales), au niveau de l'épigastre (Majoli, H. à travers l'hiatus de Winslow). Or, c'est à ces niveaux mêmes que se montrera bientôt la tumeur formée par la hernie.

Les vomissements, la constipation, le hoquet, etc., sauf leur périodicité, les accès de plus ou moins longue durée et suivis de rémission complète (Strazewski) ou incomplètes (Majoli, Staudenmayer), ne présentent rien qui n'appartienne à toutes les obstructions intestinales lentes. Quant aux modifications du pouls, de la respiration et de la sécrétion urinaire, qui se montraient, pendant les accès d'obstruction plus ou moins complète, nous ne ferons que les mentionner.

A côté de ces troubles fonctionnels déjà si importants, nous trouvons des *signes physiques* des plus pathognomoniques. L'examen du ventre fit constater, dans ces trois cas, l'existence d'une *tumeur* dont le siège précis et l'évolution doivent être indiqués avec précision. Nous résumerons donc ce qui est dit à ce propos dans chacune de ces trois observations.

*Dans le cas de Majoli* (hernie à travers l'hiatus de Winslow), les parois abdominales faisaient surtout *saillie au niveau de l'épigastre*, sur le prolongement d'une ligne qui passerait par le milieu de la clavicule droite, le long du sternum à gauche. La *palpation* révéla au niveau de l'épigastre l'existence d'un corps résistant, elliptique, irrégulier, à grand diamètre transversal de 6 cent. environ, de petit diamètre vertical de 3 cent. légèrement douloureux au palper, à peine mobile le long de l'axe du corps, offrant la forme d'une grosse pomme de terre. Par la *percussion*, Majoli obtint une sonorité tympanique exagérée dans tout l'abdomen, sauf dans la région épigastrique. La tuméfaction qui siégeait à ce niveau présentait une matité notable qui s'étendait au delà des limites établies par la palpation jusqu'à deux travers de doigt de l'arc costal droit. Les *caractères de la tumeur* et les troubles fonctionnels qui l'accompagnaient permirent à Majoli de poser un diagnostic qui, sans être absolument conforme aux résultats de l'autopsie, précisait bien exactement le point intestinal étranglé. D'après lui, la tumeur était formée par le *côlon transverse* et résultait d'une *accumulation de matières fécales* ou d'une *invagination* de cette portion d'intestin. Plus tard, l'accentuation des symptômes et leur durée, malgré le traitement, amenèrent Majoli à poser le diagnostic d'*occlusion du côlon transverse*. Quelque temps après la tumeur n'était plus perceptible, le tympanisme exagéré la masquait peut-être. Nous voyons donc combien était nette dans ce cas la *tumeur* formée par la hernie rétro-péritonéale.

Voyons maintenant la disposition de la tumeur et les signes relevés dans l'observation de *Staudenmayer* (hernie duodénale). (Voir figure 42.)

Comme symptômes précurseurs de l'apparition de la tumeur, nous voyons un déplacement du point le plus douloureux de la paroi abdominale. D'abord diffuse dans la région ombilicale, la *douleur* maxima se confine bientôt dans la *région abdominale gauche*. C'est au niveau de l'hypochondre gauche que la paroi abdominale présente une saillie circonscrite, correspondant à la palpation à une résistance plus grande et se perdant derrière l'arc costal. Cette région présentait aussi un son tympanique. Un jour après, la *tumeur de l'hypocondre gauche* était déjà bien constituée, plus résistante, légèrement douloureuse, et donnait un son tympanique. Staudenmayer précise les limites de cette tumeur : « Elle avance un peu plus vers l'ombilic. En arrière, vers la colonne vertébrale, la résistance disparaît brusquement et passe dans la profondeur. Elle est très solide et douloureuse. A la percussion on reconnaît deux régions sonores : une au milieu, où l'on voit trois anses intestinales courant obliquement les unes au-dessus des autres et dont chacune rend un son un peu différent, et une autre sur les côtés et en bas (en dehors du domaine de la tumeur), qui donne un son plus régulier et plus fort que la précédente. Au-dessus de la tumeur même, le son est singulièrement tympanique. »

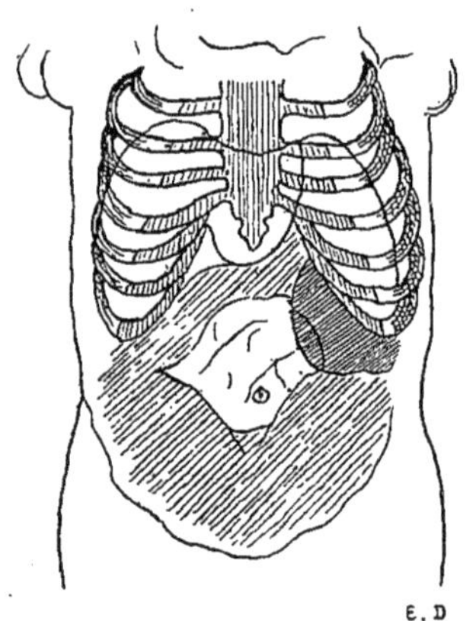


FIG. 42. — Cas de STAUDENMAYER. Montre les *limites de la tuméfaction abdominale.*

Dans la suite, pendant les accès douloureux, la souffrance était toujours ou exclusivement localisée ou plus violente dans l'hypochondre gauche, au niveau de la tumeur.

Peu à peu la tumeur devient encore plus accessible, ses limites plus faciles à déterminer : en bas, elle se terminait dans la région abdominale inférieure gauche.

Nous noterons enfin deux faits importants. D'abord au 16e jour de la maladie il se forma à l'extrémité inférieure de la tumeur précédente, une deuxième tumeur bien délimitée aussi ayant la forme d'un boudin, et dont l'apparition coïncidait avec celle du ténesme rectal qui avait fait défaut jusque-là; l'autopsie révéla l'existence d'une *invagination* (voir figures 43 et 44) située devant le sac herniaire. Enfin, un fait non moins important c'est le développement d'une *grosse veine collatérale* sur la paroi abdominale, entre l'épigastrique et la mammaire. Les rapports vasculaires de la hernie duodénale surtout avec les branches afférentes de la veine porte, que nous avons décrits ailleurs, expliquent le développement de cette veine en même temps que l'importance clinique de ce fait.

Voyons enfin les signes physiques constatés par *Strazewski*, dans un cas analogue de hernie duodénale. Le ventre est ballonné, tendu au niveau de l'estomac et de l'ombilic, déprimé au niveau du gros intestin. « Au milieu du ventre, dans la région ombilicale, on constata une *tumeur* de la

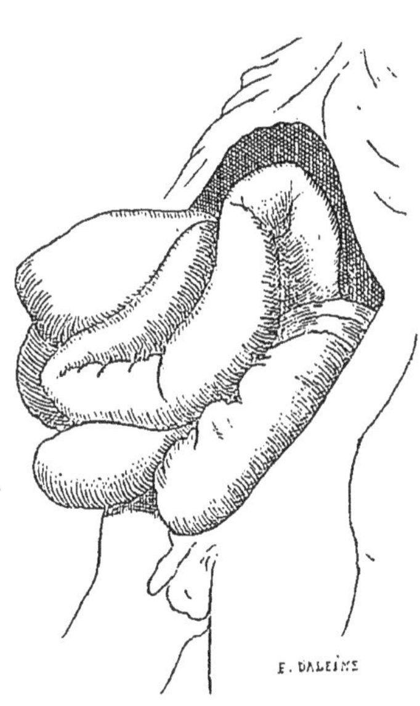

Fig. 43. — Cas de Staudenmayer. Première figure montrant l'*invagination*.

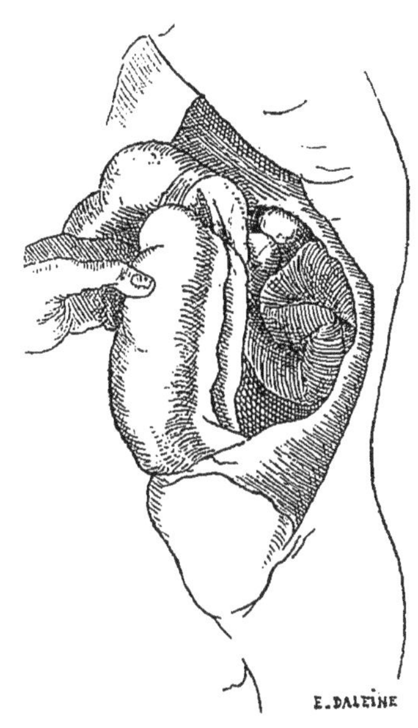

Fig. 44. — Cas de Staudenmayer. Deuxième figure montrant derrière l'invagination tirée en avant, la *hernie duodénale sous-jacente*.

dimension d'une tête d'enfant, à peu près sphérique. Assez ferme, la tumeur se laisse déprimer facilement, est peu mobile, et ne se déplace pas dans les mouvements respiratoires et n'adhère pas à la paroi abdominale antérieure. Sensible à la palpation et à la percussion, elle est légèrement ondulée. A une faible percussion le son en est mat et à la percussion forte il est sourd et tympanique à la fois. La percussion et la palpation ont pu rendre compte de la situation précise de la tumeur. Elle n'occupe pas le centre du *ventre*, mais plutôt *son côté gauche*. »

Nous venons de voir que dans le cas précédent les troubles de la circulation veineuse abdominale s'étaient manifestés par le développement de la veine collatérale mentionnée ; dans le cas présent ce sont les veines *hémorrhoïdales* qui étaient *très dilatées*.

La *marche ultérieure de la tumeur* est des plus importantes et des plus pathognomoniques, dans ce cas. Toutes les fois que les *troubles fonctionnels* se montrent, sous la forme d'un *accès* de vomissement ou de constipation, la *tumeur devient douloureuse*, plus *mate*, et forme une *saillie très visible* à l'œil nu. Et, inversement, à *chaque rémission* des troubles fonctionnels avec selles assez abondantes, répond une *diminution* et de la *saillie formée par la tumeur*, et de sa sensibilité. Ces accès et ces rémissions se sont répétés à plusieurs reprises dans le cours de la maladie, sans qu'aucune cause apparente ait pu les légitimer. Dans les derniers jours avant la mort, l'étranglement devenu complet, la tumeur avait augmenté beaucoup et était le siège de douleurs violentes ; enfin le malade dit « sentir parfaitement les aliments avalés descendre jusqu'à l'ombilic, s'y arrêter, et remonter ».

Dans les trois cas que nous venons de résumer, la *terminaison fut fatale*. Après ces séries d'*accès* et de *rémission* des troubles fonctionnels et physiques, un *étranglement aigu* et *complet* amena la mort, après une durée variable, 30 jours dans un cas (Staudenmayer), 40 dans un autre (Majoli), enfin 53 dans le troisième (Strazewski).

*Résumons* les principaux faits relevés dans ces trois observations : *troubles digestifs* prolongés pendant un certain temps avant l'apparition des symptômes nets d'étranglement interne, dans deux cas ; *début aigu*, subit, de ce dernier, dans le troisième cas. L'existence d'une *tumeur* nettement circonscrite, bien délimitée, siégeant dans la région épigastrique dans un cas de hernie à travers l'hiatus de Winslow (Majoli), dans l'hypochondre gauche, dans les deux autres (H. duodénales-Staudenmayer, Strazewski). La marche des troubles fonctionnels par *accès* suivis de rémission, chaque accès *accompagné* d'une *augmentation de la tumeur abdominale* devenue aussi plus douloureuse. Chaque rémission des troubles fonctionnels retentit aussi sur la tumeur qui diminue de volume et de sensibilité. Il existe dans deux cas des marques certaines de *troubles dans la circulation veineuse abdominale*, et dans un cas une complication tardive : *invagination intestinale.* Le diagnostic de hernie duodénale étranglée est posé dans un cas (Staudenmayer).

## III. — HERNIES RÉTRO-PÉRITONÉALES CAUSE D'ÉTRANGLEMENT INTERNE AIGU

Chaque variété de hernie rétro-péritonéale a été la cause d'étranglement aigu de l'intestin.

Le tableau clinique étant dans ces cas celui bien connu de l'*étranglement interne aigu*, nous nous contenterons d'en relever les points particuliers qui nous permettront peut-être d'établir le diagnostic, non pas de l'étranglement, mais de sa cause.

Pour cela faire, nous passerons en revue chaque observation en y soulignant les signes particuliers.

### A. — Hernies duodénales étranglées.

*Observation* de Bordenave : *Début aigu.* Ventre douloureux seulement vers la région stomacale. Vomissements intermittents, fécaloïdes. Hoquet.

Constipation complète. Douleur et gonflement d'*hémorrhoïdes*. Situation habituelle du malade sur le flanc droit. *Pas de tumeur abdominale*. Marche continue des accidents. Mort au bout de 18 jours. *Diagnostic* : invagination ou étranglement causé par bride. *Siège de l'étranglement* sur la *portion terminale de l'iléon*.

*Observation* de BIAGINI : Troubles digestifs et coliques fréquentes attribuées aux restes d'une péritonite ancienne (?). *Début brusque* avec tous les signes d'un étranglement complet. Ventre ballonné, surtout dans la *fosse iliaque droite*. *Tumeur* volumineuse, piriforme, élastique, lisse, sonore. Pas de douleur. Mort au bout de 5 jours. *Diagnostic* : étranglement interne. *Siège de l'étranglement* sur la *portion terminale de l'iléon*.

*Observation* de BRYK : *Début subit*. Douleur violente. Mort en deux jours. *Siège de l'étranglement* : terminaison de *l'iléon*. *Diagnostic* : étranglement interne.

*Observation* de RIDGE ET HILTON : *Constipation* opiniâtre et douleurs de ventre pendant des *années*. *Début brusque*. Douleurs violentes au-dessous et à gauche de l'ombilic. Abdomen enfoncé, concave dans sa moitié inférieure. *Saillie du ventre* immédiatement *au-dessus et un peu à gauche* de *l'ombilic*, très sensible, s'étendant vers l'épigastre. Son tympanique de la saillie, mat ailleurs. Tous les troubles fonctionnels des *étranglements aigus complets*. *Diagnostic* : occlusion complète d'une portion du jéjunum. *Laparotomie*. *Siège de l'étranglement* sur le *jéjunum*. Mort le 6e jour.

*Observation* de HAUFF (?) : Sujet à des douleurs abdominales. *Début brusque*. Météorisme abdominal très développé surtout de l'estomac et du côlon transverse. Épigastre tympanisé. Portion inférieure dn ventre dure. Endroit le plus douloureux : *hypochondre gauche*. Troubles fonctionnels d'étranglement complet. *Siège de l'étranglement* sur *l'iléon* près du cæcum. Mort le deuxième jour.

*Observation* de PEACOCK : *Début brusque*. Signes d'étranglement complet. Ventre douloureux et ballonné. Mort en 48 heures. *Siège de l'étranglement* : portion terminale de *l'iléon*.

*Observation* de ZWAARDEMAKER : *Début brusque*. Signes intenses. Mort quelques heures après. *Siège de l'étranglement* : portion terminale de l'*iléon*.

*Observation* de M. QUÉNU : Accidents d'étranglement interne intenses. *Laparotomie*. Étranglement par suite de coudure de l'intestin sur le rebord de l'orifice. Mort en six jours. *Siège de l'étranglement* : portion inférieure de *l'iléon*.

*En résumé*, nous voyons, dans ces observations, le *siège* fréquent des *douleurs* au niveau de *l'ombilic* ou dans *l'hypochondre gauche*, l'existence d'une *tumeur* constatée deux fois, tympanisme de l'épigastre avec matité du bas-ventre dans un cas. Enfin, tous les symptômes d'un *étranglement* portant sur les *portions inférieures de l'intestin grêle, le plus souvent, sur le jéjunum dans un cas*.

### B. — Hernies péricæcales étranglées.

*Observation* de Fages : *Début brusque.* Sensation de craquement vers la fosse iliaque droite après s'être courbé précipitamment. *Douleur* fixe et très vive vers la *région iliaque droite.* Le reste du bas-ventre indolore. Symptomes intenses. Mort le 9e jour. Siège de l'étranglement : *anse de l'iléon.*

*Observation* de Wagner : *Début brusque.* Après des exercices de redressement et flexion brusques du tronc : *douleur* violente au-dessous de l'arc costal droit. Symptômes d'étranglement aigu. Mort le 12e jour. Siège de l'étranglement : une *anse* de la portion terminale de *l'iléon.*

*Observation de* Snow : *Début brusque.* Symptômes graves d'obstruction. Mort au 4e jour. Siège de l'étranglement : *l'iléon.*

*Observation* de Parise : *Début brusque.* Signes d'étranglement interne aigu. Abdomen tendu, surtout vers la région ombilicale et la fosse iliaque droite. Région très sensible à la pression. Tumeur réductible dans la bourse droite. Kélotomie sans résultat. Mort le 8e jour. Siège de l'étranglement : *portion terminale de l'iléon.*

*Observation* de Rieux : Coliques assez vives, passagères pendant longtemps. *Début aigu.* Signes d'étranglement grave. Ventre distendu surtout dans les régions sous-ombilicale et hypogastrique. Tympanisme. Morte le premier jour. Siège de l'étranglement : *portion inférieure de l'iléon.*

*Observation* d'Escallier : Début pas très aigu. Ventre ballonné surtout à droite, *douloureux* au toucher surtout à la *région du cæcum.* Signes d'étranglement interne grave. Diagnostic : *étranglement interne* qui doit avoir son siège à la *région iliaque droite.* Mort le 7e jour. Siège de l'étranglement : *dernière portion de l'iléon.*

*Observation* de Josse. — Les détails cliniques de cette observation étant donnés avec trop de parcimonie, nous signalerons seulement l'existence d'une hernie scrotale non étranglée ; le diagnostic d'étranglement interne posé par l'auteur, enfin le début aigu.

*En résumé,* dans tous ces cas l'étranglement a été aigu, les symptômes très graves, rapidement mortels. *Douleur* et *ballonnement du ventre*, surtout au niveau de la *région iliaque droite. Siège de l'étranglement* presque toujours sur la *dernière portion de l'iléon*, dans quelques cas existence préalable de quelques troubles digestifs.

### C. — Hernie intersigmoïde étranglée.

*Observation* d'Eve : Début subit. Douleur dans l'épigastre plusieurs fois auparavant. Signes d'étranglement grave. *Sensibilité* du ventre accentuée surtout dans la *région iliaque gauche. Colotomie lombaire droite sans résultat.* Mort le 4e jour. Siège de l'étranglement : *portion terminale de l'iléon.*

Nous retiendrons le fait de la *sensibilité plus grande dans la région iliaque gauche.*

### D. — Hernie à travers l'hiatus de Winslow.

*Observation* de Blandin : Début brusque. Signes de violente péritonite. Mort rapide. Siège de l'étranglement sur *l'intestin grêle.*

*Observation* de E. Square : Début brusque et très aigu. *Douleur* vive à l'*épigastre* au niveau de l'*appendice xiphoïde*. L'ombilic et l'épigastre très sensibles à la pression . Abdomen très sonore partout, sauf dans les flancs. Sonorité exagérée au niveau dn côlon transverse. Diagnostic : obstruction intestinale. Symptômes graves. Mort le 3e jour. Siège de l'étranglement sur *l'iléon.*

*Observation* de Treves : Début brusque, aigu. Douleurs abdominales, crampes au niveau de l'ombilic. Sensation de constriction à l'épigastre. Tympanisme général, mais surtout marqué au niveau de l'ombilic. *Tuméfaction de l'épigastre*, légèrement mate. *Douleurs* d'abord intermittentes, puis continues *autour de l'ombilic*. Crampes, vomissements peu abondants. Pas de hoquet. Urines normales. Pouls petit, régulier. La saillie devient encore plus manifeste dans la région épigastrique et hypochondrique, et dont le point culminant était sur la ligne médiane. Son tympanique dans l'hypochondre gauche. *Toute la région épigastrique mate.* Partout ailleurs tympanisme uniforme. Région épigastrique sensible à la pression. Diagnostic : *obstruction complète comprenant* le côlon près de son origine ; probablement un *volvulus d'un cæcum non descendu. Laparotomie exploratrice* : impossibilité de lever l'obstacle qui siégeait au niveau de l'hiatus de Winslow : l'*artère hépatique* battait dans les tissus situés en avant de l'anneau. Diagnostic après la laparotomie ; *hernie à travers l'hiatus de Winslow*, étranglée. Mort le 8e jour. Siège de l'étranglement sur le *côlon ascendant.*

*En résumé*, dans tous ces cas il s'agissait d'étranglements internes graves. La *douleur* spontanée et provoquée siégeait au niveau de l'*épigastre*. *Dans le cas de Treves*, il y avait une *tuméfaction mate au niveau de l'épigastre*. La laparotomie exploratrice permit de poser le diagnostic et montra l'impossibilité de lever l'obstacle, à cause des rapports vasculaires du collet herniaire.

Le siège de l'étranglement était dans un cas (Square) sur l'iléon ; dans l'autre (Treves) sur le côlon ascendant.

Voilà les renseignements que nous fournissent les observations. Dans le chapitre suivant nous chercherons quelle en est la valeur exacte au point de vue du diagnostic de la cause de l'étranglement, c'est-à-dire de la hernie rétro-péritonéale étranglée et de la variété à laquelle elle appartient.

# CHAPITRE III

## DIAGNOSTIC

Nous voyons donc que la hernie rétro-péritonéale peut se présenter sous trois aspects différents :

*a*) Accompagnée de légers troubles digestifs.

*b*) Compliquée d'un étranglement interne, lent, chronique.

*c*) Compliquée d'un étranglement interne aigu.

Dans ce chapitre il faudrait envisager les trois cas et poser les bases du diagnostic pour chacun d'eux.

I. — Nous avons déjà donné les raisons pour lesquelles nous ne ferons pas de chapitre spécial pour le diagnostic de la hernie rétro-péritonéale se présentant sous la *première forme clinique*. C'est d'abord parce que nous ne possédons pas encore d'observations de ce genre, assez complètes au point de vue clinique pour que nous puissions nous en servir. Il faudrait donc déduire du simple raisonnement les signes du diagnostic. En admettant, à la rigueur, que nous arrivions, par exclusion, à donner quelque probabilité au diagnostic d'une pareille hernie, quelle en serait l'utilité ? Aucune. La thérapeutique n'a pas prise sur de pareils faits pathologiques, car on ne se déciderait, que difficilement, à faire une laparotomie exploratrice pour une affection abdominale qui peut être compatible avec une existence relativement bonne, et contre laquelle il sera toujours temps d'agir, si elle devenait le siège d'une complication.

Tout ceci légitime, je le pense, suffisamment le silence prudent que je garde à l'égard du diagnostic de la hernie rétro-péritonéale présentée avec le cortège relativement faible de symptômes fonctionnels. Le clinicien aura l'attention attirée sur ce point, ce qui lui permettra peut-être d'en soupçonner quelquefois l'existence.

II. — Quand la hernie rétro-péritonéale a donné lieu aux signes nets de l'*occlusion intestinale lente, chronique*, comme dans les trois observations citées, le diagnostic de la hernie est relativement facile.

Je laisse de côté le diagnostic de l'existence même de l'occlusion intestinale lente, de même que celui du siège de l'obstacle au cours des matières, sur l'intestin grêle dans deux des cas (Staudenmayer, Strazewski) et sur le côlon dans l'autre (Majoli). Ces parties du diagnostic appartiennent au diagnostic général de l'obstruction intestinale, quelle qu'en soit la nature. Nous supposerons ces points déjà élucidés, et nous nous demanderons comment on pourra dire, dans de pareils cas, que la cause de l'étranglement lent, chronique de l'intestin est le collet du sac de la hernie rétro-péritonéale ?

Sans entrer dans tous les détails du diagnostic et faire le parallèle entre toutes les formes d'obstruction intestinale et celle qui nous occupe, nous nous contenterons de récapituler à grands traits les signes si importants constatés dans les trois cas, et qui ont été suffisants, dans un cas, pour poser un diagnostic aussi juste qu'habile.

Voilà ce qui a permis à Staudenmayer de poser son diagnostic de *hernie duodénale étranglée chroniquement :*

« a) Le *siège* et la *constitution* de la *tumeur*. Situation *à gauche de la ligne médiane*, à quelques centimètres en dehors de celle-ci, se prolongeant le long du bord costal, passant un peu au-dessus de l'ombilic et se perdant dans la profondeur du côté de la colonne vertébrale. Une fois établis, les rapports de la tumeur ne se modifient que peu. Structure constante avec degré de tension variable, mollement élastique comme sont les anses intestinales contenant de l'air, mais présentant toujours un son tympanique. » Comme le fait remarquer avec raison l'auteur, toutes ces propriétés de la tumeur concordaient entièrement avec ce que l'anatomie pathologique des hernies duodénales nous enseigne à cet égard.

« b) Les symptômes pathologiques s'éclairaient tellement quand on avait admis l'existence d'une hernie duodénale, qu'il n'était plus nécessaire, dit l'auteur, d'émettre une autre hypothèse. Pas de phénomènes propres d'étranglement aigu, absence d'inflammation du péritoine, mais coliques violentes revenant sous forme d'accès, souvent avec crises stomacales douloureuses, signes d'une occlusion incomplète de l'intestin à un endroit très élevé. Tous ces symptômes concordaient en effet avec l'existence d'une grande portion de l'intestin grêle pénétrant par un anneau herniaire pas trop étroit dans l'intérieur d'un espace comparativement restreint, mais toujours susceptible d'une légère extension, et prenant part aux mouvements péristaltiques. De ceci résultait bien entendu la tension, le tiraillement du péritoine, d'où coliques, inflammation stomacale, sensibilité circonscrite à la pression, appréciable surtout après de violents accès de coliques. A l'endroit où l'intestin se trouve à l'intérieur de l'anneau herniaire, il existait nécessairement un rétrécissement de sa lumière, ne permettant le passage qu'à des corps gazeux ou liquides. Par suite de la pression d'un contenu solide, il pouvait se produire une occlusion momentanée.

« Enfin la rapidité du début, et le fait que les symptômes se présentaient au même degré, mais seulement sous des formes diverses, prouvaient que des anses intestinales pénétraient dans un sac herniaire qui ne leur permettait que des mouvements limités, mais pas d'issue, et dont l'orifice était trop targe pour pouvoir amener un véritable étranglement. »

Toutes ces considérations permirent à Staudenmayer de porter le diagnostic véritable. Nous n'avons voulu rien enlever à son argumentation. L'auteur nous dit ensuite pourquoi on devait écarter l'idée d'une autre cause d'occlusion lente de l'intestin : « l'*invagination* qui s'imposait surtout par sa fréquence relative chez l'enfant se trouvait éliminée, d'une part par le fait de l'apparition brusque de l'affection, vomissements violents, etc., et surtout par l'absence de sang dans les matières fécales. Pas de changements dans la forme et la situation de la tumeur pendant toute la durée de la maladie, pas de péritonite ; tout cela réuni au fait que le 7e jour de la maladie il y eut une évacuation spontanée de matières fécales, venant des portions supérieures de l'intestin, faisait écarter toute idée d'invagination intestinale.

« Quant aux autres causes d'occlusion intestinale : *étranglement par fausses membranes*, par l'*épiploon*, le *mésentère*, par *diverticule* ou par *volvulus*, ou enfin par *accumulation de matières fécales*, elles ont été écartées, les unes à cause du siège de l'obstacle, les autres à cause de la marche rapide et de la durée de la maladie. »

Nous avons dit que dans les derniers jours de la maladie était apparue une tumeur accolée à la partie inférieure de la première, et du *ténesme rectal* : ce qui avait permis de faire la part des symptômes observés revenant à cette complication qui pouvait, somme toute, rendre le diagnostic difficile.

Si nous nous sommes tant étendu sur le cas précédent, c'est parce que c'est *le seul où le diagnostic de hernie duodénale ait été posé pendant la vie et se soit trouvé confirmé à l'autopsie.*

*En somme*, ce cas, sa description et les arguments de l'auteur peuvent *servir de critérium pour le diagnostic* d'une pareille hernie.

Les faits révélés dans *l'observation de* Strazewski ne font que corroborer cette opinion : même *tumeur*, constante, siégeant plutôt à gauche et subissant de légères variations liées aux modifications dans l'intensité des troubles fonctionnels. Mêmes apparitions par *accès* de ces troubles, accès dus certainement à la pénétration d'une nouvelle anse intestinale dans le sac herniaire où les intestins sont déjà à l'étroit, et à travers un orifice qui, quoique large, peut par le fait de cette adjonction d'une nouvelle anse intestinale, amener une compression plus ou moins forte de cette dernière.

Majoli, s'il n'a pas pu faire le diagnostic de la hernie à travers l'hiatus de Winslow, n'en a pas moins laissé une description telle, que ses successeurs pourront en tirer un réel profit.

La *tumeur épigastrique*, dans ce cas, réunie aux troubles fonctionnels, présentait, sauf le siège, les mêmes caractères que dans le cas précédent. Le siège à l'épigastre de la tuméfaction se trouve signalé dans les autres observations de hernies à travers l'hiatus de Winslow. Ce siège précis, constant, est un moyen de diagnostic excellent. Nous y ajouterons *l'obstacle au cours des matières siégeant sur le gros intestin* et tous les caractères bien connus de tout obstacle portant sur ce segment intestinal.

*En somme* : l'existence de troubles fonctionnels dus à une obstruction du segment initial du gros intestin, joints à la tuméfaction épigastrique persistante, le manque des signes propres à l'invagination intestinale et la persistance des accidents malgré des lavements répétés, ce qui fait écarter l'idée d'une obstruction par arrêt des matières fécales, pourront permettre de porter le diagnostic d'une hernie à travers l'hiatus de Winslow, chroniquement étranglée.

Ces trois faits sont des plus instructifs ; en comparant les symptômes observés dans les trois, on voit leur similitude absolue. En les mettant en regard de cas d'obstruction intestinale chronique due à d'autres causes : *invagination*, *coprostase*, etc., on verra bien vite que le diagnostic n'est pas très difficile à faire, pour peu qu'on soit prévenu. Il reste un cas où le diagnostic serait plus difficile, je veux parler d'une *tumeur extra-intestinale comprimant l'intestin.* Ce diagnostic sera souvent facilité grâce à l'aspect de la tumeur produite par une hernie rétro-péritonéale et aux bruits intestinaux que l'oreille y révèle, enfin par les modifications de la tension de la tumeur coïncidant avec les crises de troubles fonctionnels. Mais en admettant que le diagnostic soit difficile, il nous reste encore une ressource excellente : la *laparotomie exploratrice*, en même temps que curative. Nous y reviendrons dans un instant.

III. Hernie rétro-péritonéale étranglée. — En présence de symptômes nets d'étranglement interne aigu, peut-on dire si cet étranglement est causé par une hernie interne rétro-péritonéale ? Ce diagnostic précisé, peut-on dire à quelle variété appartient la hernie étranglée ? Voilà en quoi se résume la question du diagnostic dans ces cas. Inutile en effet de parler du diagnostic de l'étranglement lui-même, cela sortirait du cadre bien limité dans lequel nous nous sommes renfermé.

Pour répondre à cette question, nous avons plusieurs moyens :

a) *Les signes particuliers* relevés dans les observations d'étranglement aigu de hernie rétro-péritonéale.

b) L'*incision exploratrice,* soit par la *méthode de Bardenheuer* (1), soit par la *laparotomie ordinaire.*

I. *Diagnostic par les signes fonctionnels et physiques.* — Deux cas peuvent se présenter, suivant qu'il y a, ou non, une *tumeur* apparente nettement circonscrite du ventre, localisée de la paroi abdominale.

1° S'il *existe une tumeur apparente*, dont l'apparition remonte au début des accidents, le diagnostic sera facile ; on n'a qu'à se reporter pour ces cas aux détails que nous ont donnés Majoli, Staudenmayer, Strazewski, à propos des leurs, ajouter à leurs observations une intensité plus grande des symptômes fonctionnels et physiques, et on aura ainsi les éléments du diagnostic. De plus signalons le *cas de Biagini* (*hernie, duodénale droite*) avec une tumeur volumineuse, piriforme, élastique, lisse, sonore au niveau de la région iliaque droite ; la saillie du ventre constatée dans *le cas de Ridge et Hilton* (*hernie duodénale gauche* ?) au-dessus et à gauche de l'ombilic ; la tuméfaction limitée à l'épigastre du *cas de Treves* (*hernie à travers l'hiatus de Winslow*).

2° La *tumeur abdominale manque*, ce qui prouve la petitesse de la hernie. Les éléments du diagnostic n'en existent pas moins. Voici en quelques propositions les faits instructifs tirés tous des observations, déjà résumées, et qui permettront souvent de préciser le siège de l'étranglement par rapport à la paroi abdominale, son siège intestinal, enfin, par déduction, la variété de hernie cause de l'étranglement :

a) *Accès* antérieurs plus ou moins intenses de *douleurs localisées* en

(1) Bernhard Bardenheuer. *Der extraperitoneal Explorativschnitt. Die differentielle diagnostik der chirurgischen Erkrankungen und Neubildungen des abdomens.* Stuttgart. Verlag von Ferdinand Enke, 1887, p. 410.

un point déterminé qui se trouve être encore le siège de la douleur maxima.

b) *Siège de la douleur* spontanée primitive en un point limité et dont la percussion est très sensible.

Nous trouvons ainsi :

Dans les *hernies duodénales*, le maximum de la *douleur* à la *région ombilicale*, ou reporté vers l'hypochondre gauche. (Ce qui concorde avec le siège de l'orifice herniaire dans les hernies duodénales gauches petites.)

Dans les *hernies péricæcales*, le maximum de la douleur se trouve dans la *région iliaque droite* (la *passion iliaque* des anciens auteurs), siège de l'orifice des fossettes rétro-cæcales, agent de l'étranglement.

Dans la *hernie intersigmoïde*, sensibilité plus accusée dans la *région iliaque gauche* (de Haen ? Eve) siège de l'orifice de la fossette intersigmoïde.

Dans les *hernies à travers l'hiatus de Winslow*, le maximum de la douleur se trouve à l'*épigastre* au niveau de l'appendice xiphoïde (siège de l'hiatus de Winslow).

d) La *détermination du point intestinal étranglé* avec toutes les conséquences qui en découlent au point de vue de l'intensité et de la marche plus ou moins rapide des accidents. (Ce diagnostic se trouve décrit d'une façon magistrale dans la thèse d'agrégation de notre excellent maître, M. Peyrot (1) ; nous y renvoyons le lecteur, la description des différents signes qui indiquent le niveau de l'intestin où siège l'étranglement, appartenant plutôt à une description de l'étranglement interne en général, et dépassant le but unique et bien déterminé que nous poursuivons ici.)

*Hernies duodénales :* portion terminale de l'iléon (7 fois), jéjunum (1 fois).

*Hernies péricæcales :* portion terminale de l'iléon.

*Hernie intersigmoïde* : portion terminale de l'iléon.

*Hernie à travers l'hiatus de Winslow :* iléon (Square), côlon ascendant (Treves).

En se basant sur ce qui précède on peut diagnostiquer une hernie rétropéritonéale étranglée et préciser assez bien à quelle variété elle appartient. Dans les lignes suivantes *nous résumerons* les principaux caractères de chacune des variétés :

1. *Hernies duodénales* : a) *Volumineuses.* — Tuméfaction circonscrite dans la *région ombilicale*, plus ou moins reportée vers l'*hypochondre gauche*. Étranglement siégeant sur la portion terminale de l'*iléon*, avec toutes ses conséquences.

b) *Petites.* — Siège de l'étranglement sur la *portion supérieure de l'intestin grêle* (jéjunum), d'où vomissements de bonne heure, fréquents, non fécaloïdes, anurie, etc. ; pas de tuméfaction circonscrite du ventre. Siège de la *douleur* au niveau de l'ombilic, un peu en dehors et à gauche de lui. Troubles fonctionnels toujours intenses. Marche quelquefois foudroyante. Quelquefois signes certains de gêne de la circulation veineuse abdominale : développement d'*hémorrhoïdes* douloureuses (Bordenave).

(1) J.-J. PEYROT. *De l'intervention chirurgicale dans l'occlusion intestinale.* Thèse d'agrégation, Paris, Masson, 1880, p. 127. Voir aussi à ce sujet : S. LAUGIER. *Bull. chirurgical*, t. I, p. 245, et LARGUIER de BANCELS, thèse de Paris, 1870.

2. *Hernies péricæcales.* — Début fréquent à la suite d'un *effort* (action de se baisser). Douleurs intenses (*passion iliaque*) au niveau de la région iliaque droite. Tumeur siégeant dans la même région, quand elle existe. Étranglement portant sur l'extrémité inférieure de l'*iléon* avec le cortège symptomatique ordinaire : vomissements fécaloïdes, tardifs, et peu abondants, etc.

3. *Hernie intersigmoïde.* — Caractérisée surtout par le siège de la *douleur* au niveau de la *fosse iliaque gauche* ; étranglement sur la portion terminale de l'iléon (Eve).

4. *Hernie à travers l'hiatus de Winslow.* — *Douleurs* intenses siégeant au niveau de l'*épigastre*. *Tumeur* très douloureuse, mate, siégeant au même niveau. Troubles fonctionnels de l'étranglement de la portion terminale de l'iléon, rarement, le plus souvent siège de l'étranglement sur le *côlon* ascendant ou transverse.

II. *Diagnostic par l'incision exploratrice de la paroi abdominale.* — Malgré tous les renseignements utiles, et quelquefois assez significatifs, que nous fournissent les observations et qui se trouvent résumés dans les lignes précédentes, il faut avouer qu'assez souvent le diagnostic du siège précis et de la cause de l'étranglement ne sera pas facilement posé. Certes, certains signes, comme la *tumeur* abdominale circonscrite et la *douleur* localisée, seront d'une utilité énorme, mais la tumeur manque assez souvent et la douleur, moins localisée, laisse des doutes sur le siège de l'orifice herniaire, cause de l'étranglement.

Dans tous ces cas, on aura toujours un autre moyen pour parfaire le diagnostic : L'*incision exploratrice de la paroi abdominale*, soit avec ouverture de la cavité abdominale : la *laparotomie* ordinaire, soit sans ouverture du péritoine : incision *extra-péritonéale de Bardenheuer*. La laparotomie étant en même temps un moyen de diagnostic, mais surtout un moyen curatif, nous en parlerons dans le chapitre suivant.

Nous n'insisterons ici que sur l'incision exploratrice de Bardenheuer, grâce à laquelle on pourrait explorer la cavité abdominale, sans toucher au péritoine. Nous allons exposer la manière de faire de cet auteur, ainsi que les résultats qu'il en a obtenus.

Voici d'abord en quoi elle consiste :

Bardenheuer (p. 419) pratique cette incision presque toujours, dans la région lombaire droite (*incision rénale droite*) (1) ; « elle réussit dans

(1) On sait que Bardenheuer conseille dans les cas de diagnostic un peu difficile, d'explorer la cavité abdominale à travers une incision des parois menée jusqu'au péritoine exclusivement. Le feuillet pariétal de ce dernier est décollé sur une étendue plus ou moins considérable suivant les exigences du cas. Trois incisions types, en rapport avec la région à explorer, ont été établies par lui ; il les appelle : *Incision rénale* (Renalschnitt), *incision symphysienne* (Symphysischnitt) et *incision thoracique* (Thoracalschnitt). Il leur associe des *incisions secondaires* : *incision costale* (longe les côtes), *incision iliaque* (longeant la crête iliaque). L'*incision rénale primitive* consiste en une incision longitudinale verticale : *incision lombaire*, partant de l'extrémité interne de la 11e côte et se terminant au milieu de la crête iliaque, et de deux incisions transversales horizontales qui longent les côtes : *incision costale* et la crête iliaque : *incision iliaque*. Suivant que les incisions costale et iliaque dépassent en avant ou en arrière l'incision lombaire, on peut les appeler : *Incision costale* ou

la plupart des cas, dit-il, à établir le diagnostic, car les étranglements internes causés par des anneaux sont le plus facilement accessibles par le côté droit, sauf la hernie intersigmoïde ». « Mais, dit l'auteur, si les symptômes l'indiquent, palpation, etc., on peut la faire au-dessus de la symphyse, dans la région lombaire gauche (*incision rénale gauche*), etc. » Après avoir incisé la peau, les muscles, les aponévroses, sur une grande étendue, arrivé sur le feuillet postérieur du péritoine ainsi mis à nu, il le détache avec les doigts. « L'incision doit être assez longue, et il faut mettre à nu le péritoine sur une assez grande étendue pour donner une grande surface de palpation, d'inspection. » Grâce à cette incision, Bardenheuer a pu, plusieurs fois, préciser le siège de l'étranglement intestinal sans ouvrir la cavité péritonéale.

Voici du reste, d'après l'auteur, quels seraient les avantages de son procédé :

« 1° Possibilité d'accomplir toute l'opération sans ouvrir la cavité péritonéale ; 2° possibilité de découvrir mieux l'anse le plus souvent périphérique de l'intestin grêle, située au-dessus de la constriction ; 3° possibilité de découvrir parfois l'obstacle causant l'étranglement, et de faire la laparotomie, alors, sur des indications certaines au point de vue du siège et de la nature de l'obstacle, avec shok opératoire moins grand et manipulation beaucoup moins longue de la cavité péritonéale. »

Nous voyons donc que ce procédé n'est *qu'un moyen de diagnostic* et ne peut servir à lever l'obstacle au cours des matières.

Voici maintenant les détails que donne l'auteur sur la manière dont il faut faire l'exploration de chacune des variétés de hernies rétro-péritonéales, et les résultats qu'on peut en obtenir.

*Hernies duodénales* (p. 410, 411 et 412). « L'extrémité supérieure du repli semi-lunaire se continue dans le mésocôlon transverse, l'inférieure dans le mésentère. On peut mettre à nu facilement cette région par l'*incision rénale droite* et *gauche*, en détachant le feuillet péritonéal postérieur et le côlon transverse du duodénum. Dans l'incision rénale droite, il faut détacher le péritoine assez loin en dedans. J'ai pratiqué cette opération deux fois sur le vivant, du côté gauche. »

« On pourrait reconnaître l'étranglement de cette hernie par l'incision rénale droite, quand la hernie est très grosse : à l'orifice herniaire entouré d'un anneau résistant, situé en avant du côté gauche de la colonne vertébrale ; au déplacement du cæcum et du côlon ascendant à droite et en avant ;

*iliaque antérieure* ou *postérieure*. L'incision iliaque est souvent prolongée en outre en avant le long du ligament de Fallope : *Incision ilio-inguinale*. L'incision iliaque peut être associée à l'incision rénale, aussi bien qu'à l'incision symphysienne. En effet l'incision symphysienne peut être prolongée le long du ligament de Fallope de telle sorte qu'on peut associer l'incision inguinale à la symphysienne : *incision symphyso-inguinale*.

Quand à l'incision lombaire on associe les incisions costales et iliaques postérieures ou antérieures, on obtient : l'*incision à volet postérieur ou antérieur*.

Quand on associe à la fois les incisions costales et iliaques antérieure et postérieure à l'incision lombaire, on obtient : l'*incision à double volet*.

Il s'agit par conséquent dans cette incision tantôt, et cela plus habituellement, de l'*incision à volet simple postérieur*, tantôt de l'*incision à volet double*. (*Loc. cit.*, p. 30.)

à la tumeur kystique fortement tendue, sphérique, occupant tout l'abdomen ; à la forte courbure en bas du côlon transverse et à son trajet parallèle vers le côlon ascendant ; à l'état de vacuité du cæcum et du côlon ascendant. Il faut rappeler aussi la dilatation énorme et la faible compressibilité du duodénum. La portion horizontale inférieure du duodénum, fortement dilatée, descend directement vers l'anneau. De plus on peut constater aussi parfois, l'absence des anses d'intestin grêle libres dans la portion comprise entre les côlons ; l'état de vacuité du petit bassin, etc. Avec les symptômes donnés par Leichtenstern et ce qu'on a trouvé, on peut établir le diagnostic. »

« Il devient difficile, dans le cas de petite hernie étranglée. Comme c'est vraisemblablement l'anse avoisinante du jéjunum qui se hernie, nous constaterions, lors de l'étranglement, du collapsus très fort, des vomissements paraissant de bonne heure, pas de vomissements fécaloïdes, la vacuité du mésogastre, du petit bassin, du cæcum, une forte capacité du rectum, une plénitude extrême et tension du duodénum et l'impossibilité d'évacuer vers l'anus le contenu de ce dernier. »

« Il serait d'ailleurs facile de *mettre à nu la fossa duodeno-jejunalis* et de la trouver. En l'absence de saillie du mésogastre, avec coexistence de vacuité du cæcum, des anses de l'iléon dans l'espace compris entre les côlons, et de plénitude du duodénum, on se verrait contraint de rechercher l'étranglement dans le duodénum même et de le mettre à nu. Il ne pourrait s'agir dans ce cas que d'un *corps étranger*, *tumeur*, *constriction* ou *coudure* brusque du *duodénum*, ce que l'on trouverait facilement. »

*Hernies péricæcales.* — « La capacité du rectum est très grande, le bassin est rempli d'anses intestinales situées au-dessus de l'étranglement, rarement vide ; les flancs sont vides, le mésogastre rempli d'anses situées au-dessus de l'étranglement, anses de l'intestin grêle, compressibles, et qu'on peut vider vers le duodénum, mais pas vers le cæcum ; le cæcum est vide, déplacé en avant, le duodénum fortement rempli ; on ne peut, le plus souvent, évacuer que très peu de son contenu vers l'anus ; il est d'autant plus rempli et d'autant plus difficile à vider vers l'anus que la hernie est plus grosse et que l'anse étranglée est plus rapprochée de la fossette duodéno-jéjunale. *Dans le cas de grosse hernie, on réussira à atteindre, à sentir, et à palper, par le bassin, la coupole inférieure des anses intestinales fortement tendues.* La hernie, après sa mise à nu, extra-péritonéale, donnera facilement l'illusion d'un kyste rétro-cæcal, par suite de sa tension kystique ; la percussion et, à l'occasion, la ponction éclairciront le diagnostic » (p. 413).

*Hernie intersigmoïde.* — « Symptômes d'étranglement aigu ; grande capacité du rectum, forte plénitude kystique du bassin, du duodénum ; vacuité du cæcum et des flancs ; forte saillie du mésogastre, du duodénum. Dans les cas de *petite hernie*, le mésogastre et le petit bassin sont remplis d'anses intestinales situées au-dessus de l'étranglement, tandis que dans les *grosses hernies*, il n'arrive dans le petit bassin que des anses situées au-dessous de l'étranglement qui le remplissent (p. 413) ».

*Hernies à travers l'hiatus de Winslow.* — « Dans cette variété, se hernient surtout les anses qui se trouvent au voisinage de l'orifice, par suite les anses de l'intestin grêle, à long mésentère, au voisinage de l'extrémité de l'iléon. L'étranglement de cette hernie sera caractérisé par : grande capacité du rectum, vacuité des flancs, forte saille du mésogastre et de l'épigastre et plénitude du petit bassin par des anses situées au-dessus de l'étranglement. Le duodénum est fortement rempli, tendu, peu compressible, difficile à vider, et en faible quantité, vers l'anus, et se trouve derrière la hernie. Le cæcum est le plus souvent vide, vu qu'il est comprimé par le collet du sac herniaire qui se trouve derrière le côlon transverse. Marche aiguë, vomissements apparaissant de bonne heure.

« Dans le cas de *hernies très grosses* , le mésogastre et le petit bassin sont vides, l'hypogastre est fortement rempli, la portion située entre les côlons est vide. »

Nous avons voulu reproduire ce procédé peu connu et les résultats qu'il pouvait donner. Pour juger de sa valeur, il faudrait l'avoir pratiqué ; nous nous contentons de l'enregistrer.

*En somme*, grâce aux symptômes qui nous indiquent au moins le siège de l'étranglement, et à ce procédé, qui pourrait peut-être parfaire le diagnostic, on arrivera non seulement à soupçonner, mais aussi à toucher l'anneau herniaire, cause de cet étranglement. Dans tous les cas une laparotomie ordinaire avec ouverture de la cavité péritonéale, rendue le plus souvent indispensable, aura le double but de préciser le diagnostic, et de permettre de lever l'étranglement.

---

# CHAPITRE IV

## TRAITEMENT

Nous avons distingué trois formes cliniques sous lesquelles on pouvait rencontrer ces hernies. Nous avons déjà dit que deux d'entre elles intéressaient surtout le clinicien. Ce sont les mêmes qui réclameront une intervention aussi rapide que radicale.

La hernie rétro-péritonéale accompagnée de légers troubles digestifs n'a une importance clinique que parce qu'elle constitue une *menace constante* de troubles graves, et toujours mortels. Sa présence est d'autant plus redoutable qu'elle peut rester cachée, ignorée, pendant longtemps. Voilà pourquoi le *pronostic*, même de la hernie en apparence la plus bénigne, entraîne les *réserves* les plus formelles. Cette réserve est d'autant plus légitimée que le médecin, pas plus que le chirurgien, ne possède aucun moyen pour empêcher cette hernie de devenir le siège d'un étranglement interne, lent ou aigu.

Si, au point de vue clinique, nous avons séparé les deux variétés d'étranglement des hernies rétro-péritonéales, au point de vue thérapeutique, cette séparation ne doit pas être faite. Quelle que soit l'intensité des symptômes, quelle que que soit la durée de ces rémissions trompeuses, dès qu'un accès de troubles fonctionnels a attiré l'attention du chirurgien du côté de la hernie, et que celle-ci a pu être constatée, il faut intervenir, et sans retard. Le résultat du traitement médical, dans les trois cas d'étranglement lent, chronique, a démontré ce qu'on peut attendre de lui. Nous ne parlons, bien entendu, en ce moment que des cas formant *notre deuxième variété clinique.* Dans les cas d'étranglement aigu, la question n'a pas besoin d'être posée : ne pas intervenir dans un pareil cas serait vouloir condamner sans appel un malade qu'on pourrait peut-être arracher à une mort certaine.

Donc, si les troubles d'occlusion intestinale lente ou aiguë, survenant par accès ou continus, ont pu être attribués à leur véritable cause, à la hernie rétro-péritonéale, il faut se demander, non pas si on interviendra, mais *où et comment on ouvrira le ventre* en se rappelant que, de toutes façons, la terminaison fatale pour être plus tardive, n'en est pas moins certaine.

C'est pour arriver à cette indication précise, nette, que nous nous sommes étendu sur tout ce qui pouvait en faciliter la solution.

Si nous voulions légitimer encore plus cette façon de voir, nous n'aurions qu'à renvoyer à la partie clinique des observations de hernies étranglées lentement ou d'une façon aiguë, rapide. Tout ce que la médecine pouvait fournir a été employé dans ces cas, et le résultat a toujours été une mort à bref délai. Aussi après l'autopsie, les auteurs avouent l'insuffisance du traiment institué et la nécessité, dans l'avenir, d'une intervention plus hardie.

Enfin nous ferons observer que, le plus souvent, l'étranglement de ces hernies est dû à une *coudure brusque de l'intestin* sur le bord tranchant d'un large orifice herniaire. Redresser l'intestin, le faire sortir d'un sac où le plus souvent il se trouve assez à l'aise, voilà à quoi pourra le plus souvent se borner l'intervention.

*Il faut donc intervenir chirurgicalement*, mais comment? et quel est le résultat que l'intervention nous réserve. Nous tâcherons de le dire.

Nous n'avons pas la prétention de traiter ici l'intéressante question des indications et contre-indications de la *laparotomie*, pas plus que les diverses méthodes employées pour rétablir le cours des matières. Nous renvoyons pour ce point à la thèse déjà citée de M. Peyrot. Ce que nous voulons faire ici, c'est préciser quelques points particuliers ayant trait aux hernies que nous étudions.

1re Question. — *Où faire la laparotomie?* Nous distinguerons deux cas : y a-t-il une tumeur nettement circonscrite ou un *point douloureux* fixe, bien limité ? Ces deux signes indiquent toujours le siège de la hernie ; il faut donc inciser la paroi abdominale là où ils se trouvent.

Si la *tumeur abdominale* manque, si la *douleur est diffuse*, on pourra agir de deux façons. Si les symptômes sont ceux d'un *étranglement* lent avec alternatives de crises et de rémissions, comme rien ne presse, on pourrait chercher d'abord à porter un diagnostic précis du siège de l'étranglement ; dans ces cas, mais dans ces cas seuls, *l'incision exploratrice de Bardenheuer* trouverait à la rigueur son application.

Si au contraire *l'étranglement est aigu*, la marche rapide, le désir de préciser le diagnostic ne pourrait pas légitimer un retard, qui sera souvent funeste. Dans ces cas il faut chercher, ailleurs que dans les symptômes diffus, l'indication du point où la paroi abdominale devra être incisée. Ce que nous avons dit de la fréquence relative des hernies duodénales et péricæcales, surtout quand on les compare aux rares hernies intersigmoïdes et à travers l'hiatus de Winslow, nous conduit à donner la préférence à l'incision sur la ligne blanche ; car, si l'orifice herniaire siège, dans ces cas, le plus souvent à droite de la colonne vertébrale, il ne faut pas oublier non plus que, dans les hernies duodénales petites, l'orifice est situé trés haut sous la racine du mésocôlon transverse, à côté et à gauche de la colonne lombaire (cas de Ridge et Hilton). L'incision médiane permettra de rechercher et de découvrir l'agent de l'étranglement, à quelque variété de hernie qu'il appartienne.

*En résumé*, nous dirons que :

I. — Si la *hernie rétro-péritonéale manifeste nettement sa présence* et *son siège* véritable : incision de la paroi abdominale à son niveau ; à l'*épigastre* pour la hernie à travers l'hiatus de Winslow ; à l'*ombilic* ou dans l'hypochondre gauche, pour la hernie duodénale : dans la *région iliaque*, droite ou gauche, pour les hernies péricæcales et intersigmoïde.

II. — Si la *hernie est cachée*, si les signes extérieurs ne permettent pas de bien préciser la variété à laquelle appartient le collet herniaire : *laparotomie médiane*.

2e Question. — L'incision de la paroi est faite, où et comment va-t-on chercher l'orifice herniaire? Pour répondre à cette question, il faut envisager les deux cas suivants.

I. — La laparotomie a été faite au niveau même de la hernie, ou sur la ligne médiane, peu importe, et immédiatement après l'ouverture du ventre, on tombe sur une *vaste poche péritonéale* qui renferme tout l'intestin grêle. Comme on a toutes les chances d'être en présence d'une *hernie duodénale complète*, il faut se rappeler que l'incision directe de la paroi antérieure, pour pénétrer dans le sac, présente certains dangers, car elle contient assez souvent de *grosses artères et des veines volumineuses* dont la section donnerait lieu à une hémorrhagie intense.

Il vaut donc mieux *déplacer cette poche* tout entière pour découvrir l'orifice du sac, en se rappelant pour cela que l'orifice de la *hernie duodénale* siège le plus souvent, pour peu que la hernie soit volumineuse, sur la paroi postérieure du sac, contre la paroi abdominale postérieure, accolé à la colonne vertébrale et au cæcum. On arrivera sur cet orifice, en déplaçant le sac, soit à gauche (*hernies duodénales gauches*), soit à droite (*hernies duodénales droites*). L'orifice d'une *hernie péricæcale* volumineuse (cas très rare) sera situé à l'extrémité inférieure du sac, contre la fosse iliaque, au-dessous du cæcum. C'est vers la fosse iliaque gauche, près du promontoire, que l'on cherchera l'orifice d'une *hernie intersigmoïde*. Quant à la hernie à travers l'hiatus de Winslow, elle se présente bien rarement sous cet aspect, on cherchera donc l'orifice de Winslow après avoir au préalable exploré ceux des hernies précédentes.

II. — Après l'incision de la paroi, on ne rencontre que l'intestin, plus ou moins distendu; la *hernie petite, cachée profondément*, demande à être recherchée. C'est alors que le *siège précis des divers anneaux* des sacs herniaires internes est surtout utile.

L'orifice d'une *petite hernie duodénale*, de beaucoup la plus fréquente, sera cherché très haut au-dessous de la racine du mésocôlon transverse plus ou moins près de l'angle duodéno-jéjunal. Après avoir déplacé la masse de l'intestin grêle vers la droite, on découvrira l'orifice herniaire, soit à gauche (H. gauche), soit à droite (H. droite) de la colonne lombaire. Comme il est situé très profondément, la recherche de cet orifice ne sera pas toujours aisée.

En pinçant entre le pouce et l'index le bord tranchant de l'orifice on percevra, le plus souvent, les *battements des artères* qui s'y trouvent : artère colique gauche (H. duodénale gauche), ou artère mésentérique supérieure (H. duodénale droite).

La constatation de ces artères aura une grande importance pour le diagnostic d'abord, et ensuite et surtout pour la thérapeutique. Nous y reviendrons plus bas.

C'est sous le cæcum, dans la fosse iliaque droite, qu'on trouvera l'agent de l'étranglement d'une *hernie péricæcale*. En haut, sous le foie, à son siège bien connu, on trouvera l'*hiatus de Winslow* et l'intestin qu'il étrangle. Dans le bord antérieur de l'orifice, au-devant de l'intestin qui y pénètre, le doigt percevra facilement le gros paquet vasculaire qu'il contient, ainsi que les battements de l'*artère hépatique*. Quelquefois c'est dans un *orifice accidentel* du petit épiploon, entre le foie et l'estomac, ou dans un orifice du mésocôlon transverse (Blandin, Treves), qu'on pourra trouver l'agent de l'étranglement d'une hernie siégeant dans l'arrière-cavité des épiploons. Ce n'est qu'en dernier lieu, vu sa rareté, qu'on aura à explorer, en relevant le côlon pelvien, la porte d'entrée d'une *petite hernie intersigmoïde*, dans la fosse iliaque gauche près du promontoire.

On est arrivé sur l'orifice herniaire, peut-on espérer pouvoir *lever l'étranglement*? Quelquefois un simple déplacement de l'intestin coudé sur le bord de l'orifice herniaire suffira ; l'intestin pourra être retiré de la poche (cas de Ridge et Hilton, et celui de Quénu). D'autres fois l'intestin sera fixé par de fortes adhérences au collet du sac, et toute séparation sera impossible. Dans ce cas, comme dans celui où l'anse intestinale est fortement étranglée par le collet herniaire, dur, fibreux, il faut *débrider*. Facile, innocent même, pour l'orifice d'une hernie rétro-cæcale, ce débridement sera toujours difficile, impossible même pour celui des autres variétés de hernies rétro-péritonéales, à cause de leurs *rapports vasculaires* si intimes et si importants, que nous avons précisés.

Treves fut arrêté dans son opération par l'impossibilité d'inciser tout le pédicule vasculaire du foie, qui limite l'hiatus de Winslow, agent de l'étranglement et dont il perçut les battements (artère hépatique). Jomini nous signale une grosse artère sigmoïde qui bordait l'orifice de la hernie intersigmoïde. Enfin inutile d'insister sur l'arc vasculaire qui borde le collet d'une hernie duodénale gauche; sur l'artère mésentérique supérieure et la veine qui cheminent dans le bord libre de l'orifice de la hernie duodénale droite, et que M. Quénu aurait pu être amené à sectionner.

Nous pouvons donc *résumer* ainsi les écueils que la laparotomie peut réserver au chirurgien, daus les hernies rétro-péritonéales :

1° L'impossibilité, quand même on a pu dégager l'intestin obstrué par simple coudure, de détruire l'anneau herniaire qui restera toujours une *menace de récidive.*

2° L'impossibilité dans laquelle on se trouvera, quelquefois, de lever l'étranglement même, et la nécessité d'abandonner la seule ressource qu'on avait pour sauver le malade (cas de Treves).

Et tout cela à cause des *gros vaisseaux* dont la section serait aussi dangereuse, sinon plus, que l'étranglement.

Bardenheuer cherche à détourner cette difficulté, en conseillant des débridements dans tel ou tel sens, variables avec chaque hernie et dans lesquels on a chance de ne pas rencontrer ces gros vaisseaux. Voici ce qu'il propose :

« Élargir l'hiatus de Winslow à droite et en arrière, l'orifice de la hernie duodénale en bas, s'assurer d'abord, avant l'incision, de l'absence de tout gros vaisseau à ce niveau. »

Ces préceptes pourront peut-être servir dans quelques cas, mais il me semble un peu téméraire de poser des règles à ce sujet. C'est au chirurgien à régler sa conduite d'après les renseignements que lui a fournis l'examen méthodique et complet de l'orifice herniaire et de ses rapports vasculaires. C'est lui qui décidera dans les différents cas si le débridement de l'orifice peut ou doit être fait et d'en déterminer la direction. Les quelques faits que nous avons précisés à cet égard dans les lignes précédentes, n'ont qu'un but, celui de mettre l'opérateur sur ses gardes en lui indiquant les écueils qui l'attendent et qu'il doit éviter sous peine d'un insuccès certain.

Nous ne parlerons pas bien entendu du traitement de l'anse herniée plus ou moins profondément altérée, la question de l'*entérorrhaphie* et de l'*entérectomie* touche au traitement de l'étranglement interne en général, et par là même elle dépasse notre cadre restreint.

Une question à laquelle nous devons répondre avant de terminer ce chapitre, est celle-ci : à savoir si on doit ou non appliquer de propos délibéré, l'*entérotomie* au traitement des hernies internes qui nous occupent. Je crois devoir répondre par la négative et voici pourquoi. Ou le diagnostic de la hernie rétro-péritonéale étranglée est douteux, et alors la laparotomie sera indiquée de préférence, car elle permettra de parfaire le diagnostic et de lever l'étranglement si la chose est possible ; ou au contraire le diagnostic de la hernie a été nettement posé avant toute intervention chirurgicale, et dans ce cas la question ne peut même pas se poser, la laparotomie se trouvant seule indiquée.

*En somme* : la *laparotomie* suivie de la recherche méthodique de l'orifice herniaire est le traitement de choix. La *taille intestinale* ne sera qu'une opération de nécessité applicable aux seuls cas où la laparotomie n'a pas permis de lever l'obstacle et quand celui-ci siège sur une portion pas trop élevée de l'intestin grêle.

Nous terminerons ce chapitre en disant que si la *laparotomie* ne peut pas toujours donner ce qu'on est en droit d'espérer d'une opération déjà si sérieuse par elle-même, elle n'en reste pas moins indiquée *dans tous les cas de hernie rétro-péritonéale étranglée*, car c'est la seule ressource qu'on puisse avoir pour faire cesser des troubles qui mènent fatalement à la mort, soit après des alternatives trompeuses (Staudenmayer, Majoli, Strazewski), soit d'une façon très rapide, foudroyante même.

Nous n'avons pas donné de statistique sur les différents traitements appliqués, parce que les cas sont peu nombreux pour pouvoir en tirer des conclusions sérieuses; nous dirons seulement que la laparotomie après diagnostic de hernie interne n'a jamais été appliquée. Dans les trois cas où la laparotomie a découvert une hernie rétro-péritonéale (Ridge et Hilton, Quénu, Treves), le diagnostic posé avait été celui d'étranglement interne, le résultat dans les trois fut mauvais. Nous ferons observer enfin que tous les autres cas de hernies étranglées traités tous par des moyens médicaux, eurent le même sort : la mort plus ou moins rapide.

# PIÈCES JUSTIFICATIVES

## I. — Hernies duodénales.

1er **Cas**. — NEUBAUER. (Descriptio anatomica rarissimi peritonæi conceptaculi tenuia intestina a reliquis abdominis visceribus seclusa tenentis — in : *Opera anatomica collecta*. Editionem curavit Georgius Conradus Hinderer, Francofurti et Lipsiæ, 1786.)

Observé à l'amphithéâtre d'anatomie d'Iéna, le 26 novembre 1772, sur une femme d'environ 22 ans.

A l'ouverture de l'abdomen le grand épiploon était beaucoup plus grand que d'ordinaire, descendant jusqu'au pubis et dans la cavité du bassin. Après l'avoir rejeté en haut, on ne voit pas l'intestin grêle, mais rien que le cæcum et le côlon et un conceptaculum (a) sphérique ou conduit ressemblant à un utérus gravide ou à une très grosse tumeur kystique. Ce sac occupait la région abdominale moyenne, s'étendait aussi du côté droit et encore plus du côté gauche, qu'il remplissait complètement. Ce sac présentait une forme générale sphérique, il était cependant un peu rétréci en bas (b), aplati en avant (c) et faisait saillie quelque peu sur la droite (d) et en bas (e). Sa longueur était de 10 pouces et 6 lignes, sa plus grande largeur, au milieu, de 9 pouces et 10 lignes.

A gauche, au-dessous de l'estomac et de la rate, il était suspendu au muscle transverse de l'abdomen (g) qu'il recouvrait dans une grande étendue. Il reposait aussi sur le muscle carré lombaire, sur la plus grande partie du grand psoas et sur la partie supérieure du muscle iliaque interne. Il avait déplacé le côlon descendant.

a) Voir fig. 45, lettres a. b. c. d. e
b) — — — e.
c) — — — a.
d) — — — b.
e) — — — e.
g) — — — c. t. t.

Le pourtour supérieur du sac (f) était en rapport avec la face inférieure du mésocôlon transverse.

f) Voir fig. 45, lettre d.

Au côté gauche et à la partie supérieure et quelque peu postérieure du sac arrivaient deux ligaments, un large naissant obliquement des côtes au niveau de l'adhérence de la rate à ces dernières, l'autre étroit, concave à la partie supérieure et convexe à l'inférieure, naissant de la partie moyenne du muscle transverse de l'abdomen (h).

h) Voir fig. 45, lettre p.

La portion inférieure du sac descendait (i) sur la partie supérieure du sacrum et du muscle iliaque interne jusque dans le bassin, et en soulevant légèrement le sac on voyait qu'elle était unie à la partie supérieure de la première vertèbre sacrée. A son pourtour inférieur remontaient deux ligaments, un très fort, venant de l'ovaire droit (k), et l'autre venant de la portion inférieure du psoas gauche. Entre ces ligaments, mais du côté gauche, le mésocôlon de la flexura coli iliaca était uni au pourtour inférieur du sac.

i) Voir fig. 45, lettre e.
k) — — — r.

Le sac ne remplissait pas aussi exactement le côté droit de l'abdomen que le gauche. Il ne s'étendait que jusqu'au cæcum (l) et au côlon droit (m) qui présentaient leur trajet ordinaire. Par suite le fond du sac ne peut arriver jusqu'au carré lombaire de ce côté, ni à l'iliaque interne et au transverse de l'abdomen. Le sac ne se fixait qu'au côté droit de la vertèbre lombaire par son plancher. A la portion inférieure du pourtour droit allaient de même deux ligaments, un petit

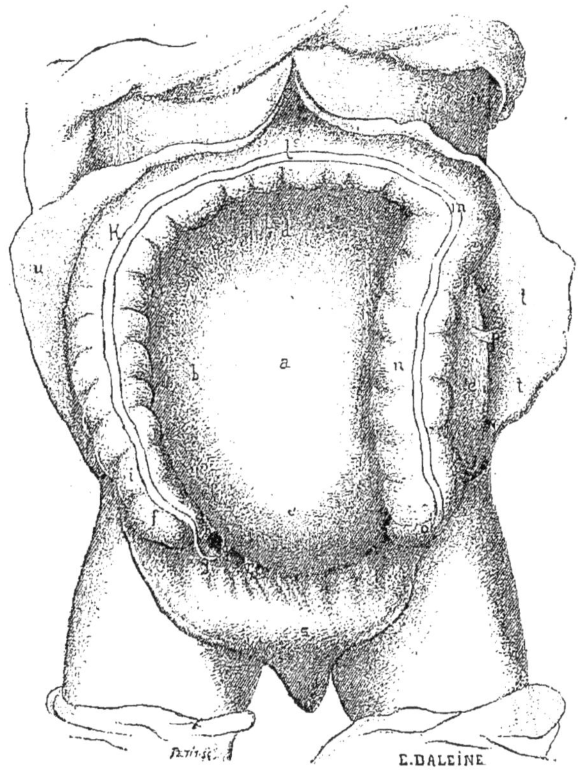


FIG. 45. — Le sac est figuré par la partie antérieure, tel qu'on le voyait à l'ouverture de l'abdomen après avoir relevé le grand épiploon.

a b c d e, pourtour externe du sac. — a, face antér. un peu saillante mais assez plane. — b, côté droit saillant. — c, côté gauche uni. — d, pourtour supérieur. — e, pourtour inférieur un peu rétréci. — f, cæcum. — g, son appendice vermiculaire. — h, ligament unissant l'appendice vermic. au sac. — i K, côlon droit. — i, son origine. — K, angle colique droit. — K l m, côlon transverse. — m, angle colique gauche. — m n o, côlon descendant passant devant le sac. — o, endroit où le côlon descendant se cache sous le pourtour infér. du sac et forme là l'S iliaque. — p, ligament unissant, dans le côté gauche, le sac au muscle transverse de l'abdomen. — q, ligament remontant de la partie inférieure du grand psoas au côté droit du sac et à la région inférieure de celui-ci. — r, ligament étendu entre l'ovaire droit et le pourtour inférieur du sac. — s t t u, muscles abdominaux détachés avec le péritoine et réclinés. — s, leur portion inférieure. — t t, leur portion gauche. — u, leur portion droite. — w w, endroit où le péritoine se réfléchit du muscle transverse du côté gauche, pour former la face antérieure du sac.

(n) venant de l'appendice vermiculaire et un grand (o) venant de la partie inférieure du grand psoas droit et de la cavité du bassin. A peu près au milieu du côté postérieur et droit du sac et près des vertèbres lombaires apparaissait un orifice large et allongé conduisant à l'intérieur du sac (p).

l) Voir fig. 45, lettre f.
m) — — — i. k.
n) — — — h, et fig. II, lettre n.
o) — — — q.
p) — fig. 46, — e. f. g. h.

Il présentait une longueur de 2 pouces 10 lignes, et au milieu une largeur de 8 lignes quand on tirait légèrement le sac sur la gauche. Plus on soulevait le sac, plus augmentait la largeur de l'orifice, tandis que la longueur diminuait. Le bord postérieur (q) de l'orifice était le plus large et un peu convexe, formé par le péritoine recouvrant la portion antérieure droite des vertèbres lombaires, venant du mésocôlon ascendant pour former le mésentère et entrant dans le sac. Le bord antérieur (r) était un peu concave. Il était formé par la membrane externe du sac

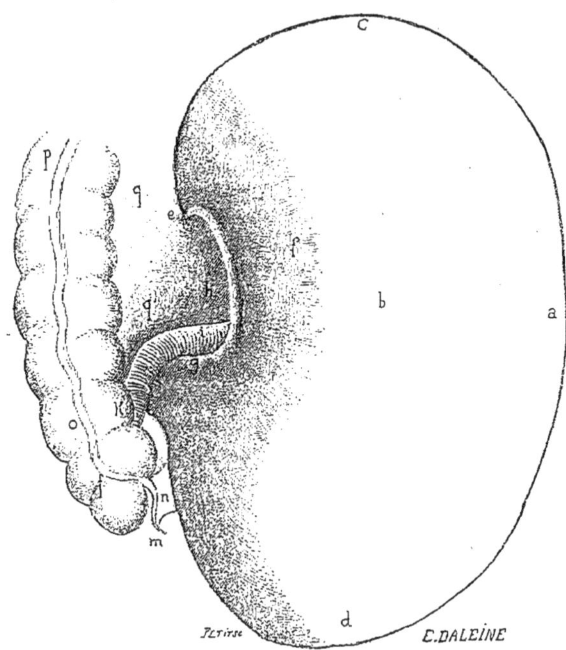


FIG. 46. — Le sac étant incliné sur la gauche, on voit figurés son côté droit et son orifice ouvert.

a b c d, face externe du sac du côté droit. — a, face antérieure réclinée à gauche. — b, côté gauche. — c, pourtour supérieur. — d, pourtour inférieur. — e f g h, l'orifice se trouvant sur le côté droit. — e, son extrémité supérieure un peu incurvée. — f, son bord antérieur. — g, son extrémité inférieure. — h, son bord postérieur. — i K, dernière portion de l'intestin grêle. — i, endroit où elle passe par l'orifice, près de son extrémité inférieure. — K, portion du gros intestin où s'abouche l'iléon. — l, cæcum. — m, son appendice vermiculaire. n, ligament unissant ce dernier au sac. — o p, côlon ascendant. — o, son origine. — p, endroit où il constitue l'angle colique droit. — qq, mésocôlon ascendant s'avançant vers la gauche, et s'appliquant en partie à la face externe du côté droit du sac, en partie se dirigeant vers le mésentère, en pénétrant par l'orifice du sac, à l'intérieur de ce dernier.

qui, après avoir constitué, en se dilatant, toute la face externe du sac, se dirigeait vers le côté droit des vertèbres lombaires, puis se réfléchissait pour pénétrer à l'intérieur du sac. Ce bord était dilaté par la graisse et les gros vaisseaux sanguins qui y étaient contenus. L'extrémité supérieure (s) et l'inférieure (t), incurvées en arrière, regardaient les vertèbres lombaires, la supérieure était très étroite, libre, l'inférieure plus large. A cette dernière adhérait la dernière portion de l'iléon (u) qui obturait à ce niveau l'entrée du sac.

q) Voir fig. 46, lettre h.
r) — — — f.
s) — — — e.
t) — — — g.
u) — — — i.

Comme l'intestin grêle était renfermé dans ce sac, ce que nous fait supposer son absence dans la cavité abdominale, la dernière portion de l'iléon allant au gros intestin sortait par l'orifice. La portion de l'iléon située en dehors du sac (v) était longue de 2 pouces et 5 lignes, en déplaçant autant que possible le sac sur la gauche. Elle descendait obliquement en bas vers le côté droit et arrivait au côté interne du gros intestin formant avec le cæcum (w) un angle obtus (x), angle qui d'ordinaire à l'état normal est aigu.

v) Voir fig. 46, lettre i. k.
w) — — — l.
x) — — — i. k. l.

Le gros intestin disposé autour du sac l'entourait complètement. La portion droite du pourtour du sac était unie (y) au côté interne de l'appendice vermiculaire par un ligament décrit plus haut. Le cæcum et le côlon droit présentaient leur situation habituelle, et en remontant longeaient le côté droit du sac (z). La courbure droite du côlon était normale (aa), puis le côlon transverse passant sous le foie, la vésicule et la grande courbure de l'estomac, puis tournant à gauche (bb) entouraient la partie supérieure du sac. La flexura coli sinistra (cc) paraissait au premier abord occuper sa situation normale, mais à un examen plus approfondi on constatait qu'elle était plus éloignée de la rate en avant. En effet d'ordinaire elle se cache à la partie postérieure de la rate, tandis qu'ici elle était fixée au pourtour supérieur gauche du sac. Le côlon descendant était fortement déplacé, par suite de la présence de ce sac renfermant l'intestin grêle il avait été repoussé en avant et descendait maintenant en avant de ce sac du côté gauche (dd), à une distance de 2 pouces 2 lignes de l'insertion de ce dernier au muscle transverse de l'abdomen du côté gauche. Dans ce trajet, dans 1/3 environ de son étendue, le côlon était fixé au sac. Puis après être arrivé dans le bassin, en descendant sur la partie antérieure du sac, il tournait à gauche (ee), se recourbait en arrière vers le pourtour inférieur du sac et formait à ce niveau la flexura coli iliaca. Cette flexura suspendue avec son mésocôlon à la partie inférieure du sac était déprimée par ce dernier dans la cavité du bassin, de telle sorte qu'on ne pouvait la voir qu'en soulevant et en tirant en avant le sac.

y) Voir fig. 45, lettres h., et fig. 46, lettres n.
z) — — — f, i. k. b.
aa) — — — k.
bb) — — — k, l. m.
cc) — — — m.
dd) — — — m. n. o.
ee) — — — o.

Le sac formé par le péritoine, simple par endroits, mais le plus souvent double. Aux endroits où le premier adhérait aux portions voisines par du tissu cellulaire le péritoine était simple, tandis que là où le sac était libre, le péritoine était double. Les feuillets n'étaient pas unis, simplement séparés çà et là par de la graisse intermédiaire, par des vaisseaux sanguins plus ou moins gros situés entre eux.

Le péritoine recouvrait la face interne des muscles abdominaux du côté droit (a) et en avant, comme d'ordinaire, tandis que du côté gauche déjà à quatre pouces de la colonne vertébrale (b) il se réfléchissait laissant à découvert le reste du muscle transverse de l'abdomen, puis en décrivant une courbe il revenait au côté droit pour former une grande partie de la face externe du sac. Dans ce trajet le feuillet externe du sac recouvrait les deux tiers du côlon descendant (c) qu'il fixait étroitement au sac. Puis continuait son trajet sur la droite et se recourbait en arrière jusqu'à l'orifice du sac (d) et formait la portion antérieure et externe, la droite et un peu la portion postérieure du sac. Le péritoine après avoir recouvert le foie, la grande courbure, la rate, l'épiploon, la face supérieure du mésocôlon transverse, le côlon transverse, ses flexuræ droite et gauche et la lame inférieure du mésocôlon transverse, s'incline en arrière puis modifie son trajet, file en avant et en bas pour former de haut en bas (e) de la même manière le feuillet externe du sac. De même le péritoine, après avoir recouvert l'utérus et formé les ligaments larges, remontait de la région abdominale inférieure et du bassin, en avant du rectum, autour de la flexura coli iliaca, sur la courbure du mésocôlon, sur les muscles iliaques internes et les portions inférieures du grand psoas, à la paroi externe et un peu inférieure (f) du sac. Le péritoine venant de ces diverses régions et ses ligaments (h) formaient par leur réunion une membrane continue largement distendue, convexe, lisse, le feuillet externe du sac (g).

a) Voir fig. 45, lettre u.
b) — — — w. w.
c) — — — m. n. o.
d) — fig. 46 — e. f. g. h.
e) — fig. 45 — d.
f) — — — e.
g) — — — a. b. c. d. e.
h) — — — p. r. q. h.

Au côté droit où le sac présentait un orifice oblong (i) le feuillet externe se recourbait autour de gros vaisseaux sanguins au bord antérieur de l'orifice du sac (k) à l'intérieur de celui-ci pour le tapisser en haut, à gauche et en bas. Au-dessus (m) et au-dessous (n) de l'orifice il était uni avec cette portion du péritoine qui suspendant et recouvrant le cæcum et le côlon droit s'avance vers les vertèbres lombaires (l) (mésocôlon droit). En bas il recouvrait l'iléon sortant par l'orifice et le fixait (o) fortement à la partie inférieure de cet orifice.

i) Voir fig. 45, lettres e. f. g. h.
k) — — — e. f. g.
l) — — — q. q.
m) — — — c.
n) — — — g.
o) — — — i. y.

Le feuillet interne venant de l'orifice du sac se tournait vers la gauche, entourait sur une longueur de un pouce l'iléon sortant et le long de la partie inférieure de l'orifice l'enfermait entre les feuillets externe et interne du sac. On ne pouvait voir par transparence à travers le sac cette portion de l'iléon. Le prolongement cylindrique de ce feuillet entourant la partie voisine de l'iléon descendait vers le mésentère.

Le feuillet interne dans son trajet sur la gauche jusqu'au côlon descendant se réunissait intimement par du tissus cellulaire avec le feuillet externe, puis s'en séparait pour recouvrir le tiers postérieur du côlon descendant.

Puis le feuillet interne remontait vers l'externe, l'accompagnait jusqu'à la limite gauche externe du sac (p), se recourbait vers les vertèbres lombaires, dépassait cette limite, recouvrait la portion postérieure du transverse de l'abdomen, le carré lombaire et la partie supérieure du grand psoas (portion que le péritoine allant constituer la paroi externe du sac n'avait pas recouverte), et remontait sur les corps des vertèbres lombaires pour former le mésentère.

p) Voir fig. 45, lettres w. w.

De la même manière le feuillet interne du sac s'étendait en haut au delà de l'origine supérieure du feuillet externe. Le péritoine formait le tiers inférieur du feuillet postérieur du mésocôlon transverse. Le feuillet interne abandonnait l'externe, se jetait dans le mésocôlon transverse dont il constitue les deux tiers supérieurs du feuillet postérieur, descendait vers les vertèbres lombaires et recouvrait la portion inférieure du duodénum filant sous le mésocôlon transverse vers l'intérieur du sac.

Le reste du feuillet interne suivait la partie inférieure du feuillet externe jusqu'à la première vertèbre sacrée, puis modifiant son trajet se fixait au ligament intervertébral entre la dernière vertèbre lombaire et la première vertèbre sacrée, puis remontait vers les corps des vertèbres lombaires pour contribuer à former le mésentère.

Le mésentère, d'ailleurs normal, remplissant avec l'intestin grêle la cavité du sac, était formé par ce feuillet interne avec contribution du mésocôlon droit (q).

q) Voir fig. 46, lettre q.

Le fond du sac était formé par le feuillet interne seul qui se fixait au muscle transverse de l'abdomen gauche, au carré lombaire gauche, à la portion supérieure du grand psoas gauche, au rein gauche, aux vertèbres lombaires. Le fond était limité en haut par le côlon transverse, en bas par la 1re vertèbre sacrée, à droite par le côté droit de la colonne lombaire, à gauche par une partie du muscle transverse de l'abdomen à 4 pouces de la colonne vertébrale. Le fond était excavé à gauche et mamelonné à droite.

Le sac qui se composait en avant, en haut, en bas et latéralement de deux feuillets réunis par du tissu cellulaire, était assez spacieux pour permettre une situation facile et la libre mobilité de l'intestin grêle.

Entre les feuillets du sac se trouvaient çà et là de la graisse et des vaisseaux. A l'endroit où le pourtour supérieur du sac touchait le mésocôlon transverse (r) on pouvait voir une petite quantité de graisse avec de très fins ramuscules de l'artère et de la veine colica media. A gauche et à droite du côlon descendant se trouvaient une grande quantité de graisse pendant entre les feuillets du sac (s), la branche gauche de l'artère colica media (t) et la veine correspondante (u) qui descendant à droite du côlon descendant, formaient avec la branche ascendante de l'artère mésentérique inférieure ou artère colica sinistra (Haller) (v) et avec la branche ascendante (w) de la veine hémorrhoïdale interne (ou colica sinistra) de grands arcs mésentériques (x) interposés entre les lames externe et interne. Un peu de graisse et de petits vaisseaux étaient cachés à la partie inférieure du sac (y) près du sacrum et de la flexura coli iliaca. Mais les gros vaisseaux entouraient l'orifice et surtout le bord supérieur de celui-ci. Une branche remarquable (z) de l'artère et veine mésentérique supérieures qui se recourbait vers la portion inférieure de l'orifice envoyait des rameaux à la portion terminale de l'iléon proche du cæcum, remontait de là dans le bord supérieur de l'orifice entre les deux feuillets du sac, entourée de graisse, pour se réunir avec l'artère et veine iléo-coliques (aa), qui à la partie supérieure de l'orifice sortait de l'artère et veine mésentérique supérieures et se recourbait en bas. Par suite se trouvaient constitués *deux arcs* (l'un artériel, l'autre veineux) qui fortifiaient le bord antérieur de l'orifice et de plus, avec la graisse qui les entourait, le rendaient plus épais.

r) Voir fig. 45, lettre d.

s) — — — m. n. o.

t) Voir Perill. de Haller, *Icon. anat.* Fasc. III. Tab. arteriarum mesentericarum num. 3.

u) Ibidem, num. cit.

v) Voir *loc. cit.*, num. 5.

w) Voir *loc. cit.*, lettre o.

x) *Loc. cit.*, num. 3, 6.

y) A ramo descendente arteriæ et venæ colicæ sinistræ s. hemorrhoïdalis internæ ; voir Perill. de Haller, *loc. cit.*, lettre p. et num. 10.

z) Ex iis, quos Perill. de Haller, *loc. cit.*, num. 2 indicavit.

aa) Voir *loc. cit.*, lettre k. et lettre x.

**2e Cas.** — Bordenave. (Observation sur un étranglement d'intestin produit par l'épiploon devenu adhérent au-dessus d'une poche contre nature formée dans l'intérieur du bas-ventre. *Mémoires de l'Académie royale des sciences* (MDCCLXXXII), année 1879, p. 314.)

Un homme, âgé d'environ 45 ans, ressentit tout à coup le 7 juillet 1779 des douleurs vives de coliques accompagnées de nausées et de vomissements. Étant appelé auprès de lui et après lui avoir fait les questions convenables sur l'espèce de douleur qu'il éprouvait, sur le siège de la douleur, sur les causes qui avaient pu produire cet accident, etc., je tâtai le ventre auquel je n'observai rien de particulier. Il était peu tendu et ne paraissait douloureux que vers la région de l'estomac.

Je crus, d'après ces considérations, devoir regarder cette espèce de colique comme bilieuse. En conséquence, je lui prescrivis d'abord une potion huileuse, une boisson mucilagineuse et des lavements émollients. Les lavements produisirent seulement l'évacuation des matières contenues dans les derniers intestins. La potion huileuse fut revomie en détail et les accidents restèrent à peu près les mêmes. Le lendemain je crus devoir insister sur l'usage des mêmes remèdes, mais les lavements produisaient peu d'effet, le vomissement persistait et les douleurs de colique étaient seulement un peu diminuées.

Le 9 au matin, le malade, en vomissant, rendit deux gros vers strongles et des matières qui avaient la couleur et l'odeur des matières stercorales. Je crus alors que ces accidents pouvaient dépendre en partie de la présence de ces corps étrangers et j'espérai que leur issue allait les dissiper. Comme le malade avait des hoquets continuels, des nausées, des vomissements fréquents, je lui prescrivis une potion antispasmodique, dans laquelle entrait la liqueur anodine minérale, la limonade pour boisson et toujours les lavements.

Le 10, le malade parut éprouver quelque soulagement par l'usage de ces remèdes. Le hoquet était moindre ainsi que le vomissement ; il y avait un peu de sommeil, et des lavements laxatifs procurèrent quelques évacuations grisâtres. Les 11, 12, 13, 14 et 15 les choses furent à peu près dans le même état. Le 16, le pouls s'étant un peu élevé, cependant sans tension au ventre, le malade fut saigné, on cessa la potion et je lui prescrivis de l'eau de Vichy comme boisson, d'abord simple, et ensuite aiguisée par deux gros de sel d'Epsom. Cette boisson passa assez bien ; les urines devinrent abondantes, le vomissement fut plus rare et a manqué quelquefois pendant 24 et 30 heures. Mais rien n'a passé par le bas et les évacuations inférieures toujours rares et en petites quantités n'étaient que le produit de la sécrétion qui se faisait dans les gros intestins.

Le 20, le malade éprouva des douleurs et un gonflement des hémorrhoïdes. Ces douleurs, et en même temps la situation habituelle du malade sur le côté droit, semblaient annoncer un engorgement étendu jusqu'à la veine porte. En conséquence les sangsues lui furent appliquées et procurèrent une médiocre évacuation de sang. Les accidents quoique moindres en apparence, continuèrent, le pouls devint plus petit ; le malade s'affaiblit et enfin mourut le 24 juillet, après 18 jours de vomissements habituels, et seulement quelques légères déjections de matières stercorales, sans qu'aucune matière ait passé de haut en bas, excepté la veille de sa mort qu'il eut une évacuation bilieuse.

Les accidents ayant été permanents malgré les remèdes les mieux indiqués, d'un autre côté n'ayant trouvé aucune tumeur au ventre vers les ouvertures naturelles, ni aucun endroit spécialement douloureux, malgré les recherches les plus exactes, je ne pouvais regarder la maladie comme une suite de hernie. Je crus donc devoir plutôt soupçonner une *invagination d'intestin* ou un *étranglement* causé par quelque *bride* intérieure dont la nature et le siège étaient également inconnus. Tel avait été le jugement que j'avais porté et que je crus devoir vérifier par l'examen du sujet.

*A l'ouverture du bas-ventre*, j'aperçus d'abord l'épiploon qui, au lieu d'être étendu sur la surface des intestins et flottant, était comme roulé et resserré sur lui-même et comprimant les intestins dans son passage, allait adhérer au péritoine au-dessus du pubis, il formait ainsi une espèce de corde qui avait rétréci les intestins dans tous les points de son contact.

Ayant détruit son adhérence inférieure pour reconnaître l'état des parties au-dessous, je trouvai en général les intestins grêles fort dilatés dans un état de phlogose et avec quelques points gangreneux. Les ayant examinés avec soin je découvris une forte adhérence d'une portion de l'intestin iléum étranglé au-dessous de l'endroit d'où j'avais détaché l'épiploon ; cet intestin dilaté en ce lieu comme une espèce de jabot était engagé dans une *poche* formée par le péritoine, au-dessus de la tunique vaginale du cordon auquel elle était adhérente. Cette poche était fort épaisse, carniforme, et présentait une cavité presque ovoïde, la portion d'intestin qui y était contenue y adhérait et était gangrenée, l'intestin resserré à son entrée dans cette poche ne permettait plus le passage des matières. Son diamètre naturel était fort diminué au-dessous de l'étranglement et j'ai reconnu par l'examen que la portion de l'iléum qui était au-dessous n'était pas éloignée du cæcum de huit pouces.

En réfléchissant sur la densité de cette poche et sur sa situation on peut présumer qu'elle ne s'était pas formée depuis peu, et qu'elle était la suite d'une disposition vicieuse déjà ancienne : ce qui paraît confirmé par l'habitude qu'avait le malade de se coucher sur le côté droit depuis plusieurs années et par la douleur qu'il éprouvait en se couchant du côté opposé.

Ce sujet ayant été occupé à des travaux quelquefois pénibles, ne peut-on pas penser ou qu'il a quelque effort ou peut-être qu'il aura été frappé dans ces parties, ce qui aura donné lieu à la distension graduée du péritoine et à la formation successive d'une poche ? L'intestin introduit dans cette poche depuis longtemps n'a produit aucun accident tant qu'il n'a pas été étranglé, mais l'inflammation ayant été déterminée par une cause quelconque, l'étranglement est survenu, l'intestin a contracté des adhérences, les accidents se sont développés et la maladie non susceptible de secours à raison de la situation intérieure et inconnue, ne pouvant se terminer par les seules forces de la nature, est devenue nécessairement mortelle. L'espèce d'étranglement produit par l'épiploon devenu adhérent au-dessus d'une poche ainsi formée intérieurement présente un cas très rare, peut-être unique et dont nous n'avons pas d'exemple dans les auteurs.

**3e Cas.** — ALEXANDER MONRO JUNIOR. (*Observation on crural Hernia*, to which is prefixed a general account of the other varieties of Hernia. Edinburgh, 1803, p. 12.)

Un exemple unique de hernie interne non encore décrite par les auteurs s'est présenté à mon éminent collègue le Dr Rutherford. Dans cet exemple il y avait un orifice anormal dans le mésentère à travers lequel une portion de l'iléon s'était herniée et était étranglée. L'intestin était tordu d'une façon extraordinaire. La malade, une femme, mourut par suite de l'inflammation de l'intestin. La portion de l'iléon qui s'était herniée à travers le mésentère fut étranglée (pl. I, fig. 1, n'existe pas dans l'ouvrage).

En *note*, l'auteur ajoute : « Depuis que j'ai écrit ce qui précède, j'ai trouvé un exemple de hernie à travers le mésocôlon, décrit dans *Act. Nat. Cur.* »

**4e Cas.** — A. COOPER. (1er Cas de...) (Hernie mésentérique et hernie mésocolique. *Œuvres chirurgicales complètes de sir Astley Cooper*, traduites de l'anglais avec des notes par E. Chaissaignac et G. Richelot. Paris, 1837, p. 399 et 400. Année 1807.)

*Hernie mésentérique.* — J'ai observé cette variété de hernie sur un sujet destiné aux dissections et qui avait été apporté pour M. Richard Pugh à l'hôpital St-Thomas. Le malade avait été à l'hôpital de Guy dans le service de M. Forster et avait subi une amputation. Il paraissait avoir environ 55 ans.

L'abdomen étant ouvert et après avoir soulevé l'épiploon et le côlon, on n'aperçut point l'intestin grêle ; mais à la place qu'il occupe dans le milieu de l'abdomen on trouve une tumeur située sur les vertèbres lombaires et s'étendant en bas jusqu'à la base du sacrum.

Lorsque cette tumeur fut ouverte on reconnut qu'elle consistait en un sac qui contenait tout l'intestin grêle, à l'exception du duodénum. Ce sac était formé par le péritoine qui entourait de toutes parts les intestins, excepté en arrière où existait une petite ouverture à travers laquelle ceux-ci avaient passé.

En suivant le trajet de l'intestin, depuis l'estomac jusqu'à l'anus, on reconnut que le jéjunum passait dans le sac, à la partie postérieure, et que l'iléon franchissait la même ouverture, en se portant à droite et en descendant vers l'aine droite pour se continuer comme d'ordinaire avec le gros intestin. J'injectai les vaisseaux mésentériques qui ont été conservés par dessiccation sans qu'on les ait disséqués. Mais l'absence de tunique péritonéale permet de les voir aussi distinctement que s'ils avaient été soumis à une dissection minutieuse.

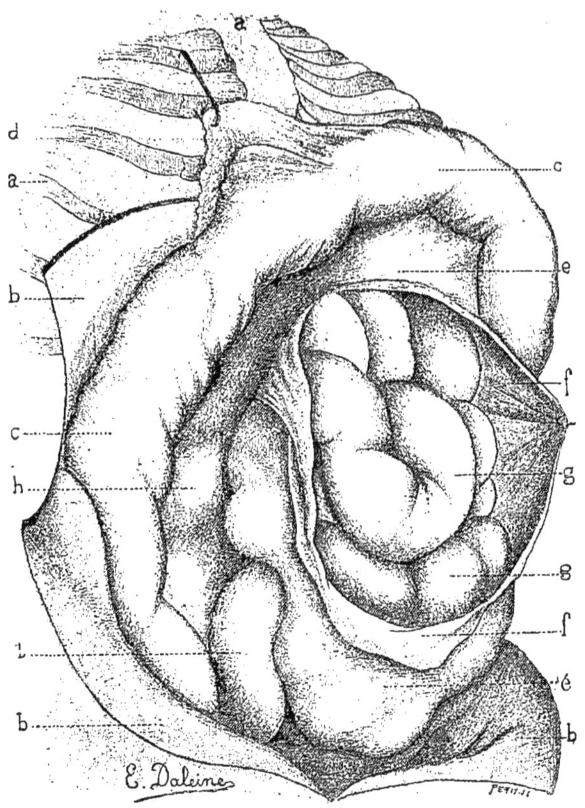


FIG. 47. — *Hernie mésentérique* (d'après COOPER).

a, a, a, sternum et côtes. — b, b, b, muscles abdominaux renversés. — c, c, couronne du côlon. — d, épiploon. — e, mésocôlon. — é, sac formé par le mésentère. — f, f, sac formé par le mésentère ouvert. — g, g, intestin grêle contenu dans le sac mésentérique. — i, iléon pénétrant dans le cæcum.

Je n'ai pas pu savoir à quels phénomènes cette situation anormale des intestins avait donné lieu pendant la vie. On prit toutes les informations possibles, mais rien, pendant le séjour du malade à l'hôpital, n'avait pu faire soupçonner une lésion dans l'abdomen.

D'après l'état d'incarcération dans lequel se trouvaient les intestins renfermés dans le sac, je suis naturellement conduit à penser que les mouvements péristaltiques des intestins avaient dû être moins libres qu'à l'ordinaire, et cet état d'engourdissement et de torpeur avait dû être souvent une cause de constipation. Mais si tel avait été le résultat de cette disposition des intestins, jamais la gêne n'avait été portée au point de déterminer de l'inflammation, car les tuniques intestinales ne présentaient aucun épaississement et les intestins n'avaient contracté aucune adhérence soit entre eux, soit avec le sac.

**5e Cas.** — (2e Cas du même auteur.)

*Hernie mésocolique.* — En ouvrant l'abdomen d'un sujet apporté pour la dissection, l'épiploon et les gros intestins ayant été renversés, on trouva, du côté gauche, une tumeur volumineuse dont la partie supérieure reposait contre le rein gauche, et qui, s'étendant en bas vers le rebord du bassin, était circonscrite à sa partie inférieure, par la concavité de la courbure sigmoïde du côlon.

Le gros intestin conservait sa situation accoutumée dans l'abdomen. Toutefois le cæcum et le commencement du côlon étaient plus rapprochés de la partie

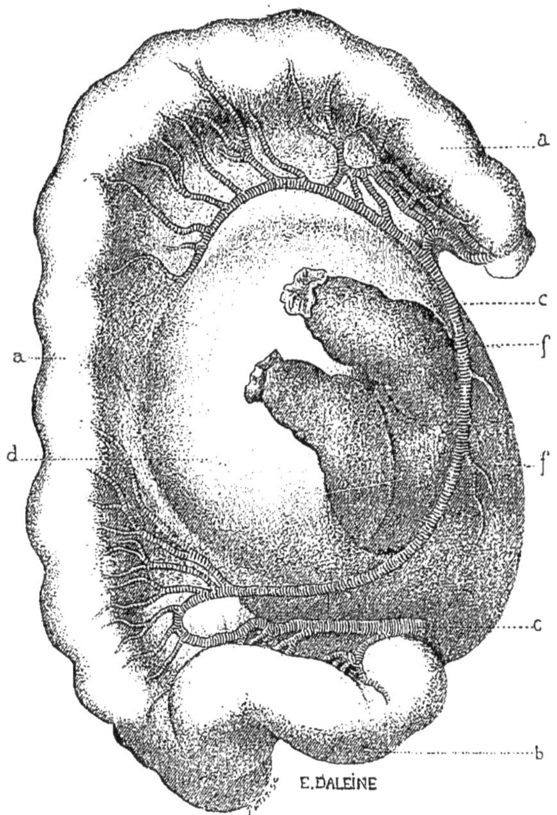


FIG. 48. — *Hernie mésocolique.*

a, a, face postérieure du côlon gauche. — b, S iliaque. — c, c, artère colique. — d, d, sac formé par la séparation des lames du mésocôlon. — e, e, intestin grêle passant dans le sac. — f, f, ouverture par laquelle l'intestin pénètre dans le sac.

centrale de cette cavité. Du côté gauche, le côlon était placé entre la tumeur et les muscles abdominaux, et la tumeur s'étendait depuis la fin de son arc transverse jusqu'à sa courbure sigmoïde. Le duodénum, une petite partie du jéjunum et la fin de l'iléon étaient les seules parties de l'intestin grêle qui ne fussent pas cachées ; toutes les autres portions de ce dernier qui ne se voyaient pas à l'ouverture de l'abdomen étaient renfermées dans la tumeur.

L'ouverture à travers laquelle les intestins avaient passé dans la tumeur, était située au côté droit de l'abdomen et offrait des dimensions plus que suffisantes pour permettre le passage de deux anses intestinales, même dans leur plus grande distension, aussi l'intestin grêle fut-il retiré très facilement de l'intérieur du sac. Le sac s'était formé entre les deux feuillets du mésocôlon. L'orifice qui avait livré passage aux intestins siégeait dans la portion droite du feuillet antérieur. Le sac avait assez de capacité pour renfermer tout l'intestin grêle dans un état de demi-distension. L'orifice du sac était formé dans les 2/3 de son pourtour par le péritoine seul, et dans l'autre tiers par une branche de l'artère mésentérique inférieure. La portion du péritoine qui formait le sac était un peu plus épaisse que celle qui tapissait les muscles abdominaux ; mais somme toute elle avait subi, sous ce rapport, moins d'altération que je ne l'aurais supposé d'après le degré de pression auquel elle avait été soumise.

L'ouverture du sac était assez étendue pour permettre à une partie des intestins de rentrer dans la cavité abdominale, lorsqu'ils étaient fortement distendus par des gaz ou par des aliments. Mais si, par suite de la pression qu'il avait à supporter, l'orifice se fût ou épaissi ou resserré, le malade aurait pu être exposé à des accidents d'étranglement.

Du reste ces accidents ne doivent survenir que bien rarement dans l'espèce de hernie dont il s'agit, car le resserrement et l'épaississement du sac herniaire sont généralement produits par une pression qui s'exerce à l'extérieur du sac et qui fait effort contre la pression qui agit de dedans en dehors.

Dans le cas que je viens de rapporter il ne s'est présenté aucune particularité qui pût porter à croire que la hernie eût jamais donné lieu à des symptômes d'étranglement. Il est probable aussi, d'après l'examen des parties, que l'individu chez lequel existait cette hernie n'avait pas éprouvé autant de gêne dans les fonctions des intestins que celui qui fait l'objet de l'observation précédente, car le passage à travers l'orifice du sac était complètement libre. Mais nous eûmes à regretter dans ce cas, comme dans le précédent, de n'avoir pu connaître les symptômes qu'avait produits la hernie.

6e **Cas**. — Cruveilhier. (*Bulletins de la Société anatomique*, 2e année, n° 3, mai 1827, page 34, et *Traité d'anatomie descriptive*, tome II, 5e édition, 1874-1876, page 549, note.)

L'auteur met sous les yeux de la Société une variété de forme du péritoine qui a été observée pour la première fois par Neubauer et décrite par lui sous le nom de « *Rarissimi peritonæi conceptaculi* ».

« C'est un sac séreux particulier renfermant dans son intérieur la plus grande partie de l'intestin grêle. Cette anomalie que M. Béclard expliquait par un agrandissement extraordinaire du petit épiploon colique, n'avait encore été rencontrée que quatre fois ; elle fait le sujet d'une note insérée dans les Archives de Médecine par M. Ollivier (d'Angers).

Voici ce qu'il dit dans la note p. 549 de son Anatomie :

« Variété : J'ai présenté à la Société anatomique en 1827 une variété anatomique fort remarquable du péritoine : c'est une grande poche séreuse contenant la totalité de l'intestin grêle et renfermée elle-même dans la cavité péritonéale. Cette anomalie de forme paraît avoir été observée pour la première fois par Neubauer et décrite sous le nom de Rarissimum peritonæi conceptaculum. »

7e **Cas**. — A. K. Hesselbach. (*Lehre v. den Eingeweidebrüchen*. Wurzburg, 1829. B. I, s. 22.)

« Un valet de ferme, âgé de 38 ans, qui souffrait souvent de coliques depuis l'âge de 20 ans, contracta par refroidissement une inflammation de l'estomac et mourut 4 jours après malgré tous les secours médicaux.

« A l'examen, je trouvai l'estomac très dilaté, il contenait beaucoup d'air et un peu de mucus. Les parois internes étaient enflammées et présentaient des plaques enflammées de la grosseur de 1 centime à celle d'une pièce de 2 sous. Le duodénum était enflammé. A l'endroit où l'intestin grêle apparaissait sous le côlon transverse on voyait partir de son côté gauche un ligament rond et fort, filant sur l'intestin grêle vers le côlon ascendant où il se fixait. Ce ligament extraordinaire, d'ailleurs fortement tendu, comprimait si fortement les vasa mesaraïca que la circulation pouvait à peine s'y faire. L'intestin lui-même à l'endroit où ce ligament le serrait, était tellement étroit que je pouvais à peine y introduire une plume d'oie. Tout le reste de l'intestin grêle, qui se trouvait au-dessous de la striction, présentait une couleur purpurine, par suite de la masse de sang accumulée dans ses innombrables vaisseaux. »

**8e Cas.** — HAUFF. (*Jahrbücher der in und ausländichen gesammten medicin herausgegeben von Carl Christian Schmidt.* Jahrgang 1839. Band XXIII, p. 184. Beiträge zur patholog. Anatomie von Dr Hauff in Besigheim.)

*Défaut de formation rare et constriction de l'iléon.* — Un enfant de paysans, âgé de 14 ans, sain et solide quoique sujet à des douleurs abdominales, se plaignit un jour, au mois de juillet, en revenant des champs, de violentes douleurs de ventre localisées surtout dans l'hypochondre droit. Il présentait un faciès et une langue jaunâtres, conjonctives jaunes, la bouche amère, etc. et ressentait de violentes douleurs dans le ventre, qui n'était pas chaud et ne présentait pas une sensibilité excessive à la pression. Pouls petit et assez rapide. Peau sèche ; soif vive ; aucune selle depuis 2 jours. Vu le caractère bilieux de la maladie et l'existence dans le pays de nombreuses fièvres bilieuses, je lui donnai une solution de tartre stibié, qui amena des vomissements bilieux et des selles de même nature et enleva presque complètement la douleur. Le lendemain soir le malade était gai, le ventre petit, peu sensible à la pression et douloureux par moments. Prescription d'une solution de tart. borax et tart. émét. Le malade se trouve bien pendant la journée, mais depuis l'avant-veille il n'avait pas été à la selle, la douleur abdominale augmente. Le malade est agité : calomel, émulsion d'huile de ricin, etc. Le lendemain matin j'appris qu'il ne passait ni selles, ni gaz, que tout allait plus mal, que les douleurs augmentaient et que le ventre se ballonnait. J'ajoute à l'émulsion de l'huile de croton ; je prescris des clystères et pratique une saignée. Le même jour, j'examine de nouveau le malade : météorisme abdominal très développé, surtout au niveau de l'estomac et du côlon transverse, épigastre tympanisé, portion inférieure du ventre dure et moins douloureuse que précédemment, extrémités froides.

Le malade indique d'une façon constante que l'hypochondre gauche est l'endroit le plus douloureux. Urines rouges, miction difficile, pouls petit et rapide.

Ammoniaque dans une décoction d'althea, une cuillerée toutes les 1/2 heures, fomentations glacées, d'eau, de vinaigre et de sel sur le ventre, et, toutes les 3 heures, un clystère.

Le lendemain, aucune modification ; le météorisme seul avait diminué. Pas de selles ; pouls petit et rapide. Émulsion d'huile de ricin et de croton ; clystère avec extrait de belladone toutes les 3 heures, 12 sangsues sur le bas-ventre et un bain tiède.

Le soir même, l'état du malade avait empiré : vomissements violents. Après le 1er clystère, hébétement du malade et dilatation des pupilles, en conséquence, je fis supprimer les clystères

Extrémités froides, faciès hippocratique, douleurs abdominales violentes, surtout à gauche. Cataplasmes chauds sur le ventre, solution de laudanum et de liqueur ammoniacale.

Nuit assez bonne, arrêt des vomissements. Les clystères amènent l'expulsion de quelques matières fécales. J'ordonne du calomel, de l'opium et la continuation des clystères.

Le soir, l'état était sensiblement le même, les vomissements avaient repris, mais la douleur avait diminué.

Le lendemain, les symptômes étant devenus de plus en plus graves, j'ordonnai du mercure et du laudanum ainsi que des clystères d'eau glacée. Le soir, le malade me raconta qu'il sentait couler le mercure jusqu'au niveau du point douloureux, où il se trouvait arrêté. Les clystères froids soulagèrent le malade, les vomissements disparurent. La douleur abdominale était supportable. Je fis continuer le mercure avec un peu de liqueur ammoniacale.

A une heure du matin, mort du malade en pleine connaissance.

*Autopsie* (15 heures après la mort, par une journée très chaude).

Abdomen bleuâtre, ballonné, scrotum violacé et emphysémateux. Dans la cavité du bas-ventre existe une grande quantité de liquide purulent, toute la surface du péritoine est recouverte d'un pus épais et floconneux. Intestin ballonné, de coloration bleu sombre, parcouru de traînées injectées de couleur rouge sombre. Nombreuses adhérences entre les diverses organes. Estomac rouge pâle, très dilaté et rempli entièrement de matières fécales jaune verdâtre. Le duodénum et le jéjunum sont très enflammés au niveau de la face péritonéale et remplis des mêmes matières. L'iléon en contenait aussi, présentait une coloration rouge sombre et la même largeur qu'un intestin grêle de nouveau-né. Avant son passage dans le cæcum il se trouvait étranglé par un épaississement péritonéal de la largeur du doigt et épais de 1 centim., de sorte qu'il était réduit à un ruban membraneux étroit, permettant à peine l'introduction d'un tuyau de plume d'oie. Le ligament constricteur partait du bord antérieur et inférieur de la rate, filait en avant vers l'iléon où il formait seulement l'épais bourrelet étranglant l'intestin. A l'état normal la lame postérieure du mésocôlon va de la rate à la flexura coli sinistra pour former le ligament coli lienale ; ici cette lame allait à l'iléon, formait le cordon annulaire presque tendineux qui entourait l'intestin, et, au delà de celui-ci, était unie au mésentère. Ce rétrécissement présentait 3 à 4 centim. de longueur, jusqu'à l'endroit où l'intestin, immédiatement avant son passage dans le cæcum, s'élargissait brusquement et redevenait normal, de telle sorte qu'il paraissait ligaturé. Au niveau du rétrécissement les membranes de l'intestin étaient très amincies. de coloration inflammatoire rouge brun, et lisses sur les deux faces, externe et interne. L'intestin formait une membrane mince, lisse, demi-transparente, vasculaire, rouge. Le saccus cæci était déplacé à gauche et en arrière, de sorte que, par suite, la constriction correspondait à l'endroit le plus douloureux. La longueur de l'appendice vermiculaire n'était que de 2 centim. Le côlon, ascendant et transverse, était tiré en arrière et paraissait trop court comme le gros intestin qui ne mesurait que 3 mètres. Le gros intestin était recouvert de matières purulentes, peu enflammé d'ailleurs, et présentait dans ses plis des matières fécales saumonnées, jaunâtres, très solides. Le mercure était accumulé en trois endroits principalement : dans les replis du duodénum et du jéjunum, mais à ce niveau l'intestin était entièrement sain. Les autres organes de la cavité abdominale étaient sains.

Les résultats de l'autopsie nous font admettre que c'était une péritonite à frigore, s'étendant ensuite sur le tube intestinal, surtout sur sa face externe (enteritis serosa), et qui, favorisée par la constriction de l'iléon, amena cette occlusion opiniâtre et ensuite la mort. Les matières fécales accumulées dans l'estomac et l'intestin grêle indiquent la possibilité des vomissements de matières fécales, niés autrefois. Le mercure, on le voit, ne supprime pas l'occlusion, mais ne fatigue pas le malade et fait disparaître les vomissements (Hottenroth).

**9e Cas.** — Soverini. (Descriptio anatomica cujusdam sacci peritonei abnormis, jejunum et ileum a reliquis abdominis visceribus sejunctum continentis. — *Novi commentarii academiæ scientiarum instituti Bononiensis.* Tom. VIII. Bononiæ, 1846, 4o, p. 299-316. Tab. XXVI-XXIX. Lu le 7 mai 1844 dans la séance de l'Académie des sciences de l'Institut de Bologne. La préparation a été présentée, conservée dans l'alcool ; elle a été séchée plus tard et mise au Musée anatomo-pathologique du grand Lyceum de Bologne.)

N'ayant pu, malgré nos recherches, nous procurer le travail original, nous allons donner le résumé de cette observation d'après W. Gruber (*Petersburger med. zeitschrift.* Band I, 1861. Ueber die Hernia interna Mesogastrica mit 3 Abbildungen, page 229).

Piere Francischini, solide cordonnier, mourut à la fin de 1841, à l'hôpital de Bologne, de pleuro-pneumonie subaiguë.

On ouvrit et examina la cavité abdominale non dans l'espérance d'y trouver une modification ayant pu déterminer la mort du sujet, mais simplement parce qu'on voulait voir ouvertes les trois cavités du corps. On constata de l'hépatisation du poumon droit et des fausses membranes ligamenteuses sur les plèvres.

Après avoir rejeté en haut le grand épiploon on ne trouva que le cæcum et le côlon et pas d'intestin grêle, mais, à la place de celui-ci, un large sac sphérique qui paraissait être une très grosse tumeur ou un sac herniaire. La tumeur occupait

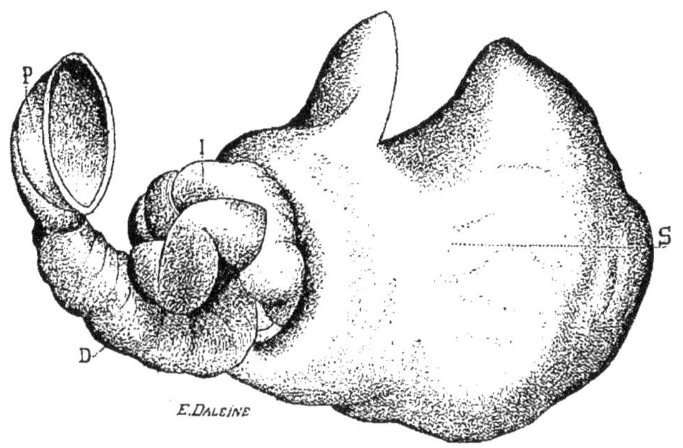


FIG. 49. — Dessin fait d'après la pièce sèche déposée par SOVERINI et trouvée par LAMBL *(loc. cit.)* au Musée anatomo-pathologique de Bologne.

P, pylore. — I, intestin grêle. — D, duodénum. — S, sac herniaire

toute la région ombilicale, s'étendait sur la droite, mais encore plus sur la gauche où elle passait sous l'estomac et la rate, et remplissait toute la région colique jusqu'à atteindre la paroi abdominale.

Le pourtour supérieur du sac adhérait, à droite, à la face inférieure de la flexura coli sinistra tirée sur la droite, et de la lamelle supérieure du mésocôlon de cette flexura. A gauche il adhérait à la lame profonde de la portion postérieure du grand épiploon qui, après être arrivée à la paroi abdominale postérieure abandonnait la lame superficielle, se recourbait sur le sac et descendait pour rencontrer la portion de ce dernier située entre le bord externe du côlon descendant et la paroi abdominale. Le bord gauche du sac occupait la région abdominale gauche, sous l'estomac et la rate. Il était uni au muscle transverse de l'abdomen, au carré lombaire, et presque entièrement au grand psoas. De plus, par son extrémité inférieure il se trouvait en contact avec le muscle iliaque interne, par suite de ce fait que le côlon descendant qui passait sur lui occupait sa place. Le sac descendait en particulier à droite jusqu'au-dessous du promontoire et des muscles iliaques internes et se trouvait, par suite, aussi dans la cavité du bassin.

A droite, le sac se limitait au cæcum et côlon ascendant, s'appuyait par son fond au côlon transverse filant sur la droite en arrière de lui, à toute la portion interne du muscle carré lombaire recouverte de péritoine et au côté droit de la colonne lombaire. En inclinant la tumeur sur la gauche on voyait un ligament allant de la portion droite de la vessie à la partie inférieure du sac. Quelques autres dédoublements partaient du côté interne du cæcum et du côlon tranverse pour se réunir comme en un centre à peu près vers le milieu de la portion droite du sac. A ce niveau se trouvait un orifice par lequel sortait l'iléon, à l'endroit où il pénètre dans le côlon. Le dédoublement péritonéal venant du cæcum recouvrait l'iléon sortant et s'insérait au bord antérieur de l'orifice. Par suite l'orifice du sac en avant de l'iléon se trouvait réduit à un diamètre plus faible que le calibre d'une plume d'oie.

L'orifice du sac était long de 14-15 lignes et large de 7 lignes au milieu en soulevant légèrement le sac. Mais en relevant beaucoup plus le sac l'orifice devenait peu à peu plus large et presque rond. Le bord postérieur était convexe et passait sur la partie droite de la colonne lombaire. Le bord antérieur était concave et en forme de bourrelet et contenait de la graisse et des vaisseaux que Soverini prit à tort pour un rameau de l'artère colica media venant de l'artère mésentérique supérieure.

La portion terminale de l'iléon située en dehors du sac présentait une longueur de 1 pouce 1/2. Le mesenteriolum de l'appendice vermiculaire s'étendait jusqu'au ligament qui recouvrait l'iléon sorti du sac et par suite se trouvait uni au sac. Le cæcum et le côlon ascendant un peu recourbés se trouvaient au bord droit du sac. Le côlon transverse était tiré sur la droite. Il descendait derrière le sac au côté gauche du côlon ascendant jusqu'au cæcum, puis remontait de nouveau. Le côlon descendant se courbait à gauche et en bas sur le sac, il était de 5 lignes plus étroit que d'ordinaire, ce que Soverini attribue à sa situation entre les deux lames formant le sac. La flexura coli sigmoidea, de forme et situation normales, adhérait à la portion inférieure du sac.

Il était indubitable que le sac était formé par le péritoine, car il présentait tous les caractères de ce dernier et lui était uni partout. Le sac était formé à son côté antérieur et droit par deux lamelles ; au côté postérieur et gauche par une seule. Mais à ce dernier endroit il était fortifié par du tissu cellulaire abondant et épais le fixant solidement aux muscles du côté gauche et postérieur de l'abdomen et de la colonne vertébrale. Là où existaient deux feuillets ils se trouvaient unis par de minces et simples fibrilles celluleuses et il était facile de les séparer. Le sac était formé par le péritoine gauche, en particulier par la portion gauche du mésocôlon transverse et toutes les portions du mésocôlon descendant. Le sac était assez grand pour pouvoir contenir facilement l'intestin grêle d'une longueur de 23 pieds 8 pouces et 11 lignes.

Soverini regarde le sac non pas comme un sac herniaire, mais comme un vice de formation à ce qu'il résulte du moins de ce qu'il dit, page 311.

« Il est difficile de donner la cause de cette anomalie qu'il faudrait chercher à cette époque obscure où se développe le fœtus et non pas l'expliquer simplement par des conjectures et chercher en quelque sorte à la deviner. Aussi ne voulant pas me lancer dans ce vaste champ, duquel personne peut-être ne pourrait se tirer fructueusement, je conclurai ma description en regardant ce cas comme une anomalie excessivement rare du péritoine. »

**10e Cas.** — LAUTNER. (*Zeitschr. der k. k. gesellschaft der Aerzte zu Wien.* I. Jahrg. II. Bd. S. 162.) (Communication sur les résultats de l'Institut anatomo-pathologique de l'hôpital de Vienne.)

*Situation vicieusecongénitale de l'intestin grêle chez un enfant de 1 mois 1/2.* « Le mésentère de l'intestin grêle présentait, en plus d'une longueur extraordinaire, un sac, de la grosseur d'un œuf de poule, formé par l'écartement de ses feuillets et renfermant le jéjunum et une partie de l'iléon. Le cæcum était tiré en haut et fixé par du tissu cellulaire solide à la paroi externe de ce sac. La portion inférieure de l'iléon était enroulée de gauche à droite et d'arrière en haut autour de la portion d'instestin sortant du sac, sans cependant produire de constriction. »

**11e Cas.** — BIAGINI. (Zwei neue Fälle von innerer Darmeniklemmung, nebst einigen Bemerkungen über die Zweckmässigkeit der Enterotomie, von Dr Pietro Biagini in Pistoja (*Gaz. Toscana*, 5, 1847). *Carl Christian Schmidts Jahrbücher der in und ausländischen Gesammten medicin*, Jahrgang, 1848. Band LVIII. S. 61.)

J...., mendiant âgé de 45 ans, d'aspect cachectique, a subi plusieurs accès de fièvres intermittentes ayant causé une forte hypertrophie de la rate. Sans cause connue il fut pris, le 23 octobre, de violentes douleurs abdominales avec vomissements, météorisme et occlusion. Entré à l'hôpital le 24 octobre. Le lendemain matin, l'occlusion persistait, vomissements de matières fécales. Abdomen ballonné surtout dans la fosse iliaque droite, où on sentait une tumeur volumineuse, piriforme, élastique, lisse, sonore à la percussion.

Elle diminuait du côté du nombril et se confondait à ce niveau avec la masse des anses intestinales amincies, distendues par des gaz. Chose étonnante, tous les symptômes objectifs de la douleur abdominale manquèrent.

Le malade raconta qu'il avait eu quelque temps auparavant une péritonite diffuse ayant duré assez longtemps, et à la suite de laquelle il lui était resté des troubles digestifs et des coliques fréquentes ; il en avait eu une, il y a un mois, pour la dernière fois. Huile de ricin, clystères, grand bain. Rejet par vomissement de l'huile de ricin. Il ne pénétra dans le rectum qu'une faible quantité du clystère, on tenta plusieurs essais sans pouvoir injecter le liquide au delà de la flexura sigmoidea. Les signes de l'étranglement intestinal persistant, je consultai quelques collègues pour savoir s'il y avait urgence à créer un anus artificiel. L'accord fut général sur l'existence d'un étranglement interne dont il fallait déterminer le siège. L'endroit que ne pouvaient franchir les clystères se trouvait sur la flexura sigmoidea. Un tube de caoutchouc introduit par l'anus montra que cet endroit se trouvait à 5 cent de l'anus. L'état cachectique du malade rendait impossible l'opération de l'anus artificiel. Il meurt le 28 octobre après une longue et douloureuse agonie.

*Autopsie.* — La tumeur était formée par une sorte de tube contenant une grande partie de l'iléon. Les membranes de ce sac, épaisses de 2 lignes, adhéraient par leur surface externe à la paroi abdominale, par l'interne, à la séreuse des intestins qui y étaient renfermés. Elles étaient formées par le péritoine sur lequel se trouvait de la lymphe plastique résultant d'une inflammation ancienne. L'extrémité en cul-de-sac de l'iléon était entourée par un solide cordon de 4 lignes d'épaisseur (produit d'inflammation adhésive) qui produisait de cette manière un véritable étranglement. En retirant l'intestin on voyait à l'endroit étranglé les traces d'une inflammation devenue purulente, et, en l'incisant, on trouva un abcès de la tunique musculaire. Tout le reste de l'iléon contenu dans le sac était dilaté par des gaz. Le cæcum se trouvait complètement comprimé derrière ce sac, de même que le côlon jusqu'à la portion qui descend dans le bassin. Ce dernier était entouré de toutes parts de fausses membranes solides. On remarqua aussi sur tous les organes de la cavité abdominale, en plus d'une rate énorme, des traces bien nettes d'une ancienne péritonite.

*Réflexions.* — Les fausses membranes provenaient de l'inflammation subie, il y avait trois ans, par le malade ; la cause de l'étranglement résidait dans une inflammation de la portion de l'intestin entouré par le cordon.

L'obstacle au passage des liquides au niveau de la flexura sigmoïdea résultait d'un gonflement inflammatoire de la muqueuse intestinale et d'un resserrement produit par les fausses membranes inextensibles.

Observation, en l'espace de quatre ans, dans la province de Pistoja de trois autres cas suivis aussi de mort.

**12e Cas.** — Th. B. Peacock. (1er Cas de...). (Sur la hernie mésocolique comme cause de l'étranglement intestinal. *London Journal of medecine*, oct. 1849, et *Arch. gén. de méd.*, 1850. 4e série, T. XXII, p. 210.)

Un homme de 30 ans entra à l'hôpital le 25 avril 1849, malade depuis quatre jours et atteint d'un typhus très grave. Il succomba à cette maladie le neuvième jour.

A l'*autopsie* on découvrit, en ouvrant l'abdomen, une disposition qu'on n'avait pas soupçonnée. La cavité abdominale ne paraissait renfermer qu'une portion du foie, l'estomac et le côlon transverse, mais pas de trace de l'intestin grêle. Il y avait une bride, petite, mais épaisse, établissant des adhérences entre le commencement du côlon transverse et le lobe droit du foie, à droite de la vésicule biliaire.

Dans ce point, le côlon se dirigeait à gauche, puis il descendait perpendiculairement au milieu de l'abdomen jusqu'au détroit supérieur du bassin. Là il se réfléchissait subitement en haut et venait reprendre la position normale qu'occupe l'S du côlon. Le reste de l'intestin parcourait son trajet normal. La portion descendante du côlon qui descendait verticalement était refoulée en avant par une tumeur située derrière elle et qui faisait saillie à droite et à gauche de lui. En refoulant de côté cet intestin de manière à examiner le mésocôlon, on découvrit une tumeur qui pouvait avoir le volume de deux poings réunis. En suivant de bas en haut le côlon à partir de la tête du cæcum, on voyait une bande de mésocôlon passer du voisinage de la terminaison de l'iléon vers le milieu du mésocôlon transverse ; cette bande formait la limite droite de la tumeur, tandis qu'à gauche elle était limitée par la portion descendante du côlon. En bas le sac répondait aux limites du bassin et en haut au côlon transverse.

L'intestin grêle, qui établissait la communication avec le cæcum, s'échappait de cette masse, à 2 pouces du cæcum, par une ouverture à bords concentriques, par laquelle on pouvait glisser facilement le doigt dans le sac. De la partie supérieure de l'iléon le mésentère se perdait dans le mésocôlon de la portion ascendante du côlon et de la tête du cæcum. A l'intérieur, le sac était un peu opaque et un peu épaissi, surtout en bas, où il adhérait par plusieurs brides épaisses au péritoine des rebords du bassin, tandis qu'en dedans il était lisse et glissant quoique opaque. Tout l'intestin grêle, excepté le duodénum, était renfermé dans l'épaisseur du mésocôlon. Le jéjunum pénétrait dans le sac à la partie postérieure et supérieure, et l'iléon en sortait à son bord droit et inférieur. Le sac était couvert de graisse en quantité médiocre dans beaucoup de points, pas assez cependant pour empêcher de distinguer les circonvolutions intestinales. Épiploon et mésentère parfaitement sains, aucune altération de l'intestin. A 18 pouces environ au-dessus de la terminaison de l'iléon il y avait un diverticulum de 2 pouces de long offrant à peu près le quart du diamètre de l'intestin grêle.

Chez ce malade, les symptômes observés pendant la vie et les altérations anatomiques trouvées après la mort ne se rapportaient nullement à l'obstruction intestinale, et d'après les renseignements pris auprès des parents du malade il n'avait jamais présenté rien de particulier du côté des voies digestives. Il n'en est pas de même dans le cas suivant, où on observe tous les symptômes de l'iléus.

**13e Cas.** — (2e Cas du même auteur.)

Un charretier, âgé de 27 ans, fut pris au moment où il venait de déjeuner, le 10 avril 1843, de douleurs vives dans l'estomac et de vomissements. Il entra dans la soirée à l'hôpital d'Édimbourg : Il n'avait pas été à la garde-robe depuis la veille, 2 heures après midi, il accusait des douleurs dans l'estomac ; l'abdomen était sensible et ballonné. Le malade vomissait tout ce qu'il prenait et avait aussi des crampes dans les muscles des extrémités inférieures. Ces accidents continuèrent malgré un traitement approprié, la constipation persista. Les vomissements prirent bientôt le caractère des matières fécales. Les muscles des extrémités inférieures et les muscles abdominaux étaient dans un état de spasme continuel. Abdomen extrêmement sensible et ballonné. Face pâle et anxieuse, extrémités froides, pouls petit et fréquent. Les accidents continuèrent en s'aggravant jusqu'à la mort, qui eut lieu 41 heures après le début des premiers phénomènes.

*Autopsie.* — En ouvrant la cavité abdominale. On aperçut le côlon descendant, situé au-devant du cæcum et de la portion ascendante du côlon. La partie médiale et latérale gauche de l'abdomen était occupée par une tumeur volumineuse dont la partie extérieure, mince et transparente, laissait apercevoir l'intestin grêle fortement distendu et d'une couleur rouge foncé. Cette tumeur n'était autre qu'une hernie de l'intestin grêle dans l'épaisseur des replis du mésocôlon gauche. Tout l'intestin grêle, excepté le duodénum, se trouvait renfermé dans le dédoublement des feuillets du péritoine. Le jéjunum pénétrait en haut dans le sac, en sortait pour y rentrer bientôt, et l'iléon s'en échappaient à 2 pouces environ au-dessous du cæcum. Le jéjunum et la portion supérieure de l'iléon étaient fortement distendus, sans être congestionnés ; mais dans le point où l'iléon sortait du sac, les parois de l'intestin étaient fortement enflammées, livides et presque gangrenées ; la muqueuse, dans le point correspondant, était tout à fait noire. En retirant l'intestin grêle du sac herniaire, on aperçut le point de l'étranglement, situé à 2 pouces environ au-dessous de la valvule iléo-cæcale. Dans ce point les parois de l'intestin étaient fortement épaissies. L'inflammation commençait immédiatement au-dessus de l'étranglement et correspondait au bord tranchant formé par le mésocôlon, au-dessous duquel l'intestin sortait, pour rentrer dans la cavité abdominale. Cette ouverture du sac n'était pas étroite, au contraire, elle eût pu loger les quatre doigts. Son bord inférieur était épais et constitué en partie par une des artères mésocoliques. La hernie était évidemment ancienne, ainsi qu'on pouvait en juger par la présence d'adhérences celluleuses et par la rétraction permanente de l'iléon à partir du moment où il était sorti du sac. Celui-ci dont on put facilement apprécier la disposition, lorsqu'on eut enlevé toute la masse de l'intestin grêle, était formé en avant par l'expansion du feuillet postérieur du mésocôlon gauche. Le pancréas et le duodénum croisaient son bord supérieur, son bord droit était formé par le côlon descendant et le feuillet antérieur du mésocôlon. A gauche et en bas, le sac se continuait avec le péritoine qui revêt les muscles abdominaux et le petit bassin. Le sac était mince et transparent, excepté dans le point où il se continuait avec le péritoine des parois abdominales ; dans ce point, il était épaissi et opaque en certains endroits.

Pour bien comprendre le mécanisme de cette forme de hernie, il faut se rappeler qu'au niveau du point où l'intestin grêle passe sous l'artère mésentérique supérieure, et prend le nom de jéjunum, il reçoit un feuillet du péritoine, dérivé du feuillet le plus postérieur des deux, qui se réfléchissent d'arrière en avant après avoir formé l'épiploon. Ce feuillet constitue le feuillet inférieur du mésocôlon. Si donc, en ce point, le péritoine manque en quelque sorte, près de la colonne vertébrale, de manière à laisser une ouverture dans le feuillet antérieur du mésocôlon, il finit par constituer un véritable sac herniaire. En effet, l'intestin est sorti de sa cavité naturelle et se trouve contenu dans un sac formé par le péritoine. La question vraiment importante est celle de savoir comment se forme cette ouverture dans le feuillet antérieur du mésocôlon.

A. Cooper pense qu'il y a presque toujours dans ces cas une disposition vicieuse et congénitale du péritoine. Le fait est que, dans la plupart des cas connus de cette hernie, on ne trouve, dans les antécédents du malade, aucune cause de violence de nature à expliquer ces espèces de rupture.

A. Cooper a fait remarquer que cette forme de hernie était peu susceptible d'étranglement, ou que l'intestin déplacé n'est pas soumis à ces alternatives de pression qui entraînent dans les hernies l'épaississement ou la contraction de l'orifice du sac. On voit cependant, par l'histoire du second malade, que l'étranglement est possible, et cela sans rétraction de l'anneau, par la seule compression exercée par le contact de ses bords.

**14e Cas.** — Deville. (*Bull. Soc. anat.* Paris, 24e année, 1849, page 122, no 10.)

Il a rencontré un sujet à l'ouverture duquel les trois côlons frappèrent immédiatement la vue ; mais on ne voyait pas trace d'intestin grêle. Le feuillet péritonéal superficiel suivait le trajet ordinaire, le feuillet inférieur passait devant tout l'intestin grêle. En fendant ce feuillet inférieur du mésocôlon transverse, on découvrait cet intestin avec son mésentère. L'intestin grêle, au lieu d'être renfermé dans la cavité péritonéale était logé dans l'écartement des deux feuillets du mésocôlon transverse.

**15e Cas.** — Barth. (*Bull. Soc. anat.* Paris, 24e année, 1849, p. 122, no 10.)
Il cite un cas dans lequel le paquet intestinal semblait enveloppé d'un sac séreux.

**16e Cas.** — Deville. (*Bull. Soc. anat.* Paris, 26e année, 1851, p. 15. Disposition anormale du péritoine, consistant surtout dans la présence de tout l'intestin grêle avec son mésentère, dans l'arrière-cavité des épiploons. Cas semblable à celui déjà communiqué, mais incomplet.)

Cette pièce provient du cadavre d'un homme jeune, d'une trentaine d'années, grand, bien constitué, svelte, et dont le ventre était passablement creux à l'extérieur. Le cadavre servait à l'amphithéâtre de Clamart, pour les études anatomiques, et des élèves inexpérimentés avaient commencé à examiner les viscères abdominaux, sans se douter qu'ils étaient irrégulièrement disposés. Il en est résulté la destruction fâcheuse de certaines dispositions, mais pas assez cependant pour que l'ensemble du fait ne puisse encore être bien saisi.

La paroi abdominale antérieure étant fendue par une incision cruciale, de manière à ouvrir la cavité péritonéale, on n'aperçoit pas la moindre trace d intestin grêle. Le devant des régions hypogastrique, ombilicale, des fosses iliaques et des flancs est occupé par des circonvolutions en S du gros intestin. Au-dessous de ces circonvolutions, la cavité pelvienne et ses organes sont normaux. Au-dessus se trouve l'estomac, escorté de chaque côté par le foie et la rate et séparé du gros intestin par un large épiploon gastro-colique. Suivons dans son trajet le gros intestin : *Premièrement*, à partir du cæcum qui est bien à sa place, le côlon ascendant monte régulièrement, mais il s'arrête bientôt au niveau de l'extrémité inférieure du rein droit, par conséquent bien avant d'arriver contre le foie dont le sépare toute l'épaisseur de la couche duodénale décrite plus loin. Il est dépourvu de mésentère.

*Deuxièmement*. Le côlon ascendant, régulier à part sa brièveté, se continue en se recourbant avec ce qui devrait être le côlon transverse. Aussitôt après cette inflexion, le gros intestin descend verticalement, de haut en bas, au-devant du flanc et de la fosse iliaque du côté droit ; arrivé au bas de la fosse iliaque, il remonte de bas en haut jusqu'auprès du duodénum et forme aussi un S complet. Il se continue ensuite, sans ligne de démarcation, au niveau de l'ombilic, avec le reste du gros intestin qui décrit jusqu'au rectum, et de la même manière, des courbes irrégulières en S. Je distingue dans la description cette portion droite du gros intestin, le côlon droit, de la portion gauche, côlon gauche ou iliaque, parce que les rapports du côlon droit avec les lames péritonéales sont malheureusement détruits, tandis que, du côté gauche, les rapports analogues sont intacts sur la pièce que je présente. Malgré la destruction malencontreuse des rapports du côlon droit, les débris persistants et qu'on peut presque rejoindre, permettent de supposer qu'il devait y avoir une disposition analogue à celle que je vais décrire, mais ce n'est pas absolument sûr.

La première portion du duodénum est enveloppée de toutes parts par le péritoine qui lui forme une lame postérieure et une lame antérieure. Sur le côté droit, ces deux lames se disjoignent ; la lame antérieure se continue avec le péritoine qui descend du foie sur le flanc droit et se relie ainsi au feuillet général de la grande cavité péritonéale. La lame postérieure au contraire, arrivée à la paroi abdominale postérieure, se recourbe le long de cette paroi, de droite à gauche, pour se continuer avec le feuillet de l'arrière-cavité des épiploons. Par en bas, ces deux lames enveloppant la première portion du duodénum, se réunissaient probablement pour former une lame unique et se porter vers l'S du côlon droit.

Arrivées là, elles se séparaient de nouveau, enveloppaient le côlon, l'une en avant, l'autre en arrière, pour venir se rejoindre et se séparer encore. A partir de cette dernière séparation, le feuillet antérieur descendait sur la paroi abdominale postérieure, près du flanc droit et se continuait régulièrement sur cette paroi, tandis que le feuillet postérieur remontait pour se continuer avec le feuillet de l'arrière-cavité des épiploons, dédoublement tout à fait analogue au dédoublement normal du mésocôlon transverse, avec cette différence qu'à l'état normal, le mésocôlon transverse se dédouble sur la paroi abdominale, suivant une ligne à peu près transverse du flanc droit au flanc gauche, tandis qu'ici le dédoublement avait lieu suivant une ligne oblique de haut en bas et de droite à gauche, depuis le flanc droit jusqu'à l'ombilic. Quoi qu'il en soit de la réalité de cette disposition, qui est très probable, l'S du côlon droit était extrêmement malade.

*Troisièmement.* A l'S du côlon droit, font suite, sans ligne de démarcation, deux autres grandes circonvolutions en S du gros intestin étendues de l'ombilic à la fosse iliaque gauche sans passer par le haut du flanc. Ces circonvolutions forment le côlon gauche, représentent une partie du côlon transverse, le côlon descendant et l'S iliaque du côlon, qui n'occupent plus leur place habituelle et n'ont pas non plus leur direction ordinaire. Elles occupent les régions ombilicale, hypogastrique et de la fosse iliaque gauche, et reçoivent ce qu'on appelle les deux feuillets antérieurs du grand épiploon, sauf la portion droite, déjà signalée, venant du duodénum.

Les deux feuillets d'enveloppe, antérieur et postérieur de l'estomac, après avoir revêtu cet organe, se rejoignent comme d'habitude, le long de la grande courbure, s'accolent et descendent accolés, de haut en bas, pour gagner, sous forme de tablier, non pas le côlon transverse, mais les circonvolutions gauches indiquées du gros intestin, suivant la direction d'une ligne irrégulière et oblique, étendue de haut en bas et de droite à gauche, de l'ombilic à la partie latérale gauche du détroit supérieur du bassin, là où commence le rectum. Ils tombent sur les circonvolutions du côlon, non sur le bord antérieur, ni supérieur, mais sur le bord postérieur et l'abandonnent aussitôt.

Le feuillet antérieur revêt à lui seul le gros intestin, sur ses faces supérieure, antérieure et inférieure, et revenu presque au point de départ sans avoir formé de tablier descendant de l'épiploon, il se dirige en arrière, en tapissant la face inférieure des vaisseaux coliques, comme le fait d'habitude le feuillet inférieur du mésocôlon transverse. Il finit par remonter la paroi abdominale postérieure, suivant une ligne oblique, étendue du milieu du bord inférieur de la quatrième vertèbre lombaire, à la symphyse sacro-iliaque gauche. A droite, ce feuillet se continue avec le mésocôlon droit déjà décrit. En bas, il descend sur la paroi abdominale pour la tapisser et se continue dans le bassin. A sa jonction avec le devant de la colonne vertébrale, il est percé, pour le passage de la fin de l'intestin grêle, d'une ouverture dont il est question plus loin.

Le feuillet postérieur ne fait que toucher le bord postérieur du côlon gauche. Rejoint de suite par le feuillet antérieur qui l'avait abandonné pour entourer l'intestin, il se porte avec lui, directement en arrière, en formant le second feuillet, le feuillet supérieur du mésocôlon gauche. Arrivé à la paroi abdominale postérieure, il abandonne le feuillet inférieur et remonte le long de cette paroi pour se continuer, comme le feuillet droit du mésocôlon droit le faisait aussi probablement, avec le feuillet de l'arrière-cavité des épiploons.

*Quatrièmement.* Le rectum est régulier et bien à sa place.

*Cinquièmement.* Au-dessus du côlon, entre lui et l'estomac, est un intervalle assez large occupé par les deux feuillets décrits de l'épiploon gastro-colique qui va directement d'un organe à l'autre, en formant une lame ascendante derrière laquelle on aperçoit les circonvolutions de l'intestin grêle qui la soulèvent. Si l'on divise cette lame, on tombe, comme toujours, dans l'arrière-cavité des épiploons, mais considérablement agrandie, pour loger dans son intérieur la totalité de l'intestin grêle avce son mésentère.

*Sixièmement.* L'estomac, le foie, la rate sont régulièrement disposés, seulement refoulés notablement par en haut sous le diaphragme.

*Septièmement.* Le duodénum se continue avec l'estomac comme à l'ordinaire. Aussitôt après son origine, la première portion se porte en haut, en arrière et à droite ; arrivée près du foie elle descend, en passant au-devant de la tête du pancréas, jusqu'au-dessous du niveau de cette tête ; cette portion descendante représente la deuxième portion du duodénum, mais déplacée, puisqu'elle est en avant du pancréas au lieu d'être à droite. A partir de la partie inférieure de la tête du pancréas, la troisième portion, au lieu d'être horizontale, remonte de bas en haut, longe tout le bord droit de la tête du pancréas jusqu'à la partie supérieure de celle-ci.

Là seulement elle se recourbe pour devenir horizontale de droite à gauche, se loge immédiatement derrière le pancréas, entre lui et la colonne vertébrale, puis se dégage sous le bord inférieur du pancréas, au niveau des vaisseaux mésentériques supérieurs pour se continuer avec l'intestin grêle.

Les deux premières portions du duodénum sont enveloppées par les 2 feuillets péritonéaux qui s'en détachent comme nous l'avons supposé (vu la déchirure) pour aller constituer la partie droite de l'épiploon gastro-colique. La partie ascendante de la troisième portion répond à la limite droite de l'arrière-cavité des épiploons. La partie horizontale, cachée par le pancréas dans toute sa longueur, est sans rapports avec le péritoine.

L'hiatus de Winslow est régulier, bien ouvert, large et libre, remonte seulement un peu en haut dans sa position, comme le foie qu'il touche.

*Huitièmement.* L'intestin grêle, né du duodénum, est pourvu d'un mésentère très régulier, décrit toutes ses circonvolutions dans l'intérieur de l'arrière-cavité des épiploons, dont il occupe la grande partie gauche. Un décimètre avant sa fin, il s'engage librement, sans adhérence aucune, par un trou qui est à la base du mésocôlon, vis-à-vis du corps de la quatrième lombaire, trou à bords lisses, qui traverse les 2 feuillets du mésocôlon et qui forme entre la grande cavité péritonéale et l'arrière-cavité des épiploons une ouverture assez analogue à l'hiatus de Winslow. Le dernier décimètre d'intestin grêle accompagné par la fin du mésentère qui a passé par la même ouverture, va se jeter dans le cæcum comme à l'ordinaire, sauf qu'il le rencontre suivant un angle aigu au lieu d'un angle obtus normal.

*Neuvièmement.* Arrière-cavité des épiploons. On voit d'après cela que le feuillet péritonéal postérieur de l'estomac, descend à partir de la grande courbure en doublant le feuillet antérieur de l'épiploon gastro-colique, jusqu'au bord postérieur du gros intestin, sans former le tablier de l'épiploon ; puis il se porte en arrière, le long de la face supérieure des vaisseaux coliques, doublant le feuillet inférieur de ce qu'on pourrait appeler le mésocôlon transverse et arrive à la paroi abdominale postérieure. Là il est percé d'un trou pour le passage de la fin de l'intestin grêle. Il remonte ensuite de bas en haut le long de cette paroi, passe sur tout l'intestin grêle en formant la presque totalité (sauf pour la déchirure inférieure) des deux feuillets du mésentère, tapisse le devant du pancréas et au-dessus de cet organe se comporte comme d'habitude.

L'arrière-cavité limitée par ce feuillet communique avec la grande cavité péritonéale, par l'hiatus de Winslow et par l'ouverture libre du mésocôlon par laquelle passe la fin de l'intestin grêle.

*Dixièmement.* Vaisseaux mésentériques. Il y a deux artères mésentériques, supérieure et inférieure.

La mésentérique supérieure naît de l'aorte par un renflement qui lui est commun par en haut avec l'origine du tronc cœliaque. Elle se porte de haut en bas dans l'épaisseur du bord adhérent du mésentère, et fournit quatre branches collatérales gauche et une branche terminale droite.

La mésentérique inférieure naît très bas, logée dans la base du mésocôlon gauche et fournit les artères coliques gauches.

Les intestins ont été mesurés en prenant la précaution de les travailler le moins possible pendant la séparation des mésentères. L'intestin grêle, moins le duodénum, avait 7 mètres, le gros intestin, moins le rectum, avait $1^{m},30$.

Toutes les lames péritonéales étaient régulières, transparentes sans brides ni adhérences.

**17e Cas.** — Bryk. (Ce cas a été pris dans Treitz : *Hernia retroperitonealis. Beitrag zur Geschichte innerer Henien.* Prag., 1857, page 74.)

Le 9 décembre 1854, le professeur Bryk ouvrit pour autopsie judiciaire, en présence des assistants médicaux, le corps de Martin Zideck, maçon de Mähren, dans l'amphithéâtre pathologique de Krakau.

Il résulte de l'enquête judiciaire que cet homme, employé aux travaux de fortification de Krakau, avait été pris subitement à son domicile, dans la nuit du 3 décembre, de vomissements et de douleurs abdominales violentes et que son état s'aggrava tellement que le 5 décembre il mourut sur le chemin de l'hôpital. Comme sa maladie faisait naître l'idée d'un empoisonnement, on ordonna de pratiquer l'autopsie judiciaire.

Du compte rendu de l'autopsie, je ne conserverai que la partie qui nous intéresse et je la donnerai mot pour mot pour ne rien lui enlever de son authenticité.

« Cavité abdominale : elle contenait environ 5 livres de sérum rouge sombre mêlé de sang. Foie gros, gras, brun pâle, anémié. La vésicule contenait une faible quantité de bile fluide et jaune. Rate petite, friable, anémiée. Tout l'intestin grêle est tordu sur son axe, de telle sorte que toutes les anses à partir de la valvule cæcale étaient disposées à l'intérieur d'un sac formé par le mésentère. Toute cette partie de l'intestin est dilatée de gaz et par un sérum rouge brun et remplie par endroits des cybales situées au niveau des plis de l'intestin. La muqueuse de l'intestin grêle, à partir de la valvule cæcale est marquée par des injections étendues des vaisseaux, colorée en rouge brun et ramollie en beaucoup d'endroits. Le péritoine présente une coloration rosée due à l'injection des vaisseaux ; il est recouvert d'un exsudat rougeâtre graisseux. Il est facile à détacher et à déchirer. Le gros intestin est rempli par endroits des cybales dures, il est surtout dilaté au niveau de l'S romain, mais aussi dans le côlon transverse par des gaz et un liquide de couleur rouge brun. La muqueuse à ce niveau est graisseuse, de coloration rouge brun, facile à détacher et injectée par endroits. L'estomac est rétracté et rempli de gaz et d'un liquide présentant la coloration de la bile. »

**18e Cas.** — Ridge et Hilton. (Case of strangulation of the jejunum releaved by gastrotomy ; with observations on the diagnosis and treatment of intestinal obstructions within the abdomen. By Joseph Ridge M. D. — *Read before the Hunterian Society*, January 18 th. 1854. *Reprinted from the Association Medical Journal.*)

E... N...., enfant de 14 ans bien constitué, toujours malade à ce qu'il paraît et ayant souffert dans ces dernières années fréquemment de constipation opiniâtre, avec douleurs de ventre et de tête, accidents ayant toujours disparu jusqu'ici par le repos et l'abstinence complète d'aliments.

Pendant son séjour à Londres, il fut pris brusquement, le 6 août 1853 au soir, d'une violente douleur dans le bas-ventre, après s'être beaucoup échauffé à courir dans la matinée et avoir pris froid ensuite. Depuis quelques jours déjà, à ce qu'il paraît, les selles étaient difficiles.

Pendant la nuit la douleur augmenta, disparut après l'application d'un sinapisme et le malade put dormir quelques heures.

Le 7 août la douleur devint plus violente, elle commençait un peu au-dessous et à gauche de l'ombilic et s'étendait de là vers le côté droit. La pression sur l'abdomen paraissait diminuer la douleur. Les vomissements qui s'étaient présentés déjà plusieurs fois pendant la nuit devinrent plus fréquents. La figure du malade était angoissée, les pommettes rouges. Insomnie et agitation surtout dans les intervalles des accès de vomissements. Les matières vomies contenaient beaucoup de bile, mais pas de matières fécales. Pouls plein et fort. Purgatif et cataplasmes chauds sur le bas-ventre.

Le 8, persistance de la douleur et des vomissements. Beaucoup d'abattement, pouls petit et filiforme. Prescription de calomel et injection de trois clystères que le malade conserve.

Le 9, on donne deux nouveaux clystères qui amènent l'expulsion d'aliments non digérés. Les vomissements s'arrêtent, l'aspect du malade devient un peu meilleur, cependant le pouls reste toujours petit et intermittent. Pendant la nuit, le malade s'agita tellement qu'il fallut employer la force pour le maintenir au lit.

Le 10, au matin, les vomissements reparaissent. Dans le courant de la journée on transporta le malade à Norwood chez ses parents. Pendant le voyage aucun vomissement. Cependant peu après son arrivée il fut pris d'une grande faiblesse et les signes du collapsus devinrent plus nets. Tous les moyens excitants et autres restèrent sans résultat.

A minuit on me fit appeler. Je trouvai le malade très faible, abattu et agité. Les extrémités étaient cyanosées, froides et humides, la langue de couleur rouge foncé, le pouls très petit, faible et rapide. L'abdomen dans sa moitié inférieure était enfoncé, devenu concave, on n'y voyait aucune saillie herniaire et aucune proéminence. Seulement immédiatement au-dessus et un peu à gauche de l'ombilic, endroit d'ailleurs très sensible, on remarquait une saillie s'étendant vers l'épigastre, peu considérable d'ailleurs, mais se détachant sur le reste de l'abdomen qui s'enfonçait de façon qu'en cet endroit l'abdomen paraissait divisé. A la percussion cette partie supérieure présentait une forte résonance, tandis que nulle part ailleurs on ne trouvait le son tympanique. Le peu de liquide vomi présentait la coloration de la bile, mais aucune trace de matières fécales. De même le clystère sorti sans modification ne présentait pas l'odeur des matières fécales. Sécrétion urinaire excessivement faible.

Par suite de ces symptômes et du cours de la maladie, voici le diagnostic qui fut établi : occlusion complète d'une portion du jéjunum produite par une cause mécanique extérieure à l'intestin. Je rejetai tous les moyens thérapeutiques vu l'épuisement complet du malade et j'envisageai la gastrotomie comme le seul moyen de salut. Aussitôt je fis chercher à Londres Hilton, qui accepta et le diagnostic et l'indication opératoire et pratiqua le 11 août, à 2 heures de l'après-dîner, c'est-à-dire le sixième jour de la maladie, l'opération qu'implorait le malade lui-même.

*Opération* (Hilton). — Après avoir chauffé suffisamment la pièce et amené le malade sur le bord de son lit, j'ouvris l'abdomen sur la ligne médiane par une incision longue de 3 cent., commençant un peu au-dessus et à gauche de l'ombilic et s'étendant en bas. J'aperçus le côlon transverse avec le grand épiploon. Le côlon était affaissé, l'épiploon était dépourvu de graisse et entièrement tendu sur l'intestin grêle. Le côlon et l'épiploon présentaient des vaisseaux sanguins fortement remplis. Je vis sur l'épiploon des tubercules miliaires dont on trouva aussi plus tard sur l'intestin grêle. En essayant d'attirer en haut l'épiploon je sentis une résistance. J'introduisis le doigt sous le bord gauche de l'épiploon et trouvai un cordon de l'épaisseur d'une plume d'oie allant de l'épiploon au milieu des anses de l'intestin grêle ramassées, vers la colonne vertébrale, et fixé au côté gauche de la racine du mésentère. Je détachai avec prudence avec l'ongle de mon doigt ce cordon près de son insertion postérieure et j'attirai hors de la plaie son extrémité antérieure avec l'épiploon. Pas d'hémorrhagie. Comme ce ligament n'enserrait nulle part l'intestin grêle, il ne pouvait être la cause de l'étranglement intestinal. Par suite je dirigeai mon doigt par en bas pour examiner les trous obturateurs. Ils étaient libres, aussi je ramenai le doigt en haut vers l'origine du jéjunum, à gauche de la ligne médiane. Je constatai qu'à l'endroit où le jéjunum se sépare assez librement de la colonne vertébrale, et est uni au duodénum, une de ses portions (jéjunum) était passée vers le côté droit de l'abdomen par un trou anormal du mésentère et s'y était étranglée. Par suite, en exerçant sur cette portion de l'intestin des tractions vers la gauche je la dégageai de cette position et l'amenai au dehors. Elle était longue de 6 à 8 cent., de coloration foncée, injectée de sang mais non gangrenée. Je pus introduire facilement le doigt dans le trou par lequel avait pénétré l'intestin. Je suturai la plaie et j'appliquai sur le bas-ventre un coussin de toile de lin. Le malade perdit peu de sang pendant l'opération, de plus je n'eus aucune difficulté à maintenir les intestins car toutes les portions de l'intestin situées au-dessous de l'endroit de l'étranglement qui se trouvait près de l'estomac étaient vides et contractées. Mais leurs parois étaient foncées, remplies de sang et présentaient à ce point de vue un aspect particulier et extraordinaire. Ce fait s'expliquait par la pression que la veine mésentérique supérieure qui se trouvait dans la racine du mésentère de l'intestin grêle, juste au niveau du trou anormal, avait subi par suite de la distension, dilatation du trou, ce qui avait amené un arrêt du sang dans les petites ramifications veineuses du jéjunum et de l'iléon. »

Immédiatement après l'opération le malade se sentit soulagé, paraissait tranquille et débarrassé de toute douleur localisée et générale. Il avala un peu de thé avec de la peptone et de l'eau-de-vie. Je lui fis donner des aliments liquides en petite quantité et à intervalles rapprochés. L'amélioration fut rapide, son état présentait un contraste frappant avec celui d'avant l'opération. Mais déjà dans l'après-dîner apparurent brusquement les signes d'un épuisement général. Le malade s'affaiblit de plus en plus et mourut le 5, à 10 heures.

L'autopsie n'a pas été demandée par la famille.

**19e Cas.** — Treitz. (1er Cas de...) (*Hernia retroperitonealis. Ein Beitrag zur Geschichte innerer Hernien* von Dr W. Treitz, professor der pathologischen Anatomie in Prag. Prag., 1857, F. A. Credner, page 17.)

Zwerina, Elisabeth, 12 ans, mourut le 11 septembre 1848 dans le service médical de l'hôpital de Prague.

*Autopsie.* — Maigre, de constitution faible, pâle. Méningite tuberculeuse de la base du crâne, œdème pulmonaire. Masses tuberculeuses calcifiées dans les ganglions bronchiques. Catarrhe aigu du gros intestin et de la vessie avec hyperhémie des reins. Foie gros, rate friable, cicatrices typhiques sur la muqueuse de l'iléon.

Au niveau de la transition du duodénum dans le jéjunum se trouve dans le péritoine une fossette renfermant l'anse supérieure, présentant 5 cent. de long, du jéjunum. L'orifice de la cavité est tellement étroit que ce n'est qu'après évacuation complète du contenu qu'on peut en tirer l'intestin ; le rétrécissement est causé par un repli semi-lunaire qui s'étend sur la poche, venant de gauche et d'en bas et rétrécissant de ce côté l'intestin. C'est surtout la portion supérieure du bord libre du repli qui est proéminente, elle rappelle vaguement un bourrelet et contient la veine mésentérique inférieure, tandis que le bord inférieur, plus tranchant n'est formé que par les deux feuillets du péritoine. L'artère colique gauche passe sur la portion la plus inférieure de la fossette péritonéale et se croise avec la veine, cependant elle ne contribue pas à l'étranglement de l'intestin. Par rapport au jéjunum, le duodénum paraît plus large et sa couche musculaire semble beaucoup plus épaisse que d'ordinaire.

Rien d'anormal dans les autres rapports du tube intestinal et du péritoine.

Après injection des artères et veines mésentériques on insuffla l'intestin par le duodénum et alors apparut très nettement le rapport décrit plus haut. Par suite de la dilatation du duodénum, le jéjunum sortant de la fossette péritonéale fut tellement comprimé contre le bord du repli que sa lumière disparut complètement et que l'anse intestinale fut étranglée. Le repli décrit s'enfonçait dans l'intestin.

**20e Cas.** — (2e Cas du même auteur.)

Schmid, Franz, nourrisson de 2 mois, mourut le 26 mars 1848, dans le service médical de l'hôpital de Prague.

*Autopsie.* — L'intestin grêle présente l'anomalie de situation suivante : Au niveau du feuillet interne du mésocôlon descendant, à la transition du duodénum dans le jéjunum, le péritoine forme une poche assez grande pour admettre un citron. Cette fossette se trouve exactement entre la colonne vertébrale et le hile du rein gauche. Son orifice est arrondi, dirigé en avant et un peu à droite et assez large pour qu'on puisse y introduire facilement deux doigts. Le bord supérieur et gauche de cet orifice forme une forte saillie un peu épaissie produite par ce fait qu'entre les deux feuillets du péritoine passe sur la fossette la veine mésentérique inférieure en décrivant un arc dirigé en haut et en avant et délimitant nettement de ce côté l'orifice de la fossette. Au pourtour inférieur de l'orifice le péritoine est tendu fortement sur la fossette et forme un repli élevé à bord tranchant qui va du mésentère du jéjunum au mésocôlon et derrière lequel se trouve la portion terminale du duodénum. Au-dessous de ce repli monte l'artère colique gauche qui, en s'ajoutant à la veine et en passant ensuite sur elle, forme avec elle, autour de l'orifice du sac, une couronne occupant les 2/3 de son pourtour. Comme le péritoine est très délicat et transparent, on voit nettement la situation des vaisseaux sanguins. Dans la fossette même se trouvent inclus 12 centim. du jéjunum supérieur, et de façon que s'y trouvent contenues aussi l'extrémité de la portion transversale inférieure du duodénum et la flexura duodeno-jejunalis. L'intestin sortant de la poche ne subit ni tiraillement, ni rétrécissement, car la fossette est peu excavée et son orifice est large et ouvert.

Les autres portions du tube intestinal présentent leur situation normale. L'estomac présente une petite courbure, le cæcum se trouve très profondément, la flexura sigmoidea est relativement grande, le côlon transverse est suspendu à un méso un peu plus long. Le grand épiploon est long et délicat.

**21e Cas.** — (3e Cas du même auteur.)

Kozalezyna, Marie, bonne de 16 ans, mourut le 16 novembre 1853, à l'hôpital Saint-Lazare, à Krakau.

*Autopsie.* — A peu près au milieu de la face inférieure du mésocôlon transverse, au niveau de la flexura duodeno-jejunalis se trouve dans le péritoine un orifice par lequel sort le jéjunum. Cet orifice regarde en avant et à droite ; il est assez large pour qu'on puisse y introduire facilement trois doigts, et conduit dans un sac formé par invagination du péritoine en arrière, sac qui, à l'état dilaté, présente plus que la grosseur du poing. A partir de son orifice le sac se dirige vers la gauche et en bas de façon à arriver jusqu'au-dessus du hile du rein gauche et en bas jusqu'à la bifurcation de l'aorte ; par suite il se trouve glissé en grande partie derrière le feuillet interne du mésocôlon descendant. Le bord antérieur de l'orifice du sac a l'aspect d'un bourrelet épaissi tendineusement et, comme il entoure l'intestin sortant et son mésentère, il naît par deux piliers : un supérieur, plus épais, venant du feuillet inférieur du mésocôlon transverse ; l'autre, inférieur, plus faible, commençant au feuillet gauche du mésentère du jéjunum. Dans le bord épaissi se trouve en haut la veine mésentérique inférieure et court en bas à quelque distance du bord libre l'artère colique gauche. Le sac même contient une portion du jéjunum supérieure, longue de 30 centim. Cependant l'intestin ne pénètre pas de dehors en dedans par l'orifice indiqué, car, comme le sac est formé au-dessus de la flexura duodeno-jejunalis, il comprend déjà dans son intérieur la moitié gauche de la portion transversale inférieure du duodénum. Le reste de l'intestin grêle et tout le côlon présentent leur situation et fixation normales.

Sur le sac anormal, et à son voisinage, le péritoine est lisse, lâche, entouré de tissu cellulaire lâche, et ne présente aucune trace d'inflammation ancienne.

**22e Cas.** — (4e Cas du même auteur.)

Fischer, Aloïs, journalier de 24 ans, mourut le 25 décembre 1847 de tuberculose et pneumothorax à la clinique médicale de Prague.

*Autopsie.* — A la paroi postérieure de la cavité abdominale, immédiatement sous la queue du pancréas, le péritoine forme une cavité de la grosseur du poing, renfermant 25 cent. du jéjunum supérieur. Cette cavité est produite par une invagination en forme de cul-de-sac du péritoine, et se trouve entièrement entre les deux feuillets du mésocôlon descendant, car elle s'étend en haut jusqu'au bord inférieur du pancréas, et en bas, jusqu'au delà de l'extrémité inférieure du rein gauche. Son orifice est allongé, large de 7 cent., situé directement sous le mésocôlon transverse, sur le milieu de la colonne vertébrale, et tourné en avant et un peu à droite. Il en sort le jéjunum avec son mésentère sans subir d'étranglement, car il remplit à peine la moitié de l'orifice. Le bord de cet orifice est arrondi, et, surtout en haut, très épais et en forme de bourrelet ; en bas, seulement, il est formé simplement par un dédoublement péritonéal, qui, par le fait que l'intestin sortant s'appuie sur lui, paraît allongé et modifié. Le rectum occupe sa situation normale, le cæcum et le côlon ascendant sont fixés par un mésocôlon très court, tandis que le côlon transverse et l'S romain possèdent un mésocôlon plus long que d'ordinaire. Cette dernière portion de l'intestin est très grande. Le côlon descendant, sans s'occuper de l'invagination péritonéale anormale qui se trouve entre les feuillets de son mésocôlon, possède une situation très fixe produite simplement par la solidité du feuillet externe du mésocôlon et surtout du ligament pleuro-colique gauche, car l'invagination péritonéale anormale ne soulève que le feuillet interne de ce mésocôlon. Partout ailleurs, le péritoine présente sa forme et structure normales, il est lisse et uni et très graisseux, étant donné l'amaigrissement considérable du reste du corps. En particulier les appendices épiploïques se distinguent par leur grandeur et leur richesse en graisse.

Après avoir injecté les veines intestinales par la veine porte, et les artères par l'aorte, on s'aperçut qu'il existait, dans le bord en bourrelet de l'orifice du sac, une veine de l'épaisseur du petit doigt : veine mésentérique inférieure cachée dans le tissu cellulaire graisseux. De plus on constata qu'à un travers de doigt du bord inférieur court l'artère colique gauche accompagnant, sur une certaine étendue, la veine et la croisant ensuite.

**23e Cas.** — (5e Cas du même auteur.) (Voir fig. 50 et 51.)

Kodet, Johann, journalier, âgé de 48 ans, mourut le 10 octobre 1848, d'érysipèle de la face, dans le service médical de l'hôpital de Prague.

*Autopsie.* — Abdomen dilaté et légèrement tendu. Après ouverture, les organes paraissent présenter leur disposition normale. Ce n'est qu'après avoir enlevé le grand épiploon (fig. 50 et 51) que l'on voit que l'intestin grêle possède un revêtement péritonéal anormal sous forme d'un grand sac séreux. Comme ce sac l'enferme complètement, l'intestin a conservé sa situation normale entre le gros intestin, et son rapport avec son mésentère est normal. Par suite, le sac anormal se trouve au milieu de la cavité abdominale et remplit complètement l'espace limité par le côlon. Seulement, en haut, il dépasse le côlon transverse en se glissant entre le pancréas et l'estomac sous le mésocôlon transverse et arrive derrière la rate, jusqu'à l'extrémité supérieure de celle-ci. En bas, il va jusqu'au promontoire et à la flexura sigmoidea tandis qu'il se limite latéralement au côlon ascendant et descendant. L'ouverture du sac forme un trou arrondi (fig. 51), dans lequel on peut engager 2 doigts, qui se trouve immédiatement à côté du cæcum, se dirige à droite et en arrière, de sorte que dans la position et dilatation ordinaire du sac il se trouve caché. Ce n'est que quand on a retiré du sac toutes les anses intestinales que l'orifice tombe sur la gauche. Par cet orifice sort l'extrémité inférieure de l'iléon, avec son mésentère, et au-dessus de celui-ci est sortie aussi du sac une anse du jéjunum, de façon que les trois canaux intestinaux, situés dans l'orifice, sont un peu étranglés. Le bord de l'orifice forme un bourrelet de l'épaisseur du doigt s'unissant en haut avec le feuillet supérieur, en bas avec le feuillet inférieur du mésentère de l'extrémité inférieure de l'iléon, de sorte qu'il semble que ce sac s'est développé aux dépens des deux feuillets du mésentère, ce qui est inexact, car le mésentère de l'intestin grêle se déplisse dans le sac, avec tous ses feuillets, vaisseaux et ganglions. Les anses contenues dans le sac sont, comme celle qui en sort, fortement distendues par des gaz, et par suite le sac se trouve fortement tendu. Partout où le sac se trouve entre d'autres dédoublements du péritoine, ou se trouve uni à d'autres organes, il est simple. Partout au contraire où il est libre, par suite sur toute sa face antérieure, il se

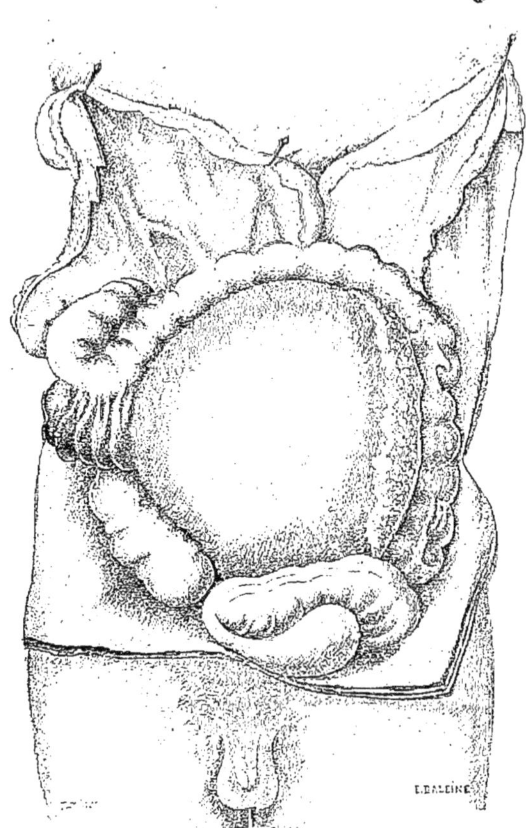

FIG. 50. — On voit le grand épiploon relevé. L'angle colique droit, le côlon transverse et le côlon descendant circonscrivent le vaste sac séreux qui contient tout l'intestin grêle dans sa cavité. En bas on voit une anse contournée du gros intestin : L'S iliaque. Au côté interne du côlon descendant et empiétant sur la face antérieure du sac herniaire, on voit un lambeau graisseux.

compose de deux feuillets entre lesquels courent de petits vaisseaux sanguins à peine visibles. On trouve dans le bord de l'orifice une grosse veine et une grosse artère : veine mésentérique inférieure et artère colique gauche.

Le côlon est normal, mais présente quelques particularités. Le cæcum est situé un peu plus haut, et immédiatement à l'orifice du sac. La flexura hepatica est très grande, elle forme un lacet de 40 cent. de longueur, suspendu à un mésocôlon très long, plissé en éventail et recouvrait dans la situation originelle le côté droit du sac. Ce lacet arrive jusqu'au milieu du mésocôlon transverse, d'où le côlon décrit un arc autour du sac, de sorte que la moitié gauche du côlon transverse et le côlon descendant paraissent un peu raccourcis et la flexura splénique ne paraît pas indiquée.

La portion, décrite en dernier, du gros intestin ne possède pas de mésocôlon, mais se trouve fixée solidement au sac, car les deux feuillets de son méso forment le revêtement externe de ce dernier. La moitié gauche du feuillet inférieur du mésocôlon transverse et tout le feuillet interne du mésocôlon descendant revêtent la face antérieure du sac. Le feuillet supérieur du mésocôlon transverse et

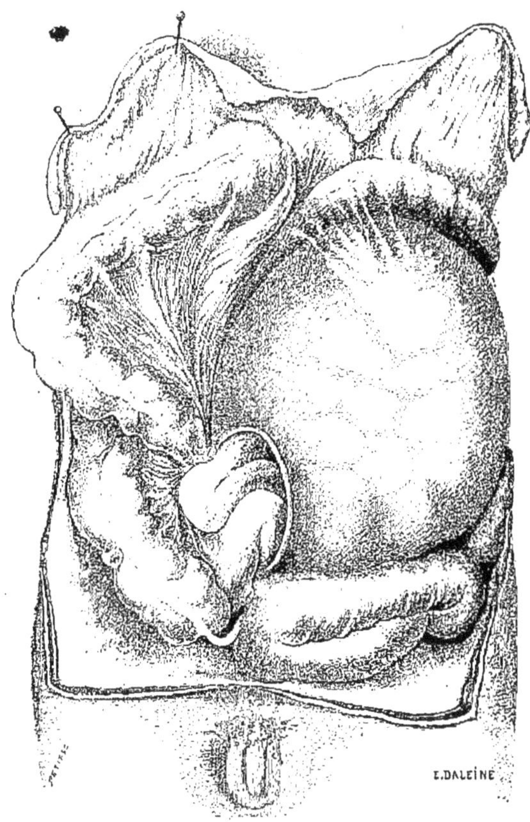


Fig. 51. — Destinée à montrer l'orifice herniaire du cas précédent ; l'angle colique droit a été déplacé vers la droite, et toute la poche a été attirée vers la gauche pour rendre visible l'orifice caché en arrière et à droite vers le cæcum. On voit sortir par cet orifice, en bas, l'iléon avec son mésentère, et au-dessus de lui une anse du jéjunum de façon que trois canaux intestinaux sont compris dans l'orifice. Tout à fait à droite de l'orifice on voit le cæcum avec son appendice.

de la flexura coli-lienalis recouvre cette portion du sac, qui se trouve derrière l'estomac et la rate, tandis que le feuillet externe du mésocôlon descendant est tellement court, qu'ici l'intestin est accolé à la paroi abdominale. L'S iliaque est très long et remplit en grande partie le petit bassin. A part cela, le gros intestin ne présente pas une longueur anormale.

Le grand épiploon est formé de deux grands lobes, lambeaux épais dont le droit est uni à la grande flexura hépatique du gros intestin et recouvrait en grande partie le sac normal, tandis que le gauche, venant du fond de l'estomac, se trouve plissé dans l'hypochondre gauche.

Le péritoine est graisseux, surtout dans l'épiploon et dans les nombreux et très développés appendices épiploïques. De plus, il existe au côté interne du côlon descendant, un lobe graisseux large de 3 doigts (fig. 50), renfermé dans un dédoublement particulier du péritoine, et accolé lâchement au sac. La flexura droite du côlon est unie par de nombreuses fausses membranes au foie, à la vésicule, et à la paroi abdominale antérieure, par suite le foie se trouve entièrement caché. Le feuillet externe du sac est uni intimement au feuillet supérieur du mésocôlon de l'anse en S.

La rate est augmentée de volume, molle, anémiée, repoussée un peu en avant par le sac situé en arrière d'elle, mais non déprimée en bas.

**24e Cas.** — (6e Cas du même auteur.)

Nowak, Franz, journalier, de 34 ans, mourut du typhus le 10 octobre 1847, dans le service médical de l'hôpital de Prague.

*Autopsie.* — L'abdomen est dilaté et tendu comme un tambour, dans les épiploons et les mésentères existe de la graisse jaunâtre en grande quantité. Le péritoine est lâche, transparent. L'épiploon est très long et, de plus, épaissi par suite de sa richesse en graisse ; du côté gauche il est ramassé en grande partie, cependant il est facile à déplisser. On ne voit pas l'intestin grêle, car il se trouve derrière le péritoine de la paroi abdominale postérieure, qui paraît repoussé par lui jusque vers la paroi abdominale antérieure. Cependant l'intestin grêle n'est pas libre dans le tissu cellulaire rétro-péritonéal, il est entouré d'un feuillet péritonéal propre qui l'enveloppe sous forme d'un grand sac et lui fournit sa surface lisse. Ce sac est en rapport avec le reste de la cavité péritonéale par un orifice qui sert en même temps à la sortie de l'intestin. Cet orifice se trouve au côté droit de la colonne vertébrale, à la hauteur du cæcum, il est tourné à droite et en arrière, de sorte qu'on ne peut le voir tant le sac est dilaté.

Le sac est très étendu, il arrive très haut derrière la portion caudale du pancréas et même jusque derrière la rate. A gauche, il s'étend derrière le côlon descendant, et, comme ce dernier est descendu jusqu'à l'ombilic, il le dépasse de toute la moitié de son volume. En bas, le sac arrive jusqu'au promontoire, tandis qu'à droite il se limite au côlon ascendant. Le sac contient tout l'intestin grêle, depuis la flexura duodeno-jejunalis jusqu'à la valvule cæcale. Cependant l'intestin et son mésentère ne se sont pas glissés par l'orifice, comme c'est le cas dans d'autres hernies, mais le mésentère naît à la paroi postérieure du sac, ne subit nulle part ni étranglement, ni dislocation, et présente par suite sa situation, conformation et distribution vasculaire normales. L'orifice ovale du sac peut donner passage à un poing de petite dimension. Son bord forme en avant et en haut un bourrelet de l'épaisseur du doigt constitué par la graisse qui se trouve entre le péritoine ; il renferme la veine mésentérique inférieure, très large. Cette veine délimite la moitié du pourtour de l'orifice. Dans le quart inférieur le bord est très mince et délicat, car il est formé seulement par les deux feuillets du péritoine. A 4 centim. de l'arête libre de ce bord, court l'artère colique gauche. Du quart postérieur de l'orifice naît le mésentère de l'anse de l'iléon qui le traverse.

*Gros intestin.* — Le cæcum présente sa situation normale, il se trouve immédiatement au niveau de l'orifice du sac et le cache. La situation du côlon ascendant et de la courbure droite du côlon est normale. Au contraire, le côlon transverse ne va pas à la rate, mais, à partir de la vésicule biliaire, se dirige obliquement sur le sac, dans la fosse iliaque gauche pour passer dans le rectum. Sur cette étendue, le gros intestin est pourvu jusqu'au milieu du sac d'un mésentère d'environ 15 centim. de hauteur. A partir de cet endroit, qui correspondrait à la courbure gauche du côlon, il est dépourvu de mésentère ainsi que toute l'anse en S, et se trouve fixé solidement au sac, car les deux feuillets du mésocôlon descendant et de l'S romain sont séparés l'un de l'autre par le sac situé entre eux et recouvrant ce dernier en avant.

En général, aussi bien en dedans qu'en dehors du sac, le péritoine est mince et délicat ; seule, la portion inférieure de l'iléon est épaissie et présente des membranes et de petits amas celluleux, dans une étendue de 5 cent. à l'endroit où elle traverse l'orifice du sac. De plus, le côlon ascendant et surtout là flexura coli dextra sont fixés au foie et à la paroi abdominale antérieure par de nombreuses fausses membranes. De même les deux portions de l'anse en S sont unies entre elles par une membrane fortement tendue qui augmente encore la puissance de leur fixation.

L'intestin grêle est distendu par des gaz et un liquide jaune clair, le gros intestin par des fèces jaunâtres liquides. La muqueuse de l'iléon et du côlon ascendant est injectée, tuméfiée, et soulevée. Les ganglions mésentériques sont légèrement augmentés de volume, humides et plus vasculaires, sans présenter cependant d'infiltration typhique.

**25e Cas.** — (7e Cas du même auteur.) (Voir fig. 52.)

Solecki, Jean, 58 ans, cordonnier, mourut le 12 mai 1854, à l'hôpital Saint-Lazare, à Krakau.

*Autopsie.* — Abdomen légèrement tendu et élastique. A l'ouverture, on remarque une situation anormale du tube intestinal, car tout le gros intestin est situé à droite et tout l'intestin grêle à gauche. Les anses de l'intestin grêle sont recouvertes par le grand épliploon tendu sur elles. Le cadavre est debout (fig. 52).

Le foie, l'estomac, la rate et le pancréas sont normaux. Tout l'intestin grêle est enfermé dans un sac péritonéal, commençant sous le pancréas, remplissant toute la région abdominale moyenne et gauche, et arrivant dans l'hypochondre gauche, derrière le pancréas et la rate, tandis qu'en bas il s'étend jusqu'au petit bassin. Comme ce sac est situé en avant du duodénum, il recouvre celui-ci en grande partie, et par suite on ne peut voir l'intestin grêle pénétrer dans le sac. A droite du sac, se trouve tout le gros intestin. Le cæcum et le côlon ascendant présentent leur disposition normale. Après que le côlon a formé le flexura hepatica, il descend dans le bassin, en formant de nombreuses circonvolutions dirigées d'avant en arrière. Là, recouvert par le sac péritonéal, il forme l'S iliaque qui sort du bassin et se place au-dessus et en avant du cæcum. Du sac péritonéal anormal sort par un orifice rond, limité par des bords calleux, épais, la circonvolution inférieure de l'iléon ; cet orifice entoure exactement l'intestin, sans cependant l'étrangler. L'intestin sortant est uni aux bords de cet orifice, sur tout son pourtour, par du tissu cellulaire court, et comme le cæcum et le côlon ascendant sont unis au sac, très lâchement il est vrai, au milieu du pourtour de l'orifice, cet orifice est complètement caché, et il n'existe entre lui et le reste de la cavité abdominale aucune communication. Cependant il est facile d'enlever ces adhérences et de ramener à la lumière le bord libre de l'orifice du sac. On peut alors sortir du sac l'intestin grêle, autant que le permet la longueur de son mésentère, et on peut s'assurer que la surface de l'intestin et de la paroi interne du sac sont lisses. De plus, le cæcum et le côlon ascendant sont unis lâchement par des membranes celluleuses à la paroi abdominale antérieure, et le côlon ascendant très intimement au descendant.

Le sac, dans son hémisphère antérieur, est formé de deux feuillets péritonéaux. L'externe qui recouvre le sac, dans toute l'étendue où il est visible, ou dans l'étendue où il proémine librement dans la cavité abdominale, est formé par le feuillet supérieur du mésocôlon transverse et le feuillet externe du descendant, feuillets augmentés de volume. A un endroit seulement, peu étendu, situé entre l'orifice du sac et le côlon descendant, endroit qui, comme nous l'avons vu, est uni au cæcum et au côlon ascendant, le sac est tapissé par le feuillet interne du mésocôlon descendant. Ce feuillet a au plus 6 centim. de largeur et se trouve uni intimement à travers l'orifice au feuillet interne du sac. Par suite de ce fait que les mésocôlons transverse et descendant forment le revêtement externe du sac, sur cette étendue le côlon ne possède pas de mésentère et se trouve fixé solidement au côté droit du sac, car sa face postérieure, ce qu'on appelle bord mésentérique, est en contact avec le sac interne. Par suite tous les vaisseaux et nerfs mésentériques filent dans la paroi du sac, sous le feuillet interne du mésocôlon descendant. Par suite de ce fait et vu que le cæcum et le côlon ascendant sont fixés par des adhérences, de tout le gros intestin, la flexura sigmoidea est la seule portion mobile et pourvue d'un mésentère. Cette flexura est beaucoup plus grande que d'ordinaire sans que cependant tout le gros intestin présente une grandeur anormale. Sur le sac anormal, était tendu le grand épiploon et comme ce dernier s'insérait en grande partie au côlon descendant, il fallut le détacher de celui-ci

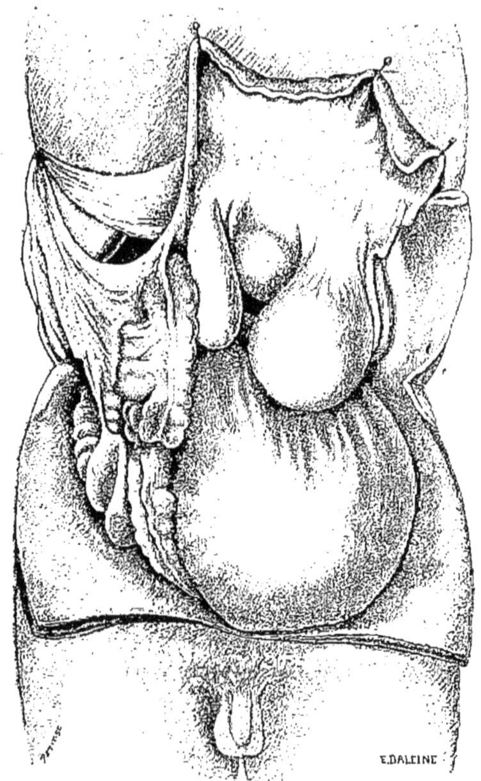


FIG. 52. — Figure représentant le 7e cas de TREITZ.

L'épiploon est relevé et laisse voir le sac herniaire qui occupe toute la région abdominale moyenne et gauche : en haut le sac arrive derrière le pancréas et la rate ; en bas s'étend jusqu'au petit bassin. Situé en avant du duodénum, ce sac cache l'orifice herniaire. A droite du sac on voit toute la masse du gros intestin : cæcum, côlons ascendant, transverse et descendant qui plonge toujours à droite dans le petit bassin. — A droite de la masse intestinale on voit des lamelles cellulaires qui font adhérer le cæcum et le côlon ascendant à la paroi abdominale antérieure, et le côlon ascendant au descendant.

pour pouvoir l'enlever. Il n'y avait de libre que le bord gauche de l'épiploon, et à ce niveau le sac était à découvert sur une petite étendue.

L'intestin grêle est rempli de gaz et par suite le sac est très tendu. Toutes les portions de l'intestin sont anémiées. La prépération étant injectée, on vit facilement que la veine mésentérique inférieure, fortement dilatée, filait dans la moitié supérieure du bord calleux et épais de l'orifice du sac, tandis que dans la moitié inférieure de celui-ci se trouvait l'artère colique gauche croisant la veine. (La préparation est conservée dans le musée d'anatomie pathologique de Krakau.)

Durant la vie, aucun phénomène ne pouvait faire croire à l'existence d'une hernie interne.

**26e Cas.** — (8e Cas du même auteur.)

Lhotsky, Jean, 49 ans, aliéné, mort le 29 juin 1847 à l'asile d'aliénés de Prague, avec le diagnostic de pyohémie à la suite de péritonite.

*Autopsie.* — A l'ouverture, l'estomac est rempli de gaz et d'un sérum trouble, spumeux, et descendu jusqu'à l'ombilic. Le grand épiploon, graisseux et tendu sur les intestins fortement dilatés, est maintenu dans cette situation par suite d'adhérences à la paroi abdominale antérieure de l'hypogastre. Après avoir enlevé l'épiploon, on voit que le côlon transverse est descendu si profondément dans l'hypogastre que sa flexura lienalis se trouve au niveau de la ligne innominée gauche du bassin. De là, le côlon se recourbe dans l'anse en S, très développée, qui se trouve en grande partie dans le petit bassin, et dont la pointe arrive dans la concavité de la flexura coli hepatica, de même beaucoup plus profonde. Par suite, le côlon transverse est devenu obliquement descendant et le côlon descendant manque complètement, car il est passé dans l'anse en S. Toutes les anses du gros intestin sont unies entre elles par du tissu cellulaire développé, solide, court, sous forme de cordons et de lames. Mais au milieu de ces adhérences, tout le tractus de l'intestin grêle est inclus dans un sac péritonéal propre. Ce sac arrive en bas jusqu'au promontoire, en haut il remonte entre l'estomac et le pancréas jusqu'à la petite courbure de l'estomac, tandis que dans l'hypochondre gauche il va jusqu'en arrière de la rate. Par suite, lors de l'extension des parois abdominales mobiles, il remplit en grande partie l'hypochondre gauche et la région lombaire gauche. Dans sa moitié antérieure, il se compose de deux feuillets, dont l'externe est uni aux organes avoisinants par les adhérences décrites plus haut. Au contraire le feuillet interne se distingue par sa surface lisse et sa ténuité, et ne présente, de même que l'intestin y inclus, aucune trace d'épaississement ou d'adhérence. Le duodénum et le mésentère de l'intestin grêle présentent leur forme et leur situation ordinaires. Du sac, sort l'extrémité externe de l'iléon par un orifice étroit, arrondi, pour arriver au cæcum, situé en dehors du sac dans sa position normale. Dans son passage par cet orifice, l'iléon subit une légère constriction sans que cependant la portion du tube intestinal située au-dessus soit sensiblement dilatée. Le bord en bourrelet de l'orifice du sac est uni intimement aussi bien avec l'iléon sortant qu'avec le cæcum et le côlon ascendant, tellement qu'entre le sac péritonéal destiné à l'intestin grêle et le reste de la cavité péritonéale il n'existe aucune communication. Mais on peut s'assurer en enlevant les adhérences, chose difficile il est vrai, qu'autrefois il en existait une qui a été bouchée par l'adhérence du cæcum. On peut alors sortir par l'orifice toutes les anses de l'intestin grêle, et le sac reste vide. Dans le bord en bourrelet de l'orifice du sac on reconnait une veine du calibre d'une plume d'oie, par laquelle à l'aide d'une sonde on pénètre en haut, dans le tronc de la veine porte, en bas dans les petites veines mésentériques de la flexura sigmoidea.

Tout le péritoine, aussi bien du petit que du grand sac, présente, de même que les ponts celluleux anormaux, une coloration uniforme d'un gris ardoisé tout à fait anormal. L'intestin grêle et le gros intestin contiennent une grande quantité de liquide jaunâtre.

Le tissu cellulaire sous-péritonéal de la paroi abdominale latérale gauche, de la fosse iliaque gauche, de même que le tissu cellulaire rétro-péritonéal de ce côté jusqu'à la colonne vertébrale, est infiltré d'un pus épais, jaune verdâtre, sur une épaisseur de 3 ct. par endroits, et détruit en partie de sorte qu'on peut détacher sans préparation le péritoine de la paroi abdominale de cette région.

Pus autour de l'uretère gauche, tissu cellulaire fibreux autour du droit. Les uretères sont sinueux, contournés, présentent le volume du pouce et leurs parois sont épaissies.

*Antécédents.* — Lhotsky, Jean, cultivateur de Gbel, fut reçu le 6 juin 1847, dans l'asile d'aliénés de Prague.

Pas d'antécédents de famille. A l'âge de 12 ans, il tomba d'une voiture et la roue lui passa sur la tête, cependant cet accident n'eut aucune suite. A l'âge de

32 ans, il fit un mariage d'inclination, cependant le ménage ne fut pas heureux. Il y a dix ans, un cheval lui lança un coup de sabot sur le front, du côté du nez. Il y a six ans, un de ses domestiques le battit si violemment qu'il lui brisa l'apophyse zygomatique gauche et le bord orbitaire inférieur. Depuis ce temps, ses fonctions intellectuelles sont troublées, il devint hypochondriaque, négligent et emporté. Il y a deux ans, il fut pris d'une douleur cérébrale aiguë, à la suite de laquelle persistèrent des douleurs de tête, pour lesquelles il se rendit à Toeplitz. La mélancolie augmenta, souvent il abandonnait, sans aucune raison et à l'insu de sa femme, sa maison, se promenait sans aucun but, maltraitait et insultait sa femme. Souvent ses enfants étaient obligés de le fuir.

Le 5 novembre 1846, il saisit son enfant d'un an, dormant dans son berceau, et le lança sur le plancher pour ne plus être troublé, disait-il, par les mauvais traitements que sa femme faisait subir aux enfants. L'enfant mourut au bout de trois jours par suite de fracture de la colonne cervicale. Après avoir commis ce crime, il alla s'asseoir tranquillement près du fourneau pour se chauffer.

Dans la maison d'aliénés il conservait l'idée fixe qu'il possédait dans son ventre un serpent lui mordant les entrailles.

De temps à autre, il était pris dans le bas-ventre de douleurs violentes apparaissant brusquement et qui l'effrayaient beaucoup, car il les regardait comme une preuve de l'existence du serpent. Il demanda plusieurs fois qu'on lui ouvrît le ventre. Il paraît qu'il était sujet depuis longtemps à ces accès et qu'il avait essayé lui-même, chez lui, de s'ouvrir le ventre.

**27e Cas.** — Brugnoli. (Lambl rapporte qu'il existe au musée d'Alexandrie une pièce sèche préparée en 1846 par Brugnoli, pièce de *hernia meseraica ou retroperitonealis.* Reisebericht 1856, von Dr W. Lambl. Italien. *Vierteljahrschrift für die praktische Heilkunde*, Sechszehnter Jahrgang 1859, Erster Band. Prag.)

**28e Cas.** — Lambl. (1er Cas de l'auteur.) (Einige Beobachtungen von Hernia retroperitonealis, Loschner und Lambl. *Beobachtungen und Erfahrungen, epidem, und Klin. Studien. Aus dem Franz Joseph Kinder, Spitale in Prag*. 1-2, 1860-68. I. Theil, *Beobachtungen aus dem Gebiete der pathologischen Anatomie und Histologie* von Dr Lambl. Prag., 1860, verlag von Friedrich Tempsky, page 159, article 5, pl. 9.)

N. P. 412, Pesicka, Karl, âgé de 1 an, mourut le 8 mai 1858, à 4 heures du matin.

*Autopsie*, le 9 mai, à 9 heures du matin.

Traces de rachitisme et hyperplasie des ganglions lymphatiques. Bronchopneumonie du lobe gauche inférieur. Hernie rétro-péritonéale.

Dans l'abomen (fig. 53) voici la situation des organes après avoir enlevé l'épiploon libre, O, et l'avoir rejeté vers le thorax. Le foie, L, arrive par son lobe gauche jusqu'à la face interne de la rate, il est situé en avant sur l'estomac dont le cul-de-sac et la grande courbure, V, s'avancent surtout en avant et en haut. La rate, M, est presque entièrement cachée sous le bord costal. Sa face interne est accolée immédiatement à la moitié externe du sac péritonéal, H, faisant saillie à ce niveau.

Le cæcum occupe sa situation normale, suspendu cependant à un méso-cæcum long de 8 cent. et mobile sur la gauche jusqu'au delà de la colonne vertébrale. Le côlon ascendant, à direction normale, est contracté. Le côlon transverse, dans sa moitié gauche, file obliquement à gauche et en bas et passe, sans former de flexura lienalis, dans le côlon descendant. Ce dernier, entre l'extrémité inférieure de la rate et la crête iliaque forme une courbure à convexité dirigée en arrière pour se continuer, à partir de la région lombaire, dans l'S romain.

La portion supérieure du jéjunum, dans la continuation immédiate du duodénum, sur une longueur de 45 cent., est contenue, avec des anses d'intestin grêle, dans un sac rétro-péritonéal dont nous allons donner la description. Le reste de l'intestin grêle, I, se trouve au milieu de la cavité abdominale et dans la partie supérieure du bassin.

Le contenu du canal intestinal est peu abondant, c'est un liquide muqueux et des grumeaux caséeux ; le gros intestin renferme des fèces jaunâtres, épaisses.

Le sac péritonéal, dans lequel est située la portion supérieure de l'intestin grêle, occupe un espace à peu près de la grosseur du poing, dans l'hypochondre gauche, IIH. Il déplace complètement le côlon descendant, qui file obliquement

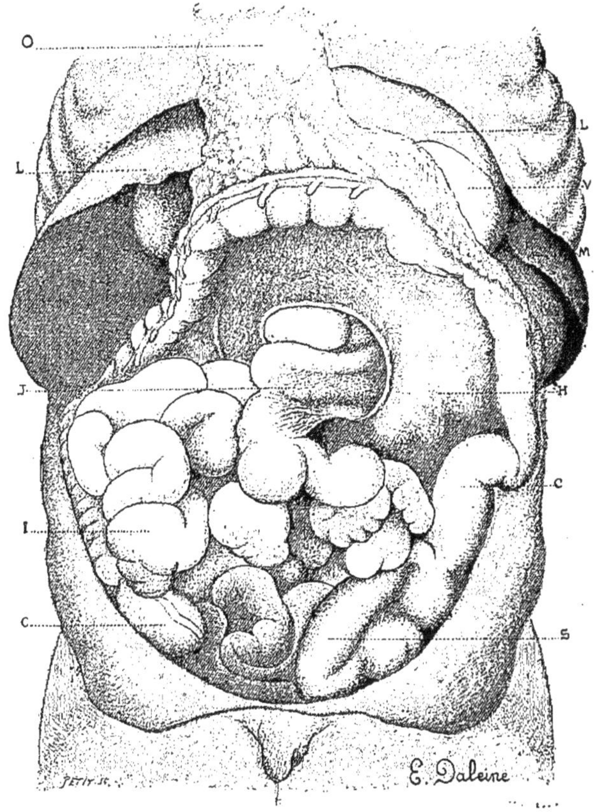


FIG. 53. — Pour les lettres se reporter au texte.

au-dessus du milieu du sac, de telle sorte que la moitié externe de ce dernier touche à la face interne de la rate, M, tandis que sa moitié interne, avec l'orifice, recule vers la ligne ombilicale. L'orifice présente des bords lisses, comme le péritoine général il est graisseux et très lâche. Le pilier supérieur, semi-lunaire, part directement de la colonne vertébrale en avant, l'inférieur se perd horizontalement, en s'étalant en éventail, dans le mésentère qui, par suite, paraît divisé, comme l'intestin grêle, I, en une moitié inférieure. Le plus grand diamètre de l'orifice mesure 5 à 6 cent. Ce qu'il y a de remarquable dans ce cas c'est l'extrême mobilité du péritoine dans toutes ses parties, surtout dans la région du sac herniaire. Les mésocôlons se laissent tendre jusqu'à 8-12 cent., et par suite se laissent détacher presque entièrement de la paroi abdominale postérieure. Dans cette tension, apparaissent sur l'S romain, S, plusieurs dédoublements lâches, dont l'un à la face externe de l'intestin, au-dessous de la rate, limite le sac herniaire. Par suite de sa structure lâche cette dernière peut faire naître l'idée de la possibilité d'un développement plus étendu de la hernie par en bas.

**29e Cas.** — (2me Cas du même auteur.)

Berunska, Katharina, 6 ans, mourut le 26 mai 1858.

*Autopsie.* — Le sac herniaire présente une profondeur de 8 centim. et l'anneau un diamètre de 4 centim. La partie de l'intestin grêle supérieure, située en avant, mesure environ 17 centim. Le gros intestin présente sa situation normale, la courbure supérieure de la flexura sigmoidea se trouve dans la fosse iliaque, la courbure inférieure est dirigée vers la paroi abdominale antérieure. Les méso-cæcum sont courts et fortement tendus, et par suite l'intestin est fixé en grande partie à la paroi abdominale postérieure, à l'exception du côlon transverse dont le mésocôlon présente une largeur de 5 centim. et passe directement dans la corne supérieure de l'anneau herniaire. La portion d'intestin qui pénètre dans le sac se trouve au pourtour inféro-interne du sac herniaire et à ce niveau son revêtement péritonéal se confond avec la corne inférieure de l'orifice, à la hauteur de la 4me lombaire, au niveau de la crête iliaque. Cependant le duodénum ne pénètre pas dans le plica à cet endroit, mais à 4 centim. plus haut sous le pilier supérieur de l'orifice, et de là il descend, en arrière, le long de la colonne vertébrale, pour se tourner de nouveau en avant et en haut. Par suite l'intestin grêle possède plusieurs courbures fixées à la paroi postérieure du sac et ne présente pas dans le duodénum sa courbure normale en fer à cheval, mais de plus, dans la partie initiale du jéjunum, une portion descendante, une portion horizontale et une portion ascendante. Cette dernière passe dans la portion de l'intestin incluse dans le sac.

Après avoir retiré l'intestin, on trouve que le fond du sac herniaire correspond juste à l'étendue du rein gauche, dont il occupe la face antérieure, et dont il ne dépasse que peu l'extrémité inférieure. Ainsi se trouve déterminée suffisamment la situation de la hernie : elle atteint le hile de la rate, sans apparaître cependant librement à la face externe de la flexura coli lienalis. En haut il est limité par le pancréas. En bas le sac pend quelque peu sur le côlon, qui à cet endroit, au niveau du passage dans la flexura sigmoidea, apparaît fixé profondément et solidement dans la fosse iliaque.

**30e Cas.** — (3e Cas du même auteur.)

N. P. 499. — Safranck, Katharina, âgée de 15 mois, mourut le 24 juin 1858, à midi.

*Autopsie*, le 25 juin, à 9 heures du matin. Rachitisme général; broncho-pneumonie double, marasme et anémie prononcée. Hernie rétro-péritonéale au début.

Le mésentère, au niveau du plica duodeno-jejunalis, est pourvu d'une excavation spacieuse, dans laquelle se trouve, dans le prolongement immédiat du duodénum, un morceau, long de 20 centim., de la partie supérieure de l'intestin grêle. Le sac ainsi formé est limité en haut par le pancréas, recouvert à gauche par le côlon descendant. Dans le dédoublement du repli péritonéal semi-lunaire, à concavité dirigée à droite, file le vaisseau veineux, dont on voit par transparence la coloration bleue, immédiatement au niveau du bord tranchant, dans la portion inférieure de la demi-lune. On peut le suivre plus haut où il s'écarte successivement de 2-6 centim du bord tranchant sur la gauche et en haut, vers son abouchement dans le tronc de la veine porte. L'orifice du sac est assez large pour permettre l'entrée et la sortie des anses intestinales contractées.

**31e Cas.** — (4e Cas du même auteur.)

Eduard Winkler, âgé de 23 ans, soldat du 42e régiment d'infanterie, mourut le 10 décembre 1858, de tuberculose, à l'hôpital militaire de Prague.

*Autopsie*, 18 heures après la mort. Pneumonie sphacéleuse, après variole ; amas celluleux sur l'endocarde. Foie gras ; hernie rétro-péritonéale.

Le foie et la rate présentent leur situation normale. Le côlon remonte de la flexura hepatica, obliquement à gauche et en haut sous l'hypochondre gauche ; le côlon descendant va de là presque perpendiculairement dans la fosse iliaque gauche. L'intestin grêle est librement mobile. Une portion de jéjunum, longue de 50 centim., se trouve dans un sac herniaire ovale, allongé, paraissant formé par le feuillet péritonéal postérieur. Il s'étend entre la face antérieure des corps vertébraux sur 12 centim. vers la gauche, sous la moitié interne de la face postérieure du côlon descendant, vers le hile de la rate. Sa plus grande longueur présente, depuis l'extrémité supérieure arrivant à la tête du pancréas jusqu'à l'inférieure un peu rétrécie, 14 centim. Toutes les parois sont lisses et présentent l'aspect normal de la séreuse. Le col du sac herniaire décrit une ellipse dont la périphérie interne recouvre la portion transversale inférieure du duodénum et passe dans le revêtement séreux de l'origine du jéjunum par un dédoublement semi-lunaire dont la concavité regarde à gauche. Le pourtour externe de l'ellipse est formé par le bord libre du dédoublement péritonéal, il est épaissi et présente le brillant des tendons, mais est cependant tout à fait lisse et presque dépourvu de graisse. Les vaisseaux qui y courent (injectés de cire) sont l'artère colique de même que l'artère mésentérique courant en dedans de la veine et présentant 3 millim. de diamètre, et, à l'extrémité supérieure du dédoublement 1,5 millim., de plus la veine mésentérique, située en dehors de l'artère, et présentant de 7-9 millim. de diamètre. Dans le pourtour supérieur de l'anneau du sac, les vaisseaux se trouvent immédiatement contre le bord libre ; dans la portion inférieure au contraire, ils en sont écartés en dehors sur de petites étendues et remplissent complètement le repli péritonéal étroit du mésocôlon descendant, de telle sorte qu'à ce niveau la grosse veine est accolée immédiatement à la paroi du gros intestin. Au contraire, le mésocôlon transverse mesure, depuis l'extrémité libre de l'anneau du sac, jusqu'au passage dans l'intestin, de 4-6 centim. Après avoir enlevé le péritoine de la paroi abdominale postérieure, la hernie présente la forme d'un rein dont la convexité passe vers et sous le côlon descendant tandis que la concavité arrive à l'aorte. La situation et l'étendue de l'excavation ainsi formée est indiquée ici, par le trajet de l'artère rénale gauche qui passe transversalement sur le sac juste au milieu de sa paroi postérieure et le divise par suite en deux moitiés presque égales.

**32e Cas.** — (5e Cas du même auteur.)

Horacek, Franz, âgé de 1 an, moribond à son entrée, le 29 février 1860, mourut le 1er mars, à 9 heures.

*Autopsie*, 14 heures après la mort. N. P. 199.

Rachitisme ; hypertrophie ganglionnaire ; inflammation bronchique et pneumonie avec plaques de sphacèle et emphysème. Ulcérations folliculaires dans l'intestin grêle et le gros intestin. Hernie rétro-péritonéale.

La partie supérieure du jéjunum est située, avec une anse longue d'environ 4 pouces, dans une excavation en forme de sac du plica duodeno-jejunalis, dont l'orifice étroit, à bord tranchant et à concavité tournée à droite, comprime fortement l'intestin sortant. L'intestin grêle est en partie contracté, en partie distendu de gaz, anémié, de coloration presque laiteuse, et renferme un liquide laiteux qui tient en suspension des flocons muqueux délicats. Les follicules de Peyer sont déchirés et ulcérés. Le gros intestin présente aussi quelques ulcères arrondis et contient des matières fécales semi-liquides jaune clair.

L'anneau du sac présentait le diamètre relativement très faible de 1,5-2 cent. Le bord du plica qui se continuait par sa corne inférieure dans un dédoublement péritonéal en forme de bande, disparaissant en haut vers la ligne médiane et qui relevait la portion d'intestin sortante, de telle sorte que l'endroit correspondant se reconnaissait à une légère constriction, paraissait avoir été peu disposé à permettre une dilatation de l'anneau du sac. Au contraire le péritoine, sur le fond du sac herniaire, en particulier dans la portion en rapport avec le hile du rein, était excessivement mince, le tissu sous-séreux était lâche, le mésocôlon descendant, du moins dans son feuillet droit (interne), était facilement mobile.

**33e Cas.** — (6e Cas du même auteur.)

Brandeis, Moritz, âgé de 9 mois, hydrocéphale.

La hernie rétro-péritonéale est analogue à celle du cas précédent et, par suite, d'un intérêt très secondaire. L'abdomen renferme un peu de sérum. Après avoir déplissé l'intestin, apparaît sous le côlon transverse, entre le pancréas et le rein gauche, une hernie rétro-péritonéale assez grosse. Elle renferme une portion longue de 8-10 cent. de la partie supérieure fortement contractée du jéjunum ; elle descend jusqu'au tiers inférieur du rein gauche. L'anneau est analogue à celui du cas précédent. Le mésocôlon descendant est normal.

**34e Cas.** — Julius Klob. (Ueber Hernia retroperitonealis. Julius Klob. *Wochenblatt der Zeitschrift der K. K. Gesellschaft der Aerzte, in Wien*, nº 24, 7e année, 12 juin 1861, p. 189.)

Au mois de mai, j'ai ouvert, dans la maison placée sous la direction médicale de MM. Chrastina et Endlicher, le cadavre d'un adulte de 36 ans. Comme pathologie, rappelons seulement qu'après paralysie, survenue depuis longtemps, de la moitié gauche du corps, la mort arriva dans des convulsions. Comme cause de ces dernières, je trouvai à l'autopsie un entrelacement de la grosseur du poing, formé d'anévrysmes de la grosseur d'une noix, sur l'artère droite du corps calleux.

Dans ma communication d'aujourd'hui je ne parlerai que de la situation des intestins. A l'ouverture de l'abdomen j'ai trouvé, sous le bord tranchant du foie, la courbure droite du côlon, l'estomac dans sa situation habituelle fortement distendu. On ne peut rien voir de l'intestin grêle ; après avoir rejeté en haut le grand épiploon et le côlon transverse qui remonte obliquement en haut et de droite à gauche, apparaît à nos yeux, occupant la moitié droite de la cavité abdominale et bombant un peu au delà de la ligne médiane, un sac arrondi de 8 pouces de long, 6 pouces de large, et 5 pouces de haut. La périphérie supérieure est recouverte par la portion droite et moyenne du mésocôlon transverse. A son côté droit, remonte fortement accolé à lui, le côlon ascendant ; l'extrémité inférieure du sac se trouve à l'entrée du bassin et recouvre le cæcum avec la dernière portion, longue d'environ 1 pouce 1/2, de l'iléon. L'orifice du sac est entouré d'un bord ne revenant pas sur lui-même, et regarde à gauche et un peu en arrière. Il présente un diamètre d'un peu plus de 2 pouces avec prépondérance bien nette du diamètre vertical et se trouve juste en avant de la 3e lombaire. La portion antérieure du bord est arrondie en bourrelet, concave vers la gauche et remonte dans le mésocôlon transverse ; le bord inférieur s'amincit peu à peu et au-dessus de lui monte la portion la plus inférieure de l'iléon sortant du sac. Le bord postérieur présente une arête vive, il est concave à droite et se continue, en formant une courbe très nette en haut, en une bande, un pli, qui se fixe sous forme de fausse membrane au milieu du mésentère de l'intestin grêle situé dans le sac.

Dans le bord antérieur mousse, file l'artère ilio-colique. Le sac lui-même se compose presque entièrement d'un dédoublement péritonéal. Le feuillet externe de ce dernier passe à droite dans le mésocôlon ascendant, en haut dans le mésocôlon transverse, ou, pour mieux dire, le feuillet externe du sac forme le mésentère du gros intestin ascendant. A l'ouverture du sac, en avant on voit pénétrer le jéjunum par sa paroi supérieure et on aperçoit tout l'intestin grêle situé librement dans la cavité.

En dedans du dédoublement péritonéal formant la paroi supérieure du sac, le jéjunum forme, avant de pénétrer dans le sac, une courbure complète, convexe à droite et paraît très dilaté. Le feuillet interne du sac passe près de l'ouverture, au pourtour supérieur, sur le jéjunum entrant, sous forme de revêtement péritonéal ; se recourbe au bord externe gauche dans le mésentère de l'intestin grêle, et de même à la périphérie inférieure du sac, tandis que la paroi droite, feuillet interne, passe dans la postérieure et cette dernière vers la gauche, dans le mésocôlon descendant.

Je sortis du sac les anses intestinales, plaçai à droite tout l'intestin grêle, je constatai alors à la racine du mésentère de ce dernier un endroit rétréci cicatriciellement d'où partaient des tractus tendineux allant, les uns en haut dans le mésocôlon rejeté en l'air, les autres à gauche dans le mésocôlon descendant. A cet endroit même il existait des tractus tendineux, petits et larges, longs de 2-3 millim., tendus sur les replis péritonéaux qu'ils maintenaient solidement. Cette cicatrice, ou, pour mieux dire, cette formation pseudo-membraneuse, se trouve, par suite, juste au côté gauche de l'entrée de l'intestin dans la cavité péritonéale. De cet endroit, descend un repli semi-lunaire, à concavité dirigée à droite, dont la corne supérieure passe dans le feuillet supérieur du mésentère du jéjunum, dont la corne inférieure arrive au feuillet inférieur (gauche) du mésentère des anses inférieures de l'iléon, et paraît aussi rétréci à cet endroit par des adhérences pseudo-membraneuses.

L'arc vasculaire, décrit par Treitz, se trouve à une distance d'un pouce 1/3 du bord de ce repli, sur la gauche, et se voit par transparence à travers le feuillet péritonéal. Par suite il ne se trouve pas en rapport avec le véritable repli. Si l'on essaie maintenant de suivre plus loin par en haut la corne supérieure de ce repli, on remarque nettement que le repli se continue encore plus loin ; cependant la partie la plus élevée de son bord, regardant à droite, se trouve fixée par des adhérences pseudo-membraneuses, décrites plus haut, au péritoine pariétal qui recouvre la paroi postérieure de la fossette duodéno-jéjunale.

L'estomac renfermait un mucus brunâtre épais, et des restes d'aliments, le duodénum était un peu déplacé à droite et dilaté.

Le jéjunum formait, avant de pénétrer dans le sac, une courbure assez nette, dirigée à droite, et ensuite comme nous l'avons déjà dit, entre les feuillets du sac, un arc dont la concavité regardait à droite. Cette courbure rappelle l'observation II de la hernie rétro-péritonéale de Lambl. Dans les cas que je connais de hernie rétro-péritonéale le duodénum était toujours distendu d'une façon appréciable, ce que Treitz n'a pas décrit dans ses cas. Extérieurement on remarquait déjà sur le duodénum des vaisseaux chylifères fortement remplis.

J'avoue facilement que l'explication exacte de ce cas m'a donné au début beaucoup de difficulté. Il n'existait chez cet individu qu'un repli duodéno-jéjunal incomplet, dont la corne supérieure était allongée sous forme de production pseudo-membraneuse et fixée, et dont n'existait que l'inférieure, qui délimitait la fossette duodéno-jéjunale ouverte en haut. Comme par suite de ces adhérences pseudo-membraneuses et de leur rétraction, la situation du duodénum s'était modifiée, il faut vraisemblablement que la forme, et en particulier la profondeur de cette fossette, d'ordinaire peu marquée, dans ces cas (Treitz), se soit modifiée et que par suite tout l'intestin grêle y soit tombé.

Le fait que dans ces conditions, l'enveloppe du sac herniaire est formée par le mésocôlon ascendant et non par le descendant s'explique par l'examen anatomique de ces parties. La corne gauche (supérieure) du repli était fixée solidement par une production pseudo-membraneuse, et de plus le déplacement du duodénum à droite amenait un deuxième obstacle au développement du sac herniaire sur la droite, ainsi que la saillie de la colonne vertébrale. Par suite, le côlon ascendant devait avoir avec la hernie le même rapport que présentait, dans les cas de Treitz et des autres, le côlon descendant ; et de plus l'orifice du sac devait regarder à gauche, tandis que dans les autres cas connus jusqu'ici il regardait à droite.

Comme addition aux descriptions de Treitz, je me permets de remarquer :

1° Que la hernie rétro-péritonéale peut aussi se développer quand il n'existe que la portion inférieure du pli duodéno-jéjunal.

2° Que dans ce cas, le sac herniaire pénètre vraisemblablement toujours dans le mésocôlon ascendant et, par suite, se trouve situé à droite, et qu'une tumeur située dans la moitié droite de la cavité abdominale ne comprend pas la hernie rétro-péritonéale. Et je pourrai admettre, prétention ne reposant il est vrai, que sur l'observation d'un seul cas, la hernie rétro-péritonéale gauche comme plus fréquente en regard de la hernie rétro-péritonéale droite plus rare. Ce cas unique démontre cependant la possibilité de ce processus, de plus l'arc vasculaire de Treitz n'a aucune part à la formation de la hernie droite, et, dans le bord antérieur de l'orifice d'entrée de celle-ci, doit, quand tout l'intestin grêle est hernié (comme je m'en suis assuré par des expériences sur un certain nombre de cadavres), couvrir l'artère iléo-colique.

**35e Cas.** — W. Gruber. (1er Cas de l'auteur.) (Ueber die Hernia interna mesogastrica. Mit 3 Abbildungen von Wenzel Gruber, *Petersburg med. Zeitschrift*, I, 1861, p. 247. Cas de hernie interne mésogastrique, 1857-1861.)

Trouvé par hasard sur le cadavre d'un jeune homme de 19 ans, le 28 février 1861 (fig. 54, 55 et 56.)

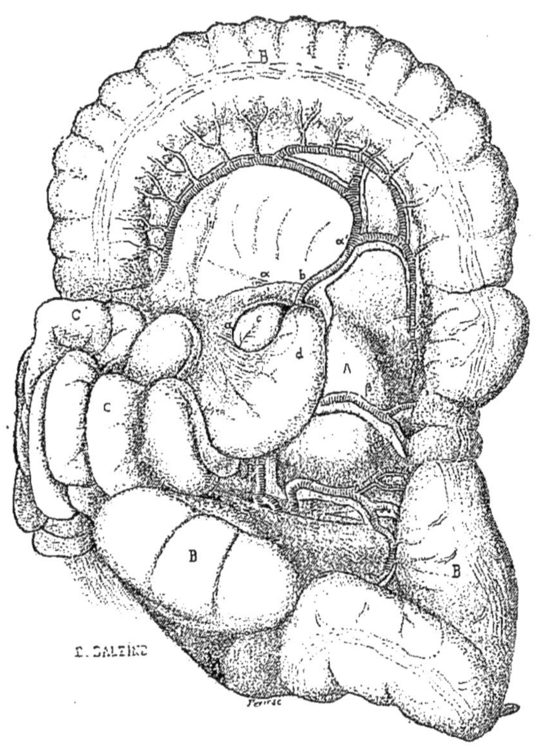


Fig. 54. — A, hernie interne mésogastrique. — B, couronne du côlon. — C, intestin grêle rejeté sur la droite. a, orifice du sac herniaire. — b, arc vasculaire autour de l'orifice. — c, angle duodéno-jéjunal et racine droite (supérieure) de l'anse jéjunale contenue dans la hernie.— d, racine gauche (infér.) de cette anse. — α, veine mésentérique inférieure. — β, artère colique gauche supérieure. — α', rameau anastomotique supérieur et la veine qui l'accompagne. — β', artère colique gauche moyenne avec la veine qui l'accompagne.

Juste sous la portion gauche du pancréas et la racine du mésocôlon transverse en avant de la portion gauche de la colonne vertébrale, et sur la gauche jusqu'à 1 centim. en dedans du mésocôlon descendant, se trouve, à la paroi postérieure de la cavité abdominale, un sac ovale, formé par le péritoine (fig. 54, A), contenant une anse intestinale qui sort par un seul canal de l'orifice de ce sac. Le fond ou la paroi postérieure du sac repose sur l'aorte abdominale, sur les vaisseaux rénaux gauches, sur le muscle psoas gauche et sur la moitié interne du rein gauche, dépassant celui-ci en bas de 1 centim. 1/4. Les vaisseaux rénaux gauches passent à environ 1 1/2 centim. au-dessous du pourtour supérieur du sac. Le sac mesure verticalement 10 centim., transversalement 7 centim., et en direction sagittale 5 1/2 à 6 centim; sa contenance est de 21/2-3 onces de liquide. La paroi, à sa périphérie antérieure gauche, se compose de deux feuillets péritonéaux, dont l'antérieur appartient au grand sac péritonéal, et dont le postérieur lui est propre. A sa périphérie postérieure, la paroi se compose d'un simple feuillet péritonéal.

L'orifice du sac, ovale transversalement (fig. 54, 55 et 56 a), se trouve sur les 2/5 supérieurs de la moitié droite de sa paroi antérieure, à côté du duodénum, avant que celui-ci forme la flexura duodeno-jejunalis. Il présente verticalement 3 centim. 6 millim., transversalement 4 centim., 5 millim. d'étendue, et un pourtour de 13 centim. dont 2 1/2 centim. reviennent au pôle droit (médial), et par suite 1/5 du pourtour au duodénum qui contribue à former l'orifice au niveau de ce pôle. L'orifice ne s'affaisse que très peu, quand l'anse intestinale est retirée du sac. Au pôle droit (médial) est unie la racine du mésentère des anses intestinales contenues dans le sac, ses deux feuillets se continuent dans la paroi antérieure et postérieure du sac abdominal. L'orifice du sac est entouré en haut, au pôle gauche (latéral) et en bas par un arc vasculaire situé entre les deux feuillets de la périphérie antérieure du sac (fig. 54 et 55 b). Cet arc est formé par la veine mésentérique inférieure (α) et l'artère colique gauche supérieure (β), la branche supérieure de l'artère mésentérique inférieure et sa continuation. La veine mésentérique inférieure (α) l'entoure en bas au pôle latéral et en haut, l'artère colique gauche supérieure (β) et sa continuation (α') seulement en bas et au pôle latéral. L'artère colique gauche supérieure (β) file au-dessous de l'orifice du sac herniaire, en dedans de la veine indiquée plus haut, et se divise en deux branches, artère colica sinistra media (β') et ramus anastomoticus superior (α'). La première passe au pourtour inférieur de l'orifice, en avant de la veine, transversalement sur la gauche; la seconde, continuation de la l'artère colique gauche supérieure, reste en dedans de la veine jusqu'au pourtour supérieur, du pôle gauche de l'orifice du sac, la croise ensuite en avant et continue son chemin pour s'anastomoser avec l'artère colica media. Au pôle gauche (latéral) de l'orifice du sac, de même que dans la moitié latérale de son pourtour supérieur courent les vaisseaux. Là-bas court la veine avec l'artère, ici la veine seule dans le bord de l'orifice ou près de celui-ci. Dans la portion médiale du pourtour supérieur de l'orifice, et au pourtour inférieur de celui-ci, les vaisseaux sont séparés du bord de l'orifice, là-bas par un petit dédoublement falciforme du péritoine, ici par un petit dédoublement triangulaire d'une hauteur de 6 centim., et au bord de l'orifice, d'une largeur de 1 centim. 7 millim., appartenant à la paroi antérieure du sac. Le bord de l'orifice présente partout, et en particulier là où n'existent pas les vaisseaux, un aspect blanchâtre presque tendineux.

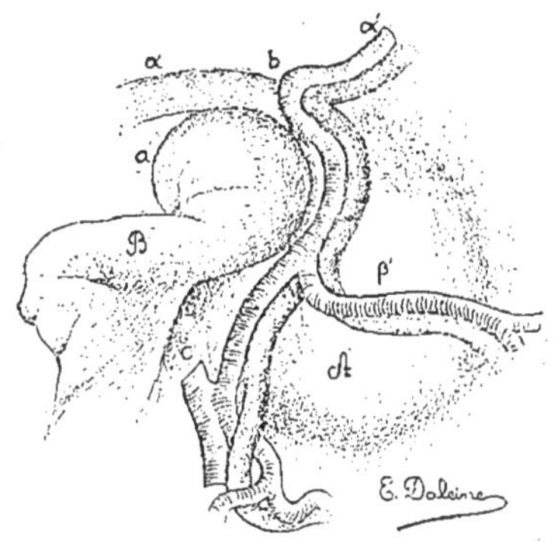


FIG. 55. — A, hernie interne mésogastrique. — B, portion de l'anse jéjunale tirée hors du sac herniaire. — C, artère mésentérique inférieure. — a, orifice du sac herniaire. — b, arc vasculaire autour de l'orifice. — α, veine mésentérique inférieure. — β, artère colique gauche supérieure. — α', rameau anastomotique supérieur et la veine qui l'accompagne. — β', artère colique gauche moyenne avec la veine qui l'accompagne.

Dans le sac se trouve la flexura duodeno-jejunalis (fig. 54 c.) en plus d'une petite portion du jéjunum supérieur qui lui succède, représentant une anse intestinale longue de 20 centim. Celle-ci est faiblement dilatée de gaz et par un contenu liquide, elle peut être retirée très facilement du sac, avec son mésentère.

Son extrémité qui se continue dans le reste du jéjunum (fig. 54, d.) n'a subi dans l'orifice du sac aucun étranglement.

Après avoir retiré du sac et rejeté à droite l'anse intestinale, on voit dans la cavité du sac, sur son fond, en avant de la portion gauche de la colonne vertébrale, sous le pancréas, à côté, à gauche et en arrière de la flexura duodeno-jejunalis, un sac accessoire pourvu d'un orifice, et ne contenant pas d'intestin (fig. 56, c.). Il est semi-ovalaire (coupe d'un ovale suivant sa longueur), comprimé d'avant en arrière, arrondi à ses deux extrémités, plus large à l'extrémité supérieure qu'à l'inférieure, et de coupe triangulaire. Il possède trois parois : droite, antérieure et postérieure. La paroi droite est formée par le duodénum, l'antérieure par un dédoublement péritonéal interrompu en haut pour la formation d'un orifice. L'orifice du sac (α) se trouve sur les 3/5 supérieurs de sa paroi antérieure. Il est semi-ovalaire (coupe d'un ovale, transversalement). Le sac mesure verticalement 2 centim. 1/2, transversalement 1 centim. 1/2, et en direction sagittale 1 centim. Le diamètre verticale de l'orifice est de 14 millim., le transversal de 12 millim. On ne voit d'arc vasculaire ni dans le pourtour du sac accessoire, ni dans le pourtour de son orifice, mais il faut remarquer le trajet des vaisseaux rénaux gauches derrière sa paroi postérieure, et en particulier derrière cette portion qui se trouve vis-à-vis de l'orifice de la paroi antérieure. A part l'absence de cet arc vasculaire, le sac accessoire ressemble à tous points de vue à la retroeversio peritonei mesogastrica, ou fossa duodeno-jejunalis des auteurs.

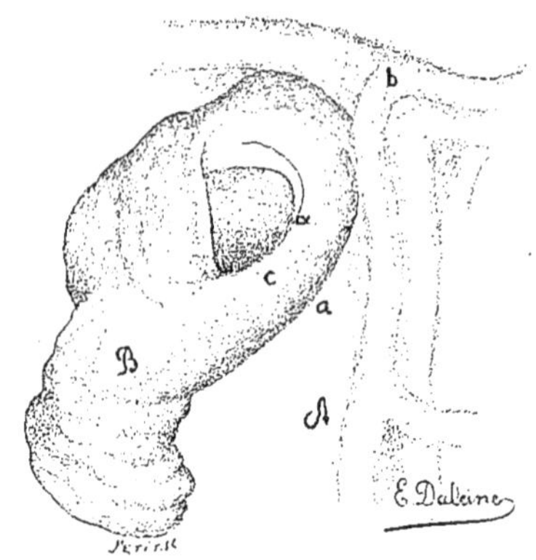

FIG. 56. — Destinée à montrer *le sac accessoire de Gruber*. (Premier cas de GRUBER.)

A, hernie interne mésogastrique (duodénale). — B, angle duodéno-jéjunal et une portion de l'anse jéjunale située dans la hernie. — a, orifice du sac. — b, arc vasculaire autour de l'orifice. — c, sac accessoire se trouvant sur le plancher du sac herniaire (deuxième retroeversio peritonei mesogastrica invaginée). — α, orifice du sac accessoire.

L'estomac, l'intestin et les autres organes abdominaux, et le péritoine, sont entièrement normaux.

**36e Cas.** — (2e Cas du même auteur.)

Trouvé sur le cadavre d'un homme de 40 ans, mort du choléra (?), 11 octobre 1857.

Cet homme fut trouvé sans connaissance à Saint-Pétersbourg, près de l'arc de Triomphe de Moscou. On le transporta au poste, et de là au lazaret de la police où il mourut quelques heures après. On ne put déterminer dans quelles conditions se présenta la maladie et cette mort rapide.

La police fit faire l'autopsie judiciaire. A l'examen des cavités crâniennes et thoraciques, on ne trouva rien d'important ayant pu amener cette mort rapide. Après ouverture de la cavité abdominale, et après avoir rejeté en haut le grand épiploon, on trouva l'intestin grêle recouvert d'une membrane que l'on regarda comme une fausse membrane. On la fendit à sa portion inférieure et à droite par une incision verticale. On s'aperçut alors qu'il s'agissait de toute autre chose que d'une fausse membrane, on arrêta l'autopsie pour attendre mon arrivée et on me confia l'examen de la cavité abdominale.

La fausse membrane en question est un grand sac péritonéal partant de la paroi postérieure du péritoine. Il se trouve en grande partie dans la couronne du côlon, qu'il remplit en grande partie jusqu'au promontoire. Il est situé en grande partie (dans son quart supérieur) derrière l'estomac et la rate, de là il passait derrière le côlon transverse, dont il occupait le mésocôlon, sous le pancréas qu'il avait repoussé en haut et un peu au-dessous de la paroi postérieure, située au-dessus de ce dernier, de la bursa omentalis minor, et il invaginait cette paroi dans cette dernière. Dans le sac incisé se trouve, en plus de l'extrémité de la portion transversale inférieure du duodénum et de la flexura duodeno-jejunalis, presque tout l'intestin grêle. Par l'orifice incisé, pendent plusieurs anses intestinales, par celui-ci passe seulement un tube intestinal allant, soit dans le sac, soit au reste du canal intestinal situé en dehors, c'est l'extrémité de l'iléon. A l'exception de l'extrémité de la portion transversale inférieure du duodénum et de la flexura duodeno-jejunalis, qui se trouvent à côté du pôle droit de l'orifice du sac, recouvertes par la paroi postérieure de celui-ci, tout le reste de l'intestin grêle avec le mésentère peut être rejeté du sac sur la droite.

Après avoir suturé la section de la paroi antérieure, le sac apparaît comme une énorme besace conique, comprimée, assez analogue à la portion ventriculaire d'un cœur, et pouvant embrasser tout l'intestin grêle. A son tiers supérieur, le sac est uni à la paroi abdominale postérieure, dans ses deux tiers inférieurs il est libre de tous côtés. Sous le 1/4 supérieur de la hauteur, repose sur lui, courbée transversalement en arc, la plus grande partie du côlon transverse (3/4 gauches), reposant sur lui latéralement, et suspendu à lui au milieu par une portion de mésocôlon. Il rencontre en haut le côlon ascendant et descendant, mais, dans la profondeur, sa portion unie à la paroi abdominale postérieure est distante du mésocôlon ascendant de 4 cent. et de 2 cent. 8 millim. du mésocôlon descendant. Sa base, un peu bombée, paraît coupée obliquement de haut en bas et de gauche à droite, elle est dirigée en haut, sur sa portion postérieure repose la courbure du pancréas, de façon que la paroi postérieure de celui-ci devenue inférieure repose sur elle, et que le bord inférieur regarde en avant. Sa pointe dirigée en bas et à droite est mousse, et se trouve en avant du promontoire. Sa paroi antérieure est bombée ; sa paroi postérieure est unie en haut avec la paroi abdominale postérieure et le diaphragme. Au-dessous, elle est perforée par l'orifice ovale transversalement du sac, et dans sa portion libre, comprenant plus de la moitié de sa hauteur, elle est aplatie ou même un peu concave. Les deux parois se continuent l'une dans l'autre par des parois latérales plus étroites, dont la droite est plus courte et presque verticale, la gauche courbée et plus longue. Aux endroits où le sac est uni à la paroi abdominale, il se compose d'un simple feuillet péritonéal, ailleurs de deux feuillets, dont l'externe est formé par le grand sac péritonéal, en particulier par la plus grande partie du mésocôlon transverse qui, dans une portion ovale mesurant 15 cent. transversalement et 9 cent. verticalement, à laquelle pend la portion moyenne du côlon transverse, est employée à couvrir le sac. En direction verticale, le sac mesure 24,5 cent. (9") dont il revient 16 cent. (6") à sa portion librement pendante ; en direction transversale et en particulier à la base il mesure 14,5 cent. (5 1/2"), sous celle-ci 16 cent. (6"), au-dessous de l'orifice du sac 14,5 cent. (5 1/2"), à la pointe 7 cent. 8 millim. (3"), en direction sagittale il mesure à la base 8 cent., 8 millim. (3 1/4"), au niveau du corps et au-dessous de l'orifice du sac 11 cent. (4"), à la pointe, 5 cent. (2"). Le pourtour du sac (mesuré à la base et sur les parties latérales) mesure 64 cent. (24").

L'ouverture du sac se trouve entièrement cachée dans l'angle, entre la paroi abdominale postérieure et la portion du sac pendant librement. Il se trouve à la base de la face postérieure de cette portion (13,5 centim. (5"), au-dessus de la pointe du sac), et au pourtour inférieur de la portion du sac unie à la paroi abdominale. Il a la forme d'un ovale transversal, dont le pôle droit un peu plus large est situé un peu plus haut que le gauche. Le pôle droit est écarté du pourtour interne de la flexura duodeno-jejunalis se trouvant à l'endroit habituel, en avant de l'extrémité de la portion transversale inférieure jusqu'à 5 centim. sur la droite en avant et à côté de la portion droite de la colonne vertébrale. Il est séparé du grand sac péritonéal par une saillie peu appréciable. Contre lui se trouve l'extrémité supérieure de la racine du mésentère dont les feuillets passent dans la portion du sac anormal fixée à la paroi abdominale. Le pôle gauche se trouve dans la paroi du sac. Le segment postérieur de l'orifice du sac est représenté dans la portion droite par un petit repli, dans la gauche par un repli plus élevé et descendu devant la colonne vertébrale, jusqu'à 5 centim. 1/2, au-dessous du duodénum, et jusqu'à 2 1/2 centim. au-dessous de la bifurcation de l'aorte. Le segment antérieur est formé par le bord supérieur de la face postérieure de la portion libre du sac et se trouve plus bas que le postérieur. Le bord de l'orifice du sac apparaît sur la portion gauche du segment postérieur, sur tout le segment antérieur et au pôle gauche sous forme d'un bourrelet annulaire en cordon, dans lequel se trouve entre deux feuillets péritonéaux, l'arc vasculaire formé par l'artère colique gauche supérieure et la veine mésentérique inférieure. L'artère est perméable, elle file vers la gauche dans le bord de la portion gauche du segment postérieur de l'orifice, puis en avant dans le bord du pôle gauche, et sur une certaine étendue vers la droite dans le bord du segment antérieur. La veine est ratatinée, non perméable. On peut y introduire, en usant de violence, une sonde fine, mais non y pousser une injection de mercure.

L'orifice du sac mesure, en direction transversale 13 1/2 centim. (5"), et jusqu'à 6 centim. 7 millim. (2 1/2") en direction sagittale, quand on a relevé la portion libre du sac de telle façon qu'elle regarde directement en avant.

Le cæcum est tendu vers l'orifice du sac anormal, le reste du gros intestin occupe sa situation normale.

Le tube intestinal et son contenu présentent tous les signes du choléra, le péritoine ne présente nulle part de traces d'inflammation.

**37e Cas.** — (3e Cas du même auteur.)

M. J. Paschtschenko, âgé de 60 ans, resta 4 mois à l'hôpital de Obuchow, atteint de bronchite et de dyspnée. Il quitta l'hôpital, le 2 janvier 1859, et mourut subitement le 13 janvier. Le cadavre déjà pourri fut autopsié judiciairement le 17 janvier. Ce ne fut qu'après l'autopsie que j'entendis parler d'un sac qui aurait contenu l'intestin grêle. Je trouvai dans le mésocôlon descendant un sac péritonéal d'environ 14 centim. de large, 11 centim. de hauteur et 9 centim. de profondeur, qui s'était développé vraisemblablement aux dépens d'une portion inférieure de la retroeversio peritonei mesogastrica et qui pouvait contenir un morceau d'intestin d'environ $1^{m},20$ de long.

Gruber fait remarquer qu'il ne peut insister sur ce cas, car il n'a eu le sujet que dans un état déplorable.

**38e Cas.** — Gruber (4e Cas de...) (Zur Hernia interna mesogastrica, prof. Wenzel Gruber. *St-Petersburg med. Zeitschrift.* Band II, 1862, p. 161.)

Cas avec un sac herniaire provenant du péritoine situé entre la retroeversio mesogastrica et l'arc vasculaire formé par la veine mésentérique inférieure et l'artère colique gauche supérieure, avec coexistence et maintien de la retroeversio mesogastrica dans sa disposition normale.

Observé sur le cadavre d'un homme de 20 à 25 ans, le 9 février 1862.

Les reins sont unis à leur partie inférieure par une commissure haute de deux pouces 3/4 en ce qu'on appelle un rein en fer à cheval. La commissure arrive jusqu'à la hauteur du pourtour supérieur du ligament intervertébral existant entre les 2e et 3e vertèbres lombaires et à droite jusqu'à la portion transversale inférieure du duodénum, en haut jusqu'à la hauteur du ligament intervertébral existant entre les 4e et 5e lombaires et 10 à 12 lignes au-dessous de la division de l'aorte en bas. Au-dessous du pancréas et de la racine du mésocôlon transverse, en avant de la colonne vertébrale, entre eux et la commissure du rein en fer à cheval, et à gauche de l'angle situé entre la première et le côlon descendant, en avant du rein gauche et en avant des 4/9 supérieurs du lobe gauche du rein en fer à cheval dans toute sa largeur, jusqu'à la hauteur du milieu du corps de la 3e lombaire en bas, se trouve à la paroi postérieure de la cavité abdominale un sac herniaire formé par le péritoine, arrondi et présentant un orifice à sa paroi antérieure. Le sac herniaire contient, à part la flexura duodeno-jejunalis, la portion suivante du jéjunum, de 1 pied 1/2 de long, fortement dilatée, mais complètement libre et pouvant être retirée facilement du sac. Ce dernier, à son pourtour antérieur et gauche, se compose de deux feuillets péritonéaux, partout ailleurs d'un seul. Le péritoine qui le forme est partout lisse et brillant et ne présente nulle part de traces d'inflammation. Le sac herniaire augmente de hauteur et de largeur de la colonne vertébrale vers la gauche. En direction verticale il présente, en avant de la colonne vertébrale, depuis le pancréas jusqu'à la commissure du rein en fer à cheval, 2 pouces 1/2, et à gauche 3 pouces 1/4, en direction transversale 3 pouces à 3 pouces 1/4, en direction sagittale en avant de la colonne vertébrale, 1/2 à 3/4 de pouce, et à gauche 2 pouces 1/3 à 2 pouces 1/2 de largeur. Il a une contenance de 5 à 6 onces de liquide. Son orifice est ovale transversalement, il présente un diamètre transversal de 2 pouces et un diamètre vertical de 1 pouce 1/2. Il se trouve sur la paroi antérieure du sac herniaire. Une de ses moitiés est en avant de la colonne vertébrale, l'autre à gauche de celle-ci et il occupe en avant de la colonne vertébrale les 3/5 moyens de la hauteur de la paroi du sac. Son pôle droit commence au pourtour externe droit du sac et se trouve en avant et à droite de la flexura duodeno-jejunalis. Derrière la portion supérieure de son pôle droit, le duodénum passe dans le jéjunum et pénètre dans le sac herniaire ; au-dessus et en avant de la portion inférieure du même pôle, l'extrémité de la portion du jéjunum contenue dans le sac herniaire, se recourbe au dehors de ce dernier. Cet orifice ne contient dans sa lumière qu'un tube intestinal, c'est-à-dire le jéjunum sortant, mais il est assez large pour en recevoir deux sans que ceux-ci soient étranglés par son bord. Il regarde directement en avant. A son pourtour supérieur et à son pôle gauche il contient dans son bord l'arc vasculaire formé par la veine mésentérique inférieure et l'artère colique gauche supérieure ; là-bas la veine seule, ici les deux en même temps ; c'est l'artère qui file en dedans.

Derrière les portions du sac herniaire situées dans la région de la colonne vertébrale et à droite et en bas, se trouve un deuxième sac plus petit, congénital, normal et vide. Il commence immédiatement sous le pancréas, à gauche, à côté et en arrière de la flexura duodeno-jejunalis. A gauche de l'aorte, en avant de la portion gauche de la colonne vertébrale, il se recourbe seulement derrière le sac herniaire dans sa portion initiale, autour de la flexura duodeno-jejunalis et d'une portion de la partie transverse inférieure du duodénum, qui forment sa paroi droite, et se termine en bas et à droite en pointe. Il a une forme pyramidale triangulaire.

A la portion la plus supérieure de sa paroi antérieure, immédiatement sous le pancréas, à côté et derrière la flexura duodeno-jejunalis se trouve son orifice. Il est triangulaire, limité à droite et en avant par l'extrémité du duodénum, et conduit dans le sac. Ce sac est long de 3 pouces, dont 1 pouce 3/4 se trouve derrière le sac herniaire, 1 pouce 1/4, à droite de celui-ci. A l'extrémité supérieure il est large de 1/2 à 3/4 de pouce. Le diamètre vertical de son orifice est de 1/2 pouce, le diamètre sagittal oblique de 3/4 de pouce. Ce deuxième sac situé en partie derrière le sac herniaire représente la véritable retroeversio mesogastrica. Derrière les deux sacs passent l'aorte et les vaisseaux rénaux gauches.

L'estomac, l'intestin, et au-dessous la portion du jéjunum située dans le sac, et les autres entrailles sont normaux. De plus le jéjunum qui se trouve dans le sac ne présente aucune trace d'étranglement.

Je ne connais dans la vie de cet homme, à part les symptômes de la tuberculose pulmonaire dont il est mort, aucun phénomène, du moins observé, pouvant faire croire à un déplacement intestinal. La préparation fut injectée et présentée à mon cours d'anatomie chirurgicale, et à une séance de la Société de médecine pratique. Elle est conservée dans ma collection.

**39e Cas.** — (5e Cas du même auteur.)

Cas d'un sac herniaire formé par le péritoine dans l'anneau vasculaire constitué par l'aorte et le tronc de l'artère mésentérique inférieure (en dedans), l'artère colique gauche supérieure et la veine mésentérique inférieure (en dehors). La retroeversio peritonei mesogastrica manquant primitivement.

Observé sur le cadavre d'un homme de 30 ans, le 21 février 1862.

Au côté gauche de la colonne vertébrale et de la couche musculaire qui la recouvre, depuis le pancréas et de la hauteur de la partie supérieure du ligament intervertébral étendu entre la 1re et la 2e lombaire, jusqu'à la sortie de l'artère colique gauche supérieure hors de l'artère mésentérique inférieure, à la hauteur du bord supérieur du corps de la 4e lombaire, et à un endroit situé à environ 1/2 pouce au-dessus de la division de l'aorte abdominale en bas, en avant de la moitié interne de la portion inférieure longue de 1 pouce 1/2 du rein gauche, et au-dessous et en avant du muscle psoas, se trouve un sac herniaire semi-ovalaire pourvu d'un large orifice. Le sac a une longueur de 3 pouces, 2 pouces de large au niveau du pancréas, et une profondeur de 1 pouce 2 lignes. De haut en bas il diminue successivement dans son diamètre transversal et en bas se termine en pointe. Contre la colonne vertébrale, qui avec les portions lombaires du diaphragme et le psoas, forme sa paroi médiane ou droite, et en arrière sa paroi ne se compose que d'un feuillet péritonéal, tandis qu'en dehors ou à gauche, elle est formée de deux feuillets péritonéaux. Son orifice, qui, sous forme d'une fente large de 3/4 de pouce, occupe sous le pancréas tout le pourtour antérieur du sac, est de même semi-ovalaire et regarde en avant. Son diamètre vertical est de 2 pouces 1/4, son diamètre transversal en haut de 2 pouces. Sur son bord médian ou droit se trouvent l'aorte et le tronc de l'artère mésentérique inférieure. Dans son bord latéral ou gauche, mais entre les deux feuillets péritonéaux de la paroi latérale et antérieure rudimentaire du sac se trouve l'arc vasculaire formé par la veine mésentérique inférieure et l'artère colique gauche supérieure ; dans le premier cas on trouve les deux vaisseaux, dans le second la veine est seule.

Le sac herniaire peut contenir deux onces et demi de liquide, et renferme une portion du jéjunum supérieur d'environ neuf pouces de long, dont une des extrémités pénètre et dont l'autre sort, et qui n'est pas étranglée. Entre l'orifice du sac et l'extrémité du duodénum se trouve, en avant de l'aorte, une surface large et plane, mais pas de fossette ou d'excavation du péritoine, correspondant à la retroeversio mesogastrica.

**40e Cas.** — Gruber. (6e Cas de l'auteur). (Ueber einen fall nicht incarcerirter, aber mit Incarceration des Ileum durch das Omentum complicirter Hernia interna mesogastrica. *Œsterr. Zeitschr. f. pract. Heilkunde.* — Jahrg. IV, Wien, 1863, no 18 u. 19.

Malgré toutes nos recherches, il nous a été impossible de nous procurer ce cas. Il en est de même pour le suivant.

**41e Cas.** — Breisky. (A. Casopis le Karu ceshych, 1862, 17, i. d. *Medic. Jahrb.* Wien, 1863. H. I. Fachberichte. S. 63-64, mit Holzschnitt Hernia retroperitonealis. Treitz, bei einer 47 jährigen Frau beobachtet.)

**42e Cas.** — Waldeyer. (*Hernia retroperitonealis nebst Bemerkungen zur Anatomie des Peritoneums.* Breslau. F. W. Jungfer, p. 3.)

Cas de hernie rétro-péritonéale complètement développée trouvé à l'autopsie d'un homme de quarante ans, robuste, mort à Breslau, de pneumonie double.

A l'ouverture de la cavité abdominale, la couronne formée par le côlon était régulièrement disposée, le grand épiploon, assez graisseux, recouvrait comme d'ordinaire les circonvolutions de l'intestin grêle. On rabattit en haut l'épiploon et l'on vit que les anses intestinales étaient renfermées dans un sac blanchâtre, assez solide, qui entourait tout le paquet de l'intestin grêle. Le sac avait l'apparence et la structure d'un organe séreux, et était fixé de tous les côtés avec le péritoine pariétal à la paroi postérieure de l'abdomen, de plus se continuait avec les feuillets passant sur les côlons ascendant et descendant, sans modification de structure, ni de texture. On observait partout dans la paroi antérieure du sac des vaisseaux accompagnés de petites traînées graisseuses, on ne voyait nulle part d'injection, de modification ou des adhérences anormales. Les circonvolutions se voyaient nettement par transparence à travers le sac. Après incision sur la ligne médiane on put enlever facilement le paquet de l'intestin grêle, qui possédait un mésentère normal. Ce dernier naissait par une racine fixée à droite et en avant de la colonne vertébrale. On voyait nettement la porte d'entrée, assez exactement en face du cæcum ; par celle-ci sortait l'extrémité de l'iléon pour aller directement au cæcum. L'orifice était presque circulaire, de la largeur d'une pièce de deux thalers, à bords légèrement épaissis. Dans la circonférence de l'orifice, près du bord libre, on voit filer un vaisseau à trajet arciforme : veine mésentérique inférieure. On ne remarque pas de signes d'étranglement, et, par l'orifice, on pouvait sortir facilement tout l'intestin et le rentrer de même.

Aucun phénomène pendant la vie n'a pu faire croire à une anomalie de position de l'intestin.

**43e Cas.** — Chiene. (Anatomical Description of a case of intraperitoneal Hernia, by John Chiene. *Journal of Anatomy and Physiology*, 1868, vol. II, p. 218.)

Observé sur un sujet adulte à l'amphithéâtre de l'Université d'Édimbourg.

Après avoir ouvert l'abdomen et rejeté en haut le grand épiploon, avec le côlon transverse, on ne voit que quelques anses de l'extrémité inférieure de l'iléon ; en poursuivant l'intestin grêle en haut, on voit qu'il disparaît à travers un orifice ovalaire mesurant 2 pouces 1/4 sur un pouce 1/2, situé sur la face antérieure du mésocôlon descendant, au niveau et à 2 pouces sur la gauche du corps de la 3e lombaire. L'orifice était libre, excepté en haut et en dedans, où le mésocôlon se continuait directement avec le mésentère de l'intestin qui pénétrait dans la poche. Quand l'arrière-cavité du péritoine fut ouverte, en divisant la couche du grand épiploon entre l'estomac et le côlon transverse, on montre bien le mésocôlon s'étendant en haut et en bas et enveloppant le pancréas de façon à former un ligament péritonéal entre ce dernier et la paroi abdominale postérieure.

Ce ligament étant divisé immédiatement au-dessous du pancréas, on ouvrit un sac de forme ovalaire, mesurant 6 à 8 pouces de diamètre vertical et contenant les anses du jéjunum et de la portion supérieure de l'iléon. Il était situé dans la région lombaire gauche, il était limité en haut par le pancréas, en avant par la courbure splénique et le commencement du mésocôlon ascendant ; en arrière par le péritoine pariétal qui recouvrait à ce niveau le rein gauche et la paroi abdominale postérieure. Sa face interne était lisse et brillante ; il était formé par une invagination du mésocôlon descendant à travers l'orifice déjà décrit. Il n'y avait pas trace de rupture du péritoine à ce niveau. L'intestin hernié était libre, excepté en un point situé en haut et en dedans et très rapproché de l'orifice où il était attaché par son mésentère à la paroi de la poche. L'intestin pouvait être tiré entièrement en dehors du sac, à travers l'orifice ; 7 pieds de l'iléon étaient situés en dehors du sac herniaire ; son mésentère se continuait sur sa face antérieure et sur sa face postérieure avec le mésentère de l'intestin qui se trouvait dans le sac.

Nulle part il n'y avait trace de constriction de l'intestin. Les autres viscères et le péritoine correspondant étaient normaux. L'artère colique gauche contournait le bord inférieur de l'orifice, de droite à gauche, pour se porter plus haut et s'anastomoser avec l'artère colique moyenne.

Aucun renseignement sur le malade, mais, vu l'état du péritoine et de l'intestin, je crois que pendant la vie aucun symptôme n'a indiqué cette disposition anatomique.

**44e Cas.** — GRUBER. (7e Cas de...) (Nachträge zu den Bildungshemmungen der Mesenterien und zu der Hernia interna mesogastrica überhaupt; und Abhandlung eines falles mit einem Mesenterium commune für den Düm-Dickdarm, einer beträchtlichen Hernia interna mesogastrica dextra und einer enorm grossen Hernia scrotalis dextra besonders, von Dr Wenzel Gruber. (Hierzu Taf. VIII.) *Virchow's Archiv für pathologische Anatomie und Physiologie und für klinische Medicin*, B. 44, Berlin, 1868, page 227.)

Cas d'un enfant nouveau-né, avec retroeversio peritonei mesogastrica contenant une portion, longue de 1 pouce, du jéjunum supérieur.

**45e Cas.** — (8e Cas du même auteur) (*loc. cit.*).

Cas d'un homme de 20 à 25 ans, avec retroeversio mesogastrica contenant une portion, longue de 4 pouces, du jéjunum supérieur.

**46e Cas.** — (9e Cas du même auteur) (*loc. cit.*).

Au mois de mai 1863, je trouvai, chez un jeune homme, la retroeversio mesogastrica sous forme d'un sac présentant 5 pouces de diamètre en direction verticale, 2 pouces 1/2 en direction transversale et 2 pouces en direction sagittale, remplie d'une portion du jéjunum supérieur, longue de 37 pouces. L'orifice ovale était aussi large que le sac même, en direction verticale et transversale. Dans le segment gauche du bord était contenu l'arc vasculaire formé par la veine mésentérique inférieure et l'artère colique gauche supérieure. Dans ce cas, ce sac, formé aux dépens de la retroeversio mesogastrica, et contenant de l'intestin, peut être regardé comme un cas de hernie interne mésogastrique gauche non étranglée, à un faible degré de développement, quoique l'orifice fût énorme.

**47e Cas.** — (10e Cas du même auteur) (*loc. cit.*, p. 228).

*Sur le mésentère commun de l'intestin grêle et du gros intestin et la Hernie interne mésogastrique droite. Mésentère commun pour le jéjuno-iléon et le côlon, depuis le cæcum jusqu'à la flexura sigmoidea. Hernie interne mésogastrique droite vraie, et hernie inguinale externe scrotale congénitale droite* (cas unique) (fig. 57, 58 et 59).

Observé en mars 1868, sur le cadavre d'un journalier de 25 ans, S. J., qui, d'après son histoire pathologique assez incomplète, avait été malade dans un des hôpitaux civils de St-Pétersbourg, du 9 février au 16 mars, et y était mort de typhus exanthématique. Avant son entrée à l'hôpital il avait souffert pendant 15 jours de bronchite catarrhale et possédait depuis longtemps une hernie scrotale droite.

Sur le cadavre, qui extérieurement ne présentait rien de particulier, à part la hernie scrotale droite excessivement tendue, je tombai, après ouverture de l'abdomen, sur une hernie interne mésogastrique droite et un mésentère commun pour l'intestin grêle et le gros intestin. J'examinai aussi exactement que possible le cadavre avant et après injection des artères, j'en fis dessiner les rapports principaux et j'ai conservé la préparation dans ma collection.

Le scrotum (8), par suite d'un œdème cutané considérable et de la puissante hernie qu'il contient, a atteint une grosseur énorme. La peau de la face inférieure du pénis, jusqu'au prépuce en avant, est employée à son enveloppement. Dans la moitié droite, il est plus dilaté que dans la gauche; à la racine, la dilatation s'étend dans la région inguinale d'au moins 3 pouces en passant à droite sur le tubercule du pubis. Sur la moitié gauche, en haut, en avant et latéralement, au même niveau que le prépuce du pénis tiré en bas, le testicule gauche forme une saillie (9). Sur la paroi postérieure existent quelques ulcères cutanés. En direction verticale, il présente 15 pouces de long, en transversale 10 pouces de large, et en direction sagittale 6 pouces d'épaisseur. Son plus grand pourtour, pris en direction verticale, est de 27 à 28 pouces, et de 25 pouces en direction transversale. L'abdomen est complètement enfoncé.

Après ouverture de la cavité abdominale (fig. 57) on voit le foie, la rate, l'estomac dont la portion pylorique est un peu tirée en bas, le pancréas, les reins, les capsules surrénales dans leur position normale. De l'intestin on ne voit situé librement dans la cavité abdominale que la flexura sigmoidea et la plus grande partie du duodénum. La portion terminale du duodénum avec la portion initiale, longue de 3 pieds 6 pouces du jéjunum, sont cachées dans un grand sac rétro-péritonéal situé dans la région lombaire et la fosse iliaque droite.

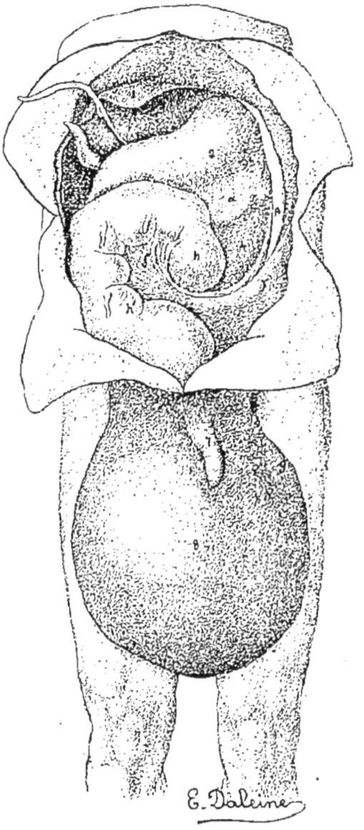

FIG. 57. — Cadavre d'un homme de 25 ans, avec un mésentère commun pour l'intestin grêle et gros intestin, une hernie interne mésogastrique droite et une hernie scrotale droite d'une grosseur énorme.

Moitié inférieure du tronc avec les membres inférieurs jusqu'au-dessous des genoux. Cavité abdominale ouverte : les intestins sont laissés dans la position dans laquelle on les a trouvés à l'ouverture du cadavre. — Vue d'avant.

(Pour les indications des signes, voir le texte.)

Dans le bassin, la vessie se trouve dans sa position ordinaire, mais le rectum et son mésorectum sont tirés vers la droite. Entre les deux, dans la eversio rectovésicale du péritoine, plus dilatée à droite qu'à gauche, et dans sa portion inférieure, cavité de Douglas, se trouve une portion de jéjunum, longue de 3 pieds 9 pouces, qui par son origine et son extrémité descend à droite dans le bassin, et en remonte ensuite, représentant la portion d'union entre la partie supérieure de l'intestin grêle située dans le sac rétro-péritonéal et les portions moyenne et inférieure de l'intestin grêle situées dans la hernie scrotale.

Si l'on glisse cette portion du jéjunum dans le sac rétro-péritonéal avec celle qui s'y trouve, la portion d'union qu'on voit seule dans le grand sac péritonéal (à part le duodénum) se trouve réduite à une longueur de 2 pouces (portion d'union entre les parties d'intestin situées dans le sac rétro-péritonéal et dans la hernie scrotale). Ainsi se trouve établie artificiellement un état, qui, il est permis de le présumer, aurait pu se présenter très naturellement de temps à autre pendant la vie (fig. 59).

Le ligament coronaire gauche du foie naît déjà à 1/2 ou 3/4 de pouce du ligament supérieur, sous forme d'un dédoublement du péritoine, présente jusqu'à l'extrémité du lobe gauche du foie une longueur de 5 pouces 3 lignes, et jusque-là une largeur allant à 2 pouces 6 lignes. Il se continue dans un prolongement anormal long de 14 pouces, large de 2 pouces 1/2 dans la portion initiale et de 1 pouce 1/2 dans la moitié terminale, jusqu'au mésocôlon de la flexura sigmoidea. Le prolongement (β) décrit dans son trajet un arc qui se recourbe de droite à gauche en bas et en arrière, puis au niveau de la paroi abdominale postérieure obliquement de gauche à droite. Il sort, par sa moitié initiale, du péritoine au niveau du diaphragme, du cartilage de la 11ᵉ côte, à 2 pouces au-dessus de la limite inférieure de la cage thoracique, de la rate, et par sa moitié terminale, du feuillet postérieur de la racine du ligament correspondant au ligament colique inférieur gauche normal. Son bord tranchant est tourné en bas, en dedans et en haut, et ses faces en avant et en arrière. Dans sa moitié initiale il est solide, dans sa moitié terminale où il existe de la graisse entre ses feuillets il est plus délicat.

Il forme à la rate une sorte de cul-de-sac.

La rate (3) est suspendue au diaphragme et à l'estomac par des ligaments connus. Elle présente à son bord antérieur trois incisures. En arrière de la dernière incisure, pend de la face interne jusqu'au ligament gastro-liénal un dédoublement péritonéal, long de 1 pouce 9 lignes, contenant des ramuscules des vaisseaux spléniques, et à son extrémité une rate succenturiée, arrondie, de 3 lignes d'épaisseur.

L'estomac (2) est uni au diaphragme et aux entrailles par les ligaments connus. L'Omentum majus (α) s'est fixé sur la moitié terminale du prolongement anormal du ligament coronaire gauche du foie, à la paroi postérieure du sac péritonéal, à la paroi antérieure du sac rétro-péritonéal, au-dessus de la racine du mésocôlon de la flexura sigmoidea et au bord gauche de la face antérieure de la portion transversale supérieure et descendante du duodénum, par suite dans toute l'étendue où celui-ci est situé en dehors du sac rétro-péritonéal, d'une façon anormale. De plus il se fixe aux portions correspondant aux côlons descendant, transverse et ascendant du gros intestin normal, que l'on peut reconnaître comme telles, par suite de la disposition des vaisseaux. La retroeversio epigastrica major (bursa omentalis major des auteurs) est ouverte jusqu'à la moitié terminale du prolongement du ligament coronaire gauche du foie, jusque vers la racine du mésocôlon de la flexura sigmoidea en bas, et transversalement de la rate jusqu'au duodénum. Elle communique par le foramen pancreatico-gastricum ordinaire avec la retroeversio epigastrica minor (bursa omentalis minor des auteurs) qui est unie avec le grand sac péritonéal par le trou de Winslow ordinaire, mais étroit. Le pancréas occupe sa situation normale, mais sa tête est adhérente à la portion descendante du duodénum.

Le duodénum présente une disposition s'écartant tout à fait de la normale. Il est courbé en forme d'S et tordu en spirale. Il passe d'abord à droite et en arrière dans sa portion transversale inférieure, passe dans une courbure à convexité dirigée à droite et en arrière, flexura prima, dans la portion descendante convexe en haut, à droite, et en bas en avant, et se continue dans une courbure à convexité dirigée en avant et à droite, flexura secunda, dans la portion transversale inférieure, qui remonte obliquement en arrière et en dedans. Il est long de 13 pouces, dont il revient 4 pouces à la portion transversale supérieure, 6 pouces à la portion descendante, et 3 pouces seulement à la portion transversale inférieure. Il est excessivement dilaté. Son canal présente sur la portion transversale supérieure 2 pouces, sur les autres portions jusqu'à 2 pouces 3/4 de diamètre.

A l'exception du bord gauche postérieur de la portion descendante à laquelle adhère la tête du pancréas, il est entièrement recouvert de péritoine. La portion transversale inférieure se trouve comme invaginée de droite à gauche et d'arrière en avant dans la paroi postérieure du sac rétro-péritonéal. Avec toutes ses portions, il est situé dans la moitié droite de la cavité abdominale, et très éloigné sur la droite de la colonne vertébrale. Sa portion descendante descend en avant et en dehors de la portion latérale du rein droit, sa portion transversale inférieure, courte, se trouve au-dessous du rein droit. Après que la portion transversale inférieure s'est croisée à l'intérieur du sac rétro-péritonéal avec les vaisseaux mésentériques supérieurs filant en bas et en dehors en avant d'elle, elle remonte brusquement de la portion supérieure et latérale du fond du sac en avant et à droite pour passer dans le jéjunum sous une courbure : flexura duodeno-jejunalis située dans le sac, et à convexité tournée à gauche et en avant. Au niveau du début de cette flexura, le tube intestinal présente une sorte d'étranglement, et à partir de là il devient brusquement d'un pouce plus étroit que la portion transversale inférieure du duodénum.

La flexura sigmoidea (hh') qui, seule du gros intestin, se trouve dans la cavité abdominale (fig. 57), constitue un canal long de 3 pieds, qui forme une anse haute de 15 à 16 pouces dont le sommet atteint en haut et à droite le foie. Son mésocôlon présente au milieu une hauteur de 6 à 7 pouces, en bas au-dessus de l'anneau du sac rétro-péritonéal environ 2 à 3 pouces, en haut 4 pouces 1/2 de largeur. Il est fixé autour du pourtour supérieur et latéral de l'anneau du sac rétro-péritonéal, au pôle supérieur de l'orifice sur une distance de 6 lignes et aux bords latéraux sur une plus grande étendue. Il est disposé transversalement en forme d'arc, de telle sorte que sa portion rectale qui normalement se trouve à droite est située à gauche et que sa portion colique normalement située à gauche est disposée à droite, et que la face de son mésocôlon analogue à la face postérieure à droite du mésocôlon normal est dirigée juste en avant, et que la face analogue à la face antérieure gauche du mésocôlon normal est dirigée directement en arrière. A la face postérieure du mésocôlon et à la racine de la portion colique se rend un fort dédoublement péritonéal (γ) qui maintient dans sa position la portion colique. Ce dédoublement qui représente évidemment une forme extraordinairement développée, analogue au ligament colique inférieur gauche normal, naît du péritoine de la paroi abdominale latérale gauche et de celui de la moitié gauche de la paroi abdominale postérieure. Il commence à 1 pouce 1/4 au-dessous de l'extrémité de la 11e côte, passe en bas et à droite sous le rein gauche (4) en forme d'arc au-dessus de la crête iliaque, contre la paroi abdominale postérieure. Son bord tranchant est tourné en haut et ses faces en avant et en arrière; il présente une longueur de 7 pouces et une largeur de 2 pouces. Par suite de l'amas de gaz, pas assez rapidement évacués (fig. 57) la portion colique (h') s'est portée sur la droite, en avant et au delà de la portion colique (h) qui est fixée à sa place par le ligament colique inférieur gauche (γ), et la face postérieure du mésocôlon (δ) est dirigée maintenant en avant.

Par suite la flexura sigmoidea retournée, renversée, a subi une demi-torsion sur son axe.

Dans la moitié droite de la cavité abdominale et de la cavité du bassin, en avant de la colonne vertébrale, dans la région lombaire, et dans la plus grande partie de la fosse iliaque, on voit derrière la paroi postérieure du grand sac péritonéal, un sac rétro-péritonéal (A'), sac séreux invaginé en arrière aux dépens de cette paroi et communiquant par un large orifice avec la cavité du grand sac péritonéal. Ce sac se compose en avant de deux feuillets péritonéaux, en arrière d'un seul, et présente une forme ronde allongée. Il s'étend depuis le pancréas jusqu'aux vaisseaux iliaques et de l'entrée du petit bassin jusqu'à 2 pouces au-dessus de l'arcade crurale en bas.

Il s'étend aussi de l'aorte abdominale, en avant de la moitié droite de la colonne vertébrale, dans la région lombaire droite, au delà de la limite latérale de celle-ci et dans la fosse iliaque droite jusqu'à la crête iliaque. En direction verticale il présente 8 pouces de longueur, en direction transversale 5 pouces 1/2 à 6 pouces de largeur, et en direction sagittale 4 pouces de profondeur. Dans la moitié latérale de sa paroi antérieure, il présente un anneau ovale très grand (*) qui mesure 3 pouces en direction verticale, 2 pouces 1/2 en direction transversale, il est dirigé en avant et à droite. Le pôle supérieur de l'anneau se trouve à 3 pouces 1/2 sous l'extrémité supérieure du sac, et son pôle inférieur à 1 pouce 1/2 au-dessus de l'extrémité inférieure du sac. En avant du sac, se trouve en dedans de son orifice, la racine de la portion rectale (h') et en dehors la racine de la portion colique (h) de la flexura sigmoidea dont le mésocôlon (δ) naît par sa racine autour du pourtour médial et latéral, et au-dessus du pôle supérieur de l'orifice dont il se rapproche jusqu'à 6 lignes de distance, et en demi-cercle, de la paroi antérieure du sac. A la paroi antérieure du sac se trouve fixée, au-dessus de la racine du mésocôlon de la flexura sigmoidea, une portion de l'Omentum majus. Au-dessus et en avant de l'extrémité supérieure du sac, se trouve la portion droite du pancréas et en dehors de celui-ci, la portion de la partie descendante du duodénum qui se trouve sous la tête du pancréas. Derrière le sac se trouvent la veine cave inférieure, en haut et en dehors la plus grande partie de la portion inférieure du rein droit, en haut et au-dessous de celui-ci, en dehors la portion transversale inférieure du duodénum invaginée dans le feuillet postérieur du sac et en avant de cette portion et la croisant, les vaisseaux mésentériques supérieurs, qui, jusqu'au croisement, filent sur le pourtour postérieur de l'extrémité supérieure du sac en avant du rein, puis, après ce croisement avec le duodénum, au niveau de la limite latérale de l'orifice du sac, passent dans le mésentère commun, et enfin en bas les vaisseaux spermatiques internes droits à direction oblique. Entre les feuillets de la paroi antérieure du sac se trouvent le tronc et les branches de l'artère mésentérique inférieure. Le tronc de cette

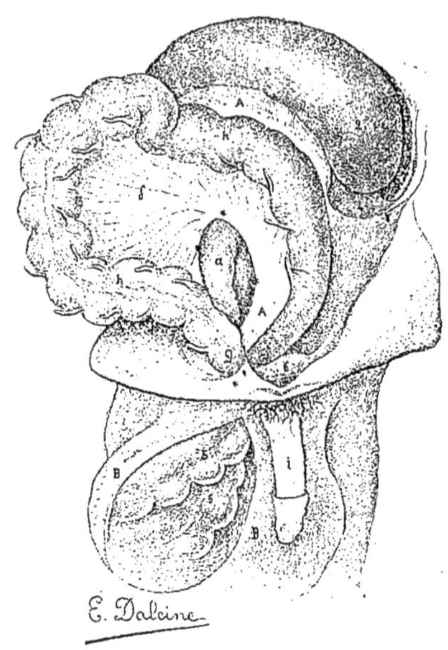


FIG. 58. — Même cadavre que dans la planche précédente. (En plus de la cavité abdominale, on a ouvert aussi la loge droite du sac de la hernie scrotale, on a enlevé les couches constituant le scrotum et la peau du pénis jusqu'au prépuce. On a laissé le testicule gauche et le cordon spermatique enveloppés dans leurs membranes et la tunique vaginale dilatée en énorme sac herniaire à deux loges, enveloppée dans les membranes dilatées et épaissies pathologiquement du testicule et cordon spermatique droits. Les intestins trouvés dans la hernie interne et la hernie scrotale ont été attirés vers la cavité abdominale et disposés autant que possible à droite de celle-ci pour voir le mésentère commun, les portions d'intestin qui y sont suspendues et les anneaux des hernies.) Le cadavre est situé horizontalement et tourné verticalement à droite avec ouverture de la cavité abdominale. (Même renvoi au texte que dans la précédente.)

artère, long de 1 pouce 1/4, file transversalement à droite, vers l'orifice, et se divise, à 1 pouce 3/4 de celui-ci, en artère colique gauche et en artère hémorrhoïdale supérieure dont chacune s'approche de l'orifice du sac jusqu'à une distance de 1 pouce. Elles ont donné d'abord, la première une forte branche pour la portion colique de la flexura sigmoidea, la seconde une branche analogue pour la portion rectale. L'artère colique gauche se recourbe en haut et continue son trajet transversalement sur la droite en forme d'arc au-dessus de l'orifice du sac, à une distance de 3/4 à un pouce du pôle supérieur de celui-ci, pour arriver près du bord droit de l'orifice, au niveau du côlon descendant, dans le mésentère commun. L'artère hémorrhoïdale supérieure, après s'être rapprochée jusqu'à un pouce du bord gauche de l'orifice du sac; se recourbe brusquement en bas, pour continuer dans la paroi antérieure du sac, dans tout le développement de celui-ci par en bas, son trajet vers le rectum. Le sac (fig. 59) contient la flexura duodeno-jejunalis et de plus en avant, en haut, en dedans et en bas la portion du jéjunum supérieur, longue de 3 pieds 6 pouces. Il pouvait contenir

7 pieds de jéjunum rempli, tout l'intestin grêle débarrassé de son volume, et quand on avait retiré de sa cavité l'intestin, 5 livres de liquide. Dans la région de l'orifice, on ne trouve ni sur le sac, ni sur l'intestin, de traces d'inflammation. Le jéjunum n'a subi dans l'anneau aucune compression, par suite aucun étranglement. Le sac contenant le jéjunum, forme une hernie non étranglée (A) qu'il faut appeler hernie interne mésogastrique droite.

En avant et au-dessus des 3/5 médiaux de la longueur de l'arcade crurale du côté droit, à côté du tubercule du pubis, se trouve un canal court, mais large, comprimé d'avant en arrière, à lumière oblique et elliptique (**). Le canal pré-

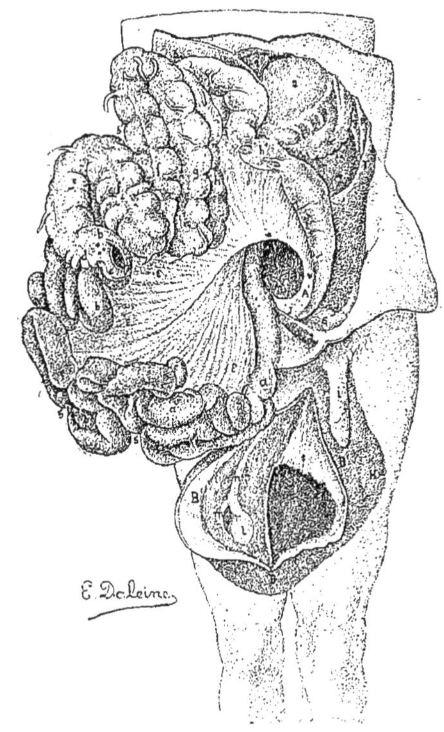

FIG. 59. — *Hernie interne mésogastrique droite* (contenant le jéjunum supérieur qui s'y trouvait à l'ouverture du cadavre et la portion suivante du jéjunum qu'on trouva, il est vrai dans la cavité du bassin, mais qui, pendant la vie de l'individu, pouvait parfois avoir été attirée dans la hernie), et les portions la recouvrant et les parties avoisinantes.—Vue comme dans la planche précédente.— Le sommet de l'S iliaque est placé sur la droite, hors de la cavité abdominale, après avoir supprimé la demi-torsion qu'exécutent l'une autour de l'autre ces portions et les avoir placées dans leur position ordinaire.
Pour les indications des signes, voir le texte.

sente une hauteur de 9 lignes et mesure en direction transversale oblique 3 pouces, et en direction sagittale de 1 pouce à 1 pouce 1/4 d'étendue. Ses orifices (annuli) sont parallèles, situés presque exactement l'un au-dessous de l'autre. Le canal représente le canal inguinal dont l'annulus interne ou supérieur s'est dilaté en dedans aux dépens de toute la paroi postérieure du canal normal, et dont l'annulus externe ou inférieur s'est dilaté anormalement en dehors. Dans la cavité abdominale, en plus du pôle médial de l'anneau interne, on voit à côté du ligament vésico-ombilical latéral, le plica epigastrica (ζ) rejeté tout à fait en dedans. Il représente un dédoublement péritonéal triangulaire très fort, d'une hauteur de 1 pouce au milieu. Il cache un peu l'anneau interne, il est déchiqueté à son bord libre et se perd par sa corne postérieure en dehors du sac rétro-péritonéal. Il contient les vaisseaux épigastriques inférieurs profonds filant transversalement sur le pourtour postérieur de l'anneau interne, et le croisement du canal déférent avec ces vaisseaux. Le canal inguinal circulaire est tapissé par la racine du sac herniaire de la hernie scrotale, en arrière de laquelle se trouve le cordon spermatique, et contient (fig. 59) en arrière et en dedans, librement, le jéjunum à un endroit situé à 7 pieds 3 pouces au-dessous du duodénum, en avant et en dehors le canal du côlon ascendant propre, fixé par l'Omentum, au-dessous de la transition de la flexura sigmoidea dans ce côlon, et de plus sous sa racine l'omentum et le mésentère commun. Il existe des traces d'une péritonite partielle ancienne, mais par de traces fraîches. Les deux tubes intestinaux ont subi une compression et par suite leur perméabilité a été diminuée, mais aucun étranglement.

On reconnaît que le sac herniaire (B') de la hernie scrotale (B) est constitué par le processus vaginalis, excessivement dilaté, du péritoine. Celui-ci (fig. 58, B') se compose de deux loges, une droite grande, et une gauche un peu plus petite qui est une dilatation de la première. Les loges communiquent entre elles par un orifice ovale, présentant 5 pouces dans un sens et 4 pouces dans l'autre (‡), qui commence sur la paroi médiale de la loge droite à 5 pouces au-dessous de la racine du sac herniaire et s'étend jusqu'au fond de celui-ci. La loge gauche ne s'élève que de 3 pouces au-dessus de cet orifice, par conséquent 2 pouces de moins que la loge droite. Sur la plupart des points il est facile de détacher le sac herniaire des membranes réunies en une enveloppe épaisse qui le recouvrent. Derrière la paroi postérieure de la loge droite se trouve le testicule droit (l), l'épididyme (m) et le cordon spermatique (n). Le testicule et l'épididyme reçoivent du sac herniaire leur revêtement séreux. Le testicule est aussi gros que le gauche, mais plus lâche et disposé verticalement. Le corps de l'épididyme est déplacé en dehors, et par suite vers le saccus epididymidis il s'est produit un orifice triangulaire arrondi (†) mesurant 1 pouce 4 lignes verticalement et 1 pouce transversalement, plus large en haut. Le canal déférent est normal, presque aussi gros que le gauche. Au pourtour postérieur du pôle médial de l'orifice du sac, il se croise avec les vaisseaux épigastriques inférieurs. Le testicule gauche et le cordon spermatique avec leurs enveloppes (k) se trouvent en avant et latéralement par rapport à la loge gauche du sac herniaire. Le sac épais de 1/2 à 1 ligne, divisible en feuillets, enveloppant les deux loges du sac herniaire, contient les fascias intercolumnaris et infundibuliformis du côté droit, épaissis pathologiquement, unis entre eux et avec le crémaster. A quelques pouces au-dessous de l'anneau herniaire le fascia intercolumnaris est fibreux.

Les faisceaux du crémaster arrivent en avant et latéralement jusqu'à 6 pouces de l'anneau inguinal externe en bas. Le sac herniaire contient : 12 pieds d'intestin grêle et 5 pieds de gros intestin, depuis le cæcum jusqu'à la flexura sigmoidea, le mésentère commun, l'omentum, et quelques livres de liquide séreux. Il a une longueur de 11 pouces et peut, l'intestin étant sorti, contenir 15 livres de liquide. Le gros intestin se trouve en avant et en dehors, uniquement dans la loge droite, l'intestin grêle, dans les deux loges. L'intestin grêle est libre partout ; le gros intestin est fixé par des fausses membranes et par l'omentum, à la paroi latérale et antérieure de la loge droite du sac. Après avoir enlevé le gros intestin fixé au sac, et avoir tiré dans la cavité abdominale (fig. 58) tous les intestins hors de la hernie scrotale, tout le jéjuno-iléon avec le côlon jusqu'à la flexura sigmoidea est fixé à un mésentère commun (ε) et en particulier : le côlon (e.f.f'.g.) au bord droit, tandis que le jéjuno-iléon (a. b) paraît suspendu au bord gauche et inférieur de celui. Sa racine commence dans la région du bord latéral de l'orifice du sac rétro-péritonéal, sous le croisement du gros intestin (5') avec l'intestin grêle (5), entre la flexura duodeno-jejunalis et la transition de la portion colique de la flexura sigmoidea dans le côlon descendant propre, et ne présente à ce niveau que 2 pouces de large. La plus grande largeur verticale du mésentère commun est de 13 pouces, et la plus grande largeur transversale, en y comprenant le prolongement long d'environ 4 pouces qu'il envoie entre le côlon descendant propre et une portion du côlon transverse, de 15 à 16 pouces. Au-dessus du pôle supérieur du sac rétro-péritonéal en dehors, le croisement du gros intestin à l'extrémité colique de la flexura sigmoidea, avec l'intestin grêle, au niveau de la flexura duodeno-jejunalis située dans le sac rétro-péritonéal, se produit de telle façon que le premier tube se trouve en avant et décrit ses courbes en bas et à droite et que le second se trouve en arrière et se recourbe en bas à gauche.

Sur le corps de grosseur moyenne, la longueur du tube intestinal est de 29 pieds, dont il revient 20 pieds 4 pouces à l'intestin grêle et 8 pieds 8 pouces au gros intestin. Sur l'intestin grêle, le duodénum a 13 pouces, le jéjuno-iléon 19 pieds 3 pouces ; sur le gros intestin le cæcum 2 pouces, le côlon 4 pieds 10 pouces, la flexura sigmoidea 3 pieds et le rectum 8 pouces. La longueur de l'appendice vermiculaire est de 4 pouces. Ce dernier (c) se continue avec la pointe, dirigée en avant, en haut et à gauche du cæcum très court (d), et son extrémité est tournée en haut. Entre son mesenteriolum (en arrière), l'extrémité de l'iléon (en avant) et le cæcum (en dehors) se trouve bien développée et ouverte en bas la fossette iléo-cæcale en forme de sac (***). Parmi les portions isolées du côlon, du cæcum jusqu'à la flexura sigmoidea, que l'on peut distinguer d'après les branches des artères mésentériques allant à l'état normal à ces portions, en côlon ascendant (e), transverse (f.f') et descendant propre (g), le côlon ascendant est d'une brièveté anormale et le côlon transverse forme une anse à 2 portions situées l'une au-dessus de l'autre. A l'exception du duodénum anormalement large, le reste du tube intestinal présente son diamètre ordinaire. L'intestin grêle renferme des liquides, le gros intestin des fèces liquides et pâteuses qui, combinées avec des gaz, dilatent considérablement la flexura sigmoidea.

*Voici sur ce cas de Gruber les remarques de* Hans Eppinger (Hernia retroperitonealis. *Viertelsjahrschrift für die praktische Heilkunde,* 1870. Jahrgang 27. B. I. Prag., page 144).

« Ce cas de Gruber serait certainement un cas unique et le plus remarquable au point de vue des déplacements pathologiques du tube intestinal et du péritoine si on l'admettait sans l'examiner à fond. Cet examen est possible dans ce cas, car toutes les modifications ont été décrites soigneusement.

La modification pathologique la plus importante est dans ce cas la hernie scrotale droite, qui a atteint un degré très étendu, arrivant jusqu'à l'évacuation presque complète de la cavité abdominale, connue d'ordinaire sous le nom d'éventration et qu'on observe rarement sous cette forme.

Les tractions et modifications les plus grandes, mais simplement consécutives, sont subies dans une hernie de ce genre par les mésocôlons, devant amener des rapports constants, car plus les intestins pénètrent dans la hernie scrotale, plus il est rare qu'ils en sortent et il arrive même qu'ils ne peuvent plus revenir dans la cavité abdominale. Ce dernier cas se produit naturellement toujours, quand les intestins sont fixés dans le sac herniaire. C'était le cas ici, aussi faut-il attacher dans l'analyse anatomique de ce cas une attention particulière à ces rapports.

Le plus grand déplacement est subi sans aucun doute par le côlon transverse et avec lui les côlons ascendant et descendant, car ce sont eux qui ont à parcourir le chemin le plus long, des hypochondres jusqu'au scrotum, pour former le contenu connu de la hernie scrotale du côté droit. Mais les mésocôlons transverse, ascendant et descendant, sont fixés d'un côté à la paroi abdominale postérieure et par suite ne peuvent plus abandonner leur insertion. Cela est vrai surtout pour le mésocôlon transverse, qui naît au-dessus de l'origine étroitement fixée de l'intestin grêle, en particulier au-dessus de la flexura duodeno-jejunalis, insertion que cette dernière ne peut jamais dépasser. Mais d'un autre côté, les mésocôlons s'insèrent solidement à leurs intestins et par suite quand ces derniers sont déplacés, ils se trouvent eux-mêmes tiraillés et étendus suivant le degré du déplacement. Ici les côlons transverse, ascendant et descendant, sont descendus dans la hernie scrotale droite, il fallait par suite que leurs mésocôlons s'étendent de façon à constituer, tous trois réunis, une coupole ouverte seulement en bas, remplissant presque toute la cavité abdominale, et dans laquelle avaient dû se trouver les anses supérieures du jéjunum. Les parois de cette coupole étaient constituées par le mésocôlon transverse en avant, le mésocôlon ascendant à droite et le mésocôlon descendant à gauche. Tous trois apparaissaient réunis et comme liés solidement au niveau de l'anneau abdominal du canal inguinal droit.

La paroi postérieure de cette coupole était constituée par le péritoine pariétal postérieur situé entre les insertions de ces mésocôlons. Mais comme cette paroi n'était pas tirée vers le canal inguinal droit et ne s'y engageait pas comme les autres mésocôlons, par suite de la traction, il fallait évidemment que la coupole, ainsi formée, qu'à cause de sa ressemblance avec un sac on peut désigner sous ce nom, restât ouverte en bas. Les limites de cette coupole au sac, ou bien pour employer un nom plus familier à Gruber, les limites de ce recessus péritonéal étaient constituées en haut et sur les côtés par les insertions des mésocôlons correspondants. Ainsi le recessus se trouvait délimité en haut par le pancréas, à droite par la paroi abdominale latérale, et à gauche par l'insertion du mésocôlon descendant, correspondant à une ligne oblique se dirigeant de l'hypochondre gauche en bas et à droite. Par la face inférieure ouverte, persistait la communication avec le bassin. Par suite de ce fait que la portion inférieure du mésocôlon descendant, au niveau de sa transition dans le mésentère de l'anse en S, a été tirée jusqu'à l'anneau inguinal interne droit, il faut que ce dernier (le mésentère de l'anse en S) suive avec son intestin le même chemin.

Aussi a-t-il transformé sa position verticale normale en une position transversale arciforme, dans laquelle la portion colique de l'anse en S se trouve située à droite et la portion rectale à gauche, de plus il fallait que la face gauche de son mésentère regardât en haut et la droite en bas. Par suite la coupole ouverte en bas se trouva fermée peu à peu par un diaphragme, de gauche à droite et d'arrière en avant, par le mésocôlon de l'anse en S attiré vers l'anneau inguinal interne droit et transformé de sa position verticale dans une position transversale jusqu'à ce qu'enfin après que la portion initiale de l'anse en S fut arrivée à l'anneau inguinal interne droit, il ne resta plus qu'un orifice dans la paroi inférieure maintenant formée du sac. Tant qu'on ne modifia pas la situation des organes, cet orifice conserva la forme d'une boutonnière, dirigée obliquement d'arrière en avant et de gauche à droite, regardant toujours en bas et limitée en avant et à gauche par le mésentère de l'anse en S, en arrière par le péritoine de la paroi abdominale postérieure, et à droite par les mésocôlons attirés dans le canal inguinal droit. Si l'on soulevait l'anse en S en l'attirant en même temps un peu en avant, le bord antérieur et gauche, seules limites mobiles de cet orifice s'échancrant beaucoup plus, la boutonnière se transformait en un orifice ovale transversalement, présentant la même direction et délimitation que le premier avec cette sensible différence que les bords antérieur et gauche proéminaient sous forme d'un repli transversal tranchant du mésentère de l'anse en S. Par cet orifice, la portion inférieure des anses jéjunales situées dans le sac allait avec son mésentère à l'intestin grêle situé dans la cavité du bassin, intestin dont l'extrémité se continuait en arrière et en dedans de la portion terminale du côlon descendant située dans l'anneau inguinal interne droit, dans la dernière partie de l'iléon située dans la hernie scrotale droite. Le tiraillement et l'extension exagérés que subissaient nécessairement les mésocôlons par suite de la situation du gros intestin dans la hernie scrotale droite, se répartissaient évidemment aussi sur leurs ligaments suspenseurs, par suite sur les ligaments hépato-colique, phrénico-colique, et colique inférieur gauche, qui faisaient saillie simplement sous forme de dédoublements péritonéaux fortement accusés et pouvaient donner l'idée fausse des formations anormales. C'est ainsi qu'il se produisit que le ligament phrénico-colique qui naît du feuillet péritonéal pariétal, se rend au-dessus et en arrière de la rate à la flexura lienalis coli, dût nécessairement se développer en un repli très large et très long, pour la formatin duquel il employa et attira non seulement le péritoine pariétal du diaphragme, mais aussi celui de la paroi abdominale latérale.

Par suite, en communauté avec le ligament coronaire gauche du foie allongé également par en bas par suite de la traction du foie, il se forma, tendue au-dessus de la rate et du grand recessus péritonéal, une deuxième coupole largement ouverte à droite et en bas qui présentait le trajet et la forme du repli décrit par Gruber comme allongement anormal du ligament coronaire gauche du foie. Le ligament colique inférieur gauche proéminait sous forme de dédoublement péritonéal décrit simplement comme l'analogue de ce ligament et ne s'insérait comme le premier ligament qu'en apparence au mésocôlon tiré transversalement de l'anse en S, mais en réalité à l'anneau inguinal interne droit, car ils devaient arriver par celui-ci à leurs points déterminés (flexura coli lienalis et portion terminale du côlon descendant). Le ligament hépato-colique se trouvait de même tiraillé et étendu, mais vu la direction verticale qu'il avait conservée ne proéminait nulle part et partageait cette traction avec le ligament hépato-duodénal, de telle sorte que non seulement le foie était tiré en bas, mais que le duodénum se trouvait attiré en bas et à droite de la colonne vertébrale. Naturellement comme le mésocôlon transverse le grand épiploon était tendu et fixé diversement, à ce qu'il ressort de la description. D'après la disposition que nous venons d'indiquer, voici quelle devait être la position des vaisseaux mésentériques : L'artère mésentérique inférieure, jusqu'à sa division en artère hémorrhoïdale inférieure et artère colique gauche, se trouvait derrière le péritoine postérieur, par suite juste derrière la paroi postérieure du sac, en se dirigeant verticalement en bas. Pour descendre depuis l'endroit où elle se détache, jusqu'au rectum, l'artère hémorrhoïdale inférieure devait se croiser transversalement avec le repli péritonéal de l'orifice d'entrée. L'artère colique gauche courait nécessairement au-dessus de l'orifice d'entrée parallèlement au repli de celui-ci, vers la paroi gauche de la coupole, et de là obliquement en bas dans la paroi antérieure vers le côté droit de l'orifice du canal inguinal droit, pour arriver à travers le mésocôlon descendant, au côlon descendant. Le tronc de la veine mésentérique inférieure dont les branches, veines hémorrhoïdale inférieure et colique gauche, présentaient le même trajet que les artères de même nom, remontait dans toute sa longueur, derrière la paroi postérieure du sac jusqu'à son abouchement dans la veine porte au niveau du pôle supérieur du sac derrière le pancréas. Le trajet des vaisseaux, que nous venons de décrire, ne pouvait être autre, car les rapports mécaniques des organes obéissent à des lois fixes et déterminées que l'on admet quand on possède des connaissances anatomiques exactes, si toutefois on ne part pas d'une idée fixe admise à priori. Aussi je me permettrai de remarquer que le trajet des vaisseaux a été décrit par Gruber d'une façon inexacte.

Pour se faire une idée des véritables rapports de tous les mésocôlons dans ce cas, il faut sortir de la hernie scrotale tous les intestins et les rejeter en haut. Par suite la coupole se trouve ouverte, les anses supérieures du jéjunum qui s'y trouvaient apparaissent librement au jour et l'on voit enfin qu'en aucun point, le péritoine de la paroi abdominale postérieure n'a été ni détaché, ni invaginé. On remarquera que le gros intestin, vu qu'il était descendu dans la hernie scrotale droite, devait être fixé à un mésentère très long et en même temps unique en apparence. Ce fait se produit parce que les mésocôlons ascendant et descendant ont été transformés en véritables mésentères dont les insertions correspondent aux points de fixation ordinaires de l'intestin et par suite passent d'une façon continue dans l'insertion du mésocôlon transverse qui de même a été étendu à un degré très fort. De plus, par suite de ce fait, qu'avec le côlon ascendant l'iléon inférieur est descendu dans la hernie scrotale droite et que ce dernier se trouve dans le sac herniaire à gauche du premier et plus profondément, il fallait aussi que le mésentère de l'iléon passât d'une façon continue aussi dans le mésocôlon ascendant. Par suite il en résultait non seulement que tout le tube intestinal devait être fixé en apparence à un mésentère unique dont l'insertion correspond en partie à l'insertion normale du mésentère de l'intestin grêle, en partie à l'insertion normale du gros intestin, mais aussi que la torsion normale de l'intestin s'est produite et terminée.

Chacun peut s'assurer de la réalité de tous les faits que j'ai avancés ici, en examinant comme je l'ai fait plusieurs fois cette grosse hernie scrotale sur n'importe quel cadavre dont le péritoine est resté intact.

Qu'on sépare les feuillets externes du mésocôlon descendant et ascendant, de même le feuillet supérieur du mésocôlon transverse, qu'on attire en bas et à droite tout le gros intestin avec les anses inférieures de l'iléon et qu'on lie tout ce paquet de l'intestin dans la région de l'anneau inguinal droit de telle sorte que la portion supérieure de l'anse en S se trouve située au-dessus de l'endroit de la ligature, et qu'on la fixe sur la cuisse droite. De cette manière tous les rapports se comprennent d'eux-mêmes et on voit qu'ils se produisent les uns les autres très naturellement. Mais on les a regardés les uns comme congénitaux, les autres comme anormaux tout à fait indépendants les uns des autres et on a créé ainsi des complications qui en réalité n'existaient pas et qui ne peuvent résister à une analyse critique. Ainsi Gruber regardait le ligament phrénico-colique fortement saillant comme une formation congénitale extraordinaire et un prolongement du ligament coronaire gauche du foie. De plus il admettait que tout l'intestin grêle et le gros intestin, à part l'anse en S, auraient été fixés à un mésentère commun. Dans ce cas on ne pouvait admettre à aucun point de vue, un mésentère commun dans le sens de la torsion embryonnaire incomplète du tube intestinal comme l'ont vue Treitz qui en a expliqué la cause, Cruveilhier et Gruber lui-même dans ses cas 1, 2, 6. Dans ce cas en effet, comme Gruber le dit, le gros intestin présentait sa disposition normale et il existait même une fosse sub-cæcale, qui ne se développe qu'après que la torsion de l'intestin est complète et qui doit être regardée comme la clef de voûte de celle-ci. Mais comme tout le gros intestin est descendu dans la hernie scrotale droite avec la dernière portion de l'iléon, il devait se former un mésentère commun, acquis, produit par traction et extension des mésocôlons isolés. Pour la même cause l'anse en S à disposition originelle normale, devait transformer sa position verticale en une transversale.

Mais dans ce cas l'erreur la plus étonnante consista à admettre une hernie rétro-péritonéale. Ni de la description, ni des déductions qui y sont jointes, il ne résulte ni n'est démontré que le sac dans lequel se trouvaient les anses supérieures du jéjunum, était invaginé dans le tissu cellulaire rétro-péritonéal. Si c'était la fossette duodéno-jéjunale qui se serait dilatée en ce sac, comment se ferait-il que son orifice se trouve situé dans le mésentère de l'anse en S où il existe non seulement d'après la description, mais aussi d'après les figures? Où seraient arrivés alors les mésocôlons des gros instestins situés dans la hernie scrotale droite, si la paroi antérieure du sac rétro-péritonéal s'était trouvée derrière l'Omentum majus? Mais derrière l'Omentum majus on rencontrait une double paroi, produite par le mésocôlon transverse étendu et par laquelle, à l'aide des autres mésocôlons étendus et tiraillés, une portion de la cavité abdominale se trouvait délimitée en un sac.

Dans ce sac ou dans cette grande coupole se trouvaient les anses supérieures du jéjunum, mais la paroi péritonéale postérieure restait entièrement intacte. Par suite l'orifice de ce sac n'était pas l'orifice d'une fossette duodéno-jéjunale dilatée, et les vaisseaux mésentériques ne pouvaient présenter avec lui aucun rapport et ne pouvaient d'ailleurs présenter le trajet que leur décrit Gruber. Quant à la hernie scrotale droite elle était, c'est Gruber qui le dit, congénitale, car elle s'était développée dans le processus vaginalis droit du péritoine. La forme du sac herniaire était plus étonnante parce qu'elle est plus rare ; il se distinguait par un diverticule puissant sur sa paroi gauche. Ce diverticule est un sac accessoire, analogue à un degré plus étendu à ceux qui se trouvent très souvent dans des sacs herniaires, mais à un état de développement plus faible. Mais ce diverticule ou ce sac accessoire ne peut être expliqué ici par le fait que toute la hernie scrotale droite se serait développée aux dépens d'une « portion péritonéale de la paroi du sac » se trouvant au voisinage de l'orifice du processus vaginalis droit, comme Gruber l'avait conclu d'après la rencontre d'un sac accessoire dans le sac herniaire d'une hernie rétro-péritonéale.

Après toutes ces déductions je crois avoir suffisamment démontré que ce cas est complètement perdu pour la littérature de la hernie rétro-péritonéale et que disparaissent avec lui les conclusions qui en ont été tirées : que la hernie rétro-péritonéale peut se développer aux dépens d'une fossette duodéno-jéjunale droite et sans participation de l'arc vasculaire connu. Au contraire ce cas demeure comme démonstration utile pour cette proposition : que les hernies dans leur développement, leur croissance et leur achèvement obéissent à des lois mécaniques et qu'on peut déduire à priori leurs modifications consécutives. Cela est vrai pour toutes sortes de hernies et à un degré plus élevé pour la hernie rétro-péritonéale. Celle-ci doit se former nécessairement aux dépens de la fossette duodéno-jéjunale qui ne doit être regardée ni comme gauche ni comme droite. Elle peut s'agrandir de diverses manières, s'étendre d'une façon prépondérante dans la moitié gauche ou droite ou régulièrement dans toute la cavité abdominale. Toujours quand elle est arrivée à un degré élevé de développement, son anneau abdominal se trouve du côté droit et toujours dans cet orifice doit exister, en particulier toujours dans son bord gauche intérieur, l'arc vasculaire formé par la veine mésentérique inférieure et l'artère colique gauche. »

**48e Cas.** — A. Gontier, externe des hôpitaux. (Hôpital Beaujon, service de M. Moutard-Martin.) (Rarissimum peritonei receptaculum. *Union médicale*, IIIe série, t. VIII, 1869, p. 199.)

Sous ce nom, Neubauer décrivit une disposition excessivement rare du péritoine, disposition qui depuis, nous le croyons du moins, n'a été revue qu'une fois en 1827 par M. Cruveilhier. Il l'a signalée en effet dans son Traité d'anatomie à la suite de la description de la séreuse abdominale sous ce titre : « Variétés du péritoine ». C'est un fait analogue, dont nous venons d'être témoin, et sur lequel nous nous proposons d'appeler aujourd'hui l'attention.

En faisant l'autopsie d'un individu, mort de fièvre typhoïde, on aperçut, une fois l'abdomen ouvert, une vessie de forme ovoïde, globuleuse, grosse comme la tête d'un enfant de 6 mois, complètement libre et sans adhérences. Cette vessie entourée par le gros intestin présentait une paroi lisse, très mince, parfaitement transparente, offrant à l'œil tous les caractères de la séreuse péritonéale. On l'ouvrit et on y trouva l'intestin grêle tout entier, depuis le pylore jusqu'au point où il se jette dans le gros intestin ; il y était avec son mésentère libre et sans adhérences. En même temps, portant le doigt dans l'hiatus de Winslow pour pénétrer dans l'arrière-cavité des épiploons, on vit que cet hiatus n'existait plus.

Ce fait, en somme, ne paraît avoir d'autre valeur que sa variété. Toutefois, il eût été intéressant de savoir si ce sujet jouissait habituellement d'une bonne santé, s'il ne ressentait jamais de tiraillements ni de douleurs dans l'abdomen, s'il mangeait bien, digérait facilement, en un mot si toutes les fonctions digestives s'accomplissaient chez lui avec la même régularité que chez les autres sujets, et n'étaient entravées en rien par cette singulière disposition.

Quelle est la cause de cette anomalie ? Nous croyons qu'on peut l'expliquer facilement si l'on admet qu'au moment du développement une anse intestinale s'est introduite dans l'hiatus de Winslow et entraînant à sa suite tout le reste de l'intestin grêle, a dilaté l'arrière-cavité des épiploons.

**49e Cas.** — EPPINGER. (1er Cas de...) (Hernia retroperitonealis. *Viertelsjahrschrift für die praktische Heilkunde,* 1870. Jahrgang 27. B. I. Prag., page 127.)

Hroneck, Marie, 28 ans, mourut le 18 octobre 1868, de typhus exanthématique. Pneumonie double et mal de Bright. Autopsie le 19 octobre 1868.

L'estomac est dilaté et proémine de 3 travers de doigt sous le bord du lobe hépatique gauche. Le grand épiploon graisseux qui en part étendu sur les intestins, descend jusqu'au petit bassin.

Si l'on rejette le grand épiploon, voici ce que l'on voit : Quelques anses d'intestin grêle un peu dilatées occupent, à part le foie, toute la cavité abdominale droite. La gauche est remplie par un sac séreux semblant insufflé. Les anses de l'intestin grêle situées librement dans la cavité abdominale droite étaient simplement recouvertes par le grand épiploon qu'on n'avait que rejeté en arrière. Au contraire le sac est longé en son milieu et un peu obliquement de haut en bas et de droite à gauche par une portion du gros intestin que l'on reconnaît à un examen plus attentif pour le côlon descendant tendu et un peu aplati et qui par son mésocôlon tendu aussi bien par le feuillet droit que par le gauche, forme la paroi antérieure du sac. Ces feuillets péritonéaux étendus sont très graisseux, et en particulier le droit contient dans sa moitié inférieure jusqu'au dessus de la flexura sigmoidea et à droite du côlon descendant, un lobe graisseux très développé de 8 centim. de longueur et de largeur et de 13 millim. d'épaisseur. Si l'on rejette en bas et un peu à gauche les anses de l'intestin grêle situées en avant, on voit que la fixation du côlon dans la fosse iliaque droite est plus lâche et qu'il est plus librement mobile. Le côlon ascendant était recouvert aussi par le grand épiploon très graisseux et remonte un peu contourné, jusqu'à la flexura hepatica coli nettement et fortement développée. Le côlon transverse est tendu, un peu dévié à droite et passe sous une courbure convexe à gauche et en haut, correspondant à peu près au milieu de la moitié gauche de l'abdomen, dans le côlon descendant qui recouvre le sac descendant jusqu'au niveau du petit bassin.

Au pôle inférieur de ce dernier le côlon descendant passe par une anse haute de 5 centim. à convexité dirigée à gauche et en haut dans la flexura sigmoidea, qui décrit des courbures serrées, étroites, et se trouve pourvue d'un mésentère très lâche, puis par l'intermédiaire de cette dernière dans le rectum entièrement normal. L'anse et les courbures présentent des appendices épiploïques très développés et nombreux. Si l'on tire en bas et à droite les portions libres d'intestin grêle qui réunies présentent, à partir de la valvule iléo-cæcale, une longueur de 158 centim., on remarque que celles-ci se continuent par un orifice arrondi se trouvant sur le côté droit du sac en avant du corps de la 2e et de la moitié supérieure de la 3e lombaire, dans les portions de l'intestin grêle cachées dans le sac, par suite il est impossible de voir ces dernières. Le sac arrive en haut jusqu'à la moitié gauche du pancréas et en bas à 28 millim. en arrière et au-dessus de l'extrémité supérieure de la rate un peu hypertrophiée. Il est situé en avant du rein gauche et du muscle psoas gauche, arrive jusqu'au niveau du promontoire, à gauche jusqu'à la paroi abdominale latérale gauche, à droite jusqu'au bord droit de la colonne lombaire. Sa paroi antérieure est bifoliée. Le feuillet externe est formé par le mésocôlon descendant et de telle sorte que le feuillet droit recouvre la moitié droite et le gauche la gauche, ce qui fait que le côlon descendant subit le déplacement décrit plus haut. Au contraire le feuillet interne de la paroi antérieure est le feuillet postérieur du plica duodeno-jejunalis invaginé et étendu comme le feuillet externe de la paroi antérieure du sac. Si l'on tire par cet orifice les anses de l'intestin grêle cachées dans le sac, on constate que la paroi postérieure est formée par un seul feuillet et constituée par le péritoine pariétal postérieur, par suite tout le sac apparaît invaginé et situé dans le tissu cellulaire rétro-péritonéal. La face interne du sac est entièrement lisse. La face externe, à la partie supérieure, est couverte de quelques petits amas graisseux. Sur la grande courbure du sac et à la partie inférieure cette face est beaucoup plus graisseuse et en particulier la portion inférieure est parcourue par le lobe graisseux fixé au bord droit du côlon descendant, lobe appendiculaire de 8 centim. de haut et de large, et de 13 millim. d'épaisseur, au-dessous duquel la courbure terminale du côlon descendant et les nombreuses anses de l'S romain, pourvues d'un mésentère graisseux, avec l'utérus et la vessie, remplissent le reste du bassin. L'orifice dont nous avons décrit la situation est presque régulièrement rond, long de 6 centim., dirigé à droite et très peu en arrière. Le bord antérieur est en bourrelet et surtout son extrémité supérieure, qui se perd dans la racine du mésocôlon transverse, tandis que l'extrémité inférieure et tout le bord inférieur sont assez tranchants.

Les anses intestinales déroulées hors du sac par cet orifice, procédé qui réussit en usant de précaution, arrivent jusqu'à la flexura duodeno-jejunalis, pénétrant dans la paroi postérieure au côté gauche de la 2e lombaire, présentent une longueur de 3m.68, et se distinguent principalement des anses libres de l'iléon par leur ballonnement et par une injection veineuse nettement visible à leur surface. Il n'existe pas d'étranglement appréciable du tube intestinal sortant par l'orifice, car au-dessus de ce tube on pouvait introduire l'extrémité de l'index. Dans les 4/5 supérieurs du bord antérieur en bourrelet court la veine mésentérique inférieure de la grosseur d'un tuyau de plume, car elle rassemble les branches initiales venant du mésocôlon descendant, au-dessous du sac, et par des anastomoses avec les veines hémorrhoïdales, celles qui viennent du mésocôlon de la flexura sigmoidea, remonte assez directement vers l'orifice, du pôle inférieur duquel elle s'éloigne de 8ct, 5m/m, sur la gauche, décrit la courbure supérieure et s'enfonce dans la racine droite de la veine porte. A sa gauche, court dans le bord antérieur l'artère colique gauche, qui après s'être détachée de l'artère mésentérique inférieure, entoure exactement le bord inférieur et à la partie inférieure du bord antérieur la croise pour ne l'abandonner que vers le pôle supérieur de l'orifice et se ramifier dans les mésocôlons de la flexura lienalis et descendens. Ni au bord de l'orifice, ni dans son voisinage, ni sur le péritoine en général qui se distinguait par sa richesse graisseuse on ne trouvait ni épaississement, ni adhérence produite par péritonite.

Sur la muqueuse de l'estomac distendu de gaz se trouvait un polype de la grosseur d'un pois, à pédicule mince. Le diamètre du duodénum était de 11 millim. plus long que celui du reste de l'intestin grêle. La muqueuse des anses intestinales situées dans le sac était injectée ; celle des autres instestins était pâle.

La rate était gonflée, les reins étaient enflammés, l'utérus et ses annexes étaient gonflés de sang.

**50e Cas.** — (2e Cas du même auteur.)

Schubert, Josef, 60 ans, journalier, mourut dans le service médical, de pneumonie gauche, catarrhe intestinal. Autopsie le 9 mai 1869.

Le grand épiploon apparaît comme une membrane délicate parcourue de rares amas graisseux, tendu lâchement sur tous les intestins. Un essai tenté pour le rejeter en haut et découvrir ainsi tout le paquet de l'intestin grêle ne réussit pas, car il était plissé dans le petit bassin en haut et en arrière, et fixé au côlon transverse dont la moitié gauche se trouvait à ce niveau et dont la moité droite avec la flexura hepatica est tournée obliquement de droite à gauche et de haut en bas. En essayant de relever le côlon transverse ainsi disposé, on remarque qu'on soulève en même temps un sac séreux lâche, nettement délimité, remplissant la cavité abdominale, et surtout la paroi antérieure de celui-ci à laquelle apparaît complètement fixé le côlon transverse et à travers laquelle on voit par transparence les anses de l'intestin grêle.

Ce sac arrive en haut jusque derrière le pancréas qu'il soulève au niveau de son corps, de telle sorte que son bord inférieur devient antérieur et sa face antérieure supérieure. A gauche il se limite en apparence à la paroi abdominale gauche et ce n'est que quand on soulève son bord gauche qu'on voit située derrière lui jusqu'à son quart supérieur, une anse du gros intestin à convexité supérieure dont les deux portions se trouvent juste l'une derrière l'autre. En bas il arrive jusqu'au promontoire, tandis qu'il est limité à droite par le cæcum et le côlon ascendant. Par suite, voici quelle est la situation du gros intestin : Le cæcum dans la fosse iliaque droite, par conséquent normal, sauf ce fait qu'il est un peu tiré en avant, en haut et à gauche ; le côlon ascendant avec la courbure hépatique un peu aplatie de haut en bas est normal aussi, au contraire le côlon transverse est retourné en forme d'S, obliquement de haut en bas et de droite à gauche, à concavité inférieure beaucoup plus plane et regardant en haut, de sorte que dans cette dernière reposent presque 3/4 du volume du sac tandis qu'à la concavité supérieure regardant en bas correspond le quart inférieur avec l'orifice du sac. Plus loin le gros intestin se présente sous la forme d'une anse recourbée en haut, formée de deux branches : une antérieure, une postérieure dont la première se trouve juste contre le bord gauche du sac et dont la seconde possède son mésocôlon propre, pour passer enfin par l'extrémité de l'S romain qui décrit dans le bassin une courbure tournée à droite, dans le rectum d'ailleurs normal. Le cæcum et le côlon ascendant à mésocôlons assez tendus sont d'ailleurs normaux, les côlons transverse et descendant sont complètement fixés, mais d'une façon anormale dans la situation indiquée plus haut, tandis que l'anse s'écartant de sa position normale est suspendue librement à un mésentère suffisamment long et complète avec le rectum à direction tout à fait normale le tube intestinal.

Ce sac contient tout le jéjunum et l'iléon qui sont disposés de telle sorte que la la flexura duodeno-jejunalis pénétrant d'arrière en avant dans la partie supérieure du sac à gauche de la colonne vertébrale, ils apparaissent suspendus à un mésentère naissant de la paroi postérieure du sac jusqu'à ce qu'enfin la dernière portion de l'iléon longue de 5,5 centim. sorte par un orifice que l'on voit quand on tire un peu sur la gauche la moitié droite du sac. Il est situé en face du cæcum sur la portion droite inférieure et en même temps postérieure de la paroi du sac et regarde par suite à droite et en arrière. Son grand diamètre de haut en bas est de 7 centim., son diamètre en largeur de 6 centim. En général son bord est en bourrelet, et surtout en avant et en haut, moins en bas et en arrière. En avant y court la veine mésentérique inférieure épaisse de 9 millim. et à gauche de celle-ci l'artère colique gauche qui au pôle inférieur peu après s'être détachée de l'artère mésentérique inférieure, était distante de 6,5 millim. de cette veine et l'avait croisée à l'extrémité inférieure du bord antérieur pour la quitter de nouveau au pôle supérieur et se ramifier alors dans le mésocôlon descendant. De la portion postérieure et inférieure du bord naît le mésentère de la portion d'intestin longue de 5,5 centim. traversant en dernier l'orifice. Quand on a sorti par l'orifice les anses de l'intestin grêle affaissées on constate que la paroi antérieure du sac est bifoliée. Le feuillet externe se compose à droite du côlon transverse qui passe sur elle et au-dessus de l'orifice, du mésocôlon ascendant, à gauche de celui-ci du feuillet supérieur du mésocôlon transverse et de la portion supérieure du feuillet externe du mésocôlon descendant ; au-dessous de l'orifice, du feuillet inférieur du mésocôlon descendant. Le feuillet interne de la paroi antérieure, de même que toute la paroi postérieure formée par un seul feuillet présente la même disposition que dans le cas I. Ces parois comme d'ailleurs tout le reste du péritoine sont délicates, parsemées de quelques rares amas graisseux, mais ne présentent aucune adhérence (cette hernie rétro-péritonéale a été injectée, insufflée, desséchée et conservée dans le musée pathologique de cette ville sous le nº 2041).

L'estomac et le duodénum dont le diamètre comparé à celui du reste de l'intestin grêle et à celui d'un autre duodénum est beaucoup plus gros, présentent leur disposition normale et sont relâchés de même que les autres intestins, aussi bien ceux situés en dehors qu'en dedans du sac. Foie et rate gonflés de sang ainsi que les reins. Prostate un peu augmentée de volume.

**51e Cas.** — (3e Cas du même auteur.)

Bouda, Katharina, 35 ans, bonne, morte le 15 avril 1870, de tuberculose pulmonaire, dans l'asile d'aliénés de cette ville. Autopsie le 16 avril.

Après avoir rejeté en haut le grand épiploon et le côlon transverse, on remarqua sur la face postérieure de la moitié supérieure gauche de la cavité abdominale, un sac arrondi, remontant jusqu'à la portion caudale du pancréas. Il descendait jusqu'à 15 millim. au delà de la bifurcation de l'aorte abdominale, arrivait à droite à 13 millim. de la ligne médiane verticale, à gauche à 6 millim. du côlon descendant. Il présentait d'avant en arrière une épaisseur de 10 cent. La paroi antérieure est bifoliée, elle se compose du mésocôlon descendant repoussé en avant et de la lame postérieure de la paroi antérieure de la fossette duodéno-jéjunale dilatée en ce sac. La paroi postérieure était simple et recouvrait l'aorte abdominale, les vaisseaux rénaux, le rein gauche et la partie supérieure du muscle psoas gauche. Sur le côté droit du sac, dans le deuxième tiers de sa hauteur, se trouve un orifice arrondi, long de 6 cent., large de 48 millim., regardant à droite et un peu en avant. Le bord droit de ce dernier est formé dans la moitié supérieure, par la portion transversale inférieure du duodénum, et dans sa moitié inférieure par un repli assez tranchant, dont le feuillet externe passe dans le mésentère de l'intestin grêle, et le feuillet interne dans le revêtement interne du sac. Le bord gauche de l'orifice est mousse, en bourrelet et passe à l'extrémité supérieure dans la racine du mésocôlon transverse, à l'extrémité inférieure dans le feuillet gauche du jéjunum. Dans ce bord apparaît couchée la vessie mésentérique inférieure, qui, entourant le pôle supérieur de l'orifice, s'abouche dans la veine porte. Au pôle inférieur, vers le bord gauche, elle est croisée par l'artère colique gauche qui se tient ensuite immédiatement à la gauche de la vessie, pour se ramifier vers le pôle supérieur sur la gauche dans le mésocôlon descendant et de la flexura coli lienalis. Dans le sac lui-même se trouve fixée dans le segment supérieur droit de la paroi postérieure, la flexura duodeno-jejunalis et de plus suspendus librement 75 cent. du jéjunum supérieur dont l'extrémité arrive à l'orifice qu'elle ne remplit nullement, et se continue dans le reste de l'intestin grêle absolument normal. Le gros intestin forme son carré normal ; d'ailleurs à part un duodénum considérablement dilaté et une rate présentant de l'hypertrophie aiguë, nous n'avons rien trouvé d'anormal dans les autres organes.

**52e Cas.** — Landzert (1er Cas de...). (Ueber die Hernia retroperitonealis (Treitz) und ihre Beziehungen zur fossa duodeno-jejunalis. *St-Petersburger Medicinische Zeitschrift*, neue Folge. B. II, St-Pétersbourg, 1871, page 350.)

Cadavre d'homme provenant de l'Institut anatomique, âgé d'environ 25 ans, peu amaigri et de structure solide. Après avoir ouvert la cavité abdominale par une incision en croix, voici ce que l'on vit :

La plus grande partie de la cavité abdominale est occupée par un sac ou une tumeur (fig. 60) située entre l'estomac et le côlon transverse (e) déplacé en bas. Toute la partie antérieure de la tumeur est recouverte par l'épiploon complètement déplissé. Elle a une forme hémisphérique et mesure en longueur, de la grande courbure de l'estomac au côlon transverse 25 cent., transversalement 23 à 25 cent. Le bord inférieur du sac se trouve un peu au-dessus du promontoire ou sur le même plan que celui-ci.

Dans l'hypochondre droit on voit le bord tranchant du foie (c), le cæcum occupe sa situation normale (d) ainsi que la flexura hepatica du côlon. La flexura lienalis est fixée à la paroi abdominale par le solide ligament costo-colicum épaissi et passe dans la portion descendante du gros intestin qui se trouve recouverte et comprimée par la tumeur. A l'endroit où le côlon descendant sort sous la tumeur, il se dirige à droite en décrivant un arc (f), atteint le cæcum après avoir formé la flexura sigmoidea et se recourbe en passant dans le gros intestin, directement dans la cavité du petit bassin. A ce niveau, cette inflexion est fixée par un mésentère court et ne peut être attirée vers la gauche, de sorte que le rétrécissement rectal d'Amussat se trouve ici en avant de la symphyse sacro-iliaque droite. On ne voit pas l'intestin grêle. L'épiploon est adhérent à la rate et à la flexura hepatica coli, la rate est considérablement hypertrophiée (diamètre longitudinal 19 cent., transversal 11 cent.).

A chaque endroit de la paroi antérieure de la tumeur on peut enlever une membrane mince vasculaire qui n'est autre que le grand épiploon. Il n'est d'ailleurs nulle part adhérent à la surface de la tumeur. Après avoir pratiqué une

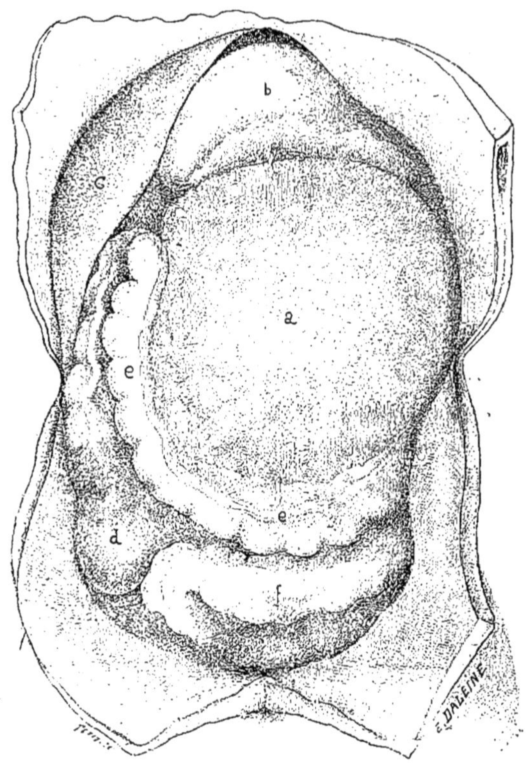


Fig. 60. — a, tumeur (sac) recouverte par l'épiploon. — b, grande courbure et insertion de l'épiploon. — C, bord tranchant du foie. — d, cæcum. — e e, le côlon tranverse repoussé en bas, entourant latéralement et en bas la tumeur. — F, S iliaque (flexura sigmoidea).

petite incision dans l'épiploon, nous constatons qu'au-dessous de lui se trouve un sac membraneux assez solide à travers la paroi duquel on voit par transparence, les anses intestinales. Après avoir relevé le côlon transverse, voici ce que nous voyons (fig. 61):

En avant et un peu à gauche de la colonne vertébrale, correspondant au point de contact du mésocôlon transverse et descendant, se trouve dans le péritoine un orifice (bb') qui conduit dans le sac contenant presque toutes les anses intestinales (g); seule une petite portion de l'iléon (10 cent.) se trouve en dehors du sac. Les bords de l'orifice sont formés par deux vaisseaux. Ceux-ci se trouvent entre les feuillets du péritoine qui constitue le sac : en haut la veine mésentérique inférieure (b) qui file en arc vers la veine porte (f), en bas l'artère colique gauche (b') qui naît dans l'artère mésentérique inférieure (e), se recourbe en haut en arc, croise (c) à peu près au milieu de l'orifice la veine au-dessous de laquelle elle se trouve, et ensuite s'éloigne d'elle pour se diviser.

Pour ce qui concerne le sac, ses limites sont nettement marquées. Il a une forme de rein (fig. 61, a.), le bord convexe est bordé par le côlon transverse, l'orifice décrit plus haut forme le bord concave. La portion supérieure se trouve dans le mésocôlon transverse, tandis que la portion inférieure descend dans le mésocôlon descendant presque jusqu'au promontoire.

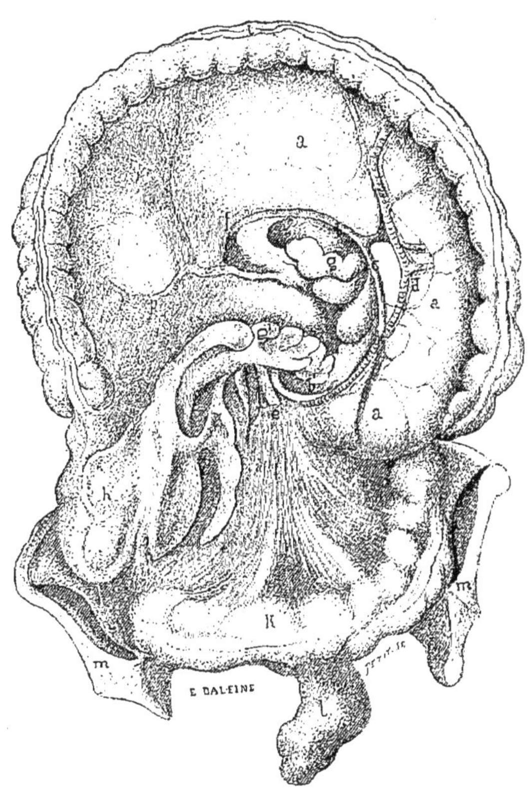


FIG. 61. — Le côlon transverse est soulevé, on voit la surface postérieure, inférieure de la tumeur, a a a. — b b', l'orifice du sac ; contenu du sac, l'intestin grêle g. — c, veine mésentérique inférieure. — d, artère colique gauche. — e, artère mésentérique inférieure. — F, veine porte, veine mésentérique supérieure. — g, intestin grêle. — g', iléon. — h, cæcum. — i, côlon transverse. — K, S iliaque. — l, rectum. — m m, surface de section de l'os iliaque.

Cependant je dois remarquer ici, que cette détermination de la situation des portions supérieure et inférieure du sac de même que celle de l'artère et de la veine ne sont exactes que relativement, c'est-à-dire quand on regarde la préparation comme elle est représentée dans la figure 61, le côlon transverse étant rejeté en haut. Si nous conservons la comparaison avec un rein et que nous laissions retomber le côlon transverse, la partie supérieure se trouvera à droite et la veine mésentérique au bord droit de l'orifice ; de même la partie inférieure se trouvera à gauche et l'arc artériel se trouve maintenant au bord gauche de l'orifice. De plus le bord convexe du sac est dirigé maintenant en bas et en avant, tandis que le bord concave regarde en haut et en arrière.

Par suite l'orifice du sac est dirigé en arrière, présente une forme semi-lunaire et les dimensions suivantes :

| | |
|---|---|
| De haut en bas.................................. | 9 c/m |
| Transversalement, de la colonne vertébrale à l'arc vasculaire.............................. | 7 c/m 5m/m |
| La longueur du repli délimitant l'orifice est de.... | 16 c/m |

Les parois du sac formé par le péritoine présentent presque partout la même résistance. Cependant la paroi inférieure et postérieure qui recouvre l'aorte, le rein gauche, les vaisseaux rénaux et le pancréas, est plus mince et plus transparente. Il est important aussi de faire remarquer la brièveté de la paroi inférieure du sac (10 cent. depuis le bord de l'orifice jusqu'au côlon transverse) par rapport à la supérieure ou antérieure, fait qui sans aucun doute a eu une grande influence sur la situation du côlon transverse.

C'est peut-être le moment de donner quelques mesures qui peuvent avoir quelque importance dans l'étude des hernies internes.

| | |
|---|---|
| La longueur de l'intestin grêle, à l'exception du duodénum, comportait.................................... | 7 m |
| La longueur de l'intestin gros.......................... | 1m43 |
| La longueur de la racine du mésentère de l'intestin grêle, depuis l'origine du jéjunum jusqu'au début de l'iléon... | 11 c/m |
| La plus grande hauteur du mésentère depuis la racine jusqu'à l'endroit d'insertion de l'intestin grêle......... | 18 c/m |

Dans toute la longueur de l'intestin grêle dilaté par les gaz on sentait par endroits des noyaux durs. Ils étaient au nombre de 15 et étaient formés de lombrics dont 8 environ s'étaient réunis en un nodule.

Dans les deux cavités pleurales existait une quantité assez forte d'exsudat.

Je ne sache pas qu'il se soit produit aucun trouble dans les fonctions du tube intestinal.

**53e Cas.** — (2e Cas du même auteur.)

Sur un cadavre que j'avais reçu aussi de l'Institut anatomique se trouvait dans le feuillet postérieur du péritoine, un sac situé à gauche de la portion lombaire de la colonne vertébrale (fig. 62, a). Quoiqu'il fût assez gros pour qu'on pût facilement y placer un citron, il ne contenait cependant pas une seule anse intestinale. Comme l'orifice de ce sac (bb') est assez large, il est vraisemblable que des anses intestinales y pénétraient de temps à autre, mais en sortaient avec la même facilité.

Le sac présente deux parois : une antérieure et une postérieure. L'antérieure possède deux bords, un externe convexe et l'autre interne concave. L'externe passe dans le mésocôlon transverse et descendant, l'interne dirigée vers la colonne vertébrale est libre, et entre lui et la colonne vertébrale se trouve l'orifice du sac. La longueur de l'orifice est de haut en bas 6 cent., la largeur depuis la colonne vertébrale jusqu'au bord libre 3 cent. La longueur de l'arc (ou du bord libre) comporte 11,5 cent. et la profondeur du sac 5,1 cent. Entre les deux feuillets du péritoine qui forment la paroi antérieure, se trouve l'arc vasculaire qui limite l'orifice et qui est formé par l'artère colique gauche (d) et la veine mésentérique inférieure (c). Un peu au-dessus du milieu du bord concave, l'artère croise la veine et file en haut, tandis que la veine courant le long du bord, décrit un arc pour se jeter dans la veine porte. En haut (b) se trouve le bord libre de la paroi antérieure du sac, il surplombe un peu l'intestin grêle (I) et passe dans le feuillet droit du mésentère. En bas, il passe, en se tournant un peu en haut, dans le feuillet gauche du mésentère, et à ce niveau les vaisseaux se trouvent à une certaine distance du bord libre du sac, l'artère plus rapprochée, la veine plus éloignée. La paroi postérieure du sac est formée par un feuillet simple, lame pariétale du péritoine, qui dans toute la longueur du bord convexe du sac, passe dans le feuillet convexe de la paroi antérieure. Dans la portion de la paroi postérieure, qui se trouve au voisinage immédiat de la flexura duodeno-jejunalis, on remarque une petite fossette limitée en haut et en bas par deux replis semi-lunaires dont les bords libres sont écartés d'environ 1 cent. Cette fossette n'est autre que la fossette duodéno-jéjunale des auteurs (Huschke, Treitz et Gruber).

**54e Cas.** — P. H. PYE-SMITH. (On retroperitoneal Hernia. *Guy's hospital Reports.* Third series. Vol. XVI, 1871, p. 136.) (Fig. 63.)

« J'ai trouvé une grosse hernie répondant à tous les caractères de cette hernie rétro-péritonéale sur un sujet disséqué ici, il y a 3 ans. Le gros intestin avait sa situation normale ; les 3 premiers pieds du jéjunum étaient contenus dans un grand sac, qui occupait le centre de l'abdomen et formait une tumeur lisse, globuleuse, recouverte par le péritoine pariétal postérieur. L'intestin pénétrait et ressortait de ce sac, par une large ouverture située à gauche de la colonne vertébrale, entre celle-ci et le côlon descendant, et limitée par l'artère mésentérique inférieure et sa branche colique gauche. Toute la masse de l'intestin pouvait être facilement retirée de ce sac et ne présentait aucune apparence d'inflammation ni même de compression. La poche n'était pas un trou fait dans la séreuse, mais bien un véritable sac herniaire entouré partout de péritoine.

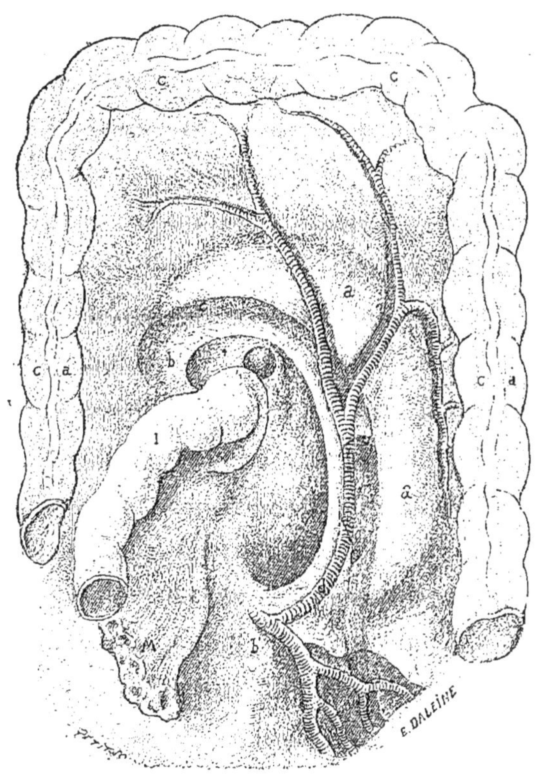


FIG. 62. — Figure représentant le deuxième cas de LANDZERT, destinée à montrer *l'existence d'une fossette normale à côté d'un sac herniaire formé aux dépens de la fossette de Landzert* (?) (53e cas).

Le sac herniaire trouvé vide à l'ouverture du cadavre. — aa, le sac herniaire. — bb', le bord de l'orifice. — c, veine mésentérique inférieure. — d, artère colique gauche. — ††, pli et fossette duodéno-jéjunale des auteurs. — I, jéjunum. — M, mésentère. — CC, côlon transverse. — C a, côlon ascendant. — C d, côlon descendant

« J'ai pris des informations dans la fabrique dans laquelle cette femme est morte ; je n'ai pu trouver de renseignements sur sa maladie, mais il était assez évident qu'il n'y avait pas eu d'obstruction et que l'intestin n'avait certainement pas été étranglé.

« Les pièces de ce cas montrées à la Société pathologique sont conservées dans nos musées (n° 250730). »

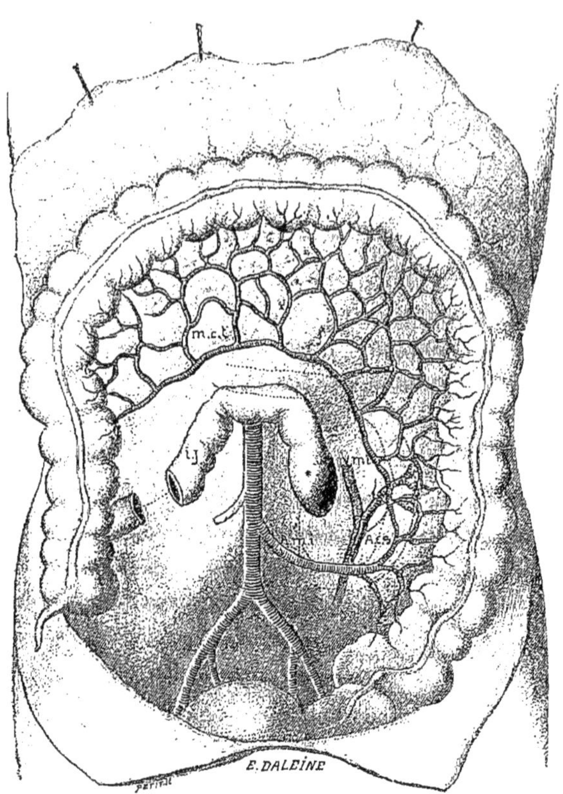


FIG. 63. — Le côlon transverse a été tiré en haut, l'extrémité inférieure du jéjunum et tout l'iléon sont supposés enlevés pour montrer l'orifice de la poche duodéno-jéjunale ou mésogastrique. La double ligne pointillée montre la troisième portion du duodénum et la partie supérieure du jéjunum; la première recouverte par le feuillet inférieur du mésocôlon transverse (m. c. t.), la dernière comprise dans le sac herniaire. — i. j., portion inférieure du jéjunum après sa sortie du sac. — A. m. i., artère mésentérique inférieure formant avec sa branche colique gauche (A. c. s.) et la veine mésentérique inférieure (V. m. i.) une portion de l'anneau entourant le col du sac. On verra que la bifurcation de l'aorte est placée beaucoup trop bas et sa branche mésentérique inférieure est habituellement plus rapprochée des bouts du sac que cela n'est représenté dans la figure.

**55e Cas.** — MOUTARD-MARTIN. (Anomalie du péritoine. *Bulletins de la Société anatomique*, XLV, année 1870, 2e série, 15e vol., 1874, p. 132, 29.)

« Je présente à la Société un exemple remarquable d'anomalie du péritoine, chose rare, peu connue, dont les exemples sont difficiles à recueillir :

« Voici en quoi consiste cette anomalie ; elle me paraît différer en beaucoup de points des variétés rapportées par les auteurs et je crois la décrire pour la première fois.

« Une vaste poche dont la forme se soustrait à toute comparaison contient la plus grande partie de l'intestin grêle pourvu de son mésentère normal.

« Cette poche occupe toute la partie latérale droite, entre la face inférieure du foie et la fosse iliaque droite, passe au-devant de la colonne vertébrale et s'étend même dans une petite partie de la région latérale gauche. Sa hauteur (18 cent.) l'emporte sur sa largeur (12 cent.) ; quant à sa profondeur, très variable suivant les points qu'on examine, elle est en moyenne de 9 cent.

« Ses parois vont adhérer :

« 1° En haut : au côlon transverse pour se jeter ensuite à ce niveau sur le péritoine pariétal de la paroi abdominale postérieure ;

« 2° A droite : au côlon ascendant, et se confondre avec le péritoine pariétal suivant la direction d'une ligne verticale qui raserait le bord externe du rein droit ;

« 3° A gauche : au côlon descendant, et se porter ensuite sur le péritoine pariétale à très peu de distance de la colonne vertébrale ;

« 4° En bas : au péritoine pariétal de la paroi abdominale postérieure et au mésocôlon iliaque.

« Ce bord inférieur est remarquable par la présence d'un orifice naturel, semi-lunaire, à concavité tournée en arrière, à bords nets, assez écartés, entre lesquels passe l'intestin grêle au moment où il sort de cette poche d'enveloppe pour se continuer avec le cæcum. Cet orifice qui a 4 cent. environ de circonférence, est situé au-devant de la colonne lombaire, à 4 ou 5 cent. du cæcum.

« L'intestin grêle contenu dans la poche est pourvu de son mésentère normal, et sans adhérences.

« Si l'on cherche par où l'intestin a pu pénétrer dans cette cavité anormale, on ne trouve à la partie supérieure aucun orifice : Le duodénum entre dans la poche en confondant immédiatement sa périphérie avec la membrane d'enveloppe.

« Il est encore à noter :

« Que l'hiatus de Winslow existe à l'état normal et dans sa position normale ;

« Que le grand épiploon est déjeté en entier dans l'hypochondre gauche dont il remplit une bonne partie, qu'il est normal, si ce n'est qu'il contracte à gauche de la colonne vertébrale, quelques adhérences avec la poche que je viens de décrire ;

« Que le petit épiploon gastro-colique est intact et normal.

« Ces deux dernières remarques font que, sans chercher à expliquer la production de cette anomalie, et tout en laissant ce soin à des esprits plus exercés, je crois pouvoir repousser comme inadmissible dans le cas présent les deux explications données comme rendant compte des anomalies dont on était témoin. Je veux dire : d'un côté, l'agrandissement insolite du petit épiploon gastro-colique, et de l'autre, la pénétration d'une anse intestinale dans l'arrière-cavité des épiploons.

« C'est probablement en cherchant d'où vient chacun des six feuillets péritonéaux dont se compose la paroi de la poche que je décris, qu'on trouverait l'explication du problème. Le fait que je présente ne paraît avoir d'autre valeur que sa rareté, sa nouveauté. Il eût été intéressant de savoir quelle était la santé du sujet, s'il ressentait des douleurs dans l'abdomen, s'il mangeait bien, digérait facilement, en un mot si ses fonctions digestives n'étaient pas entravées par cette singulière disposition.

« Tous ces renseignements me font absolument défaut, car le sujet sur lequel j'ai rencontré cette anomalie se trouvait à l'école pratique, pour la dissection. »

**56e Cas.** — MULLER (Hernia retroperitonealis, innere Darmeinklemmung. Laparotomie, Tod, autopsie. *Pesth medic. chirurg. Presse.* Budapest, 1881, XVII, 125-128).

Malgré toutes nos recherches, nous n'avons pas pu nous procurer ce cas.

**57e Cas.** — H. ZWAARDEMAKER Cz. (Hernia retroperitonealis incarcerata. *Nederlandsch militair Geneeskundig Archief van de Landmacht, Zeemacht, het Oost-en-West-Indisch Leger.* 8e Jaargang. 1er Aflevering, 1884. Utrecht, Georg. Metselaar, p. 26.)

Au mois d'août, une recrue d'infanterie tomba malade subitement. Il fut pris de douleurs abdominales très violentes, de vomissements et de flatulence. Pas de selles. Vers midi (au moment de la visite du major à la caserne, le malade se trouvait bien) il fut reçu à l'hôpital et mourut dans la matinée du lendemain. La mort arriva brusquement, le malade tomba dans le collapsus sans prodromes et sans agonie. Il n'est pas étonnant que son entourage n'ait pu donner de renseignements sur sa maladie. Il s'agissait vraisemblablement d'un iléus d'une partie de l'intestin situé très haut, affection dont le pronostic est très mauvais.

L'autopsie a été faite 14 heures après la mort.

Cadavre de constitution robuste. Le dos en entier et en partie les côtés sont couverts de taches rouge foncé, tout le ventre jusqu'au ligament de Poupart présente une coloration verdâtre. Déjà 5 heures après la mort était apparue cette coloration verte, qui résulte de l'action de l'eau sulfureuse sur l'hémoglobine et ses dérivés. Elle apparut d'abord sur l'hypogastre et les deux hypochondres et se répandit très rapidement sur tout le ventre.

Des narines et de la bouche coulait un liquide rouge foncé. Le ventre est très gonflé, bombé, et l'ombilic est saillant. Du canal de l'urèthre sort une goutte d'urine, qui ne s'y trouvait pas le matin. Cette urine ainsi que le liquide sanguinolent sorti par la bouche et le nez ont sans doute été chassés de la cavité abdominale par la pression intra-abdominale.

Les muscles sont bien développés ; par endroits ils présentent à la coupe une couleur verdâtre (la peau est infiltrée de sang). De plus par endroits les muscles présentent une coloration rouge clair intense.

De la cavité abdominale, où il y a une grande tension, sort une petite quantité de gaz et une seule goutte de liquide. Jusqu'à trois doigts au-dessous de l'appendice xiphoïde on voit le foie ; dans la région iléo-cæcale une tumeur rouge tendue. Le reste de la cavité abdominale est occupé par les intestins très saillants. L'omentum ne les recouvre pas, il est repoussé vers la partie gauche et supérieure de la cavité abdominale.

Les couleurs des différents parties de l'intestin présentent un singulier contraste. Dans l'épigastre se trouve le côlon transverse, fortement repoussé en avant, mais très peu tendu ; il présente la coloration grisâtre habituelle des intestins, bien qu'un peu terne avec une nuance rougeâtre. Dans le mésogastre et l'hypogastre s'enroulent les anses de l'intestin grêle, de coloration rouge foncé, et ternes. Elles sont élastiques, très tendues, fortement déplacées ; on peut introduire facilement quatre doigts dans leur cavité. Le cæcum et les portions ascendante et descendante du côlon, ainsi que la flexura sigmoidea sont cachés à gauche par les anses de l'intestin grêle, à droite par la tumeur, comme on l'a vu plus haut.

La tumeur est d'un rouge foncé et ressemble à une vessie élastique, très tendue, plus grosse qu'une tête d'enfant. L'enveloppe de la vessie et constituée par une toile mince, à travers laquelle on voit une artère. En poussant avec précaution la vessie sur la gauche, on voit comment elle a été pressée contre le cæcum situé dans sa position ordinaire. La paroi de la vessie paraît en continuité avec le péritoine qui couvre le cæcum, par suite cette vessie est rétro-péritonéale. En suivant le cæcum, le côlon ascendant et transverse on trouve que ce dernier est uni dans son milieu par des néo-membranes solides, en forme de cordons, constituant un épiploon non plissé, avec la portion pylorique de l'estomac. De là proviennent probablement les plis dans l'intestin grêle notablement allongé. En suivant maintement le cæcum aplati vers l'iléon, l'intestin grêle disparaît subitement, à 25 centim. de la valvule de Bauhin, dans un anneau situé dans la racine du mésentère à un endroit où on n'en rencontre pas à l'état normal. Cet orifice dans lequel on peut introduire deux doigts, se trouve juste en avant de la colonne vertébrale. En tirant doucement l'iléon les anses intestinales apparaissent, et diminuent en même temps le volume de la vessie dans la région cæcale. Il est clair que le contenu de la vessie est formé par l'intestin grêle qui, pénétrant par l'orifice d'un anneau herniaire et constituant ainsi un sac herniaire, est devenu rétro-péritonéal. Les circonvolutions sorties de l'orifice étaient ternes et injectées ainsi que leurs petites veines ; la séreuse entre les vaisseaux présentait une coloration rouge noirâtre, moins foncée cependant que celle de l'intestin grêle, situé en dehors du sac. Celui-ci dès l'ouverture de la cavité abdominale, se distinguait par sa couleur rouge foncé.

Après avoir supprimé ainsi la grande tension qui existait dans le sac herniaire, nous introduisîmes le doigt dans la cavité rétro-péritonéale. Elle s'étendait à droite jusqu'à l'insertion du cæcum et du côlon ascendant, à gauche jusqu'à la colonne vertébrale, en bas jusque près du promontoire, en haut et à droite près du duodénum. Elle est recouverte partout de séreuse, en continuité avec le péritoine. Cette séreuse constituait ainsi au sac, une paroi fortement tendue. Par suite la paroi de la cavité rétro-péritonéale constitue une cavité accessoire du péritoine, située derrière le péritoine postérieur, c'est-à-dire un sac herniaire rétro-péritonéal.

L'orifice du sac herniaire est limité en avant par la racine du mésentère qui forme autour de l'orifice un arc à concavité tournée à gauche. Dans cet arc courent trois vaisseaux : deux artères qui bientôt se réunissent plus haut en une seule, et, un peu plus sur la gauche, une veine. Le tronc des artères est situé à l'endroit où le duodénum passe dans le jéjunum, près de l'aorte : c'est l'artère mésentérique supérieure. L'orifice du sac herniaire se trouve immédiatement contre la colonne vertébrale. Le péritoine passe des reins directement et entièrement dans la paroi formant le fond du sac.

**58e Cas.** — F. Krauss. (1er Cas de...) (*Ueber Hernia retroperitonealis Treitzii. Inaugural-Dissertation zur Erlangung der medicinischen Doctorwürde vorgelegt der medicinischen Facultät der K. Universität Erlangen*, am 19 mai 1884. Erlangen, 1884, Junge et Sohn, page 58.)

Meyer, Cunégonde, bonne de 52 ans, mourut le 2 février 1883, dans la clinique chirurgicale d'Erlangen. Autopsie le 3 à l'Institut anatomo-pathologique de cette ville. Diagnostic : contracture, décubitus.

*Autopsie.* — Emphysème, œdème, anémie très prononcée et adhérences légères des deux poumons, foie gros infiltré, reins hyperhémiés, scoliose, lordose. Hernie rétro-péritonéale de Treitz.

Abdomen : téguments abdominaux un peu soulevés. La cavité abdominale ne contient pas de liquide. Le cæcum est météorisé, soulevé et fait saillie en avant. Le côlon transverse est descendu d'une façon anormale ; le grand épiploon, assez graisseux, est rejeté en partie en haut, en partie situé dans l'hypochondre gauche où il est fixé par des adhérences légères en forme de cordes.

En rejetant en haut le côlon transverse et l'estomac, on voit tout le paquet de l'intestin grêle enfermé dans un sac à parois minces, analogue aux membranes d'un œuf. Il naît directement de la paroi abdominale postérieure, à la racine du mésentère (d'où part vers le côlon transverse un repli semi-tendineux) et s'étend le long de la portion initiale de l'S romain dans l'hypochondre gauche pour descendre jusqu'au promontoire. Par suite la rate se trouve en avant du sac, le pancréas en arrière et en haut, le rein gauche au-dessous et en arrière du sac. Par suite le sac s'étend depuis le bord inférieur du pancréas, à gauche, jusqu'à la rate, descend sur le rein gauche jusqu'au promontoire. A droite de la portion supérieure de la colonne lombaire, au voisinage de la racine du mésentère, le sac possède un orifice ouvert sur la droite, en forme de boutonnière, pouvant devenir ovale, dont le grand diamètre présente 4 cent. Il en sort librement une portion à peu près de la longueur du doigt de l'iléon pour s'insérer dans la paroi interne (médiale) du cæcum. Par son extrémité inférieure le sac touche presque le cæcum ; son orifice d'entrée se trouve un peu au-dessus et au dedans de celui-ci. Tout le sac représente, à un état très développé, la forme d'un haricot ou d'un estomac fortement rempli (à cul-de-sac dirigé en bas et à droite et à extrémité mousse rétrécie dirigée en haut). Le plus grand diamètre en longueur mesure de la racine jusqu'au pôle inférieur, pris sur la face inférieure, environ 20 cent., sur la face postérieure, dans toute l'étendue où elle repose librement sur la paroi abdominale postérieure, 7 cent. La plus grande largeur qui correspond à peu près au tiers inférieur de la tumeur mesure 16,5 cent. ; l'épaisseur (d'avant en arrière) environ 9 cent., le pourtour 57 cent. En général la grosseur correspond à celle d'une tête d'homme adulte pas trop grosse. Le poids dans l'état de plénitude moyenne de l'intestin contenu dans le sac ne devait pas comporter beaucoup moins de 1 kilog.

Si nous examinons maintenant la structure intime du sac et son contenu, nous remarquons d'abord la délicatesse extrême de sa paroi. Elle se compose de deux feuillets péritonéaux facilement mobiles, entre lesquels se trouvent un peu de graisse et de fines ramifications vasculaires.

Elle présente l'aspect ordinaire blanc grisâtre du reste du péritoine dans lequel elle passe d'une façon continue. Elle est excessivement transparente, tellement qu'on voit facilement le contenu du sac ; en un mot on peut suivre facilement tout le paquet de l'intestin grêle, sa surface, les bords des anses isolées, et même leurs plus fines transitions de couleur. A côté de quelques gros vaisseaux rayonnant vers l'S romain, le côlon ascendant, descendant, et le rectum, on en voit de plus fins et de très fins. Les premiers entourés de cordons de graisse jaunâtre, courent et se terminent en diverses directions dans le tissu des parois du sac, dans le tissu sous-séreux qui s'étend entre les deux feuillets dont se compose le sac, comme il est facile de le démontrer en le roulant entre les doigts.

L'orifice du sac qui se présente facilement sous forme d'une ouverture de la grosseur d'un œuf de poule, avec deux portions faisant saillie sous forme de replis sous le doigt qui l'examine, présente un bord en forme de cordon un peu plus épais et contient quelques vaisseaux (la couronne vasculaire de Treitz). Au voisinage et au-dessus de ce repli se présente une surface cicatricielle rayonnée blanchâtre, faiblement vascularisée, de 4,5 cent. de largeur et de 2,5 de hauteur. Elle se continue sous forme d'une surface large, sur le bord du repli et il part de là un cordon cicatriciel se divisant en haut dichotomiquement, étroit et plat, fortement fixé au péritoine sous-jacent et qui file de la racine du mésentère vers la flexura coli sinistra, et sur le revêtement péritonéal du pancréas jusqu'à la face inférieure du mésocôlon transverse.

Un peu en arrière et en dedans de ce repli de l'orifice, s'élève, en particulier quand on tire fortement sur la flexura duodeno-jejunalis, une deuxième poche, plus petite, de même ouverte vers la droite, se terminant en arrière et à gauche en forme d'entonnoir, et dont les deux bords libres s'insèrent au bord médial et à la face postérieure de la première poche. Elle entoure ainsi en forme de gaine la portion horizontale inférieure du duodénum.

(Je n'attribue pas grande importance à cette constatation, et je suis tenté de regarder le repli et la deuxième fossette comme une production artificielle, amenée par suite du plissement du feuillet péritonéal postérieur excessivement mobile et élastique, de la paroi postérieure du sac.)

Le contenu du sac est formé, nous l'avons dit, par tout l'intestin grêle de telle manière que l'extrémité inférieure du duodénum et la moitié supérieure de l'intestin grêle s'y rattachant remplissent une dilatation située en haut, de même que la moitié supérieure du sac (portion qui par sa coloration plus rouge et sa vascularisation plus marquée se distingue nettement de celle située dans la moitié inférieure, portion qui déjà à travers le sac se distinguait par un aspect jaune pâle, et, par endroits, gris bleu). A la sortie de l'intestin hors du sac, on voit qu'il est fortement contracté, surtout la moitié supérieure de l'intestin grêle qui apparaît en même temps plus vasculaire et d'une coloration rouge brun.

La séreuse de l'intestin est partout lisse et délicate, de telle sorte qu'on voit nettement les vaisseaux sous-séreux. A la partie supérieure du jéjunum, au bord intestinal libre, se trouve une surface à peu près de la grosseur d'un grain de blé, longue de 3 millim. et large de 1,5 millim., allongée, à bords dentelés, et de couleur blanchâtre. Partout ailleurs on ne trouve nulle part sur le trajet de l'intestin de signes ni d'inflammation ancienne ou récente, ni d'étranglement. Tandis que la plus grande partie du paquet de l'intestin grêle apparaît vide et contractée, les portions inférieures contiennent un peu de liquide mêlé à des gaz.

Le mésentère est normal, pas très vasculaire, pâle, assez graisseux, rempli de nombreux ganglions lymphatiques de la grosseur d'un grain de chènevis, d'un pois et quelques-uns de la grosseur d'un haricot. Il est aussi facile de sortir l'intestin grêle avec son mésentère de son enveloppe en forme de sac, que de l'y réintégrer.

A l'état vide et de contraction élastique, la limite du sac arrive en haut jusqu'au bord inférieur du pancréas, à gauche jusqu'au bord convexe du rein, en bas jusqu'à un travers de doigt au-dessous du pôle inférieur du rein gauche. La face interne du sac est de même lisse et unie, facilement mobile sur le feuillet externe. Entre les deux feuillets existent quelques ramifications vasculaires. Ni à la paroi externe, ni à la surface interne n'existent de traces d'inflammation.

Ajoutons maintenant quelques points cliniques que j'ai obtenus sur l'état de la malade pendant la vie.

Pendant son séjour dans la clinique médicale du professeur Leube, d'abord du 8 au 23 novembre 1882, on diagnostiqua de l'emphysème pulmonaire accentué, du rhumatisme articulaire chronique avec contractures, en réservant cependant la question de la simulation ou de l'exagération, car on pouvait rapporter les plaintes de la malade à son caractère bizarre, maniaque, et aussi aux conditions misérables de son genre de vie (elle habitait avec son mari, valet de ferme, et se trouvait dans une condition très précaire, à tel point que souvent ils n'avaient même pas un morceau de pain). La malade se plaignait tantôt de douleurs dans les deux reins, tantôt dans les articulations, tantôt dans la tête, sans qu'on pût constater quelque chose de réel; tantôt aussi elle était complètement calme. L'appétit et les selles étaient réguliers. La malade bien bâtie, déclarait qu'elle avait toujours été bien portante, elle n'avait eu que la jaunisse. Jamais elle n'avait eu d'enfant et ses règles avaient disparu depuis 12 ans.

A l'examen de l'abdomen les téguments étaient très tendus, douloureux en aucun point à la pression ; on ne sentait rien, pas même le foie.

Voici quel fut le traitement : salicylate de soude, 5 grammes, plusieurs fois par jour. La malade sortit le 23 novembre améliorée.

Le 24 janvier 1883, elle revint en se plaignant de toux violente ; elle fut reçue par pitié, car de nouveau on ne constata chez elle aucun symptôme pouvant exiger son entrée à l'hôpital. La flexion des membres, par suite de contracture, avait augmenté et dans les derniers temps la malade ne pouvait plus marcher. La nutrition était mauvaise ; il existait de l'emphysème pulmonaire. L'abdomen n'était pas saillant, mais les téguments étaient fortement tendus de sorte qu'on ne pouvait rien sentir à travers. La palpation n'était pas douloureuse. Langue chargée.

Vers la fin du mois de janvier, apparurent pour la première fois chez la malade des élévations de température vespérale, peu à peu l'état de la malade empira et dans les derniers jours de janvier se manifestèrent des signes très nets de collapsus. Transportée le 2 février 1883 dans le service de chirurgie, elle y mourut dans le collapsus, à 3 heures du matin.

D'après les renseignements de son mari, mort quelques jours après de cancer de l'estomac, il résulte que la malade n'avait jamais ressenti dans le bas-ventre de douleurs, ni de pesanteur, pouvant faire conclure à l'existence d'une hernie interne, ni à celle d'un étranglement à plus forte raison. Elle ne se plaignait que d'avoir la respiration courte.

**59e Cas.** — (2e Cas du même auteur.)

Margaretha Ott (de la polyclinique médicale), 45 ans, femme d'un bûcheron, mourut le 6 janvier 1884, avec le diagnostic de tumeur du foie, tuberculose pulmonaire.

*Autopsie.* — Tuberculose récente de tous les lobes pulmonaires, induration aux deux sommets, vieilles adhérences pleurétiques des deux lobes supérieurs.

Péritonite circonscrite (perforation ?) au voisinage de l'appendice vermiculaire adhérant à l'ovaire droit. Ulcères tuberculeux étendus dans l'intestin grêle et surtout le gros intestin. Dégénérescence graisseuse du foie. Néphrite parenchymateuse. Tumeur de la rate. Hernie rétro-péritonéale.

A part cela, le cadavre ne présentait, sauf un début d'athérome de l'aorte, aucune particularité.

Abdomen. Après avoir ouvert la cavité abdominale et rejeté l'épiploon, on voit au-dessous du côlon transverse situé dans sa position normale, au côté gauche de la colonne vertébrale, un sac ovale formé d'une membrane transparente, long de 18 cent., large de 12 cent., ouvert à droite, correspondant au repli mésentérique normal situé à l'extrémité de la portion transversale inférieure du duodénum, au niveau de la transition dans le jéjunum. Dans ce sac qui correspond au repli agrandi se trouvent les trois anses supérieures de l'intestin grêle (d'environ 1m,50 de long).

Comme le cæcum et l'appendice vermiculaire les anses intestinales sont légèrement adhérentes entre elles et recouvertes d'un enduit fibrineux.

L'utérus est légèrement augmenté de volume, déplacé à droite, et l'ovaire droit est assez fortement adhérent à l'appendice vermiculaire. Dans le petit bassin se trouve un exsudat avec des flocons fibrineux. On ne trouve ni sur le cæcum, ni sur l'appendice vermiculaire, d'orifice de perforation.

L'estomac est presque vide, la muqueuse est recouverte d'un mucus liquide, état mamelonné.

Intestin : dans l'intestin grêle on trouve des matières fécales colorées par la bile. Toutes les anses jusqu'à celles appuyées sur le cæcum et l'appendice vermiculaire sont librement mobiles, surtout celles situées dans la poche décrite plus haut. A partir des anses supérieures, la muqueuse présente de nombreuses ulcérations, grandes et petites. Ce processus est manifeste surtout sur le cæcum dont la lumière est presque fermée. Sur le gros intestin on voit des ulcérations de 6 cent. de longueur, entourant toute la lumière.

Nous avons là une hernie rétro-péritonéale, à un degré de développement moyen, dans laquelle la grosseur considérable du sac herniaire aurait pu amener facilement la transition à une hernie à son plus haut degré de développement.

Au point de vue des phénomènes pendant la vie, j'ai appris que la malade souffrait de constipation habituelle pour laquelle on lui avait ordonné souvent de la rhubarbe et des préparations analogues.

**60e Cas.** — S. G. Shattock. (Hernia into the fossa duodéno-jejunalis, by Samuel G. Shattock. *Transactions of the pathological Society of London.* Vol. XXXVI, 1885, p. 215.)

Le sac de la hernie formé par le péritoine sain a une formé globuleuse et environ le volume d'une orange. Le col du sac a un diamètre qui n'est pas beaucoup moins considérable que celui du sac lui-même. L'intestin qui s'y trouve peut en être facilement retiré et comprend la partie la plus élevée du jéjunum, celle qui fait immédiatement suite au duodénum.

Cette préparation provient d'un enfant mort d'une affection qui n'a aucun rapport avec cette hernie. La pièce a été déposée récemment au Musée de St-Thomas-Hospital.

**61e Cas.** — Otto Staudenmayer. (*Duodeno-jejunal Hernie mit Erscheinungen von Darmverengerung. Inaugural. — Dissertation zur Erlangung der Doctorwürde,* vorgelegt von Staudenmayer. Stuttgart, 1886.)

Gottlieb Märkle, de Lustnau, âgé de 7 ans, reçu à la polyclinique, le 27 avril 1887.

*Antécédents.* — Dans ses premières années le malade souffrit de conjonctivite scrofuleuse et de gonflement ganglionnaire du cou, qui disparurent par le traitement. Ces dernières années il était en bonne santé. L'année dernière, lors de la grande épidémie de rougeole, il présenta des taches rouges qui disparurent sans complication.

Jamais il ne souffrit du côté du tube intestinal, ses selles étaient régulières, il ne se plaignait pas de douleurs abdominales et ne vomissait pas.

La douleur actuelle date du 27 avril au matin. La veille, le 26, le malade en jouant dans les prés, cherchait du Tragopogon dont il avait mangé, à ce qu'il dit, plusieurs poignées. En rentrant à la maison, il eut plusieurs vomissements violents, puis se trouva très bien. Il mangea le soir de bon appétit et dormit tranquillement toute la nuit.

La dernière selle arriva le matin du 26.

Le matin du 27 il se réveilla bien portant. En descendant, vers 8 heures du matin, au village avec sa mère, il poussa tout d'un coup un cri violent : Oh ! ma mère, mon ventre ! Aussitôt il se tint le ventre à deux mains, et comme il continuait à crier violemment sa mère le reconduisit lentement à la maison et le mit au lit. Il se calma un peu, mais peu après la douleur reprit en s'accentuant.

*État présent.* — A 10 heures, je constatai des accès de douleurs se succédant rapidement. L'enfant présentait un faciès douloureusement tiré et se retournait constamment dans son lit. Respiration fréquente, pouls 84, pas de vomissements, pas de selles. Le ventre n'était pas soulevé, la couche musculaire de l'abdomen était fortement tendue. On ne sentait rien d'anormal dans le ventre. Le malade localisait les douleurs les plus violentes dans le ventre, spécialement dans la région ombilicale. Comme c'était là l'aspect d'un accès simple de colique, je prescrivis de la teinture d'opium et des cataplasmes chauds sur le ventre. Après avoir pris, vers 11 heures et midi, 5 gouttes de teinture, les douleurs disparurent et dans l'après-dîner le malade se trouvait très bien. Il but avec appétit un peu de lait. La nuit fut calme.

Le 28, au matin, à 7 heures, il recommença comme la veille à se plaindre de son ventre. La mère lui donna entre 8 et 9 heures 5 gouttes de teinture, ce qui calma l'accès, qui d'ailleurs n'était pas aussi violent que celui de la veille. Le soir on lui donna un bain chaud et ensuite un clystère qui fit évacuer des masses épaisses colorées en brun. La nuit fut calme.

Le 29, à 7 heures, même accès que la veille, calmé après 2 heures par 10 gouttes de teinture. Nuit calme. Ni selles, ni vomissements.

Le 30, nouvel accès, à 6 heures 1/2, plus violent que les deux précédents. Il disparut après une durée de 3 heures 1/2 avec 3-5 gouttes de teinture. Les intervalles entre les accès de douleurs isolées étaient plus longs qu'auparavant. A l'examen je trouvai une légère tension des téguments abdominaux, un peu plus forte à gauche qu'à droite ; de ce côté l'abdomen était aussi un peu soulevé ; cependant on ne sentait rien. Le soir un clystère amena une selle composée de matières brunes. Nuit calme.

Le 1er mai, au matin, à 6 heures 1/2, nouvel accès, accompagné celui-ci de vomissements violents (masses liquides mêlées de bile d'un jaune vert abondantes). La douleur se trouvait toujours dans la région ombilicale gauche. Pouls normal. Pas d'élévation de température. L'accès fut calmé après une durée de 4 heures, pendant lesquelles on donna 15 gouttes de teinture. A la suite, le malade se sentit très fatigué. Le soir, un bain chaud. Pas de selles, ni de gaz.

Le 2, le malade fut réveillé à 5 heures par des douleurs très violentes. De nouveau, vomissements bilieux. La teinture d'opium qu'on lui donna fut vomie. L'enfant d'habitude obéissant, se roulait dans son lit sans faire attention quand il se cognait la tête contre le bord du lit ou le mur. Il s'arrachait les cheveux, mordait la couverture, se roulait à droite et à gauche, et criait si fort qu'on l'entendait dans la rue. Rien ne put le calmer. De temps à autre seulement survinrent quelques rémissions dans l'intensité des douleurs et le malade se laissait examiner.

Faciès abattu, front ridé, bouche crispée douloureusement. Pouls : 99. A travers les téguments abdominaux, on voyait des anses intestinales mobilisées par l'inspiration et l'expiration. L'abdomen n'était pas complètement soulevé, mais sur l'hypochondre gauche et se perdant un peu en bas, se trouvait une saillie circonscrite, correspondant aussi à la palpation à une résistance plus grande et se perdant derrière l'arc costal. La délimitation complète n'était pas possible, de plus toute la région présentait un son tympanique.

Il existait du ballottement, ce qui augmentait la susceptibilité du malade. On pouvait comprimer le reste de la paroi abdominale sans augmenter les douleurs. Vomissements persistants.

Ni selles, ni gaz.

Comme les vomissements ne permettaient pas de donner la teinture d'opium, on employa des suppositoires avec 5 centigrammes d'extrait d'opium et 1 gr. de beurre de cacao, et une injection de morphine de 0,15 centigr.

A 3 heures de l'après-dîner on lui donna un suppositoire qu'il conserva, et une 1/2 heure après la douleur diminua après avoir duré 10 heures.

Le malade était très abattu et s'endormit bientôt. Le soir à son réveil, on lui donna un bain chaud. Nuit calme. Ni selles, ni gaz.

Le 3 se passa sans accès, le malade garde un peu de lait. La tumeur dans l'hypochondre gauche est plus résistante, légèrement douloureuse et donne un son tympanique. Dans l'après-dîner les pupilles sont un peu rétrécies, mais réagissent bien. Le soir, un bain chaud. Dans la nuit l'enfant est agité. Ni selles, ni gaz.

Le 4, au matin, à 7 heures, le malade ressent de nouveau des douleurs, pas aussi violentes que les précédentes, mais qui durent cependant toute la matinée. Le décubitus sur le côté gauche est tout à fait douloureux. Tout l'abdomen est légèrement soulevé. La tumeur avance un peu plus vers l'ombilic. En arrière, vers la colonne vertébrale, la résistance disparaît brusquement et passe dans la profondeur. La tumeur est très solide et douloureuse. A la percussion, on reconnaît deux régions sonores : une au milieu où l'on voit trois anses intestinales courant obliquement les unes au-dessus des autres et dont chacune rend un son un peu différent, et une autre sur les côtés et en bas (en dehors du domaine de la tumeur) qui donne un son régulier et plus fort que la précédente dont on peut la délimiter nettement. Au-dessus de la tumeur même le son est régulièrement tympanique. Il n'y a que dans le décubitus latéral droit que l'on trouve une région difficile à déterminer exactement, présentant un son assourdi qui correspond à la rate. Pouls 110, pour la première fois légère élévation de température. On redonne un suppositoire. Une heure après le malade s'endort. Le sommeil dure jusqu'au soir avec de courtes interruptions pendant lesquelles l'enfant garde sa connaissance complète et répond à ce qu'on lui demande. Pouls : 124. Pupilles étroites, réagissant peu.

Le soir : sueurs abondantes, issue de gaz sans matières fécales. L'hypochondre gauche est douloureux à la pression. Le malade expulse beaucoup d'urine qu'à l'examen on reconnaît comme fortement saturée et contenant des sédiments de soude et d'acide urique. La réaction de l'indican avec HCl $HNO^3$ et chlorure de chaux indique la présence de petites quantités de ce corps.

La nuit du 4 au 5 commence déjà à être agitée à 10 heures 1/2 du soir. Tout d'un coup l'enfant crie de nouveau : Oh, mon ventre ! Les accès de douleur assez violents durent toute la nuit. Environ 9 fois il y a issue de gaz, une fois avec expulsion de quelques gouttes de contenu intestinal fétide, d'ailleurs pas de selles.

Le 5, au matin, à 8 heures, l'accès augmente de violence, l'enfant se roule dans son lit, comme le 2. A 10 heures, il vomit des masses liquides bilieuses avec quelques résidus alimentaires et 3 lombrics, mais pas de véritables matières fécales. Faciès épuisé, diminution visible des forces du malade, le visage est congestionné en divers endroits, par suite du choc de la tête contre le lit et le mur. L'examen pratiqué pendant un arrêt de l'accès, indique une douleur violente de l'abdomen à gauche et en haut. En arrière la tumeur se perd dans la profondeur.

A midi, on introduit un suppositoire, peu de temps après les douleurs cessent et l'enfant sommeille. Pendant l'accès le pouls battait 120, la respiration était de 44. Le soir, les pupilles sont très étroites et réagissent à peine à la lumière. A 9 heures 1/2, recommence un accès qui disparaît rapidement sur l'introduction d'un suppositoire. Nuit tranquille, pas de vomissements. Ni selles, ni gaz.

Jusqu'au matin, à 10 heures, il expulse 820 centim. cubes d'urine, puis plus de miction jusqu'au soir. L'urine était claire avec une teinte légèrement verte, poids spécifique 1021, peu de sédiments phosphatés, la réaction indique un contenu d'indican plus considérable que la veille.

Le 6, pouls 105, pupilles légèrement rétrécies. On peut palper nettement la tumeur, elle se termine dans la région abdominale inférieure gauche sous une forme sphérique facile à sentir. Son tympanique, de plus on voit les trois anses intestinales (voir 4). Les veines de l'abdomen sont assez dilatées; 380 cent. cubes d'urine jusqu'à midi. A 11 heures 3/4 menace d'un accès de colique, coupé par un suppositoire.

Pas de vomissements, ni de selles. Le malade prend un peu de lait.

Le soir, le malade, après être resté quelques minutes dans un bain chaud, s'endort, sommeil qui dure toute la nuit.

Le 7, de bonne heure, l'enfant prend un bol de lait qu'il ne vomit pas. A 8 heures du matin arrive une selle, fétide, peu colorée par la bile, mais formée de masses en forme de saucisses, minces, normales, sans sang.

Expulsion de gaz. La défécation fut difficile, après l'enfant est tranquille. Mais bientôt il recommence à se plaindre, il est calmé par un suppositoire. Tout l'abdomen est un peu tendu, on peut comme précédemment délimiter la tumeur, seulement l'extrémité inférieure est un peu plus rapprochée de l'ombilic.

Pendant la journée, expulsion de 390 cent. cubes d'urine contenant beaucoup de sédiments uriques, expulsion de gaz. Nuit tranquille.

Le 8, il se plaint de ténesme léger. Entre 10 et 11 heures, expulsion de matières fécales semblables à celles de la veille. Immédiatement après la selle survient un accès de colique, l'enfant crie de nouveau, se roule dans le lit, et malgré l'introduction d'un suppositoire, l'accès dure jusqu'à 2 heures puis disparaît peu à peu. Expulsion de nombreux gaz. 301 cent. cubes d'urine en 24 heures. Le malade est très agité pendant la nuit.

Le 9, déjà à 6 heures du matin, se présente un accès; après introduction d'un suppositoire, il diminue vers 8 heures et disparaît successivement. Expulsion de nombreux gaz. La tumeur est toujours pareille. Pouls : 96. Urines, 390 cent. cubes claires, jaune citron, sans éléments anormaux. Nuit tranquille.

Le 10, au matin, un accès. Introduction d'un suppositoire, et cependant l'accès dure jusqu'à midi avec quelques arrêts de faible durée. Après expulsion d'une petite quantité de matières fécales sans sang, le malade est tranquille. Pouls : 112. Le soir : survient de nouveau un accès de colique, durant jusque vers minuit, malgré l'introduction d'un suppositoire à 10 heures. A partir de là, la nuit est tranquille.

Le 11, l'accès ne se représente qu'à 11 heures 1/2 du matin, il est coupé par un suppositoire. Le ventre est légèrement douloureux. La tumeur n'est pas modifiée. 110 cent. cubes d'urine en 24 heures. Nuit tranquille.

Le 12, le matin à 9 heures, accès violent jusqu'à 11 heures, introduction d'un suppositoire à 10 heures. Aspect déprimé du malade. Seule l'extrémité de la tumeur modifie sa position entre la crête iliaque gauche et l'ombilic. A 4 heures de l'après-dîner, légère douleur. A 5 heures, vomissements violents de suc gastrique mêlé de vin, sans bile. A 8 heures et 1/2 du soir, accès violent coupé par un suppositoire. Pendant toute la journée pas d'expulsion d'urine, pas de gaz. La nuit suivante, le malade est souvent réveillé par des douleurs durant jusqu'à 2 heures malgré l'introduction d'un suppositoire. Il est tranquille ensuite.

Le 13, au matin, à 9 heures, douleur violente adoucie par un suppositoire. Expulsion d'un seul coup de 310 cent. cubes d'urines fortement saturées. La réaction de l'indican réussit mieux que précédemment. Pas de vomissements, pas de selles, pas de gaz. La tumeur ne se modifie pas. Seule l'extrémité inférieure prend de plus en plus la forme de boudin, et paraît être formée d'anses intestinales accolées. On y distingue encore nettement les trois anses intestinales décrites plus haut. Pendant la journée, l'enfant est tranquille jusqu'à 9 heures du soir. L'accès nouveau n'est pas coupé par le suppositoire, même un second avec 0,03 d'extrait d'opium ne calme que très peu la douleur. Les douleurs durent toute la nuit et s'exagèrent.

Le 14, au matin, à 8 heures 1/2, les douleurs sont calmées par l'introduction d'un suppositoire avec 0,03 d'extrait. Vomissements violents de masses vineuses. Pouls : 132. Pas d'évacuation. Langue sèche, ridée, douloureuse, saignante. Affaiblissement général. 310 cent. cubes d'urine. L'après-dîner, nouvelles douleurs durant avec des rémissions jusqu'à la nuit.

A 2 h. 1/2, elles s'accentuent en un accès violent qui fut calmé après une demi-heure par un suppositoire de 0,03. Expulsion de nombreux gaz.

Le 15, au matin, à 9 heures, reprise de l'accès persistant encore 1 heure après l'introduction d'un suppositoire de 0,07. Pouls : 132. Le malade a un aspect déprimé. Il est sous l'action de l'opium. Dilatation des veines épigastriques. Abdomen légèrement sensible à la pression, un peu dilaté. Expulsion de nombreux gaz dans la journée. L'enfant dort jusqu'à 2 h. 1/2 où se présente un nouvel accès calmé par un suppositoire de 0,06.

Le 16, au matin, à 6 heures, l'état devient mauvais, cependant les suppositoires de 0,03 suppriment complètement les douleurs ; 830 cent. cubes d'urines colorées, en 24 heures. Vers midi, le malade s'agite de nouveau et à 2 heures se présente un nouvel accès ; des suppositoires de 0,03 le calment pour la nuit.

Le 17, au matin, à 6 heures, faible accès coupé après une demi-heure par un suppositoire de 0,03. Le reste de la journée et de la nuit est calme. Beaucoup de gaz, pas de vomissement, pas de selles ; 210 cent. cubes d'urine. A cause d'un météorisme léger on sent moins nettement la tumeur dans sa portion inférieure.

Le 18, un accès, à 4 heures du matin, coupé par un suppositoire de 0,06. Repos jusqu'à 9 heures du matin où apparaît un accès violent qui cède à l'introduction d'un suppositoire morphiné de 0,03. Un autre accès, à 4 heures de l'après-dîner, est coupé par un suppositoire opiacé de 0,06. Expulsion de nombreux gaz. On suit nettement une veine collatérale de l'épigastrique jusqu'à la mammaire. Pouls : 100. A minuit, nouvel accès non diminué par un suppositoire de 0,06, ni par un second de 0,03, à 2 heures du 19.

Le 19, à 6 heures, avec de violentes douleurs, expulsion d'une petite quantité de fèces dépourvues de sang. Une dose de 0,06 d'opium, en suppositoire, ne diminue par les douleurs. L'accès dure toute la matinée avec la même intensité. A 11 heures, suppositoire de 0,06, sans résultat. A midi, injection de morphine de 0,02 ; à 2 heures, suppositoire de 0,03, puis une autre de 0,06, à 4 heures, sans résultat. Expulsion d'une petite quantité de matières fécales. Le malade présente un aspect lamentable. Il est plus tranquille que dans les accès précédents, mais simplement parce que les forces lui manquent. A 5 heures du soir, un suppositoire de 0,05 reste sans effet. Injection de 0,03 de morphine à 8 heures, amenant le repos jusqu'à 2 heures du matin.

Depuis le 18 on essaya de nourrir le malade avec la peptone et une solution de sucre de raisin ; de plus on lui donna du lait et du vin, car il ne vomit pas après l'ingestion de ces aliments.

Le 20, à 2 heures de l'après-dîner, nouvel accès cédant à un suppositoire de 0,03, mais se réveillant à 4 heures 1/2. Des suppositoires de 0,06 amènent le calme jusqu'à 10 heures. A ce moment, violent accès. Une injection de morphine de 0,03 amène le sommeil, dont le malade sort de temps en temps pour crier.

Le matin, expulsion de 100 cent. cubes d'urine. Issue de gaz, pas de selles.

L'abdomen est légèrement soulevé et douloureux partout à la pression. La tumeur s'étend en bas jusque vers la symphyse. Pendant la journée, à deux reprises, vomissements violents après l'introduction d'aliments : les matières vomies contiennent un peu de bile.

Dans la nuit du 20 au 21, nouvel accès à 10 heures. Un suppositoire de 0,06 ne donne aucun résultat. Un second de 0,03, introduit à 11 heures, le calme jusqu'à 1 heure, puis l'état s'aggrave de nouveau. Les suppositoires de 0,06 ne donnent aucun résultat. Il en est de même d'un, de 0,03, introduit à 4 heures 1/2. Pouls 116, faible. Tous les aliments sont vomis.

A midi, injection de 0,03 de morphine, qui enlève la douleur. Le malade est très agité, entre temps il chante et sommeille tranquillement à 4 heures.

A 6 heures du soir, sueurs abondantes. Pouls 104, faible. 300 cent. cubes d'urine en 24 heures. A 8 heures du soir, il est réveillé par de légères douleurs qui s'exagèrent si rapidement qu'à 9 heures l'introduction d'un suppositoire de 0,06 reste sans résultat. A 11 heures, un deuxième, de 0,03, n'amène qu'une faible amélioration; un autre de 0,06, introduit à 5 heures ne produit aucune action.

Le 22, à 9 heures 3/4 du matin, selles jaune brun, sans sang, sans mucus. Pouls 108, petit. Pas d'hémorrhagie nasale. Langue sanguinolente. La tumeur ne change pas. 300 cent. cubes d'urine. A midi, augmentation des douleurs, une injection de morphine, de 0,03, endort le malade jusqu'au soir à 6 heures. Pas de phénomènes d'excitation. A son réveil, l'enfant se plaint de légères douleurs, augmentant rapidement, et non diminuées par un suppositoire, de 0,06. Un deuxième de 0,03, à 11 heures, donne un quart d'heure de repos, puis l'accès reprend.

Le 23, à 3 heures 1/2, introduction d'un suppositoire de 0,06; pas d'amélioration. Le malade se plaint jusqu'à 10 heures du matin, puis la douleur s'accentue jusqu'à midi, où on lui fait une injection sous-cutanée de 0,03 de morphine, qui amène le repos. Il prend du lait et de la peptone, sans vomir. Pas de selles. Soif très vive. 440 cent. cubes d'urine.

A 7 heures du soir, la douleur reprend; introduction d'un suppositoire de 0,03. L'enfant continuant à crier, on le calme avec une injection de 0,03 de morphine.

Le 24, à 3 heures du matin, il est réveillé par de violentes douleurs calmées pendant 1/4 d'heure par un suppositoire de 0,06. La douleur reprend ensuite de plus en plus violente. Le malade se roule dans son lit, et crie si fort qu'on l'entend dans la rue. Des suppositoires de 0,03 n'amènent aucun repos. Ce n'est qu'après une injection de 0,03 de morphine, faite à 8 heures, que le malade s'endort jusqu'à 10 heures. L'abdomen est fortement soulevé, douloureux. La tumeur ne change pas. Pas de selles. Urine : 580 cent. cubes. Le soir, à 7 heures, suppositoire et injection de morphine de 0,03, repos jusqu'à minuit.

Le 25, douleurs violentes calmées par une injection de 0,03 de morphine, pendant une heure, ensuite nouvel accès que ne réussit pas à calmer un suppositoire de 0,06. Abdomen fortement soulevé, partout très douloureux : Pouls, 106. Pas de selles, ni gaz, ni vomissements.

Le 26, les douleurs durent toute la journée, des suppositoires de 0,06 restent sans résultat. Elles ne sont calmées pendant une heure que par l'injection de 0,03 de morphine. Toux avec crachats purulents. Abdomen soulevé. Urine : 450 cent. cubes.

Le 27, la tumeur ne change pas, ni les douleurs. Râles sibilants dans le poumon; pas de matité. Le malade réclame fréquemment des selles, il n'expulse que des gaz. Pas de vomissements.

Le 28, sommeil jusque vers midi après injection de 0,03 de morphine. Pouls : 130. Faciès pâle, allongé. Amaigrissement notable. Urine : 250 cent. cubes. Le soir, vomissements violents de masses semi-liquides, colorées par la bile, dépourvus de sang. Sommeil après un suppositoire de 0,06.

Le 29, de bonne heure, vomissements analogues à ceux de la veille. Exagération des douleurs, calmées jusqu'à 4 heures du soir par un suppositoire de 0,06. Pouls irrégulier, 134. Respiration : 32.

A 11 heures du soir, le malade crie violemment, se roule dans le lit. 0,03 de morphine calment la douleur.

Le 30, au matin, à 4 heures, nouvelles douleurs, résistant à un suppositoire de 0,06. Soif violente. Urine : 350 cent. cubes.

A 8 heures 1/2, vomissements de masses colorées par la bile. L'enfant se roule dans son lit, puis après quelques inspirations rapides, arriva la mort à 8 heures 1/2.

*Autopsie.* — 7 heures après la mort. (Professeur Ziegler.)

Cadavre amaigri. Abdomen soulevé et tendu. Pannicule atrophié.

Après ouverture de la cavité abdominale, on voit d'abord dans l'hypogastre une anse intestinale fortement dilatée qui correspond en apparence à la flexura sigmoidea. Le mésogastre et l'épigastre sont occupés par deux anses de l'intestin grêle fortement dilatées, dont les portions sont assez verticales et au-dessous de l'appendice xiphoïde recouvrent complètement l'estomac; car à ce niveau elles reposent sur l'estomac et se glissent entre lui et le foie. Du foie on ne voit que le bord inférieur, immédiatement au niveau de l'appendice xiphoïde ces deux anses intestinales se continuent l'une dans l'autre par une anse dilatée, située dans la profondeur au-dessous du foie. Le péritoine sur les anses intestinales en question est en partie pâle, en partie injecté, même en des portions ne subissant pas de pression, çà et là on voit un revêtement fibrineux très mince. L'épiploon formant un paquet se trouve dans l'hypochondre gauche et n'est visible complètement que quand on rejette sur la droite l'anse de l'intestin grêle dilatée, située sur la gauche.

Les anses intestinales soulevées repoussent fortement l'estomac sur la gauche, de telle sorte que le pylore se trouve un peu à gauche de la ligne médiane. L'anse intestinale, décrite plus haut, située dans l'épigastre, se continue en haut dans le côlon descendant qui, à la hauteur du bord de l'arc costal gauche, environ au niveau du bord inférieur de la rate, est invaginé en lui-même et a reçu l'anse de l'intestin grêle située à gauche, décrite plus haut, et par suite aussi les côlons transverse et ascendant.

La porte d'entrée de l'intestin grêle dans le gros intestin est large et peu tendu, de sorte qu'à côté de l'intestin grêle on peut introduire très facilement le doigt dans le gros intestin. Si l'on suit les anses de l'intestin grêle depuis leur entrée dans le gros intestin, on voit que les anses dilatées correspondent à la partie inférieure de l'iléon, tandis que la partie supérieure de l'iléon et le jéjunum, qui sont situés dans la moitié droite de la cavité abdominale, derrière les anses dilatées de l'intestin grêle, sont complètement contractés. Les ganglions mésentériques sont hypertrophiés, quelques-uns durcis et contiennent de petites masses caséeuses.

Le gros intestin se sent jusque dans le tiers inférieur de l'S romain; on peut cependant déplacer dans le côlon descendant dilaté la portion d'intestin invaginée.

Si l'on attire sur la droite le côlon descendant au-dessous de la flexura lienalis, on voit que le péritoine est bombé d'arrière en avant, et par une incision on découvre que cette saillie en avant n'est pas produite par un rein hypertrophié, mais par un certain nombre d'anses de l'intestin grêle, étroites, contractées.

Un examen de la paroi du sac montre qu'elle est formée d'une double membrane, dont l'antérieure correspond à la portion pariétale du péritoine, et l'interne à une portion du péritoine invaginée hors de la fossette duodéno-jéjunale, portion qui descend contre la colonne vertébrale et a reçu à son intérieur les anses intestinales indiquées plus haut. La paroi interne du sac est lisse. Les anses situées dans le sac herniaire rétro-péritonéal sont complètement et librement mobiles, non adhérentes entre elles; leur longueur est d'environ 170 centim. Si l'on incise l'S romain et le côlon descendant, on voit que la surface de la muqueuse de l'anse intestinale invaginée présente une coloration rouge brun, qu'elle est œdématiée et recouverte d'un mucus grisâtre, mais nulle part on ne trouve d'occlusion de cette portion d'intestin. En un endroit correspondant à la portion moyenne, la muqueuse de la partie invaginée présente une coloration gris ardoisé et est gangrenée. La gangrène s'étend en ceinture sur la moitié du pourtour de l'intestin et arrive dans la profondeur jusqu'à la couche musculaire. Si l'on incise la partie externe de la portion herniée on remarque que les faces correspondantes de la séreuse intestinale sont fortement injectées et assez fortement unies çà et là par de la fibrine. La partie supérieure du gros intestin et l'inférieure de l'intestin grêle sont glissées dans le gros intestin.

A la partie inférieure de la portion invaginée se trouve la valvule iléo-cæcale. La muqueuse de l'intestin grêle prolabé est hyperhémiée, présente de même du mucus, mais n'est pas de beaucoup aussi œdématiée par la portion invaginée du gros intestin. L'estomac contient beaucoup de liquide d'un jaune verdâtre.

Dans les anses de l'intestin grêle soulevées, existent, au-dessus de l'invagination, des matières fécales, jaunes, molles, en purée. Dans les portions contractées il n'existe que très peu de contenu d'un jaune gris, semi-liquide. Muqueuse pâle.

Voici le résultat de l'autopsie :

I. Hernie rétro-péritonéale de Treitz.

II. Invagination de la portion inférieure de l'iléon et de la portion supérieure du gros intestin dans ce dernier, n'existant évidemment que depuis quelques jours.

III. Broncho-pneumonie tout à fait récente des deux poumons.

Résumons maintenant brièvement tout le cours de la maladie : Un enfant de 7 ans, n'ayant souffert jusqu'ici d'aucun trouble digestif, après s'être rempli la veille, l'estomac d'herbes indigestes, mais ayant recouvré ensuite une bonne santé, fut pris brusquement de symptômes de coliques violentes, sans vomissements. Pendant 34 jours, accès plus ou moins violents de coliques et de vomissements et difficulté d'évacuation du contenu de l'intestin, s'accentuant par moments jusqu'à occlusion complète.

Déjà, au 3e jour de la maladie, on reconnaît au côté gauche de l'abdomen une saillie accompagnée de tension, mais ce n'est que le 6e qu'on peut palper une tumeur qui se maintient jusqu'à la mort, sans modifier beaucoup sa forme et sa situation. Il n'existe pas de manifestations inflammatoires du péritoine ; il n'apparaît de météorisme violent qu'au 27e jour de la maladie. Jamais de matières fécales dans les vomissements, de même ni sang, ni mucus dans les selles. L'état général est modifié dès le début, il n'existe pas jusque dans les derniers jours d'élévations de température notables. A ce moment elles sont produites par une pneumonie. Il fallut abandonner bientôt la présomption faite au début qu'il s'agissait d'une colique intestinale produite par suite de l'absorption du Tragopogon, et compliquée de constipation. Le diagnostic qui s'établit de plus en plus dans le cours de la maladie fut le suivant : il existe un obstacle au cours du contenu intestinal, mais non pas d'occlusion durable, complète.

**62e Cas.** — Strazewski. (*Médecine Russe, Journal hebdomadaire de médecine et d'hygiène*, 1888, nos 43-44, p. 682.)

W. H..., âgé de 55 ans, militaire en retraite, journalier, entre le 25 juin 1888, à l'hôpital militaire à Wladi Caucase. Il se plaint de douleurs dans le ventre, au niveau de l'ombilic, et de diarrhée fréquente alternant avec de la constipation rebelle, de nausées, de vomissements et d'inappétence. Il est malade depuis 6 mois. D'après ses renseignements nous concluons que la maladie s'est développée lentement, pendant les 6 derniers mois. Il était toujours bien portant et n'eut jamais de maladies infectieuses.

*État actuel.* — C'est un homme de taille moyenne, bien bâti, très amaigri. La peau a une teinte terreuse, elle est sèche et ridée.

Artério-sclérose manifeste. Les artères humérale, axillaire, temporale et sous-maxillaire, forment des cordons durs et épais. La pointe du cœur bat dans le 5e espace intercostal, elle est située un peu en dehors de la ligne médiane, entre le bord gauche du sternum et le mamelon. Cage thoracique normale. A la percussion, on constate une diminution du son en arrière, au-dessous des deux omoplates. En avant, sonorité avec tendance au tympanisme. La petite matité du cœur commence en haut au niveau de la 4e côte ; la matité absolue est augmentée, surtout dans son diamètre transversal.

La rate commence au niveau de la 9e côte et descend dans le plan de la ligne axillaire jusqu'au rebord des fosses côtes ; en avant elle empiète sur la ligne costo-claviculaire.

Le foie s'étend de la 6e côte en haut (au niveau de la ligne mamelonnaire) et dépasse de un travers de doigt les fausses côtes. Il est sensible à la percussion.

A l'auscultation nous trouvons : une diminution des vibrations thoraciques des deux côtés. L'expiration est prolongée et rude vers l'angle de l'omoplate droite. Le ventre paraît ballonné, tendu, au niveau de l'estomac et de l'ombilic, et déprimé au niveau du gros intestin. Les parois abdominales sont flasques. Au milieu du ventre, dans la région ombilicale, on constate à l'œil une tumeur du volume d'une tête d'enfant et de forme irrégulière un peu hémisphérique. La tumeur, assez ferme, se laisse déprimer facilement, elle est peu mobile, tout à fait immobile dans les mouvements respiratoires et n'adhère pas à la paroi abdominale. Sensible à la palpation et à la percussion, elle n'est pas lisse, mais légèrement ondulée. A une percussion faible, le son en est mat, à la percussion forte il est sourd et tympanique à la fois. Toute la région ombilicale a un son tympanique. A la percussion et à la palpation nous reconnaissons que la tumeur occupe plutôt le côté gauche de l'abdomen. La dilatation des veines hémorrhoïdales est très manifeste.

La langue est recouverte d'un enduit blanchâtre. Le visage exprime la douleur. Pouls : 85, 18 respirations par minute. Pas de cachexie néoplasique.

Nous ne trouvons pas de gonflement des ganglions lymphatiques superficiels. Constipation pendant 3 jours. Température : 36°,7 le matin et 36°,9 le soir. On prescrit au malade :

| | |
|---|---|
| Alo pulv. | 2 gr. |
| Ferr. sulf. | 1 gr. |
| Extr. bellad. | 0,60 centigr. |
| Gum. arab. | quot satis. |

Dans les 24 heures suivantes, le malade expulse deux selles semi-liquides, de couleur normale, sans glaires, ni sang. En 24 heures, 900 c.c. d'urines assez foncées, à réaction acide, densité : 1020. Pas de sucre, pas d'albumine, ni de pigment biliaire.

Le 27 juin. Température normale, pas de nausées. Bon appétit, langue bonne. La tumeur est un peu diminuée, moins sensible à la palpation et à la percussion.

Jusqu'au 3 juillet, le malade va bien, l'appétit est bon. Pas de nausées. La tumeur est bien diminuée, le malade a augmenté de poids et la couleur terreuse de son teint a disparu. La quantité d'urine a augmenté de 900 à 1000 c.c. Le malade demande la suppression du régime lacté ; il est au deuxième degré.

Le 5 juillet. Sans cause apparente, le malade est pris subitement, au milieu de la nuit, de vomissements, de douleurs au niveau de la tumeur, cependant sans constipation. Langue sale, tumeur très sensible, son mat, région épigastrique ballonnée. L'auscultation au niveau de la tumeur fait entendre des sons renforcés, des bruits intestinaux. Faciès engoissé. Température : 36° le soir et 37° le matin. 2000 c.c. d'urine en 24 heures. Traitement :

| | |
|---|---|
| Morph. | 0,12 centigr. |
| Ag. amygd. am. | 15 gr. |

Compresses chaudes sur le ventre, glace à l'intérieur, régime lacté.

Le 6. Vomissements alimentaires, présentant vers 6 heures du soir une couleur jaune verdâtre, et une réaction acide. Même traitement.

Le 7. Pas de selles, on prescrit de l'huile de ricin.

Le 8. Pas de vomissement. Deux selles abondantes sans glaires, ni sang. Diminution de la tumeur. Émulsion d'huile de ricin.

Le 9. Pas de selles pendant 24 heures. 500 c.c. d'urine dans laquelle il se fait à froid un dépôt abondant d'urates. Les symptômes locaux n'ont pas changé. Traitement : la potion à la morphine est suspendue.

Du 9 au 14. Le malade va très bien. 1000 c.c. d'urine claire et sans dépôt, en 24 heures. Deux selles semi-liquides avec des glaires. Pas de nausées, ni de vomissements. Langue bonne. Température 36°,6 le soir, 37° le matin.

Le 14. Vomissements, 4 heures après le manger ; les matières vomies ont une teinte brunâtre et une réaction acide. Les dernières matières vomies sont teintées de bile. La tumeur, très sensible, est augmentée de volume à droite. Deux selles et 700 c.c. d'urine en 24 heures.

Traitement : Morphine. Même prescription.

Le 16. Les vomissements commencent vers 5 heures du soir, d'abord alimentaires, puis liquides, et de coloration verdâtre. Pas de selles dans les 24 heures. La tumeur est sensible et très visible à l'œil nu. Température, 36°,7 le matin, 36°,9 le soir.

Le 17. État général un peu meilleur. Deux selles, pas de vomissements.

Le 18. Température normale. Pas de vomissements.

Le 19. Vomissements, à 3 reprises, alimentaires et bilieux, 4 à 5 heures après les repas.

Le 20. Vomissements incessants après l'ingestion de tout aliment. La tumeur, hémisphérique, présente le volume d'une tête d'enfant. 300 c. c. d'urine.

Traitement : Morphine. Décoction coudre.

Du 20 au 28. Pas de vomissements. Les fonctions digestives sont normales. Appétit très bon. La tumeur est dans le statu quo ante, presque insensible. 1100 c.c. d'urine.

Le 28. On manque de prudence dans le choix des aliments, ce qui amène de nouveaux vomissements. La diminution de la tumeur se maintient.

Le 29. Pas de vomissements ; état général très bon. Une selle.

Le 30. Douleurs très vives dans le ventre, insomnie. Vomissements à trois reprises.

| Traitement : | Tart. de p. | 2 gr. |
|---|---|---|
| | Sulf. de p. | |
| | Natr. sulf. Elcosach. citri | |

Du 30 juillet au 8 août, les fonctions digestives sont normales. Pas de vomissements, appétit excellent. 1000 c.c. d'urines claires, sans dépôt, à réaction acide. La tumeur tout à fait insensible diminue. Le malade augmente de poids.

On suspend la morphine.

Le 9. Les vomissements recommencent ainsi que les douleurs dans le ventre. Faciès angoissé. Pouls faible, 110. La tumeur redevient très douloureuse à la pression ; elle a un son mat, sourd.

| Traitement : | Decoct. Condurango ex. | 8 gr. |
|---|---|---|
| | Jort. | 180 gr. |

Le 10. Vomissements incoercibles ; le malade rejette instantanément tout ce qu'il prend. La tumeur est notablement augmentée de volume, la région épigastrique est ballonnée. Les forces du malade diminuent. Pas de selles en 24 heures. Température, 36°,7 le matin et 37° le soir.

Même traitement.

Le 11. Les vomissements ne cessent pas. Le malade est affaibli, le visage est tiré, les yeux sont enfoncés dans les orbites. Il se plaint de fortes douleurs provenant de sa tumeur et dit qu'il sent parfaitement les aliments avalés descendre jusqu'à l'ombilic, s'y arrêter et remonter. Toujours pas de selles, et cependant le malade a pris du tart. de p. 2 gr. toutes les deux heures. On lui prescrit des lavements toutes les deux heures.

Le 12 août. Les vomissements continuent. Les lavements, rejetés immédiatement, restent sans effet. Pas de forces. L'affaiblissement général augmente, la voix est faible, le pouls filiforme. Anurie complète. Le soir le malade va à la selle, mais n'expulse que du sang et du mucus.

Température 36°,6 le matin et 36°,8 le soir.

Le 18, à 7 heures du soir, mort.

*Autopsie.* — A l'ouverturedu ventre on trouve d'abord une tumeur hémisphérique, située à gauche de la colonne vertébrale. Elle est recouverte par le grand épiploon qui l'enveloppe comme une coiffe. Après avoir relevé ou, pour mieux dire, enlevé le bonnet épiploïque, je vis une masse d'intestin grêle pelotonnée en forme de bouquet de fleurs, et encadrée en haut, à droite, en avant entre le côlon transverse et le côlon descendant. Le mésocôlon transverse n'existe pas. Les côlons transverse et descendant, sont juxtaposés à la tumeur.

En tirant sur une des anses de la masse je n'eus pas de peine à dénouer le peloton, et j'arrivai sur le duodénum où je vis une fossette en entonnoir, recouverte de toutes parts par le péritoine, et formée probablement par suite de l'élargissement du péritoine en bas, en arrière et à droite. Par l'orifice du sac, dirigé vers la cavité abdominale, on pouvait engager le poing ; mais plus profondément, en bas, à droite et en arrière, le diamètre augmentait sensiblement, de telle sorte que toute la fossette avait la forme d'une cornue dont l'extrémité élargie serait le fond, et l'extrémité effilée l'orifice d'entrée, toujours dirigé vers la cavité abdominale. Il y pénétrait tout l'intestin grêle et une partie du duodénum. Le péritoine recouvrant l'intestin était hyperhémié, on y voyait par places des taches blanchâtres.

Il n'existait pas d'adhérence des anses intestinales, ni du péritoine. La profondeur de ce sac péritonéal allait jusqu'à 12 centim.

Le reste du duodénum, c'est-à-dire sa portion inférieure et le cæcum étaient invaginés dans le côlon transverse et formait ainsi une seconde tumeur dans le flanc droit, près de la première. Le péritoine de la portion invaginée était recouvert d'un enduit fibrineux, blanc jaunâtre. Hyperhémie et gonflement de la muqueuse de l'intestin grêle.

Estomac dilaté et ballonné. Sa muqueuse est épaissie, d'une coloration gris ardoisé, recouverte d'un mucus épais et çà et là d'un pigment brun foncé.

Le gros intestin, à part du catarrhe chronique, ne présente rien d'anormal.

Le foie est augmenté de volume, son parenchyme présente une teinte jaune, terreuse ; la surface de section est lisse et le tissu friable.

La rate, hypertrophiée, crie sous le scalpel. La capsule est épaissie, la pulpe présente une couleur vineuse, elle est ferme, se laisse cependant racler facilement avec le dos du scalpel.

Les reins présentent leur volume normal; leur capsule se détache facilement; leur tissu est pâle, anémié. Couche corticale amincie, pyramides très distinctes, calices non dilatés.

Il n'y a dans l'abdomen ni ascite, ni adhérences. Le gros intestin ne contient pas de matières fécales, tandis que l'intestin grêle en contient un peu.

**63e cas.** — Gérard-Marchant. (*Observation inédite.*) 1885.

Trouvée sur cadavre d'adulte, destiné à la dissection, à l'École pratique (fig. 64 et 65).

A l'ouverture du ventre on trouve le grand épiploon paraissant normal. Après l'avoir relevé, on tombe sur une vaste poche séreuse, mince, laissant voir distinctement par transparence les anses de l'intestin grêle y contenues. En dehors du sac, on ne trouvait, à part la première portion du duodénum, aucune autre partie de l'intestin grêle. Cette poche était encadrée par les côlons; à droite, le cæcum adhérait à la poche par un assez long repli séreux. Le côlon ascendant, l'angle colique droit et les deux tiers droits du côlon transverse étaient accolés intimement à la poche. L'angle colique gauche, ainsi que le côlon descendant et l'S iliaque occupaient leur situation normale et étaient munis de mésos assez longs. La poche avait les dimensions d'une tête d'enfant. En bas elle descendait jusqu'au promontoire où elle adhérait. En soulevant le bord gauche de la poche on put voir que celle-ci se réfléchissait de gauche à droite vers la colonne vertébrale. En relevant plus fortement en haut et à droite l'extrémité inférieure de la poche, on découvrit sur sa paroi postérieure un orifice ainsi constitué : Très large, on pouvait y introduire facilement le poing. Il avait la forme d'un ovale allongé de haut en bas, de gauche à droite. Son bord postérieur était contre la colonne lombaire. Son bord antérieur se présentait sous l'aspect d'un repli tran-

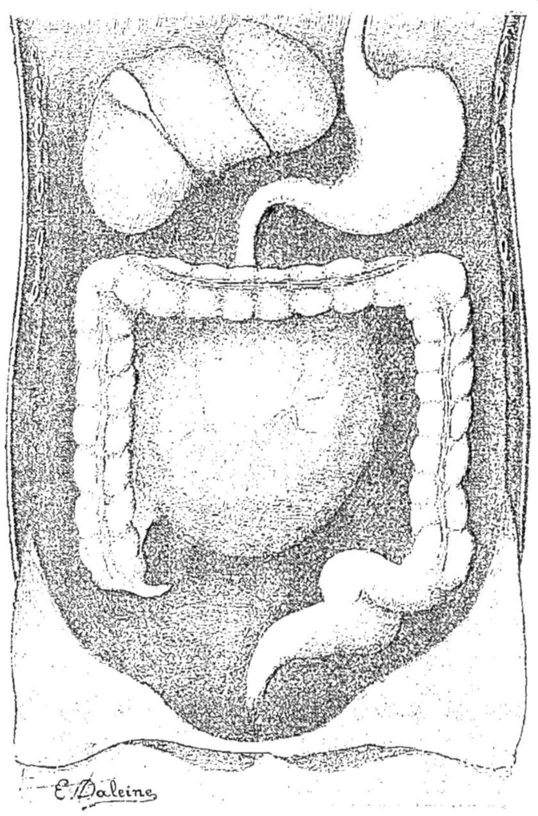


Fig. 64. — *Hernie en place.*

chant, falciforme, semi-lunaire, à concavité regardant à gauche et en arrière. La lumière de l'orifice regardait le flanc droit de la colonne lombaire. Les deux cornes formant le bord libre de l'orifice se perdaient de la façon suivante : la supérieure s'insérait sur la colonne vertébrale et de là allait se perdre dans le feuillet séreux qui recouvrait le duodénum; la corne inférieure, située près du cæcum, était contournée par la portion terminale de l'iléon qui pénétrait dans le sac à ce niveau. On chercha à faire sortir l'intestin et on put retirer très facilement et dévider tout l'intestin grêle contenu dans le sac. Alors on constata que l'intestin était rattaché par son mésentère tout le long du bord libre de l'orifice du sac. Tout le long de ce bord libre cheminait l'artère mésentérique supérieure, qui pénétrait dans la corne supérieure du repli, immédiatement après sa naissance de l'aorte, continuait son trajet, quittait ce repli près de la corne inférieure, et allait se perdre au niveau de l'angle iléo-cæcal. De cette artère naissaient les branches destinées à l'intestin grêle qui pénétraient dans l'épaisseur du mésentère. De la même artère partaient trois branches volumineuses qui se dirigeaient de gauche à droite dans l'épaisseur de la paroi antérieure du sac, vers les côlons ascendant et transverse. La paroi antérieure du sac est formée de deux lames séreuses.

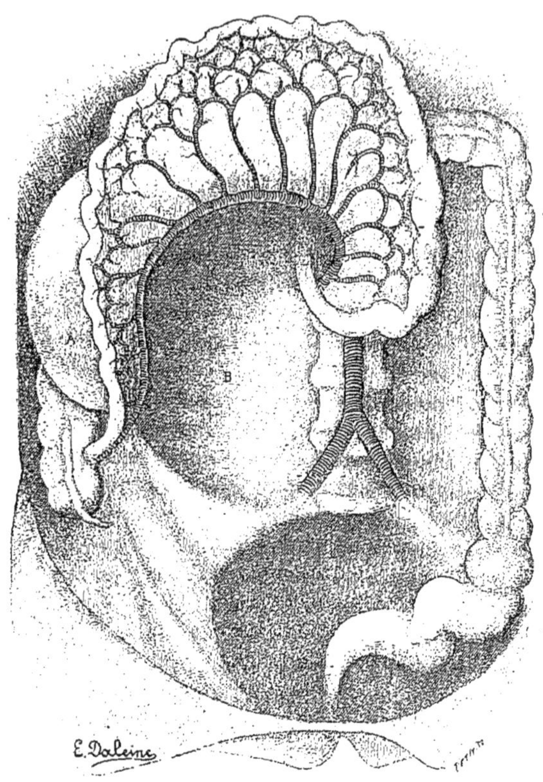


FIG. 65. — *Hernie précédente, le sac soulevé montre l'orifice herniaire.*

En examinant la cavité du sac, on constata que sa paroi postérieure était formée d'une seule lame séreuse. Cette vaste poche se prolongeait en haut et à droite vers le foie, en passant par-dessus les vaisseaux rénaux, le rein et le psoas, du côté droit; en bas, elle descendait jusque dans la fosse iliaque et recouvrait à ce niveau l'uretère droit. A la partie supérieure du sac on voyait sa paroi postérieure soulevée par le duodénum, qui pénétrait à ce niveau dans la poche, et se continuait, après s'être détaché de cette paroi, dans le jéjunum.

Ainsi on ne voyait sortir du sac qu'un seul tube intestinal, la portion terminale de l'iléon qui présentait une torsion sur son axe, à sa sortie de la poche.

Nous avons cherché la continuité des différentes lames qui composaient l'enveloppe séreuse de ce sac et nous nous sommes assuré que la paroi antérieure était recouverte par les feuillets : interne du mésocôlon ascendant, et inférieur du côlon transverse.

**64e Cas.** — QUÉNU. (*Observation inédite.*)

Un homme de 50 ans environ, entré dans le service de M. Desnos, à l'hôpital de la Charité, au mois de décembre 1885. Il présentait tous les symptômes de l'obstruction intestinale aiguë, dont les débuts remontaient à quelques jours.

M. le Dr Quénu, chirurgien du Bureau central, fut appelé auprès de lui. Ne constatant aucun étranglement siégeant dans les orifices herniaires normaux ou anormaux, aucun rétrécissement du rectum, M. Quénu, tenant compte de la netteté des phénomènes d'obstruction et de la marche rapide des accidents, se décida à pratiquer la laparotomie.

Opération pratiquée vers 1 heure 1/2 du matin, avec toutes les précautions antiseptiques, et suivant les règles habituelles.

Arrivé dans la cavité abdominale, après section du feuillet péritonéal pariétal, M. Quénu n'aperçut rien, si ce n'est une sorte de vessie. Pas de traces d'intestin grêle. Incision du sac avec beaucoup de précaution. Alors les anses intestinales, à l'étroit dans ce sac fibro-séreux, firent immédiatement hernie, mais sans que la cause de l'obstacle fût levée. C'est alors que M. Quénu parcourt le circuit des anses intestinales, et arrive à constater que le paquet de l'intestin grêle était contenu dans un sac fibro-séreux, sac dont il n'a ouvert que la paroi antérieure, et que l'obstacle au cours des matières résidait dans la coudure de l'intestin au niveau de l'ouverture de ce sac. La bride représentant l'ouverture de ce sac suivait assez exactement le trajet de l'artère mésentérique supérieure.

Le malade a succombé, dans les 24 heures, à des phénomènes de congestion pulmonaire.

*Autopsie.* — Faite en présence de M. le Dr Gérard-Marchant, qui constata une disposition analogue à celle de son cas personnel.

## II. — Hernies péricæcales.

**1er Cas.** — Fages. (Observation sur une espèce particulière de hernie interne, avec des remarques sur l'opération de la gastrotomie dans des étranglements intérieurs. *Recueil périodique de la Société de médecine de Paris*, T. VII, 1er semestre de l'an VIII de la République, page 34.)

Le 4 fructidor an II de la République, entra à l'hôpital civil le citoyen Joseph Pélissier, volontaire dans le 1er bataillon de chasseurs, 5e Cie, âgé de 26 ans.

Depuis quelques jours, il était en proie à des coliques violentes avec vomissements, suppression des selles, et une douleur fixe et très vive vers la région iliaque droite. Le reste du bas-ventre étant un peu météorisé et sans douleur.

Interrogé sur ce qui avait pu donner lieu à sa maladie, le malade m'apprit que s'étant courbé avec précipitation pour ramasser quelque chose, il avait senti dans le bas-ventre, et vers la région iliaque droite, une espèce de craquement, qui fut suivi, quelque temps après, d'une douleur vive dans la même partie, et que l'intensité de la douleur s'était maintenue au même degré jusqu'au moment où je le voyais.

L'exploration que je fis, de toute la circonférence du bas-ventre et du bassin, ne m'apprit autre chose, sinon qu'il n'avait qu'un testicule dans les bourses. J'examinai très attentivement l'anneau inguinal vide ; je fis prendre diverses situations au malade, je le fis tourner et secouer un peu sans rien sentir du côté de l'anneau qui pût me faire soupçonner aucune espèce de hernie, ni la rétention du testicule du côté intérieur de cette ouverture. D'ailleurs le malade me dit qu'il n'avait jamais eu de hernie et qu'il avait toujours été monorchide. D'après cette considération, je le fis transférer dans la salle du médecin. Là, tous les secours diététiques et médicinaux, appropriés à son état, lui furent administrés (parégoriques, antiémétiques, laxatifs, clystères et fomentations) sans aucun succès. Le vomissement et la suppression des selles persistèrent, sans augmentation dans les autres symptômes. Le sixième jour, le ventre se météorisa et devint très douloureux. On supposa un volvulus ; on fit avaler au malade 5 onces de mercure en deux prises. Les accidents parurent dès ce moment aller toujours en augmentant, jusqu'au 9e jour, dans la nuit duquel le malade périt.

Le lendemain, je fis l'ouverture du cadavre, en présence des officiers de santé de l'hôpital. Je trouvai les viscères abdominaux sans aucune marque d'inflammation ni de gangrène. En parcourant le tube intestinal pour voir où le mercure s'était arrêté, je rencontrai une anse de l'intestin iléum, au-dessus de laquelle se trouva tout le mercure que le malade avait avalé. Cette anse d'intestin était logée dans un sac particulier, formé par le péritoine, situé sur la partie antérieure et moyenne du psoas, et sur la partie supérieure latérale droite du rectum.

En disséquant le tissu cellulaire qui unissait ce sac aux parties ci-dessus mentionnées, je trouvai le corps du testicule et une portion de l'épididyme à la partie postérieure et inférieure du sac, et comme s'ils avaient été chassés de l'intérieur de la tunique vaginale par l'intestin qui avait pris leur place, tandis que la partie antérieure de l'épididyme était dans l'intérieur du sac avec l'intestin. Cette partie du sac par où la portion de l'épididyme passe pour communiquer dans la cavité où est logé l'intestin, présente une espèce de rupture qui paraît avoir livré passage au testicule.

**2e Cas.** — WAGNER. (Beobachtungen und Abhandlungen aus dem Gebiethe der natur. und Heilkunde. Einige Beobachtungen innerer Brüche von Dr JOHANN WAGNER. *Medicinische Jahrbücher des K. K. Osterreichischen Staates.* A. I. Freyherrn von Stifft. Dreizehnter Band oder Neueste Folge IV Band. Wien., 1833, p. 196.)

Franz, Butter, âgé de 34 ans, cocher, bien constitué, de taille moyenne.

Il ne se rappelait avoir subi, en général, aucune maladie grave, ni, en particulier, de douleurs abdominales, ni d'une hernie visible extérieurement. La durée de la maladie actuelle avant l'entrée du malade à l'hospice général fut attribuée par lui à 4 jours, et causée, d'après lui, par un refroidissement qu'il avait contracté en se tenant debout dans l'eau d'une rivière où il avait lavé ses chevaux. On pouvait regarder ce fait comme une cause occasionnelle, vu dans ce cas la flexion répétée et le redressement rapide consécutif du corps, dans ce travail qu'il accomplissait quelques heures seulement après un repas copieux. En effet, à ce moment ses intestins étaient remplis et il y avait coexistence de flatulence.

A la suite de cet exercice, il sentit aussitôt sur tout l'abdomen, surtout au-dessous de l'arc costal droit, une douleur violente, en lame de rasoir, augmentant peu à peu. Malgré ces douleurs abdominales auxquelles s'ajoutèrent bientôt des vomissements de liquide brunâtre, et dans les derniers jours, surtout le soir, des frissons violents suivis de fièvre et de soif vive, il continua son travail sans rien changer à son mode de vie ordinaire et sans s'abstenir de boissons alcoolisées. Pendant les accès de douleurs les plus violentes, il cherchait à se calmer en buvant des infusions de camomille. Le malade resta dans cet état, sans aucun secours médical pendant 4 jours. Le 5e jour, le 1er mars 1826, contraint par la gravité de son état, il se fit transporter à l'hôpital.

A l'examen médical, il présentait les signes d'une inflammation intestinale violente. Par suite une saignée pratiquée sur la veine médiane droite retira une demi-livre de sang. On lui donna du calomel à doses fortes, répétées, des préparations d'huile de ricin, quelques clystères, et on lui appliqua sur le bas-ventre des cataplasmes de farine de graine de lin.

Par suite de l'emploi interrompu de tous ces moyens, puis l'application, le 3 mars, de nombreuses ventouses scarifiées sur le bas-ventre, de clystères huilés, le 4 mars, et le 6 mars d'huile de croton, à cause de la constipation opiniâtre, il se produisit une diminution de la fièvre.

Le 7 mars, il rendit, avec une selle liquide, une membrane mince, blanche, grisâtre. Les vomissements s'arrêtent, après l'absorption d'eau froide donnée au malade sur ses demandes répétées. Cet arrêt dura environ 12 heures, avec amélioration apparente et disparition presque complète des douleurs. Les résolutifs, clystères répétés, amenèrent une deuxième selle liquide ne présentant ni sang, ni aucune trace de la membrane rejetée précédemment.

A ces phénomènes, présentant l'apparence illusoire d'une diminution de l'affection, s'ajoutèrent, le 8 mars, les symptômes d'une inflammation intestinale sous l'influence de laquelle le malade mourut tranquillement à minuit.

*Autopsie.* — Le cadavre fut ouvert 32 heures après la mort.

Dans la cavité du péritoine se trouve entre les divers organes, plus d'une livre de liquide acide, brunâtre, mêlé d'excréments dilués. Le péritoine, surtout dans l'hypogastre, présentait une coloration rouge bleu. Le foie était situé très haut, sa convexité arrivait à la 5e côte et se trouvait cachée jusqu'à son bord descendant obliquement en arête tranchante, derrière les côtes. Rate petite, d'un brun foncé; pancréas normal.

Les épiploons étaient livides, le grand était rejeté anormalement en haut.

L'estomac, surtout au niveau du fond, était dilaté par de l'air et un liquide trouble.

L'intestin grêle était dilaté par de l'air, à tel point qu'il présentait plus de deux pouces de diamètre. Les anses étaient légèrement unies entre elles par une masse épaisse, et au-dessous de celle-ci, près du mésentère, par de petits amas, réticulés et verdâtres, de lymphe. Les tuniques de cette partie de l'intestin étaient épaissies, surtout la séreuse qui présentait des taches d'un brun rouge et qui se laissait détacher facilement à cause de la sérosité infiltrée au-dessous d'elle.

Vers le milieu de l'iléum, surtout dilaté, ces taches d'un rouge brun étaient plus nombreuses, et l'épaississement des tuniques plus considérables. Puis ces modifications atteignaient leur degré le plus élevé dans la moitié inférieure de l'iléon, environ à 1/2 pied au-dessus de son abouchement dans le cæcum.

Une anse de cet intestin était glissée et étranglée dans un sac particulier que nous allons décrire (voir fig. 66 et 67). Ce sac était situé à environ 7 lignes au-dessous de

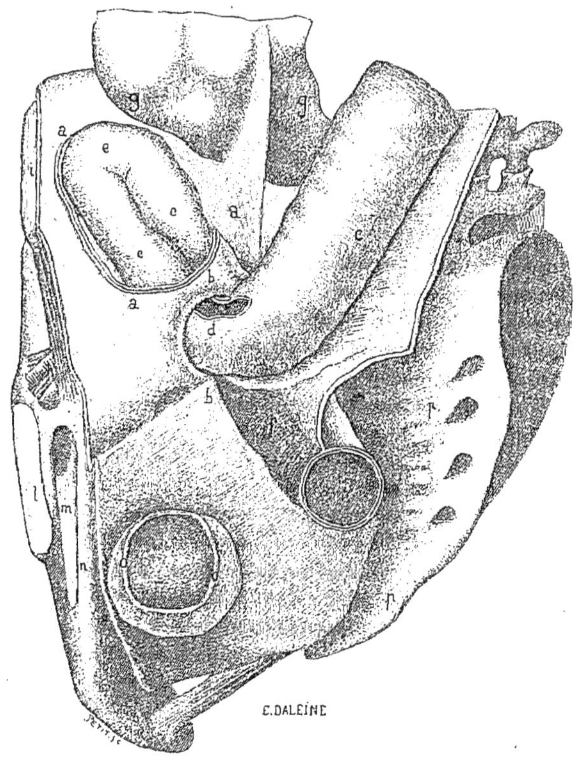


Fig. 66. — *Hernie interne étranglée dans sa position naturelle.*

a a a, la fossette étendue au-dessus de l'os iliaque droit et du muscle iliaque. — b b, l'orifice annulaire de cette poche qui produit l'étranglement de l'intestin. — c, la portion de l'iléon pénétrant dans le sac péritonéal. — d, endroit de l'intestin perforé par inflammation par suite d'étranglement dans l'anneau de la fossette. — e e e, les anses intestinales remplissant le sac herniaire. — f, iléon sortant. — g g, les portions coupées du cæcum. — *h*, l'anneau crural avec vaisseaux et nerfs. — i, crête iliaque droite. — l, cavité articulaire. — m, trou obturateur. — n, cartilage de la symphyse. — o o, veine ouverte. — p p, sacrum, coccyx.

l'anneau inguinal droit, sur le muscle lombaire et iliaque et étendu obliquement en haut et en dehors du bord interne et supérieur du psoas. Cette cavité était tapissée dans tout son pourtour par le péritoine épaissi et livide qui presque de la même manière que dans les hernies externes étranglées apparaissait tendu entre l'anneau crural et le repli de Douglas et formé vers le milieu du bord de ce nom, d'une invagination présentant la direction décrite plus haut et pouvant admettre un œuf d'oie. La cavité communiquait avec la cavité abdominale par un col de 5 lignes de longueur et dont la lumière présentait 1 pouce. Ce col du sac herniaire était formé par un dédoublement du péritoine retourné en dehors et en haut, et tiré de plus par le contenu remplissant entièrement cette cavité. Par cette lumière ainsi rétrécie du col était pénétrée dans cette cavité une anse longue de plus de 3 pouces de l'iléon, très dilaté, et en était ressortie dans le bassin.

Au niveau des deux endroits de passage, elle se trouvait étranglée dans le col du sac herniaire, de telle sorte qu'au niveau du passage le côté externe était perforé sur l'étendue d'un haricot par le bord fortement tranchant du col du

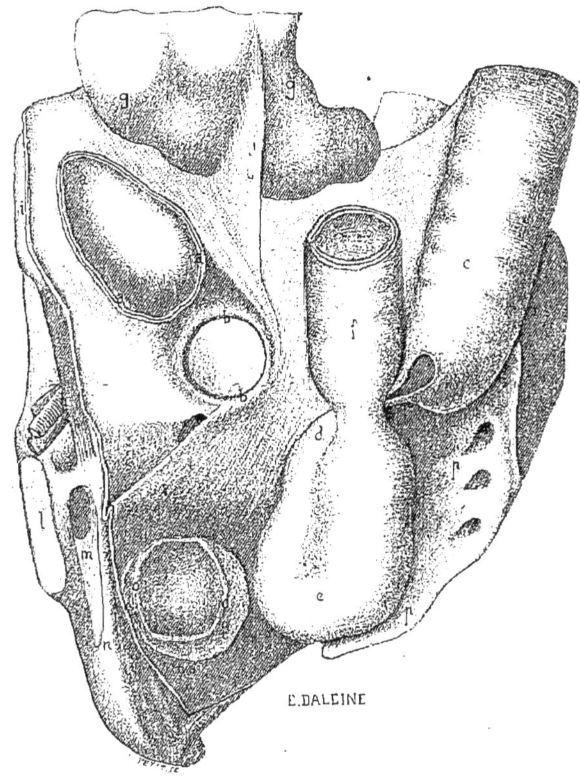


FIG. 67. — Représente la fossette péritonéale libre et la portion de l'iléon attirée au dehors présentant la forme produite par l'étranglement. — a a a, la fossette ou sac herniaire vide. — b b, orifice de celle-ci. — c d f g, la portion de l'iléon étranglée dans le sac herniaire et en particulier, d, la portion étranglée dans l'anneau du col — g g, une portion coupée du cæcum. Les autres lettres sont identiques à celles de la figure précédente.

sac et présentait une perforation déchiquetée de couleur cendrée. La portion d'intestin ainsi étranglée présentait une coloration plombique et était dépourvue d'élasticité, affaissée, épaissie sur quelques lignes au niveau de sa paroi et infiltrée de liquide verdâtre. Seul, l'endroit d'entrée était aminci sur une étendue d'un pouce sur le pourtour de l'intestin et dépourvu en partie à la face interne, de muqueuse. Puis en dedans des bords un peu plus élevés, il était excavé. A côté de ce sac latéral décrit plus haut, mais plus en dedans, vers la symphyse du pubis, se présentait une excavation analogue, en forme de fossette, du péritoine, longue de 8 lignes, profonde de 3.

**3e Cas.** — JOHN SNOW. (*Lond. med. Gaz.*, 1846, p. 125. Case of strangulation of the ileum in an aperture in the mesentery.)

C'était une femme de 24 ans, au 8e mois d'une grossesse. Elle fut prise subitement de douleurs dans le ventre, de malaise et de vomissements. Ces symptômes furent attribués au début de l'accouchement, mais il n'existait pas de dilatation du col.

Les symptômes étaient donc ceux de l'obstruction intestinale. La malade mourut le quatrième jour.

*Autopsie.* — Je trouvai l'appendice vermiculaire englobé dans une double couche péritonéale qui a la forme d'une sorte de ligament large attaché en haut au cæcum et à l'iléon, en dehors et en bas à la fosse iliaque, au détroit du bassin ; en dehors de l'appendice il existe un orifice à bords nets, à travers lequel on peut passer le pouce. En arrière de cette partie de l'orifice qui va en forme d'arc de l'appendice vermiculaire à l'iléon se trouve une poche dans laquelle le doigt peut pénétrer d'environ 2 pouces. La membrane mince qui va de l'appendice à l'iléon et dans laquelle se trouve l'orifice, se continue avec l'arc supérieur. L'aspect du péritoine, l'absence de toute trace d'inflammation et le fait que la bande membraneuse pourrait être une continuité d'un feuillet beaucoup plus grand, nous conduit à admettre qu'il s'agit d'une production congénitale dans le péritoine ayant produit un orifice semblable à celui que l'on voyait au côté externe de l'appendice.

**4e Cas.** — PARISE. (Mémoire sur deux variétés nouvelles de hernies. La hernie inguinale intra-iliaque et la hernie inguinale antévésicale, par le Dr J. PARISE. *Mémoires de la Société de chirurgie de Paris,* 1858, t. II, p. 399.)

Hernie inguinale externe intra-iliaque du côté droit, étranglement par le collet du sac. Opération. Mort.

Un charretier, âgé de 34 ans, de taille élevée, bien constitué, bien musclé et un peu replet, est admis à l'hôpital Necker, au mois de février 1839, dans un service de médecine. Cet homme, dont l'intelligence est fort obtuse, ne peut donner que peu de renseignements sur sa maladie : il se plaint de douleurs abdominales depuis 3 jours, de vomissements bilieux et de constipation ; le ventre est modérément tendu et peu sensible à la pression. Du reste, il n'a fait aucun traitement ; il n'a jamais porté de bandage, il ne sait même pas qu'il a une tumeur dans l'aine. M. Sappey, professeur agrégé à la Faculté de Paris, alors interne du service, ayant examiné l'abdomen, trouve, au côté droit, une tumeur ovalaire du volume d'un gros œuf, un peu aplatie et occupant la partie supérieure des bourses. Quelques pressions méthodiques sur cette tumeur la font rentrer sans difficulté, mais lentement et sans gargouillement. Un lavement huileux provoque une évacuation assez abondante de matières fécales.

Fomentations émollientes sur l'abdomen.

A la visite du lendemain, les accidents de l'étranglement ont continué et se sont aggravés ; vomissements de matières bilieuses ayant l'odeur des matières stercorales ; tension plus forte du ventre et sensibilité plus prononcée. La tumeur a reparu ; elle a à peu près le même volume que la veille. M. Bricheteau, dans le service duquel se trouve le malade, prie M. A. Bérard de l'examiner. (J'assistai à l'examen que fit mon savant maître dont j'étais l'interne, et depuis je suivis ce malade avec mon ami Sappey.) Voici ce qu'il fut constaté :

La tumeur de l'aine offre les caractères déjà indiqués, elle occupe le côté droit du scrotum, elle est ovalaire, aplatie, molle, fluctuante, peu douloureuse à la pression. Le testicule manque de ce côté ; le gauche occupe sa position normale. Quelques pressions font disparaître la tumeur, comme la veille, lentement et sans gargouillement. L'anneau ne paraît pas dilaté. Si l'on cesse la compression, la tumeur reparaît un peu moins volumineuse peut-être. Elle est plus tendue quand le malade tousse. Du reste l'abdomen est tendu, surtout vers la région ombilicale et la fosse iliaque droite; la sensibilité à la pression est plus prononcée dans les mêmes points. Les diverses régions de l'abdomen, explorées avec le plus grand soin, ne présentent aucun indice de hernie. Il est d'ailleurs impossible d'obtenir du malade de plus amples renseignements sur ses antécédents.

La tendance à la reproduction de la tumeur extérieure, la persistance des accidents, malgré cette réduction apparente, l'absence du testicule dans les bourses, font considérer comme très probable qu'il y a un étranglement d'une petite anse d'intestin par l'anneau abdominal; d'autre part la sensibilité du ventre faisant craindre la généralisation de la péritonite, l'opération est décidée et pratiquée le même jour, après la visite, par le professeur A. Bérard.

*Opération.* — Une incision un peu oblique en bas et en dedans, dans le sens du grand diamètre de la tumeur et la dépassant en haut, conduit sur le sac distendu par un liquide, et très facile à reconnaître. Une petite ponction faite avec les précautions ordinaires en fait écouler un liquide séro-albumineux, floconneux, semblable à celui que l'on trouve dans la péritonite aiguë, et en quantité plus grande qu'on ne l'eût supposé, d'après le volume de la tumeur. L'incision est agrandie en haut et en bas, de manière à mettre à nu toute la surface du sac, mais on n'y trouve aucun organe hernié. Craignant d'avoir rencontré une de ces poches séreuses que les chirurgiens ont prises parfois pour le sac, l'opérateur explore attentivement les rapports de cette cavité, il reconnaît qu'elle se continue dans l'anneau inguinal externe, au delà duquel le doigt distingue une tumeur arrondie et rénitente. Il nous fait remarquer l'étroitesse de cet anneau, qui peut à peine admettre l'extrémité du petit doigt. Ayant introduit une sonde cannelée par cette ouverture, il incise la paroi antérieure du canal inguinal dans l'étendue de 2-3 centim. La tumeur rénitente que nous avions sentie dans le trajet de ce canal se trouve à nu ; elle est formée par le testicule parfaitement reconnaissable, ayant son volume ordinaire, lisse, un peu rosé, mais nullement enflammée, ni étranglée. Cet organe est écarté doucement et porté en divers sens, afin de s'assurer qu'il ne cache pas quelque portion intestinale étranglée par l'anneau abdominal. Le petit doigt, porté par delà le testicule, ne reconnaît aucun étranglement. Non content de ces explorations, l'habile chirurgien prend une sonde de femme et la fait pénétrer de toute sa longueur, et avec la plus grande facilité dans l'abdomen. De tout cela il conclut que l'anneau abdominal est libre ; que l'étranglement qui consistait, sans doute, en un pincement de l'intestin engagé avec le testicule dans le canal inguinal, aura disparu, soit par les manœuvres qui ont précédé l'opération, soit plutôt à la suite des déplacements imprimés au testicule, et finalement il n'y a plus de raison de rechercher un étranglement qui n'existe plus.

Pansement simple soutenu par un spica modérément serré ; fomentations émollientes sur le ventre, lavement huileux.

Un peu d'amélioration dans l'état du malade suit l'opération ; le lavement entraîne quelques matières stercorales ; les vomissements ne se reproduisent pas de toute la journée, et le malade se trouve mieux. Cependant l'abdomen reste tout aussi tendu ; il y a des nausées et des renvois fréquents ; d'autres lavements restent sans effet ; le pouls est toujours assez fréquent.

Le lendemain, à la visite du matin, la plaie résultant de l'opération est en bon état ; elle a donné lieu à un suintement séro-sanguinolent abondant. Du reste, les symptômes sont toujours à peu près les mêmes : nausées fréquentes, évacuations gazeuses d'un goût désagréable, mais point de vomissements. Le malade, fort peu sensible à la douleur, n'accuse pas de douleurs vives dans l'abdomen ; chaleur modérée de la peau, pouls fréquent ; le faciès n'a pas l'aspect qu'il offre ordinairement dans les cas de péritonite générale à la suite des étranglements. On espère que l'interruption du cours des matières, ainsi qu'on l'observe quelquefois après la réduction des hernies, est plutôt le résultat d'un rétrécissement inflammatoire des points qui ont été comprimés, ou bien d'une sorte de paralysie des portions distendues, que de la persistance d'un véritable étranglement. L'indication étant de prévenir la généralisation imminente de la péritonite et de favoriser l'action de l'intestin, on prescrit : saignée de 500 grammes, 30 sangsues disséminées sur le ventre, fomentations émollientes, un bain tiède dans la soirée, renouveler les lavements laxatifs, limonade tartrique prise froide et en petite quantité.

Dans la journée, malgré ces moyens, les accidents s'aggravent, le hoquet et les vomissements reviennent ; les lavements n'amènent plus d'évacuation ; le bain ne peut être supporté. La nuit est mauvaise.

Le jour suivant, 3e jour de l'opération, tous les accidents de l'étranglement existent. La plaie est l'objet d'un nouvel examen qui n'apprend rien. M. A. Bérard annonce un étranglement interne ; et comme la péritonite générale est déjà en voie de développement, il considère le cas comme au-dessus des ressources de l'art. Cependant les mêmes moyens que la veille sont employés, mais sans grand espoir. Effectivement le ventre devient tendu, sensible à la moindre pression, etc.

Mort le lendemain, 4e jour de l'opération, 8 jours à partir du début des accidents d'étranglement.

*Autopsie.* — (Elle fut faite par M. Sappey et par moi, en présence de M. Bricheteau, du professeur A. Bérard et de plusieurs élèves.) Voici ce qu'elle nous apprit.

La plaie de l'aine n'offre rien à noter ; elle intéresse les parties déjà indiquées dans la relation de l'opération. L'abdomen, fortement tendu, présente une coloration verdâtre plus marquée du côté droit. On l'ouvre par une incision cruciale, l'intestin grêle s'en échappe avec force. Péritonite générale récente ; un demi-litre environ de liquide séro-sanguinolent, floconneux, non stercoral, est amené dans la cavité pelvienne. Pseudo-membranes récentes, à peine adhérentes à l'intestin, placées dans les intervalles des circonvolutions. L'épiploon est libre. L'estomac contient des gaz. L'intestin grêle renferme en outre quelques matières sanguinolentes et bilieuses, analogues à celles des vomissements ; sa coloration est d'autant plus prononcée qu'on l'examine à une distance plus grande de l'estomac. Tout le gros intestin, ainsi qu'une courte portion attenante de l'iléon, est revenu sur lui-même et décoloré. En renversant à gauche la masse des circonvolutions de l'iléon, on voit cet intestin s'engager dans une ouverture qui le maintient solidement et qui répond au côté externe de l'artère épigastrique. La fosse iliaque du même côté est occupée par une tumeur rénitente qui soulève le péritoine et le cæcum. Pour découvrir la portion étranglée, l'incision résultant de l'opération est prolongée en dedans de la crête iliaque. On voit alors une anse intestinale appartenant à la partie inférieure de l'iléon, longue de 1 pied environ, d'une couleur brunâtre, presque gangrenée en certains points, distendue, mais à un moindre degré que la portion supérieure à l'étranglement et logée dans un sac herniaire dont voici les rapports :

Son corps est ovalaire, aplati ; sa face inférieure repose sur le fascia iliaca ; sa face supérieure et en même temps interne, est couverte par le cæcum, lequel descend plus bas que de coutume ; son fond remonte jusqu'à la symphyse sacro-iliaque. Ce sac adhère aux parties adjacentes par un tissu cellulaire injecté, épaissi, un peu infiltré dans le voisinage du collet, mais dense et difficile à déchirer dans les autres points. Son collet a la forme d'un anneau à peu près circulaire, capable d'admettre l'indicateur, et embrassant étroitement le pédicule de l'anse étranglée sans lui adhérer. Ce collet est assez mince (4 à 5 millim. environ), mais il est très résistant et comme fibreux. Son plan regarde presque directement en dedans ; son côté inférieur est peu éloigné de l'artère épigastrique et du canal déférent qui est plus en arrière ; son côté supérieur se continue avec le péritoine de la fosse iliaque, l'antérieur avec celui de la paroi abdominale, le postérieur répond aux vaisseaux iliaques externes. Près de son collet, le sac envoie un prolongement séreux dans le canal inguinal. Ce prolongement, qui n'est autre que la tunique vaginale, s'évase dans le canal pour loger le testicule, sort par l'anneau du grand oblique et descend dans le scrotum où il se dilate de nouveau pour former la tumeur hydrocèle, observée pendant la vie. Le testicule est sain, et de même volume que le gauche, lequel est descendu dans le scrotum ; il adhère par son bord supérieur au côté postérieur et inférieur du canal inguinal ; il est libre par les autres points de sa surface. L'anneau constricteur ayant été incisé, pour voir l'étranglement, la dissection n'a pas été poussée plus loin.

Les autres organes de la poitrine et de l'abdomen ne nous ont rien offert de particulier.

5e cas. — Rieux. (1er Cas de...) (*Considérations sur l'étranglement de l'intestin dans la cavité abdominale et sur un mode d'étranglement non décrit par les auteurs.* Thèse de Paris, 1853, n° 128, p. 14.)

Étranglement de l'intestin grêle dans une cavité péritonéale anormale située sous le cæcum.

Le 1er février 1848, entre à la maison nationale de santé, la nommée Chatrain, Marie, âgée de 42 ans, cuisinière, demeurant rue St-Louis.

Cette malade, interrogée sur ses antécédents, répond qu'elle a toujours joui d'une santé parfaite jusqu'au 25 janvier, où elle a commencé à éprouver une douleur dans le côté droit, en même temps qu'une perte d'appétit; toutefois elle dit se rappeler que, de loin en loin, elle a eu des coliques assez vives, mais tout à fait passagères.

A midi, moment de son entrée, je constatai l'état suivant : embonpoint très marqué, tempérament lymphatique, visage légèrement bouffi et coloré en jaune, les yeux sont un peu enfoncés dans l'orbite; cependant la physionomie exprime une gêne extrême plutôt que de la souffrance; les fonctions intellectuelles sont intactes; le pouls, vibrant, peu résistant, est à 90° environ. La peau est couverte d'une sueur visqueuse; bouche pâteuse, langue rouge sur les bords, soif vive. hoquet; les urines sont troubles, rougeâtres, rendues en très petite quantité; la malade se dit brisée et incapable de faire un mouvement; elle n'a pas eu de garde-robe depuis 6 jours. Le ventre, qui est gros naturellement, au dire de la malade, est énormément distendu, surtout dans les régions sous-ombilicale et hypogastrique; par la percussion, on obtient un son tympanique très évident; l'auscultation du cœur et de la poitrine ne dénote rien de particulier. Cataplasme émollient sur le ventre, bain, lavement de savon, tisane d'orge et chiendent, diète.

A 1 heure de l'après-midi, le lavement a été rendu tel qu'il avait été donné. J'en ai fait prendre un second avec 30 grammes de sulfate de soude, la tisane dont la malade n'avait pris que quelques gorgées, a été vomie accompagnée d'un peu de bile; le bain a été supporté très difficilement, à cause de la prostration extrême des forces. La malade se plaint d'une douleur peu vive dans le ventre; elle accuse seulement un sentiment d'oppression dans le côté droit de l'abdomen, et une grande fatigue.

Tisane d'orge et chiendent; potion purgative avec calomel 6 décigrammes, et miel blanc 8 grammes, couche d'onguent mercuriel sur le ventre; cataplasme émollient.

4 heures. Le volume du ventre a encore augmenté, vomissements plus fréquents et composés de matières jaunes, verdâtres, peu épaisses, mélangées de quelques flocons blanchâtres. La malade ne peut rien conserver; aussi s'abstient-elle, malgré sa soif, de prendre la plus petite goutte de tisane. Le lavement n'a produit aucun effet; le purgatif au calomel n'a également amené aucune selle. Le pouls est monté à 100, il est petit, se laissant facilement déprimer; la respiration considérablement gênée en raison de la distension de l'abdomen. Décubitus dorsal.

Onguent mercuriel sur le ventre, cataplasme émollient, lavement de chlorure de sodium, fragments de glace pour boisson.

7 heures du soir. La malade ne peut plus parler, tant elle est épuisée, le lavement n'a rien amené; les vomissements ont cessé; la glace est bien supportée; le ventre est dans le même état. Si on appuie la main pour percuter, on n'occasionne presque pas de douleur, mais une grande gêne dans les mouvements respiratoires, par suite du refoulement mécanique des gaz. Sueurs abon-

dantes et visqueuses; la malade n'a uriné qu'une fois depuis son entrée; le pouls est petit, à 120, l'intelligence est saine.

8 heures. La malade a succombé avec la plénitude de sa raison. Les vomissements n'ont jamais été stercoraux.

*Autopsie.* — Faite 24 heures après la mort.

Raideur cadavérique assez marquée, teinte violacée de la peau dans la région sous-ombilicale.

*Cavité thoracique* : Rien à noter.

*Cavité abdominale* : Aussitôt que la paroi abdominale, qui est d'une épaisseur remarquable, est incisée et rejetée de côté, on aperçoit les circonvolutions de l'intestin grêle, énormément distendues par des gaz; pas de traces de péritonite, pas de sérosité, pas de pseudo-membranes. Le péritoine est lisse et offre sa coloration naturelle. En soulevant le paquet de l'intestin grêle, on remarque que, vers le 1/3 inférieur, une portion de ce même intestin s'enfonce sous le cæcum.

En examinant avec précaution, on reconnaît que 8 centim. d'intestin grêle pénètrent dans une cavité anormale située sous le cæcum. En opérant un léger tiraillement sur l'intestin engagé, on éprouve une certaine résistance; on sent facilement qu'il est emprisonné et étranglé dans cette cavité. Aussi son volume est-il diminué du tiers dans toute la partie située au-dessous de l'étranglement. La portion située au-dessus, au contraire, est considérablement dilatée par du gaz, jusqu'au point précis où l'intestin pénètre dans la poche sous-cæcale. L'étranglement est indiqué sur l'intestin par une ligne circulaire dont la couleur rouge contraste vivement avec la teinte pâle du reste du tube digestif. Cette cavité, située sous le cæcum, et terminée en cul-de-sac, à 7 centim. dans le sens transversal, c'est-à-dire en profondeur; elle est entièrement tapissée à sa partie supérieure, comme à sa partie inférieure, par un feuillet péritonéal lisse et en tout semblable à celui qui revêt la face supérieure du cæcum. Autour de l'entrée de la cavité existe un épaississement du tissu cellulaire sous-péritonéal, représenté par un relief circulaire du péritoine, et si, à quelques centimètres de distance, on exerce une traction sur le péritoine, ce relief forme des liens qui ferment complètement la cavité à la manière des cordons de bourse. A part cette anomalie du péritoine et l'étranglement d'une partie du tube digestif, les organes enfermés dans la cavité abdominale ne présentent rien de remarquable.

**6e Cas.** — (2e Cas du même auteur. Dr Escallier.)

Hernie épiploïque non étranglée; étranglement interne sous le cæcum.

M. F..., sans profession, âgé de 44 ans, entre à la maison de santé, le 17 juillet 1848, à 5 heures du soir; il est porteur, depuis 1823, d'une tumeur qui remplit la bourse gauche. Cette tumeur, d'abord sortait et rentrait, puis elle n'est plus rentrée depuis 12 ans. Elle était soutenue par un suspensoir, et, depuis la même époque, elle a toujours eu la même forme et le même volume qu'aujourd'hui. Cette tumeur est piriforme, à petite extrémité supérieure, et se prolongeant dans le ventre par l'anneau inguinal. Son volume est presque égal à celui d'une tête de nouveau-né; sa grosse extrémité porte en avant un petit appendice de nature graisseuse; elle est mollasse et donne exactement au doigt la sensation d'une masse épiploïque sans aucune perception de corps globuleux; elle donne un son mat à la percussion; elle est enfin parfaitement indolente, même à la pression. A côté de cet état de la tumeur, nous trouvons l'état général suivant :

Depuis 4 jours, douleurs de ventre, sous forme de coliques, et absence de garde-robe; depuis hier, vomissements de boissons et de matières bilieuses. Aujourd'hui, même constipation, mêmes vomissements, mais toutefois plus rares; de plus, ventre ballonné, surtout à droite, douloureux partout au toucher, mais surtout à la région du cæcum; soif vive, langue rouge à la base et à la pointe, nausées; pouls à 105; peau chaude, couverte de sueur; urines normales.

Le malade est envoyé par un médecin des Batignolles, pour subir l'opération de la hernie. Après avoir examiné le malade, je ne trouve pas d'indication d'opération; je songe plutôt à un étranglement interne, et je présume qu'il doit avoir son siège à la région iliaque droite. Mon collègue Rieux m'en avait montré un exemple quelque temps auparavant. J'essaie toutefois le taxis pendant quelques minutes, mais infructueusement; je fais élever le bassin, j'ordonne un cataplasme et un lavement de tabac, et j'envoie chercher M. Monod, qui pense comme moi et prescrit des sangsues (30) sur le ventre, surtout à droite.

Le 18, au matin, même état (cataplasme; 12 pilules avec : calomel 0,05, extrait thébaïque 0,01, toutes les 3 heures; glace à l'intérieur).

Le soir, aucun changement; quelques vomissements bilieux, mais nullement stercoraux; ventre plus ballonné; diaphorèse très abondante, surtout à la face; pouls plus petit et plus fréquent.

Un quart de lavement avec 15 gr. d'éther et décoction de valériane. Ce lavement l'a un peu calmé.

Le 19, même état que la veille au soir; les pilules sont bien supportées. Mêmes pilules. Lavement avec éther; cataplasme, glace.

Le 20, mort; on n'a pas constaté de vomissements stercoraux.

*Autopsie*, 24 heures après la mort.

*Incision de la hernie.* — Sac péritonéal épaissi; dans l'intérieur, masse énorme, uniquement formée d'épiploon. Cet épiploon offre de la rougeur superficiellement, mais sans liquide, fausses membranes, ni adhérences, enfin, sans traces d'inflammation. Le petit doigt pénètre à travers l'anneau, qui n'exerce aucun étranglement.

*Ouverture du ventre.* — L'épiploon n'existe que du côté gauche, très étroit, et presque tout entier dans la hernie. Le ventre est rempli par les circonvolutions de l'intestin grêle, très distendues par des gaz, accolées les unes contre les autres par des fausses membranes récentes, molles, albuminoïdes. Entre ces circonvolutions se trouve un liquide jaunâtre renfermant des flocons albumineux; dans quelques points il y a de petits foyers purulents. Je tirai l'intestin grêle, et le remarquai derrière le cæcum. La dilatation gazeuse s'étend jusqu'au niveau de la valvule iléo-cæcale. A ce point, je surprends la dernière portion de l'intestin grêle enfoncée sous le cæcum, et je retire 5 cent. environ d'intestin dont le diamètre est à peine le quart de celui du reste de l'intestin grêle. La coloration, du reste, n'est guère différente; cette portion retirée, il est facile de voir qu'elle était engagée dans une sorte de cavité doublée par le péritoine, fermée en bas par le péritoine épanoui et formant une bride péritonéale bien nette, et dans un autre sens par le cæcum lui-même. Cette cavité peut recevoir la moitié de la longueur du petit doigt; le gros intestin est aplati et d'un volume inférieur à celui de l'intestin grêle.

**7e Cas.** — (3e Cas du même auteur, pris dans le service de M. Thévenot. *Thèse de Rieux*, page 20.)

Un enfant de 15 mois environ mourut de pneumonie lobulaire à l'hospice des Enfants trouvés.

La cavité abdominale était à l'état normal, c'est-à-dire qu'il n'y avait trace d'inflammation ni de l'intestin, ni du péritoine, et 4 ou 5 cent. d'intestin grêle pénétraient sous le cæcum dans une cavité anormale, de 4 cent. environ de profondeur, entièrement tapissée par le péritoine, et dont les bords d'entrée formaient un léger relief. Comme l'anse intestinale flottait à l'aise, les matières alimentaires pouvaient continuer leur trajet, sans subir un point d'arrêt : mais il est probable que plus tard, sous l'influence d'une indigestion avec développement intestinal par des gaz, ou d'une inflammation du péritoine, produisant consécutivement des pseudo-membranes, le collet de ce sac herniaire aurait été tiraillé et aurait étranglé l'intestin grêle, ayant joui jusque-là de toute la mobilité nécessaire aux fonctions digestives.

**8e Cas.** — J. ENGEL. Anatomische Mittheilungen für die Praxis. — *Wiener medicinische Wochenschrift*, 7 septembre, n° 36, 1861, p. 571.

Il s'agissait d'un soldat, de 31 ans, mort de pneumonie.

La poche cæcale était tellement dilatée qu'elle comprenait tout l'intestin grêle, excepté l'extrémité supérieure du jéjunum et une petite portion de l'extrémité inférieure de l'iléon, elle avait formé ainsi un second sac péritonéal qui était situé en arrière de la grande cavité péritonéale et qui communiquait librement avec cette dernière par un orifice large de 2 pouces. Comme cette poche s'était développée surtout dans le côté droit de l'abdomen, tout l'intestin grêle était refoulé du côté gauche, le cæcum se trouvait au-dessus et un peu à gauche de l'ombilic, le côlon et l'S iliaque remplissaient le côté gauche de l'abdomen. Tout l'intestin était distendu par des gaz, cependant il n'y avait pas trace d'inflammation. L'intestin contenu dans la poche anormale pouvait facilement en être retiré et tout aussi facilement y être replacé.

**9e Cas.** — KLEBS. (*Handbuch der pathologischen anatomie* von Dr E. KLEBS. Band I. Berlin, 1869, p. 211.)

J'ai vu, chez un jeune homme, se produire un étranglement mortel, causé naturellement, plutôt par la coudure de l'intestin que par le large orifice du sac situé sous le cæcum.

**10e Cas.** — MOXON, 1871. (Cité par PYE-SMITH, *loc. citato*, page 139.)

« Dans un cas du Dr Moxon, il y a quelques mois, j'ai trouvé plusieurs pieds contenus dans une poche sous-cæcale, rétro-péritonéale, grande et très marquée. La personne n'avait présenté aucun symptôme d'obstruction intestinale pendant la vie. La portion d'intestin emprisonné que l'on pouvait facilement retirer ne présentait pas trace d'inflammation, congestion, ou d'adhérences. »

La préparation est conservée dans notre musée (nos 250, 715).

**11e Cas.** — JOSSE. (Cité par le Dr A. FAUCON : Sur une variété d'étranglement interne reconnaissant pour cause les hernies internes ou intra-abdominales. *Archives générales de médecine*, 6e série, tome 21, 1873, tome I, p. 707.)

Étranglement interne chez un monorchide.

Un jeune homme de 24 à 26 ans, entre dans le service de M. Josse avec des symptômes d'étranglement intestinal.

Il raconte qu'il y a quelques jours, il a ressenti une vive douleur dans le ventre, en voulant soulever un tronc d'arbre, et que c'est à la suite de cet effort, que sont survenus les vomissements et les accidents qu'il présente.

En examinant le ventre, M. Josse trouve une hernie volumineuse occupant la région de l'aine et tout le scrotum du côté gauche. Le malade ne put donner de renseignement bien précis sur l'origine exacte de cette hernie ; tout ce qu'on put savoir, c'est qu'elle remontait aussi loin que ses souvenirs pouvaient aller.

Cette tumeur, qui avait près de 20 centim. de longueur, s'étendait de l'anneau inguinal au fond des bourses. Elle était à peu près uniformément cylindrique ; au niveau de l'anneau, elle ne se rétrécissait que peu ; son pédicule qui n'était pas tendu, présentait encore au moins la grosseur du poignet, et on pouvait le suivre, se prolongeant derrière la paroi abdominale sous la forme d'une corde qui s'enfonçait plus profondément dans le bassin.

On trouvait à la partie inférieure du scrotum une tumeur circonscrite qui représentait assez exactement la forme et la consistance du testicule, toutefois avec un volume un peu plus considérable ; on sentait en arrière un cordon qu'on prit pour l'épididyme engorgé.

Au-dessus, la tumeur était formée par une masse élastique, molasse, qui donnait la sensation de l'épiploon ; des gargouillements perçus à la palpation dénotaient en même temps la présence d'une anse d'intestin. Cette hernie était irréductible.

Le malade n'éprouvait aucune douleur dans cette tumeur, pas plus que dans le canal inguinal; et d'ailleurs, la mollesse, la compressibilité de l'anse intestinale, jointe au volume du pédicule, indiquaient assez que la circulation des matières n'y était pas gênée, et qu'il fallait chercher ailleurs le siège de l'étranglement.

Dans l'incertitude où ces recherches le laissaient sur ce dernier point, M. Josse ne crut pas devoir tenter l'opération, et le malade succomba le quatrième jour après son entrée à l'hôpital, avec les symptômes ordinaires de l'étranglement herniaire.

A l'autopsie, on ne trouva aucune trace de péritonite.

En soulevant le paquet intestinal, on ne découvrait rien à première vue et on s'apprêtait à examiner attentivement l'intestin sur toute sa longueur, quand on trouva le *corpus delicti* profondément dans la fosse iliaque.

C'était une toute petite anse d'intestin grêle pincée dans tout son pourtour et qu'on ne put arracher qu'avec difficulté du siège de l'étranglement.

La lésion était bornée à la portion d'intestin étranglée qui était mortifiée, noire, affaissée et friable; l'inflammation ne s'était pas propagée aux parties restées dans la cavité péritonéale.

L'étranglement avait lieu à l'orifice d'un petit cul-de-sac, dans lequel était logé le testicule atrophié, et diminué environ du tiers de son volume normal, en prenant le testicule sain pour terme de comparaison.

Ce cul-de-sac qui siégeait dans la fosse iliaque, vers la partie moyenne et à quelques travers de doigt au-dessous de la crête iliaque, avait la forme d'un godet dont la paroi inférieure plane était constituée par le muscle iliaque, tapissé par la séreuse, et la paroi supérieure convexe par un repli, recouvert sur ses deux faces par le péritoine et présentant dans son épaisseur une bride fibreuse, soit accidentelle, soit due à une transformation fibreuse du tissu cellulaire sous-péritonéal.

C'est sous cette arête comme fibreuse que l'intestin s'était engagé et étranglé.

M. Josse me disait qu'il ne pouvait mieux comparer la disposition de cette loge qu'à une *boutonnière de l'aponévrose iliaque* entre les deux lèvres écartées de laquelle se seraient engagés un cul-de-sac du péritoine et le testicule.

Quant à la hernie inguinale qui ne présentait aucune lésion due à l'étranglement, elle était composée d'intestin et d'épiploon adhérents l'un et l'autre à la partie inférieure du sac.

La tumeur qu'on avait prise pendant la vie pour le testicule était formée par une masse d'épiploon induré et adhérent au sac.

**12e Cas.** — C. M. Furst. (Fall af hernia retroperitonealis vid embryonalt hämningsläge af tarmarna, af Carl M. Fürst i Stockholm. *Nordiskt medicinskt Arkiv, redigeradt af Dr Axel Key*. Sextonde Bandet, Tredje Häftet, 1884. Stockholm ; avec 1 figure.)

Le 10 avril 1881, arrive à l'Institut anatomique le cadavre du tailleur J. H., âgé de 61 ans. On l'avait trouvé dans un étang où il était probablement resté une demi-journée. D'après les rapports de police, cet homme aurait mené une vie de débauche et aurait essayé une fois de se suicider avec du photogène. Il n'a pu être découvert si, pendant la vie, le tailleur en question avait ressenti des inconvénients de sa hernie interne.

Le cadavre fut employé à des préparations musculaires avant l'ouverture de la cavité abdominale et ne put par conséquent être conservé comme préparation.

A l'ouverture de l'abdomen on découvrit de suite une situation anormale des intestins. L'intestin grêle n'apparaissait que dans la région iliaque droite et hypogastrique. Le cæcum se trouvait dans la partie inférieure de la région ombilicale. L'épiploon était entortillé dans les portions voisines de la région hypochondrique gauche et lombaire gauche. Le gros intestin occupe une partie de la région ombilicale et les régions lombaire gauche et iliaque gauche entièrement.

Le ventricule avance un peu au-dessous du rebord costal gauche. On voit également le pylore et la première partie du duodénum.

La région lombaire et les parties voisines de l'hypochondre droit et de la région ombilicale droite sont occupées par un large repli, sac péritonéal très tendu et dilaté dans lequel on aperçoit un lacet d'intestin grêle.

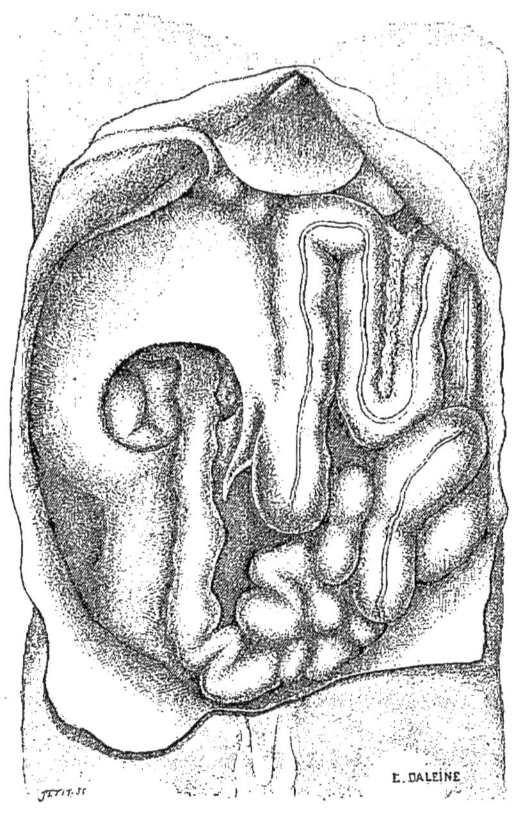


Fig. 68.

Après examen, ce repli péritonéal constitue la paroi antérieure d'un sac de la grosseur de deux poings fermés. La paroi antérieure est formée par le repli péritonéal et le côlon ascendant, la gauche par le mésocôlon ou le côlon ascendant, la paroi postérieure par la paroi abdominale. L'orifice du sac est dirigé en bas, en avant et légèrement à droite ; son plus grand diamètre mesurait 12 centim. Elle est limitée par la paroi abdominale postérieure et le bord libre du repli péritonéal, dont la corne gauche se divise en deux replis, l'un, le plus marqué, s'épanouissant dans le mesenteriolum de l'appendice vermiculaire, l'autre disparaissant dans le mésentère de l'intestin grêle à la hauteur de la 4e vertèbre lombaire. La corne droite, falciforme, se dirigeait d'abord en arrière, puis en bas et à gauche, pour passer sur la partie inférieure du rein et disparaître dans le feuillet droit du mésentère de l'intestin grêle.

L'estomac présente sa forme et situation normales. Au-dessus du pylore le duodénum se dirige un peu vers la droite et en haut, puis en bas en décrivant ainsi un lacet vers la droite, puis repasse en haut et à gauche. Arrivé à la hauteur du pylore, il se tourne encore en haut, puis en bas ; ensuite sa direction est parallèle à celle du premier lacet. Par suite le duodénum ne présente pas sa forme habituelle en fer à cheval, mais se dirige en zigzag à droite avec trois circonvolutions parallèles. Au-dessous de la troisième circonvolution, à la hauteur de la 2e vertèbre lombaire, l'intestin est croisé par le bord d'attache supérieur du repli péritonéal mentionné plus haut et entrait (flexura duodeno-jejunalis) dans la partie supérieure du sac. Il recevait ensuite un mésentère dont l'insertion s'étendait du milieu de la 2e vertèbre lombaire, en bas et à droite, jusqu'au côté droit du promontoire ; il se rendait de là au bord inférieur de la 4e lombaire, à gauche de la ligne médiane, puis passait enfin à droite après une courte inversion et descendait dans le mésentère du cæcum. Le gros intestin présente un mésentère jusqu'à la flexura coli sinistra. L'appendice vermiculaire possède son mesenteriolum propre.

Environ les 2/3 de l'intestin grêle sont situés à l'intérieur du sac. L'intestin grêle sort de la poche par une circonvolution simple, libre, dirigée vers la droite. Les autres portions de l'intestin grêle sont situées dans la partie moyenne de la région iliaque droite, dans la région hypogastrique et dans la cavité du bassin. La dernière portion de l'iléon décrit un arc d'abord en haut, puis en bas et à gauche et s'abouche au côté gauche du côlon. Le cæcum se trouve sur la ligne médiane et le côlon ascendant suit en ligne droite la même direction. De là, ce dernier viscère filait horizontalement à gauche sur une étendue de 10 centim., décrivait ensuite une circonvolution descendante jusqu'à ce qu'il rencontrât la flexura sigmoidea, puis remontait jusqu'à la flexura coli sinistra, et ensuite redevenait normal.

Le côlon ascendant n'a pas de mésocôlon dans le sens ordinaire, mais il est situé dans le repli péritonéal mentionné entre les deux feuillets de celui-ci, et avait pour ainsi dire un mésocôlon double dont celui qui formait la paroi gauche renfermait des vaisseaux et des glandes mésentériques et doit par conséquent être considéré comme le mésentère véritable.

L'omentum majus est normal, mais un peu rétréci. Par le trou de Winslow on arrive de façon très normale dans la bursa omenti minoris et de celle-ci on pénètre par le foramen omenti majoris dans la bursa omenti majoris.

Les autres viscères présentaient leur forme et leur situation normales.

Les deux testicules sont descendus dans les bourses.

On ne constata pas de modifications de forme ou de situation résultant de péritonite.

Après avoir injecté la veine porte et après dissection, on constata que la disposition des veines et des artères était normale pour les parties intestinales en question.

Il résulte donc de l'autopsie, que nous nous trouvons en présence d'une situation anormale des intestins : l'intestin grêle se trouvant à droite et en bas, et le gros intestin à gauche ; de plus, la plus grande partie de l'intestin grêle se trouve entourée d'un repli péritonéal. Par suite il existait dans ce cas une hernie rétropéritonéale, avec situation anormale des intestins.

## III. — Hernies intersigmoïdes.

**1er Cas.** — De Haen. Antonii de Haen. *Ratio medendi in nosocomio practico*, tomus sextus, partem XI complectens. Caput III, pars undecima, de Ileo morbo. Parisiis, apud P.-F. Didot juniorem, 1769, p. 103.)

Le 16 décembre 1766 fut portée à l'hôpital une veuve de 57 ans, dont voici les antécédents : Il y a 30 ans, elle épousa un homme âgé et accoucha dans la première année de son mariage. Depuis lors pas de nouvelle grossesse. Pendant sa grossesse il lui survint des hémorrhoïdes qu'un médecin lui conseilla de faire ouvrir ; n'ayant pas tenu compte de ce conseil elle contracta une fistule à l'anus.

Il y a 6 ans elle fut prise d'une fièvre aiguë au cours de laquelle elle délira pendant 6 jours et qui dura un mois. Elle se rappelle que dans cette maladie elle avait une soif inextinguible, la poussant à boire continuellement malgré tous les avertissements. Aussi eut-elle ensuite une hydropisie sous-cutanée des bras, des jambes, du ventre et de la région lombaire. Elle en fut guérie rapidement par un breuvage dont elle ignore la nature. Puis, pendant 3 ans, sa santé fut excellente, à part le désagrément produit par des gaz intestinaux.

Elle a toujours mené jusqu'ici une vie sédentaire. Règles régulières jusqu'à 45 ans.

Il y a 3 ans se développe, en un mois et demi environ, une tumeur dans le côté gauche de l'abdomen, qui s'avança peu à peu au delà de la ligne médiane et fit en ce point une saillie acuminée.

Cette tumeur n'était pas douloureuse ; et, quand la malade la percutait, ce qu'elle faisait souvent pour s'amuser, elle était très sonore. Elle persista 3 ou 4 semaines, puis disparut en 2 ou 3 semaines. Une fois la tumeur disparue la malade expulsait facilement de nombreux gaz, ce qui lui était impossible pendant l'existence de la tumeur.

Vers le milieu de l'année suivante elle se mit à expulser des urines d'une telle âcreté que les parties génitales en furent érodées ; elles étaient abondantes et par suite les envies d'uriner fréquentes. Elles présentaient un abondant dépôt blanc ; la couche moyenne était limpide tandis que la surface était recouverte d'un enduit huileux. A la même époque, gêne de la déglutition ; les aliments déglutis étaient arrêtés en quelque sorte en un point que nous supposons être celui où l'œsophage traverse le diaphragme. Très souvent elle devait s'arrêter quelques instants avant de prendre une nouvelle bouchée.

Huit jours avant le début de cette affection qui la rendait triste et inquiète, contre son habitude, elle avait été prise d'une toux légère et continue. Le 12 décembre, elle se plaignit en outre d'une fièvre, tantôt intermittente, tantôt continue. Inappétence complète. Même état le 13 décembre.

Le 14 décembre, au début de la nuit, elle eut des coliques, non pas à l'endroit habituel, mais au milieu du ventre, de façon que le nombril était le centre de la douleur ; nausées et renvois. Elle se plaignait d'une douleur précordiale, comme si quelque chose lui remontait du ventre vers la poitrine ; hoquet et vomissements. Persistance des vomissements et des autres symptômes pendant cette journée et la nuit. Les matières vomies étaient peu solides et aqueuses.

Le 15 décembre, mêmes symptômes. Deux jours après, en l'absence de toute selle, on donna un lavement qui ramena des matières solides. On eût recommencé si elle ne s'était trouvée mal du premier lavement.

Le 16 décembre, elle fut portée à l'hôpital espagnol et ensuite chez nous, où, avertis par les parents, nous examinâmes aussitôt son abdomen. Elle souffrait au même endroit que précédemment, depuis les côtes gauches jusque dans la fosse iliaque gauche, et aussi au milieu du ventre. Cette douleur s'étendait de l'ombilic comme centre sur une étendue de 1/2 pied : le centre étant le point culminant de la douleur.

Au palper, pas de fluctuation ; à l'inspection, beaucoup plus que par la percussion, nous avons pu juger, par l'aspect inégal de la tumeur, qu'il y avait du tympanisme. La douleur était augmentée par la palpation.

A son entrée chez nous elle n'eut pas de vomissements, mais nous invectivait : pas de hoquet, mais des nausées. Fièvre intense à partir du 12 décembre, aussi nous conclûmes à une inflammation du ventre. La fièvre allant en augmentant et le pouls devenant plus dur, nous lui retirâmes 15 onces de sang au bras droit. Dans le premier vase le sang très liquide ne formait qu'un léger coagulum ; dans le second il coulait lentement et forma un caillot plus épais que le premier. Dans le troisième vase il coulait très vite, formant un caillot plus épais que les premiers.

Un lavement composé d'une décoction émolliente contenant du miel et de l'huile de lin (2 onces) amena une selle formée de nombreuses petites cyballes et une partie plus volumineuse. Cataplasme émollient sur le ventre et sur l'estomac un emplâtre ainsi composé : laudanum 1 once, camphre, 12 grains, opium brut, même quantité ; baume du Pérou, q. s.

Les symptômes s'apaisèrent alors sauf la douleur ; et après avoir vomi la malade mangea du jus de viande avec un peu de pain, qu'elle avait demandés.

Vers le soir, le ventre fut plus tuméfié, mais plus souple. Elle se plaignit d'avoir froid intérieurement, mais les extrémités étaient tièdes ; nous jetâmes sur elle plusieurs couvertures. Ce froid était-il le symptôme d'une gangrène inflammatoire ? Mais la fièvre elle-même avait commencé par un frisson qui avait duré 2 jours ; de plus le frisson actuel et le pouls peu rapide et plein excluaient la gangrène.

Soif vive, vomissements continuels, nausées, hoquet et angoisse pendant la nuit. L'urine, peu abondante les jours précédents, était bien colorée avec un dépôt plus épais se produisant rapidement, ce qui n'est pas en faveur de la gangrène.

Le 17 décembre, à 6 heures du matin, température 98° Fahrenheit, pouls dur, petit, rapide. La température et le pouls à peu près normaux excluaient toute idée de gangrène bien que le frisson interne de la veille subsistât encore dans une certaine mesure.

Vu l'augmentation de la fièvre et la persistance de la douleur, nouvelle saignée qu'elle supporta fort bien dans son lit. Mais en proie à la douleur et à l'angoisse, elle se leva subitement et tomba en syncope. Je m'arrêtai après lui avoir retiré 5 onces de sang qui avait bien coulé et ne formait pas de caillot.

Soif toujours vive. Le lavement administré la veille, fut rendu à 5 heures du matin aujourd'hui avec quelques cyballes et à 6 heures avec des matières jaunes pâteuses.

Température normale, 96°, pouls plus fort, plus dur, plus fréquent ; respiration plus pénible, ventre cependant plus souple, moins saillant en son centre, mais uniformément tuméfié ; à l'épigastre cependant, tuméfaction plus considérable qu'hier.

Le diagnostic était douteux. En effet, l'augmentation de l'inflammation qui durait depuis 6 jours, le froid interne non disparu depuis 20 heures faisait craindre beaucoup la gangrène ; mais cependant la température, le teint, le pouls, semblaient exclure absolument ce diagnostic.

Il était indiqué de dégager la fosse iliaque, car les matières rendues avec les lavements semblaient provenir du côlon et non de la partie enflammée. Ni le pouls, ni la douleur n'étaient apaisés ; les symptômes qui avaient disparu la veille : vomissement, hoquet, nausées, avaient reparu dans la nuit.

Aussi, convaincu qu'il fallait par un purgatif obtenir le passage du chyle et des excréments, je commençai par calmer les vomissements par un opiacé ; je suivis religieusement l'expérience de Sydenham et de Hoffmann que la mienne avait confirmée à plusieurs reprises. On lui donna tous les quarts d'heure, une cuiller de la potion suivante :

| | | |
|---|---|---|
| Laudanum de Sydenham | XXX | gouttes |
| Sirop de menthe | 1 ß | once |
| Eau de mélisse simple | 3 | onces |

et à cause du diagnostic douteux :

| | | |
|---|---|---|
| Extrait d'écorce du Pérou | 2 | drachmes |

Cette mixture, chose étonnante, apaisa presque aussitôt et pour la journée, tous les simptômes : vomissements, hoquet, angoisse, douleur ! si bien que la malade s'écriait qu'elle n'avait de sa vie pris une aussi bonne médecine, et que de toute la maladie il ne restait que la lassitude. L'idée de la gangrène était écartée de plus en plus, car dans cette affection, les symptômes peuvent s'apaiser, mais les forces diminuent en même temps, et l'affection s'étend, le pouls est très rapide, petit et inégal, en outre, les traits se tirent, les yeux s'excavent, le corps se refroidit. Dans le cas actuel, le pouls exploré 10 fois et plus, par moi et par d'autres, fut trouvé plein, égal, peu rapide ; ni sur la face, ni dans les yeux, on ne pouvait lire rien d'inquiétant ; les membres étaient chauds.

Pendant la matinée et l'après-midi, la malade fut gaie, à cause de son état, et parce que sans compter les dangers de la suffocation, les vomissements et le hoquet, elle n'avait pu jusqu'alors se coucher sur le côté droit, ce que maintenant elle faisait facilement. Elle me pria plusieurs fois de ne pas lui enlever ni modifier sa médecine, ce dont je n'avais aucune envie, car il était permis d'espérer que les symptômes une fois calmés, les forces restant intactes, on finirait par avoir une selle, surtout en la sollicitant par des lavements émollients répétés. Nous étions en droit d'espérer de l'administration de l'opium le même effet heureux dont Riverius, Cent I, 12, s'est réjoui chez son jeune homme qui avait une douleur épouvantable dans le ventre, qui disparut complètement en moins de 2 heures. De plus, cet auteur rapporte au même endroit, n° 86, qu'une femme de 60 ans, dans une troisième rechute de cette affection pénible fut soulagée par 5 grains d'opium, et ne retomba plus malade.

Mais, ô vanité des choses humaines ! ô tromperie! tandis que vers 9 h. 1/2 du soir, elle rendait un lavement avec quelques matières jaunes et semi-liquides, la malade devint anxieuse, et couchée sur le côté gauche, les yeux fixés en l'air, elle fit appeler un prêtre et perdit la voix. Pendant ce temps le pouls était bon, la respiration à peine modifiée, les extrémités tièdes, la face au contraire chaude ; elle ne semblait plus avoir conscience de ce qui se passait autour d'elle, ni avoir conservé le moindre reste d'intelligence. Peu après, elle commença à se refroidir, sa respiration devint anxieuse, le pouls petit, inégal et très rapide. Peu avant 10 heures, elle mourut.

Pendant tout ce temps, debout à côté de son lit, j'observais la respiration. Elle était irrégulière, mais tellement lente qu'entre les différentes respirations je pouvais à haute voix compter 1, 2, 3, et ainsi de suite jusqu'à 20, puis jusqu'à 30, 34 et 50 et une fois jusqu'à 60, ce qui correspond à peu près à une minute. Entre l'antépénultième et la pénultième je comptai de nouveau 60, entre la pénultième et la dernière je comptai 30.

J'eus l'intention d'explorer la température du corps de suite après la mort, mais on ne m'apporta le thermomètre que 5 minutes après la mort. Je pris la température tous les demi-quarts d'heure et cela pendant 1 heure ; voici dans l'ordre, les températures observées : 92°, 92°, 94°, 96°, 97°, 97°, 96°, et 95°. On n'objectera pas que le thermomètre se soit échauffé outre mesure par suite de l'application continue et qu'il ait marqué une température plus élevée que la réelle, car chez l'homme sain, quel que soit le temps que vous laissiez le thermomètre, au delà de 1/4 d'heure, jamais il ne montera au-dessus du point qu'il atteint au bout de 1/4 d'heure. Puis le cadavre revenant petit à petit à la température atmosphérique, le thermomètre baisse aussi graduellement jusqu'à cette température : ainsi il marque toujours exactement le degré exact de la température du corps exploré.

*Autopsie.* — 35 heures après la mort.

La rigidité des membres inférieurs et supérieurs est beaucoup plus considérable que d'habitude. Le ventre est moins saillant en son milieu et moins tuméfié, de telle sorte que la peau paraît ridée et sillonnée. Après ouverture du péritoine, l'estomac et tout l'intestin apparaissent manifestement tympanisés, à l'exception d'une étendue de deux palmes de la fin de l'iléon. Ce fait et tout ce qui suit deviendra mieux compréhensible en examinant les figures 69 et 70.

Dans le péritoine, à peine un peu de liquide. Tout le foie, sauf la portion du lobe droit, marqué de la lettre G, est caché sous les côtes.

La vésicule biliaire est énorme, cachée avec le foie sous les côtes; son fond proémine au-dessous des côtes, au-dessus d'un diverticule de l'estomac fortement dilaté, ainsi que cela est figuré en D.

Le repli que l'estomac formait, en F, était fortement teinté par la bile transsudée, sur une étendue de 2 pouces en largeur, de 3 pouces en longueur. L'iléon était légèrement enflammé en plusieurs points, mais davantage près de la hernie.

**2e Cas.** — A. Jomini. (Note sur un cas de hernie rétro-péritonéale, par A. Jomini, assistant au laboratoire d'anatomie pathologique. (Travaux du laboratoire d'anatomie pathologique de Genève.) *Revue médicale de la Suisse Romande*, 2e année, 1882, p. 302 (seizième année du *Bulletin de la Société médicale de la Suisse Romande*).

M. S..., 65 ans, morte en arrivant à l'hôpital.

*Autopsie.* — Taille petite, thorax étroit et bombé en avant, sans rigidité cadavérique avec légère coloration jaune paille de la peau, pas d'ictère, un peu d'œdème des extrémités inférieures et des grandes lèvres. A l'ouverture de la cavité

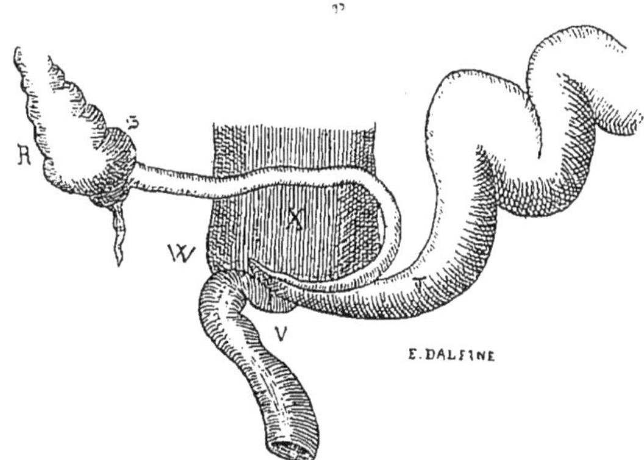


Fig. 69. — Vue antérieure. — R, sac cæcal. — S, iléon rétréci depuis son insertion cæcale jusqu'en X. — T, iléon distendu. — V, fin de l'iléon. — W, point où l'iléon, de tympanique devient rétréci. — X, déchirure dans le mésocôlon tellement resserrée qu'on peut à peine y faire passer le doigt.

abdominale, il s'écoule une assez grande quantité de liquide jaunâtre, clair. Le foie remplit l'épigastre, le diaphragme est dans sa situation normale. Le grand épiploon recouvre les intestins et présente à sa surface des nodosités dures et d'aspect rosé, nacré ; en le soulevant, on voit non les anses intestinales, mais une tumeur grosse comme une forte tête d'homme. Le gros intestin est normalement situé, le côlon descendant et l'S iliaque sont adhérents avec ladite tumeur formée par un sac membraneux qui laisse voir distinctement, à travers ses parois, les anses intestinales. Dans le bassin, les organes génitaux sont normalement situés.

Le duodénum renferme des matières biliaires, puis, à quelques centimètres au-dessous de l'ampoule de Vater, il entre dans la tumeur abdominale ; à cette hauteur se trouvent 3 diverticules du côté de l'insertion mésentérique, le plus profond mesure 4 centim.

La tumeur abdominale sus-mentionnée est formée par un sac membraneux, tendu, légèrement bombé à sa surface externe, qui n'est autre chose que la séreuse très vascularisée par des gros vaisseaux. Ce sac, recouvert par l'épiploon, est placé à gauche, à la hauteur de l'S iliaque, il renferme tout l'intestin grêle,

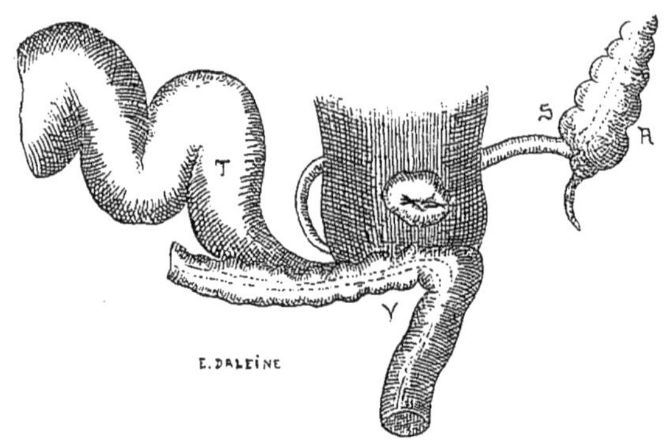


FIG. 70. — Vue postérieure. — La légende est la même que dans la figure précédente. — X, petite hernie.

à l'exception du tiers supérieur du duodénum et des derniers centim. de l'iléon ; le gros intestin l'entoure. Cette poche membraneuse s'ouvre à gauche de la colonne vertébrale, à la hauteur des dernières lombaires, en bas et en arrière par un orifice ovale à bords arrondis, épaissis, fibreux, de couleur nacrée, mesurant dans son plus grand diamètre 8 centim., laissant facilement passer le poing et distant de 7 à 9 centim. du côlon descendant et de l'S iliaque. A sa face interne, la poche est lisse, non altérée, revêtue par une membrane semblable au péritoine et qui n'est que sa continuation ; elle correspond à la dépression péritonéale bien connue qui se trouve normalement entre les deux feuillets du mésentère de l'S iliaque, surface inférieure. Elle reçoit ses vaisseaux de l'artère colique inférieure, 3e branche de la mésentérique inférieure ; un vaisseau fait presque complètement le tour de son bord d'ouverture. En soulevant légèrement la tumeur entière, quelques anses intestinales s'en échappent facilement. Les intestins non hyperhémiés ne renferment pas de matières fécales, il n'existe pas de cicatrices de traction à la base du mésentère. De ce fait et de ce que la face interne est lisse, nous pouvons conclure qu'il n'y a pas eu pendant la vie de troubles sérieux occasionnés par la hernie. D'ailleurs l'individu était à l'agonie au moment de son entrée à l'hôpital cantonal, aussi a-t-il été impossible de savoir si l'affection avait donné des symptômes pendant la vie.

En outre, il existait en même temps un carcinome de l'estomac ; il n'aurait pas été permis d'attribuer à la hernie des symptômes éventuels observés du côté du tube digestif, du moins pour la dernière période de la vie.

**3e Cas.** — F. S. EVE. (A case of strangulated Hernia into the fossa intersigmoidea, by FREDERIC S. EVE. F.R.C.S. *British medical Journal*, 13 juin 1885, no 1276, p. 1195.)

Augusta H..., couturière, âgée de 63 ans, fut admise à l'hôpital St-Bartholomew, dans le service du Dr Southy, le 30 décembre 1882. Elle racontait qu'elle avait été en très bonne santé jusqu'au 26 décembre à 10 heures du matin, où elle fut prise subitement de violentes douleurs dans l'abdomen, dans la région de l'épigastre; aussi elle fut prise immédiatement d'un malaise très marqué et eut une selle assez considérable. Elle avait eu à plusieurs reprises des phénomènes d'indigestion, avec une sensation semblable de constriction à l'épigastre, mais une purgation remettait tout en ordre. Ses selles avaient été toujours régulières; le 27 elle eut une très petite selle mélangée d'un peu de mucus et de sang; dès le début de son malaise, elle vomit toute nourriture. Les vomissements étaient tout d'abord bilieux, mais le 28, ils prirent une coloration brune et répandaient une odeur fécaloïde. Elle remarqua que ses urines étaient beaucoup moins abondantes qu'à l'état normal.

Dès son admission, le 30 décembre, son faciès était grippé; pouls 84°; température au-dessous de la normale; respiration 20; elle se plaignait d'une légère douleur dans l'abdomen, lequel était distendu considérablement, uniformément, mais non tendu, et laissait voir à travers ses parois les mouvements vermiculaires des anses intestinales. La langue était sale, mais humide, nausées constantes, mais pas de vomissements. Le rectum était vide; un lavement de 3/4 de pintes d'eau chaude fut rendu avec quelques petites masses molles de matières fécales et de mucus sanguinolent.

Pendant les 18 premières heures de son admission, elle rendit 11 onces d'urine, d'une densité de 1022, elle passa une nuit agitée et le 31 décembre, à 1 heure du matin, elle vomit pour la première fois. Les matières vomies étaient fécaloïdes. Teinture d'opium tous les quarts d'heure.

1er janvier, 10 heures du matin : il y a eu quelques vomissements dans la nuit, mais pas d'autres depuis lors; elle a moins de douleur, la prostration est plus considérable. Pouls 108°, température 97°,8; respiration 20. Langue humide, avec un enduit brunâtre épais.

2 janvier. Après une consultation, M. T. Smith pratique la colotomie lombaire droite. Une portion d'intestin fut incisée, une grande quantité de matières fécales fut évacuée.

3 janvier. Évacuation d'une grande quantité de matières fécales à travers la plaie, pas de vomissements depuis l'opération. Mais la malade se plaint toujours de douleurs de ventre. Température du matin 99°, du soir 99°,6.

4 janvier. L'état semblait à peu près le même, pouls 120 ; température 98°. Dans les premières heures de la matinée du 5, subitement collapsus, suivi rapidement d'insensibilité et de mort.

*Autopsie.* — A l'ouverture de l'abdomen : l'intestin était injecté et distendu par des gaz, mais il n'y avait pas d'effusion de lymphe. En le renversant à droite, on remarquait que l'S iliaque était déplacée vers la ligne médiane, et partant de la face postérieure pour se porter vers la fosse iliaque gauche on voyait un cul-de-sac du péritoine, à travers l'orifice duquel passait une portion d'intestin grêle. La portion herniée pouvait être retirée sans la moindre résistance, et était constituée par une portion de l'extrémité inférieure de l'iléon d'environ 6 pouces de longueur. Elle était légèrement congestionnée et marquée à chaque extrémité par un léger sillon de constriction. Cet orifice du péritoine (fig. 71 f.) était ovalaire, et son grand diamètre mesurait 1/2 pouce. Il était situé immédiatement à gauche de l'S iliaque. Son bord inférieur étant à une distance de 1 pouce à 1 pouce 1/2 au-dessous et en dehors de l'articulation sacro-iliaque et à 1 pouce de l'ovaire. Par la dissection du péritoine, en le détachant des muscles sous-jacents, on trouva que l'orifice menait dans un sac péritonéal à parois extrêmement amincies, lesquelles étaient adhérentes ou se continuaient avec les bords de l'orifice. Le sac était piriforme, son grand diamètre mesurait 3 pouces et s'étendait en haut et en arrière du gros intestin. Sa face postérieure en contact avec les muscles iliaques et lombaires, pouvait être facilement détachée par la dissection des plans voisins, mais sa face antérieure était tellement adhérente au péritoine et à la face postérieure de l'intestin qu'il fut impossible d'établir sa continuité dans certaines parties.

L'S iliaque était presque complètement entourée du péritoine, mais n'avait pas un méso distinct, les 2 feuillets de réflexion du péritoine n'étant en contact dans aucun point. Au-dessus de l'orifice herniaire, l'S iliaque était fixée dans la profondeur de la fosse iliaque par 3 bandelettes de péritoine épaissi. Le cæcum extrêmement distendu (a) était situé immédiatement à droite de la ligne médiane.

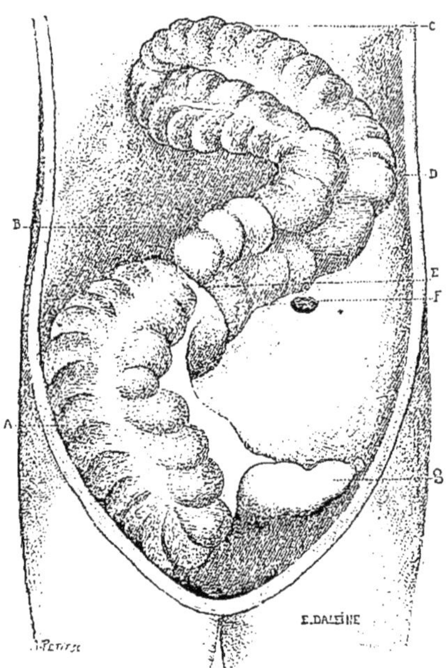


FIG. 71. — A, cæcum vu par devant. — B, côlon ascendant. — C, continuation du côlon recourbé sur lui-même. D, côlon descendant. — E, bandelette fibreuse. — F, fossette intersigmoïde. — G, extrémité inférieure de l'iléon.

Le côlon ascendant (b) présentait un trajet oblique, croisant la cavité abdominale jusqu'à l'hypochondre gauche où il se réfléchissait à droite et suivait la courbure du diaphragme jusque vers la ligne médiane, là il se recourbait brusquement sur lui-même et suivait un trajet rétrograde au-dessus et parallèlement à son trajet primitif (c) jusqu'au bord inférieur de la rate ; à partir de ce point, l'intestin reprenait le trajet normal de l'S iliaque. Les deux portions, ascendante et descendante, du gros intestin, étaient intimement unies et presque complètement entourées par une couche unique de péritoine. Il n'existait pas, il est à peine besoin de le dire, de côlon transverse.

Immédiatement au-dessus du cæcum, le côlon ascendant et la courbure adjacente de l'S iliaque étaient reliés l'un à l'autre par une bandelette rubanée de tissu fibreux (e) de 3/4 de pouce de large et 1/2 pouce de long. L'adhérence à l'S iliaque était située à 2 pouces au-dessous du niveau de l'orifice herniaire. Le côlon ascendant était légèrement rétréci par la constriction exercée par la bandelette, mais le calibre de la partie inférieure de l'intestin n'était pas modifié et de même que tout le reste du gros intestin, avait les dimensions normales. L'extrémité supérieure du côlon déplacé était reliée par le grand épiploon à la grande courbure de l'estomac. En avant de la courbure brusque du côlon ascendant, au niveau de la ligne médiane, se trouvait une dépression en cul-de-sac, d'une profondeur de 3 pouces, et qui était formée par une involution du péritoine entre les deux parois parallèles du gros intestin; une portion du jéjunum occupait la place normale du côlon ascendant et dans un point situé à 2 pieds au-dessous de l'orifice pylorique avait été ouverte et fixée à la plaie, près de la région lombaire du côté droit où elle s'était présentée pendant l'opération.

---

## IV. — Hernies à travers l'hiatus de Winslow.

**1er Cas.** — PH. FRÉD. BLANDIN. (*Traité d'anatomie topograghique ou Anatomie des régions du corps humain*, 2e édition, 1834, p. 467.)

« J'ai vu sur un cadavre, à l'hôpital de la Charité, un exemple fort remarquable d'étranglement intérieur par tortillement des parties les unes autour des autres :

« La plus grande partie du paquet de l'intestin grêle, après avoir remonté à droite, dans la région épigastrique, s'était introduite par l'hiatus de Winslow dans l'arrière-cavité des épiploons; puis elle était sortie par une ouverture étroite anormalement établie dans le mésocôlon transverse; cette ouverture exerçait sur l'intestin une constriction forte, qui en avait déterminé le sphacèle. »

A.-J. JOBERT DE LAMBALLE (*Traité théorique et pratique des maladies chirurgicales du canal intestinal*, tome I, 1829, p. 522) ajoute quelques renseignements que Blandin lui a donnés sur ce cas :

« Cet homme observé à la Charité, en 1823, par M. Blandin, présentait à son entrée tous les signes d'une violente péritonite, qui se termina rapidement par la mort. A l'autopsie, il rencontra le grand épiploon déjeté à gauche. »

**2e Cas.** — ROKITANSKY CARL. (*Handbuch der speciellen pathologischen Anatomie*. Band III, Wien, 1842, p. 218.)

« J'ai vu une fois une grande portion de l'intestin grêle engagée par le trou de Winslow qui la séparait du reste du tube intestinal. »

**3e Cas.** — TREITZ. (*Hernia retroperitonealis. Ein Beitrag zur geschichte innerer Hernien* von E. W. TREITZ. Prag., 1857, p. 126. Cas. A.)

Cadavre d'une femme de 32 ans, aliénée, sur laquelle les intestins présentaient une situation anormale.

L'estomac est presque droit, son fundus peu développé et le pylore ne s'écartent que peu sur la droite du milieu de la colonne vertébrale. Le duodénum n'existe pas, car l'intestin grêle descend directement du pylore, sans former les courbures duodénales ordinaires. Immédiatement au niveau du pylore, il est pourvu d'un mésentère, qui s'accroit si rapidement qu'au niveau de l'insertion du canal cholédoque, il y a 7 centim. de hauteur. Par suite, le canal cholédoque et la tête du pancréas sont situés entre les feuillets de ce mésentère. De là, l'intestin, de même que son mésentère, se continue sans délimitation dans l'intestin grêle. Le mésentère inférieur de l'intestin grêle reçoit aussi le gros intestin dont le cæcum se trouve dans le petit bassin. De là, le gros intestin remonte avec son mésentère, au côté gauche de la colonne vertébrale vers la rate, se recourbe à ce niveau et passe alors sous forme de côlon descendant, en donnant 2 grandes anses, dans le rectum à l'endroit habituel. Le mésentère de l'intestin grêle est si long, qu'à son endroit le plus long, qui est en même temps le plus profond, il peut être attiré jusqu'à 4 travers de doigt sur la symphyse du pubis ; il court d'ailleurs exactement sur la ligne médiane de la cavité abdominale et se termine au promontoire par un bord tranchant qui marque la limite entre lui et mésocôlon ascendant. Les anses du côlon descendant présentent un mésentère très court et sont unies entre elles et avec la paroi abdominale par un péritoine court et épaissi.

L'omentum minus est beaucoup plus long que d'ordinaire. Par suite, le grand épiploon est réduit à un lambeau de la largueur de la main, passant dans l'hypochondre gauche où il est uni à la flexura du côlon. Toutes les anses de l'intestin grêle sont situées dans la moitié droite de la cavité abdominale, dont la paroi postérieure est recouverte par du péritoine lisse.

Deux anses de jéjunum sont situées lâchement dans le trou de Winslow, très large, dont les bords sont épaissis tendineusement.

Dans une note (page 136) il ajoute : J'ai vu quelquefois le gros intestin, et en particulier la courbure droite du côlon, ou une anse anormalement agrandie du côlon transverse, glisser dans l'hiatus de Winslow.

**4e Cas.** — J. Wilson Moir d'Edimbourg (cité par Chiene, *loc. cit.*, p. 221) (1869).

« Le Dr Moir m'a donné les notes d'un cas trouvé l'année dernière dans un hôpital de Vienne, lors de l'autopsie d'un malade mort d'étranglement interne. A l'ouverture de l'abdomen, l'intestin était invisible ; une inspection plus attentive montra qu'il avait passé dans l'arrière-cavité péritonéale par l'orifice de Winslow. »

**5e Cas.** — Alpago Novello. (Nel nº 38 della *Gazetta medica delle provincie de Venete.* Annuario delle science mediche delle'anno 1881, anno XII. Redatto dai Dottori Schivardi e Pini, e publicato in Milano nell' 1882 della case Editrice Dott.-F.-Vollardi.) Ce cas est cité par Majoli, dans le travail indiqué ci-dessous.

« Jai trouvé dans l'*Annuaire des Sciences médicales*, 1881, p. 88, la relation d'une autopsie d'un cas d'étranglement mésentérique publié par le Dr Alpago Novello. Dans cette observation : « Une anse de l'intestin grêle, en correspondance avec l'hiatus de Winslow, à la suite d'une forte pression exercée sur le ventre du malade, avait pénétré dans cet hiatus, entraînant avec elle plus de 2 mètres d'une autre anse, favorisée par les contractions péristaltiques ».

**6e Cas.** — G. Majoli. (Storia di una occlusione lenta dell' intestino cagionata dal passagio e dallo strazzamento di un' ansa del crasso attraverso il forame del Winslow, del Dottor Giuseppe Majoli. *Rivista clinica di Bologna*, anno 1884, p. 605.)

Près du petit bourg de Ste-Lucie, situé près de la commune d'Uzzano, voisine de Peschia, un certain Pasquale Scardigli soutenait sa nombreuse famille — sa femme et cinq petits enfants — en exerçant le pénible métier de chauffeur-briquetier. Il était arrivé à l'âge de 44 ans, sans avoir eu d'autres maladies notables que celles communes à tous les enfants. N'ayant pour but que de subvenir par son travail aux besoins de sa famille, il se privait de vin et ne se nourrissait que très grossièrement. Il était habituellement constipé, n'allant à la selle que tous les deux ou trois jours. Après avoir été quelque temps exposé au feu du fourneau, il était sujet à des hyperhémies conjonctivales qu'il traitait et faisait disparaître par des bains de pieds chauds. Au début de l'hiver de 1882, il s'en alla, comme il le faisait depuis 16 ans, travailler à Corsica. Revenu chez lui, le 1er mai 1883, il se sentait affaibli, ce qu'il attribuait aux exercices des six mois précédents, pendant lesquels il ne se serait nourri qu'avec de la polenta à la farine de châtaigne. Il reprit cependant son travail jusqu'à la fin du mois. Le soir du 31 mai, il rentra chez lui, le corps et les habits imprégnés de sueur. Il s'essuya avec précaution, et se revêtit d'habits très légers laissant à découvert l'extrémité inférieure de son corps et la poitrine. Environ 1/2 heure après, il fut pris de douleurs violentes dans les lombes et l'abdomen. Les douleurs ne disparaissaient qu'après des éructations gazeuses fétides provoquées par l'ingestion de boissons chaudes. Au dîner, il mangea peu et son sommeil fut interrompu de temps en temps par la douleur.

Le lendemain matin, 1er juin, comme il continuait à souffrir, et n'avait eu aucune évacuation abdominale, sa femme lui conseilla de se purger. Sans l'écouter, il se leva et alla travailler comme d'habitude toute la journée. Les douleurs reparurent ; quand elles étaient trop intenses, il était forcé de se reposer et d'attendre leur disparition pour reprendre son travail. Il mangea peu et sans appétit, mais passa une nuit moins agitée que la précédente.

Le 2, il se leva à l'aube et partit à son travail. En route, les douleurs, d'abord sourdes, devinrent plus violentes et l'obligèrent à s'asseoir sur un tas de sable. Sa femme, avertie par les voisins, vint le chercher à cet endroit et le reconduisit à sa demeure en le soutenant. Elle fit chercher un purgatif à l'huile de ricin et le lui administra. Il resta presque sans effet, et le malade, après une petite évacuation de matières fécales, disait se sentir encore rempli. Les douleurs continuèrent plus rares et moins intenses le reste de la journée, la nuit suivante et dans la suite.

Le 4, le médecin appelé, prescrivit de l'huile de ricin qui amena des déjections alvines et calma momentanément les douleurs qui reparurent ensuite moins violentes.

Jusqu'au 20 juin, le malade resta dans cet état, en se purgeant continuellement, et sans appétit. Jusqu'à la fin du mois les douleurs cessèrent. Les nuits étaient bonnes et l'appétit un peu augmenté, mais les douleurs reparaissaient chaque fois que le malade allait à la selle après avoir été constipé, comme d'ordinaire, 2 ou 3 jours. Augmentation des forces sans cependant qu'il pût reprendre son travail.

Dans les premiers jours de juillet, la constipation reparut complète, et avec elle les douleurs. Le médecin prescrivit de nouveau un purgatif.

Vers le 5 juillet, le malade se plaignit d'une tumeur à l'épigastre, il en avisa le médecin traitant, qui diagnostiqua un engorgement mésentérique (? !), ordonna l'application de sangsues et de cataplasmes de farine de lin et prescrivit une potion calmante. La tuméfaction et la douleur éveillée par la palpation, disparurent avec persistance des douleurs abdominales, de l'insomnie, de l'inappétence et de la constipation. Grands bains et lavements d'eau simple ou médicamenteux. Les bains ne firent pas disparaître la douleur ; les lavements évacuèrent quelques matières fécales liquides.

Le soir du même jour, on administra un purgatif huileux que le malade vomit aussitôt, et un lavement qui évacua quelques petites cyballes indurées. Douleurs moins vives pendant la nuit, reparaissant au matin plus violentes que jamais.

Pendant toute la durée des souffrances, rien dans les phénomènes subjectifs ou objectifs n'indiqua une élévation de température.

Les faits les plus importants de cet exposé anamnésique me furent communiqués par mon collègue qui soignait le malade, le 6 juillet, jour où je fus appelé en consultation.

« Le malade présentait un faciès un peu décomposé, le regard incertain, l'œil enfoncé et un peu obscurci. Il se tenait assis sur son lit disant qu'il souffrait moins dans cette position. Peau terreuse et légèrement baignée de sueur.

La respiration était de type costal supérieur. Pouls ample et dépressible, régulier et de fréquence normale. Je fis mettre le malade sur le dos et notai du premier coup d'œil la maigreur extraordinaire des parois thoraciques faisant un singulier contraste avec le développement de la partie supérieure du ventre. En effet toute la région épicolique et épigastrique était tellement tuméfiée que la ligne xypho-ombilicale était plus saillante que la ligne ombilico-pubienne. Les parois abdominales faisaient surtout saillie au niveau de l'épigastre, sur le prolongement de la ligne, qui passerait par le milieu de la clavicule droite et le long du sternum, à gauche. Après avoir obtenu du malade le relâchement de ses muscles abdominaux je reconnus, à une palpation grossière, une tension anormale de tout l'abdomen, due à une grande quantité de gaz contenus dans l'intestin. Dans la moitié inférieure je sentis les borborygmes et les mouvements vermiculaires propres à l'intestin grêle. Cette tension abdominale était plus grande dans les

2/4 supérieurs et atteignait son maximum au niveau du siège de la tuméfaction. Par la palpation méthodique de toute la région épigastrique, je circonscrivais en effet, à l'endroit déjà dit, un corps résistant, de figure elliptique irrégulière, à grand diamètre transversal de 6 centim. environ, à petit diamètre vertical de 3 centim. légèrement douloureux au palper, à peine mobile le long de l'axe du corps, offrant la forme d'une grosse pomme de terre. A l'exploration, les régions inguinale et crurale ne présentaient rien d'anormal. Sonorité tympanique exagérée à la percussion, dans tout l'abdomen, sauf dans la région épigastrique où sur la tuméfaction décrite je rencontrai une matité notable, qui, au delà des limites fournies par la palpation, s'étendait jusqu'à 2 travers de doigt de l'arc costal droit.

L'aire cardiaque était normale. La pointe battait dans le cinquième espace, bruits faibles, le deuxième un peu prolongé. L'examen objectif des autres viscères thoraciques et abdominaux donnait un résultat négatif ».

Vu les commémoratifs et les résultats de notre examen, nous diagnostiquons une tumeur intra-péritonéale de toute la région épigastrique, qui actuellement, soit par compression, soit par quelque autre cause, mettait obstacle au libre cours des matières fécales. Ces symptômes de sténose intestinale duraient depuis un mois environ, de plus les moyens thérapeutiques employés avaient échoué : on pouvait donc craindre que l'intestin ne vînt dans la suite à s'étrangler complètement.

Restait à chercher si possible de quelle nature était la tumeur. Elle n'appartenait pas au foie, l'examen le démontrait, ni à l'estomac puisqu'elle était éloignée de sa grande courbure. Donc, vu la région anatomique qu'elle occupait elle ne pouvait qu'être formée par le côlon transverse et résulter ou d'un amas de fèces indurées (coprostase) ou d'une invagination de cette portion d'intestin. Les anamnésiques et l'examen du malade faisaient rejeter à priori l'idée de néoplasme développé dans le mésentère : cancer, sarcome, etc.

Je proposai de continuer l'usage des purgatifs huileux, les lavements d'eau, et d'ajouter un régime plus tonique pour soutenir les jours du malade. Je conseillai la glace à l'intérieur pour calmer la soif violente dont il souffrait.

« Le jour suivant (7 juillet), soit que le malade eût rejeté un purgatif aussitôt après l'avoir pris, soit que les lavements n'eussent pas produit l'effet désirable et que les douleurs de ventre se succédassent sans relâche, il fut pris de vomissements.

Le 8, au matin, je revins avec le médecin traitant (qui avait fait mettre d'abord des sangsues sur la tumeur abdominale). Le malade était en proie à un abattement physique et moral profond. Il pouvait à grand'peine se tenir assis et se soulever à cause des douleurs qui le faisaient se rouler sur son lit en poussant des cris lamentables. Il n'avait pu fermer l'œil de toute la nuit, nous dit-il, il avait eu le hoquet et vomi continuellement bien qu'il eût toujours dans la bouche des fragments de glace pour éteindre sa soif violente.

Anorexie complète, à force de prières on avait pu lui faire avaler une cuillerée de consommé, qu'il rendit presque aussitôt. Ni selles, ni gaz. Les matières vomies avaient la couleur et l'odeur des fèces.

A l'inspection, la tumeur épigastrique paraissait diminuer, mais la palpation montrait qu'elle occupait les mêmes limites que précédemment. Comme nouveau symptôme je notai que la région iliaque gauche était le siège d'une autre tumeur du volume d'un œuf de poule, élastique et indolente, même à une forte pression. L'exploration rectale permit de constater que l'ampoule rectale était ample et vide. Nous substituâmes au doigt une bougie qui parcourut librement la dernière portion de l'intestin. Urines normales comme coloration et en petite quantité. Température normale.

Le malade ne se souvient pas si peu avant le début de sa maladie il a fait une chute ou quelque effort. »

La persistance des symptômes déjà notés, l'apparition de nouveaux phénomènes dans les 48 heures confirmèrent et changèrent en certitude le doute d'abord conçu. La sténose intestinale était transformée en une vraie occlusion. Le diagnostic porté fut celui d'occlusion intestinale probablement causée par coprostase du côlon transverse.

J'établis un pronostic très réservé. Je proposai l'application du lavage intestinal le plus tôt possible, sachant qu'on avait ainsi sauvé des malades d'une mort certaine dans des cas d'occlusion intestinale. Le médecin traitant accepta cette proposition, mais faisant remarquer que l'on perdrait du temps avant que l'appareil ne fût convenablement construit, me pria, ainsi que la famille, de vouloir bien faire entrer le malade à l'hôpital où on lui ferait aussitôt l'application du lavage intestinal.

J'acquiesçai à cette demande, mais à l'hôpital on prescrivit tour à tour des purgatifs huileux, des drastiques et des lavements qui n'eurent pas plus d'effet que ceux administrés déjà et qui au contraire empirèrent la situation du malade.

Le soir du 10 juillet, on employa pour la première fois le lavage intestinal.

Mais avec cet appareil, soit à cause de l'inhabileté des infirmiers, soit à cause de l'intolérance du malade, on essaya sans y réussir d'introduire un peu de liquide dans l'intestin, et on fut impuissant à franchir l'obstacle qui maintenait bouché l'intestin. Vu la persistance de cet état la vie du malade se trouvait en danger sérieux. Aussi tint-on conseil le 12 juillet et proposa-t-on l'anus artificiel. Cette intervention opératoire fut repoussée par le malade et sa famille; on décida d'administrer au malade, d'heure en heure, 300 grammes de mercure divisé en 3 prises. A peine l'eût-il pris qu'il fut transporté de nouveau à la maison.

Le jour suivant au matin (13 juillet), je fus appelé et trouvai le malade très abattu bien qu'il eût passé une nuit assez tranquille et qu'il dît se sentir mieux depuis l'ingestion du mercure. Pouls faible et de fréquence normale. Peau de coloration accoutumée. Yeux enfoncés et regard incertain. Les mouvements généraux étaient lents. D'une voix grêle il me raconta qu'à l'hôpital il avait vomi beaucoup le premier jour, que ces vomissements spumeux étaient de couleur jaune verdâtre et lui laissaient dans la bouche une saveur acide. Le jour suivant, ils prirent l'odeur et l'apparence de matières fécales comme la veille du jour de son entrée. Il avait encore de l'anorexie et n'avait ingéré à grand'peine que quelques petites cuillerées de bouillon. Les douleurs abdominales étaient restées très vives et avaient de temps en temps déterminé du hoquet. A l'heure de la première visite, il avait vomi des matières fécales désagrégées et en suspension dans un liquide jaune verdâtre.

A l'inspection et à la palpation on reconnaissait un gonflement uniforme du ventre. Il existait des borborygmes dans les 2/3 supérieurs de l'abdomen. La percussion donnait sur tout l'abdomen une sonorité tympanique exagérée, que le malade fût couché sur le dos ou sur le côté.

L'intensité des symptômes qui m'avaient fait diagnostiquer l'occlusion intestinale s'étant augmentée, je crus pouvoir expliquer la disparition de la tumeur en admettant qu'elle existait entièrement, mais que par le poids spécifique du mercure elle était descendue dans la profondeur de la cavité abdominale.

Il fallait donc, dans cet état, penser au quod agendum. L'extrême abattement du malade contre-indiquait toute intervention chirurgicale. Me fiant toujours à l'action du lavage intestinal, je m'en tins à ce moyen que j'employai à 1 heure de l'après-dîner. L'appareil contenait 3 litres 1/2 d'eau, avait un tube d'environ 3 mètres de long. Je fis suspendre le récipient à 2 mètres environ au-dessus du lit, et ayant fait placer le malade dans la position genu-pectorale, j'introduisis la canule dans l'anus et ouvris le robinet. J'introduisis environ 2 litres d'eau et voyant qu'elle refluait, je fermai le robinet et retirai la canule. Après quelques minutes l'eau restée dans l'intestin fut rejetée. Elle était de couleur jaune verdâtre; je la fis reposer puis transverser avec précaution. Le dépôt était formé de mucus strié de sang, mais sans traces ni odeur de matières fécales. Malgré cet insuccès je recommandai à la famille de renouveler la tentative 2 ou 3 fois dans la nuit.

Les vomissements persistant, j'eus recours, pour soutenir les forces du malade, à l'injection de substances alimentaires dans le rectum. Je recommandai pour cela des lavements de consommé avec des jaunes d'œuf.

Le matin du 14, je trouvai le malade beaucoup plus abattu, on avait fait par 3 fois le lavage intestinal et toujours le liquide avait été rejeté, ne contenant que du bouillon et du jaune d'œuf. Le dépôt fourni par ce liquide était du mucus sanguinolent en petite quantité. Vomissements fécaloïdes plus fréquents, ventre uniformément douloureux. Par une palpation grossière, mais méthodique, on réveillait la douleur et les borborygmes, mais on n'éprouvait aucune espèce de résistance. Sonorité tympanique exagérée à la percussion. Pouls plus faible et plus fréquent (120 à la minute), température normale. Urines limpides et de coloration normale. Je prescrivis le lavage intestinal à 2 ou 3 reprises différentes, à 5 heures de distance, dans la journée. J'insistai sur les lavements nutritifs et fis administrer à petites doses une potion calmante au chloral. En quittant la maison, je pronostiquai la mort à bref délai.

Le soir, à ma visite, j'appris que les douleurs étaient plus rares et moins violentes, que le lavage intestinal était resté sans effet. Le malade était à bout de forces, et le ventre augmenté de volume. Le moindre attouchement était douloureux. La face était plus colorée, les yeux enfoncés, mais très brillants. Pouls petit, fréquent, 116 à 120 pulsations. Température 38°,2. La percussion n'indiquait pas d'épanchement liquide dans la cavité péritonéale.

Ces symptômes m'indiquèrent le début d'un processus fébrile péritonéal. Je supprimai le lavage intestinal, prescrivis la glace sur le ventre et ajoutai au chloral l'acétate de morphine.

Le matin du 15, on me raconta que la nuit précédente, il avait sommeillé par instants, et que les douleurs quoique fréquentes n'avaient plus la même intensité. Continuation des vomissements fécaloïdes, pas d'excrétion d'urine. Pouls petit et dépressible. L'abdomen plus tendu et douloureux mesurait en circonférence, au niveau des épines iliaques antéro-supérieures, 73 cent. 1/2. Persistance des autres symptômes comme la veille. Glace sur l'abdomen et potion calmante.

Le soir, le pouls était filiforme, la prostration complète, les cornées étaient opaques et en partie couvertes par des mucosités venues des conjonctives hyperhémiées. Les pupilles étaient rétrécies et l'iris semblait insensible à la lumière. Les vomissements n'avaient pas reparu. Toute déglutition était impossible. L'anurie continuait. Les moyens thérapeutiques ordinaires furent employés.

A la visite du matin, le 16, les parents me racontèrent que le malade avait passé la première moitié de la nuit dans une agitation continuelle et qu'il n'avait trouvé le repos qu'un peu après minuit. Ils ajoutèrent que vers 4 heures, il fut pris de douleurs si violentes qu'il essaya, pour se soulager, de se soulever un peu sur le tronc. A peine dans cette position, il laissa partir par l'anus une petite quantité de mercure, qui, recueilli et pesé avait le poids de 150 gr. Cette expulsion de mercure ne fut accompagnée ni suivie d'aucune autre évacuation. Les douleurs cessèrent alors subitement, mais les forces diminuaient beaucoup. L'examen du malade ne fournissait pas d'autres symptômes que les jours précédents. Respiration brève et accélérée (60 par minute). A la percussion, matité absolue des régions iliaque et hypogastrique. L'anurie persistait, les vomissements n'avaient pas reparu. Les douleurs revenaient de temps à autre. Éructations fréquentes et soif vive que le malade cherchait à calmer par la succion de fragments de glace. Il avalait assez bien les liquides. Température 39°. Le soir, je fus informé que le malade avait expulsé dans l'après-midi environ 10 gr. de mercure, qu'il était mort vers 6 heures.

*Autopsie*, 24 heures après le décès.

Cadavre très émacié. Sur les 3 derniers espaces intercostaux et sur les côtés du ventre s'étend une tache verdâtre (commencement de putréfaction). Au niveau de l'ombilic l'abdomen mesure 73 cent. de circonférence. A la percussion, sonorité tympanique exagérée dans la moitié supérieure, légère matité dans la région iliaque. Cette matité allait en augmentant jusqu'à l'hypogastre. En incisant les parois abdominales sur la ligne xypho-pubienne on remarquait qu'elles étaient amincies, vu la disparition totale du tissu graisseux. L'ouverture du péritoine donna issue à une grande quantité de gaz très fétides. Par une incision transversale au niveau de l'ombilic, on constata la disparition complète de la graisse sur les côtés du ventre. Le péritoine pariétal tuméfié, coloré en vert roussâtre, présentait çà et là à sa surface des flocons de pus.

Dans la région iliaque gauche, juste à l'endroit où à la dernière période de la maladie était apparue une tuméfaction presque fluctuante, on trouva une adhérence très solide de l'intestin grêle avec le péritoine pariétal. En cet endroit, sur un espace de la grandeur d'une pièce de 5 centimes, la paroi abdominale était si amincie qu'à peine avait-on incisé la peau et un très faible fascia aponévrotique, on tombait sur le péritoine. A peine l'avions-nous ouvert, qu'un flot de matières fécales vint démontrer que j'étais dans l'intestin. Nous arrêtâmes ce flux stercoral et pûmes constater avec certitude que la tunique séreuse adhérait intimement au péritoine pariétal et qu'en outre les trois tuniques de l'intestin étaient entièrement détruites. Je me demande si par hasard, la nature n'avait pas essayé en ce point de donner issue aux matières fécales. Les parois abdominales écartées, nous trouvons le grand épiploon double d'épaisseur et descendant seulement sur une longueur de 10 centim. ; sur sa face antérieure se trouvait une petite quantité de pus ; sa face postérieure adhérait en totalité aux viscères. Ces adhérences étant détruites et l'épiploon rejeté sur l'estomac, nous trouvâmes alors la masse intestinale composée seulement, à la surface, par l'intestin grêle, tellement distendu par les gaz et les liquides, qu'il ressemblait au gros intestin. Il était entouré de liquide séro-sanguin. La surface que nous voyions avait sa coloration normale, bien que tachetée çà et là de matières roussâtres et couverte en grande partie de matières purulentes. L'intrication des anses intestinales était fortement altérée. On n'apercevait aucune partie de gros intestin. Les anses intestinales, au lieu d'être courtes et dirigées transversalement comme d'ordinaire, formaient des anses allongées dans le sens vertical. Je fis relever l'intestin grêle qui occupait la fosse iliaque droite et arrivai sur le trajet du cæcum qui n'avait pas perdu ses rapports normaux, mais cependant était attiré en haut. Ses parois étaient tendues, tuméfiées et d'une couleur rouge sombre. Appendice vermiforme normal. En suivant le côlon ascendant, je lui trouvai les mêmes caractères qu'au cæcum, mais il ne montait pas verticalement et ne s'infléchissait pas au niveau du foie. Il se dirigeait obliquement en haut et semblait se continuer avec l'estomac. Je fis soulever cet organe et le grand épiploon et je vis que peu après son trajet, le côlon ascendant cessait et que le commencement du côlon transverse lui succédait. Celui-ci était plein et présentait des parois saines. Avec son mésocôlon assez allongé, il pénétrait dans une ouverture du mésentère, de forme semi-circulaire et de 2 centim. environ de diamètre. Cette ouverture était limitée supérieurement par le col de la vésicule biliaire et la base du lobe de Spiegel. Antérieurement elle était en rapport avec les vaisseaux biliaires et la veine porte, à gauche desquels se trouvait une tumeur grosse comme la tête d'un fœtus de 6 mois, ayant la même forme, et dirigée de haut en bas et s'élargissant un peu transversalement.

La tumeur avait une large base. Elle était recouverte en haut par l'estomac, à droite par le lobe gauche du foie. Elle était limitée en bas par le duodénum et une anse gauche de l'intestin grêle. Elle était molle, élastique, recouverte antérieurement par une lame amincie épiploïque. L'introduction d'un stylet par l'ouverture nous fit voir que nous étions sur la tumeur. Par la même ouverture, avec le côlon transverse, avait pénétré aussi une portion du grand épiploon que nous ne pûmes retirer, même par des tractions assez fortes. Incisant alors transversalement l'épiploon, nous constatâmes que la tumeur était formée par une longue anse intestinale et une bonne portion de l'épiploon. Pour la rendre libre, il fallut inciser transversalement la bride mésentérique et les vaisseaux biliaires, lymphatiques et sanguins qui unissaient la tumeur à l'ouverture mésentérique. L'anse déjà étranglée avait une couleur ardoisée, se déchirait facilement et était longue d'environ 30 cent. Elle était enveloppée par le grand épiploon ridé et très friable. De la partie inférieure de l'ouverture partait l'autre chef de l'anse du côlon transverse qui avait une couleur blanchâtre, était flasque et se continuait sous forme d'un gros cordon avec le reste du gros intestin. Celui-ci était vide, d'une couleur blanc sale et avait ses deux parois adossées l'une à l'autre. Ouvrant longitudinalement le cæcum, le côlon ascendant et le côlon transverse, je trouvai la paroi du cul-de-sac du cæcum triplée d'épaisseur, la muqueuse tuméfiée et congestionnée. La valvule iléo-cæcale était restée intacte. Les parois du côlon ascendant étaient moins augmentées de volume et la tunique muqueuse était normale. Le côlon ascendant contenait des matières fécales en petite quantité, mais sur toute sa muqueuse et sur celle du cæcum on trouvait des globules sphériques innombrables, de grosseur variable, d'aspect métallique, formés par le mercure non évacué et peu à peu divisé et subdivisé dans la portion de l'intestin antérieure à l'obstacle.

Le côlon transverse contenait un peu de matières fécales liquides, mêlées à des fragments de muqueuse dont quelques-uns, en certains points, adhéraient encore à la paroi viscérale. Les autres portions de l'intestin étaient vides et ischémiées. L'estomac était petit, contracté, contenant un peu de liquide, d'odeur fécaloïde.

Le foie ne présentait rien d'anormal. La vésicule biliaire était pleine. Les reins étaient congestionnés, mais de volume normal. La rate, le pancréas étaient petits.

La vessie, contractée, contenait quelques grammes d'urine qui présentait les caractères physiques normaux.

**7e Cas.** — Elliot Square. (A case of strangulated internal Hernia into the foramen of Winslow, by S. Elliot Square F.R.C.S. Eng. Plymouth. *The British medical Journal.* Vol. I, for 1886. January to June. (June 19, 1886, p. 1163.)

R. F..., âgé de 25 ans, était en bonne santé apparente en déjeunant le 7 mai. Il mangea des biftecks et des pommes de terre et se rendit comme d'habitude à son bureau situé à 1/4 de mille. Sans cause apparente, il fut pris vers 2 heures d'une douleur subite, extrêmement vive à l'épigastre et retourna immédiatement chez lui à grand'peine. La douleur augmentant, il prit de l'eau-de-vie et de l'eau, une certaine dose d'huile de castoréum, après quoi il vomit pour la première fois. La douleur et les vomissements persistèrent, les nuits furent sans sommeil jusqu'au 9, où il se trouva beaucoup mieux et s'assit au coin du feu dans l'après-dîner. Mais dans la soirée les symptômes reparurent plus forts que jamais. A 7 heures du soir, le 10, je le vis pour la première fois ; jusqu'alors pas de traitement. Je le trouvai dans son lit dans une anxiété extrême. Température 103°,4 (Réaumur, axillaire). Pouls 122, petit, mais régulier. Sa famille avait beaucoup de peine à le maintenir au lit, sans réussir à maintenir sur lui les couvertures. Il n'avait pas vomi depuis 1 heure ou 2 heures. Pas de douleur en ce moment, mais la douleur au niveau de l'appendice xiphoïde et immédiatement au-dessous avait été extrêmement vive. L'abdomen était normal, sauf une saillie assez considérable de l'ombilic. Pendant l'enfance, il avait porté un bandage ombilical.

Aucune douleur à la percussion et à la palpation, sauf au pourtour de l'ombilic et à l'épigastre où existait une sensibilité excessive. Abdomen très sonore sauf dans les flancs ; il était très sonore au niveau du côlon transverse, il n'y avait pas eu de selles depuis le 6 au matin, pas d'albumine dans les urines.

Étant à peu près sûr qu'il existait une obstruction intestinale, j'ordonnai un traitement approprié et fis administrer une injection d'eau chaude et de savon. Trois heures après, ne trouvant pas d'amélioration, je fis donner une deuxième injection plus considérable qui provoqua une sorte de selle diarrhétique avec deux masses fécales solides. Les vomissements étaient devenus fécaloïdes et sans odeur. A 3 heures du matin, je fus appelé de nouveau. Je trouvai le malade très agité, ses extrémités froides, le pouls faible, mais il avait toute sa connaissance. Je lui fis 3 injections sous-cutanées de morphine à des intervalles de deux minutes environ. Je le laissai assez paisible à 4 heures 1/2 ; il mourut à 7 heures, après 3 jours et 7 heures de maladie.

L'autopsie fut obtenue à grand'peine et faite dans des conditions d'assistance insuffisante.

Après l'ouverture du ventre je constate une légère péritonite avec une petite quantité de lymphe et de sérum sanguinolent autour de l'intestin. L'intestin était complètement libre. Le grand épiploon légèrement congestionné, était englobé dans l'intestin grêle, à gauche de la ligne médiane. L'intestin, fortement distendu par des gaz, ne contenait que peu de matières fécales. Huit pouces d'iléon à 2 pieds environ de sa terminaison dans le cæcum, étaient fortement étranglés dans l'hiatus de Winslow dont il fut difficile de le retirer ; le mésentère est fortement congestionné. L'intestin lui-même l'était fortement, mais bien qu'au niveau de l'incision des deux portions il y eût 2 ou 3 plaques de ramollissement, il n'y avait nulle part d'ulcération dans les couches de l'intestin. L'intestin retiré, l'orifice bâillait et laissait passer facilement deux doigts. Ses bords étaient arrondis, épaissis et congestionnés. Le cæcum était tout à fait libre, n'avait pas de méso. Si l'opération avait été faite à temps, j'ai des raisons de croire qu'elle l'eût été avec succès.

**8e Cas.** — Treves. (Clinical Lecture on Hernia into the foramen of Winslow. Delivred at the London Hopital, by Frederick Treves F. R. C. S. *The Lancet*, 13 octobre 1888, p. 701.)

John S...., âgé de 26 ans, fut admis à l'hôpital, dans le service du Dr Stephen Mackenzie. Antérieurement il avait été soigné dans le service du Dr Ambrose dont les notes touchant le début de la maladie sont très intéressantes. Homme robuste, bien musclé et bien développé, n'ayant jamais subi de maladie, ni troubles dispeptiques, ni constipation.

Le 9 avril, il avait fait à 3 heures de l'après-midi, un dîner très copieux ; à 5 heures il est pris subitement de douleurs abdominales vives. C'était une sorte de crampe, siégeant tout autour et au niveau de l'ombilic. Il fut pris de malaise et de sueurs froides, et avala un peu d'eau-de-vie qu'il garda. La douleur était intermittente et les intervalles de bien-être étaient de courte durée. L'abdomen n'était pas douloureux, la douleur persista toute la nuit et devint si forte que le malade ne put rester couché et dut passer la nuit sur une chaise. Au matin, l'abdomen commença à se distendre et le malade eut une sensation de constriction au niveau de l'épigastre. A 10 heures, il commença à vomir et rendit le peu de lait qu'il avait absorbé. Douleurs toujours violentes et intermittentes; il n'y avait pas eu de selles depuis la veille au matin. Le Dr Ambrose trouva un tympanisme général et surtout marqué dans la région où l'abdomen était légèrement tuméfié. A l'examen du rectum et de la région cæcale, rien d'anormal.

Le malade se trouva mal environ 10 fois dans la journée, on administra de l'opium, environ 3 grains en 24 heures. Le lendemain la douleur était moins vive et les vomissements continuaient. Le malade se trouvait mal 10 à 15 fois dans les 24 heures.

Le 12, un lavement amena une selle pour la première fois depuis le début de la maladie. Le malade se trouvait mieux, il ne vomit qu'une fois dans la journée, la langue n'était pas chargée ; abdomen uniformément distendu, tympanisme généralisé, mais le son de percussion variait notablement dans les différents points. La distension des régions situées au-dessous de l'ombilic se réduisit notablement après le lavement. La tuméfaction de l'épigastre devint aussi plus distincte ; elle occupait plus ou moins exactement la région anatomique de l'épigastre, et paraissait due à l'estomac et au côlon distendus. Le lendemain, aucun changement; un lavement ayant amené une nouvelle selle, le malade se trouva mieux, il ne se trouva mal que deux fois. A partir de ce moment, il n'y eut plus de selles, malgré de nombreux et grands lavements.

Pendant les trois jours suivants, l'état du malade s'empira; la douleur devint violente, mais n'avait plus le caractère intermittent, bien qu'il y eût des variations d'intensité; le malade vomit 12 à 15 fois dans les 24 heures. La tuméfaction de l'épigastre devint plus nette et le 16, on nota pour la première fois une légère matité; il n'y avait pas de sensibilité abdominale bien localisée. Pour bien montrer l'état général du malade à ce moment, je dirai que le 15, il insista pour qu'on lui permît de quitter sa chambre pour quelques heures, et descendit l'escalier sans aucun secours.

Le 17 avril, il fut admis dans le service du Dr Mackenzie. Rappelons d'abord quelques faits de son histoire, pendant la semaine qui s'était passée depuis le début de son attaque. Le traitement avait consisté dans le repos au lit, l'usage fréquent de lavements, cataplasmes sur le ventre, et dans l'administration quotidienne de 3 gr. d'opium. La douleur, le malade l'indiquait, siégeait autour et au-dessus de l'ombilic. D'abord intermittente, elle présenta ensuite des variations d'intensité. Elle avait les caractères d'une crampe ou d'une colique. Le malade ne s'était jamais plaint d'une sensibilité spéciale. Pendant toute cette semaine, il s'était tenu assis dans son lit, déclarant qu'il lui était impossible de se coucher. Les vomissements avaient toujours été peu abondants. Purement gastriques au début, ils étaient devenus finalement intestinaux, mais jamais fécaloïdes. Malaise continuel; tout ce que le malade prenait était rendu, excepté le 13 et le 14, mais pas immédiatement. Il n'y avait pas eu de hoquet; urines normales, de densité très élevée, en quantité moyenne. D'abord nette, la langue devint chargée et sale, et le 15 avril, sèche et brunâtre. Pendant tout le temps, le pouls avait été petit et régulier, variant de 85° à 100°. Température normale ou au-dessous de la normale, en moyenne de 98°. Inappétence presque complète. Soif vive. Pas de dyspnée. Les mouvements de l'intestin n'avaient pas été apparents, à aucun moment on n'avait entendu de borborygmes. La peau avait conservé son humidité normale. Les forces avaient beaucoup diminué, mais l'intelligence avait conservé toute sa netteté. Il n'y avait eu aucune décharge par le rectum.

Quand le Dr Mackenzie et moi examinâmes le malade, nous le trouvâmes dans un état de prostration considérable, avec les traits tirés et les yeux excavés, caractéristique des affections abdominales graves. Langue sèche et brune. Température au-dessous de la normale; pouls 98, petit et faible. Le malade était couché sur le dos, les jambes fléchies, depuis 3 jours, aucune selle. Il vomissait toutes les demi-heures un liquide légèrement brunâtre, d'une odeur franchement intestinale. Forte douleur autour de l'ombilic. L'abdomen était moyennement distendu, mais dans les régions épigastrique et hypochondriaque il y avait une saillie manifeste de la paroi abdominale antérieure. Le point culminant de cette saillie se trouvait sur la ligne médiane. Dans l'hypochondre gauche la percussion donnait un son tympanique paraissant indiquer que l'estomac était distendu. Toute la région épigastrique était mate, bien que la percussion profonde donnât de la sonorité. Partout ailleurs, le tympanisme abdominal était uniforme. Il y avait de la sensibilité épigastrique et il était manifeste que cette région était le siège d'un peu de péritonite. Le toucher rectal ne donna aucun renseignement. La saillie sus-ombilicale donnait à l'abdomen un aspect particulier.

Tout ce que le diagnostic pouvait établir avec certitude, c'est qu'il y avait une obstruction comprenant le côlon. Cette obstruction complète portait sur un point de cet intestin non éloigné de son point initial. De plus il existait évidemment un peu de péritonite dans la région épigastrique. Il n'y avait aucune raison plausible en faveur de l'invagination; les symptômes ne s'accordaient pas avec l'idée d'une hernie rétro-péritonéale mésentérique ou mésocolique; évidemment il ne pouvait s'agir d'un cas de volvulus de l'S iliaque. Il est probale qu'il s'agissait d'un cas de volvulus d'un cæcum non descendu. Cependant vu l'enseignement fourni par ce cas de hernie dans l'hiatus de Winslow et les autres cas publiés, je crois qu'à 'avenir il sera possible de faire le diagnostic pendant la vie. Vu l'état grave du malade, et sur son désir et celui de ses parents, le Dr Mackenzie me proposa de faire une laparotomie exploratrice. L'opération fut faite dans l'après-midi du 17 avril, juste 8 jours après le début de l'attaque.

J'ouvris l'abdomen juste sur la ligne médiane, au-dessous de l'ombilic et j'introduisis ma main et ne pus retrouver ni le cæcum, ni le côlon ascendant. Je retournai alors vers le côlon gauche et trouvai vides le côlon ascendant, l'S iliaque et le rectum.

J'essayai de suivre l'extrémité supérieure du côlon descendant, mais cela me fut impossible à cause de la distension des anses voisines de l'intestin grêle et de la présence de l'estomac dilaté. Je dirigeai alors mon attention vers l'intestin grêle et découvris bientôt qu'il n'y avait pas de mésentère vrai, néanmoins je poursuivis une anse de l'intestin jusqu'à ce que j'arrivai à un anneau constricteur, de la région épigastrique, à travers lequel passait cet intestin. Tout d'abord il semblait probable que cet anneau était l'orifice de la fossette duodéno-jéjunale et le cas un cas de hernie rétro-péritonéale. Mais l'anneau était situé au-dessus de cette fossette, elle n'était pas en relation directe avec la colonne vertébrale,

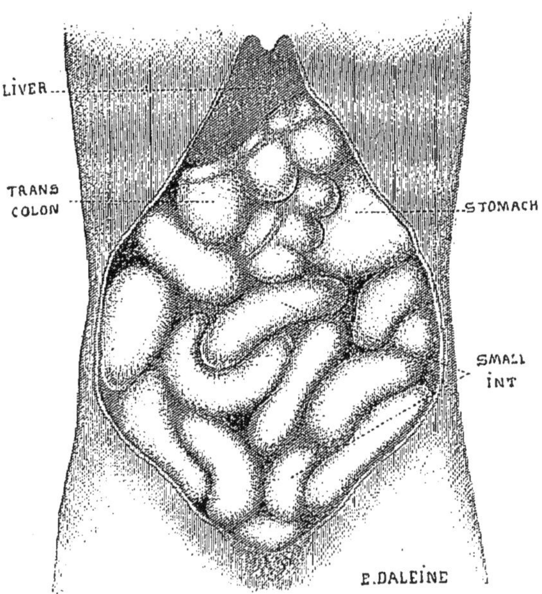


FIG. 72. — *Aspect des parties après l'ouverture de l'abdomen.*

de plus on ne put établir qu'il s'agissait d'un sac de hernie mésentérique, car en poursuivant l'aorte, on put déterminer la véritable situation de la fossette duodéno-jéjunale. L'orifice de passage était situé beaucoup à droite et au-dessus du lieu habituel de l'orifice du sac de la hernie mésocolique. Par exclusion plutôt que par démonstration directe, il devenait évident que l'anneau constricteur était l'hiatus de Winslow ; mais la présence d'anses intestinales dilatées dans le voisinage de l'orifice, rendait extrêmement difficile la démonstration des rapports. Les rapports avec l'estomac ne purent être établis, et la présence d'intestin extrêmement dilaté contribuait à obscurcir son siège par rapport au foie. Dans les tissus situés en avant de l'anneau on sentait battre une artère, manifestement l'artère hépatique. J'essaie de réduire, ce qui fut facile, 2 ou 3 pieds d'intestin grêle. Mais la réduction d'une autre anse intestinale qui occupait également l'anneau fut absolument impossible. Il était également impossible d'agrandir l'orifice à travers lequel passait l'intestin, car la chirurgie abdominale, même moderne, n'a pas encore démontré qu'on pourrait impunément couper simultanément l'artère hépatique, la veine porte et le conduit biliaire. On abandonna toute tentative, le malade ne se remonta pas après l'opération exploratrice et mourut environ 6 heures après avoir été ramené dans son lit.

*Autopsie.* — Il existait un début de péritonite généralisée et on trouva une anse du gros intestin tellement dilatée que son diamètre mesurait 4 pouces ; elle était située dans l'hypochondre gauche, immédiatement au-dessous des cartilages costaux du côté gauche. Au-dessous d'elle se présentait l'estomac légèrement distendu et un peu déplacé en avant et à gauche. On ne voyait aucun autre viscère, sauf le foie et les anses de l'intestin grêle ; aucune autre portion du côlon n'était visible (fig. 72). Un examen plus attentif montra que le cæcum, tout le côlon ascendant et une portion du côlon transverse avaient passé à travers l'hiatus de Winslow et s'étaient étranglés sur les bords de cet orifice. Le côlon s'était

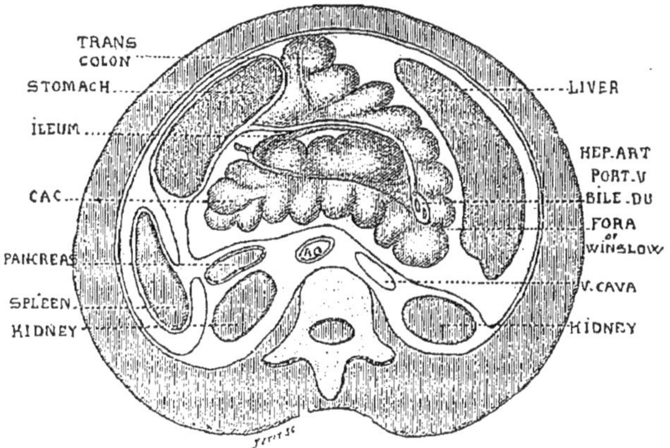


FIG. 73. — *Coupe (schématique) de l'abdomen au niveau de l'hiatus de Winslow, montrant la hernie en place.*

porté de droite à gauche, le cæcum était à l'extrême gauche de la cavité abdominale et s'était creusé une voie à travers le feuillet antérieur de l'épiploon gastro-hépatique, de telle sorte que l'appendice vermiculaire se trouvait placé en avant de la face antérieure de la petite courbure de l'estomac, très près de l'œsophage (fig. 73). Le diamètre du côlon étranglé mesurait près de 5 pouces. Cette partie de l'intestin présentait des portions étranglées en deux points, lesquels étaient tous deux limités au côlon ascendant. L'une de ces plaques avait les dimensions d'une pièce d'une 1/2 couronne, tandis que l'autre était deux fois plus grande. L'intestin s'était perforé légèrement au niveau de ce dernier point et les matières intestinales s'étaient épanchées dans la petite cavité du péritoine. Le côlon, situé en dehors de l'hiatus de Winslow, se dirigeait brusquement à gauche et était alors représenté par ce segment distendu du gros intestin qui a été décrit plus haut comme situé au-dessus de l'estomac (fig. 74). En atteignant la courbure splénique, l'intestin était si brusquement recourbé sur lui-même qu'il présentait en ce point une nouvelle occlusion. Cette coudure expliquait le degré de dilatation de cette portion du côlon transverse, située au delà du siège de l'étranglement. Le côlon descendant, l'S iliaque et le rectum étaient vides et affaissés ; le grand épiploon était enroulé sur lui-même tout le long de la grande courbure de l'estomac. Tout l'intestin grêle était distendu. Environ 4 à 5 pouces de l'extrémité terminale de l'iléon furent également trouvés dans la cavité herniaire ;

ils y avaient pénétré avec le cæcum, mais celui-ci n'était étranglé que partiellement. Les 2 ou 3 pieds de l'iléon dont la réduction avait été faite pendant l'opération, étaient indiqués par une coloration pourpre qui les différenciait nettement du reste de l'intestin.

Au niveau de la constriction, le côlon se trouvait en avant de l'intestin grêle. De toute la portion étranglée du côlon c'est le cæcum qui avait le moins souffert; il existait un mésocôlon descendant de longueur moyenne. Le côlon était brusquement recourbé sur lui-même au niveau de l'hiatus de Winslow. Le siège de cette coudure brusque, siège de la constriction, correspondait à peu près au centre de la partie moyenne du côlon transverse. L'intestin, depuis ce point jus-

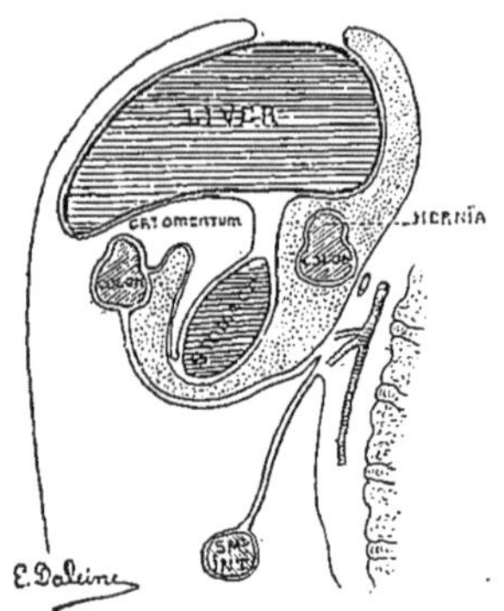


FIG. 74. — *Coupe verticale (schématique) pour montrer la position des portions ascendante et transverse du côlon.*

qu'au sommet du cæcum, était compris dans l'étranglement, l'autre moitié du côlon transverse était dilatée par suite de la façon brusque dont l'intestin se recourbait sur lui-même au niveau de la coudure splénique. Cette portion de l'intestin (c'est-à-dire l'autre moitié non étranglée du côlon transverse) présentait simplement les caractères de l'intestin distendu; à part cela elle était normale. Il n'existait, bien entendu, pas trace de courbure hépatique. Dans la région épigastrique il y avait de la péritonite à un degré considérable, et quelques adhérences récentes unissaient le côlon ascendant au foie. Le foie ne présentait aucune lésion. Tous les autres viscères étaient normaux.

# TABLE DES MATIÈRES

## TROISIÈME PARTIE

### CLINIQUE

# TABLE DES PIÈCES JUSTIFICATIVES

IMPRIMERIE LEMALE ET Cie, HAVRE

---

IMPRIMERIE LEMALE ET Cie, HAVRE

www.ingramcontent.com/pod-product-compliance
Ingram Content Group UK Ltd.
Pitfield, Milton Keynes, MK11 3LW, UK
UKHW021903260726
13966UKWH00006B/404